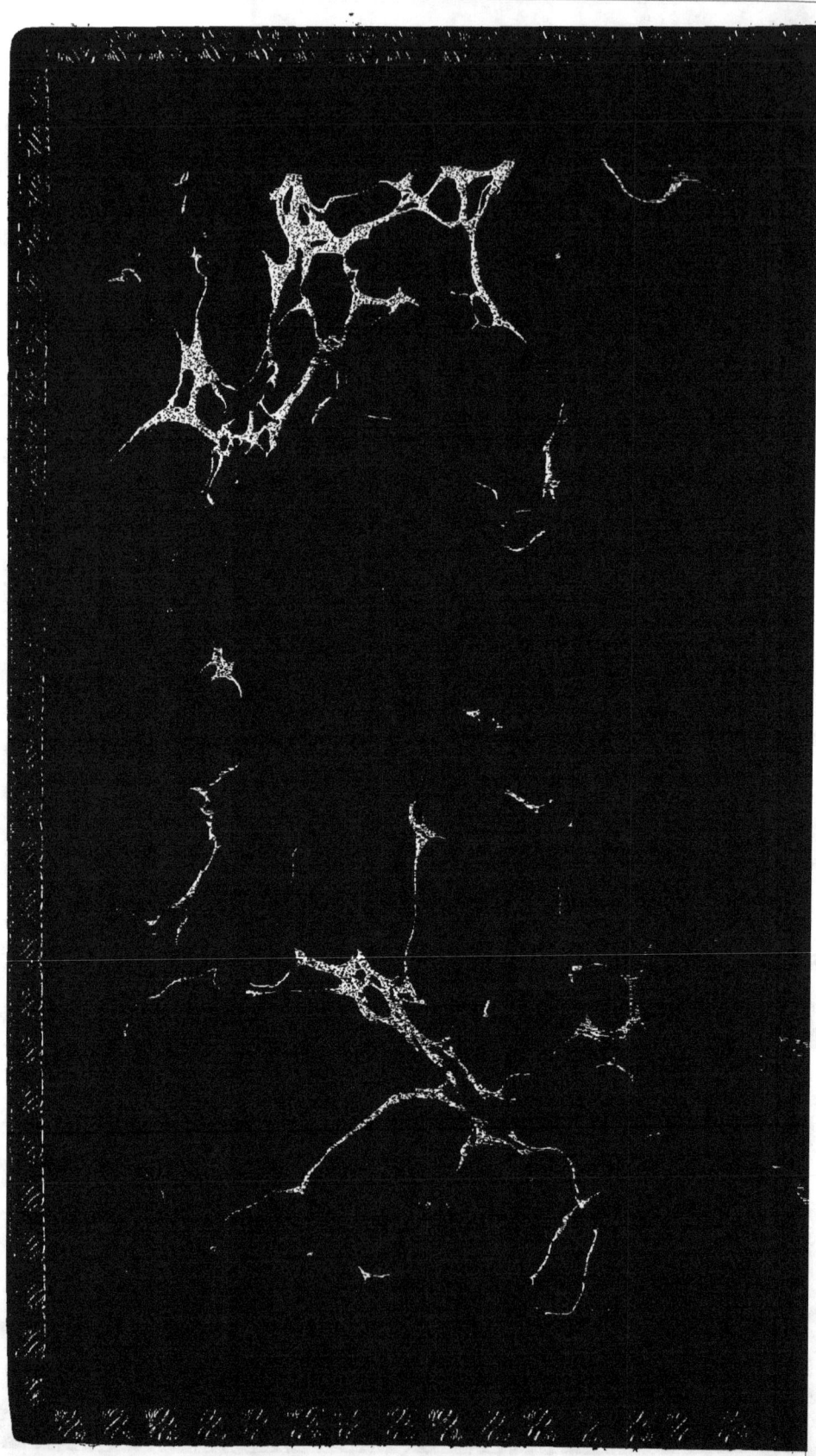

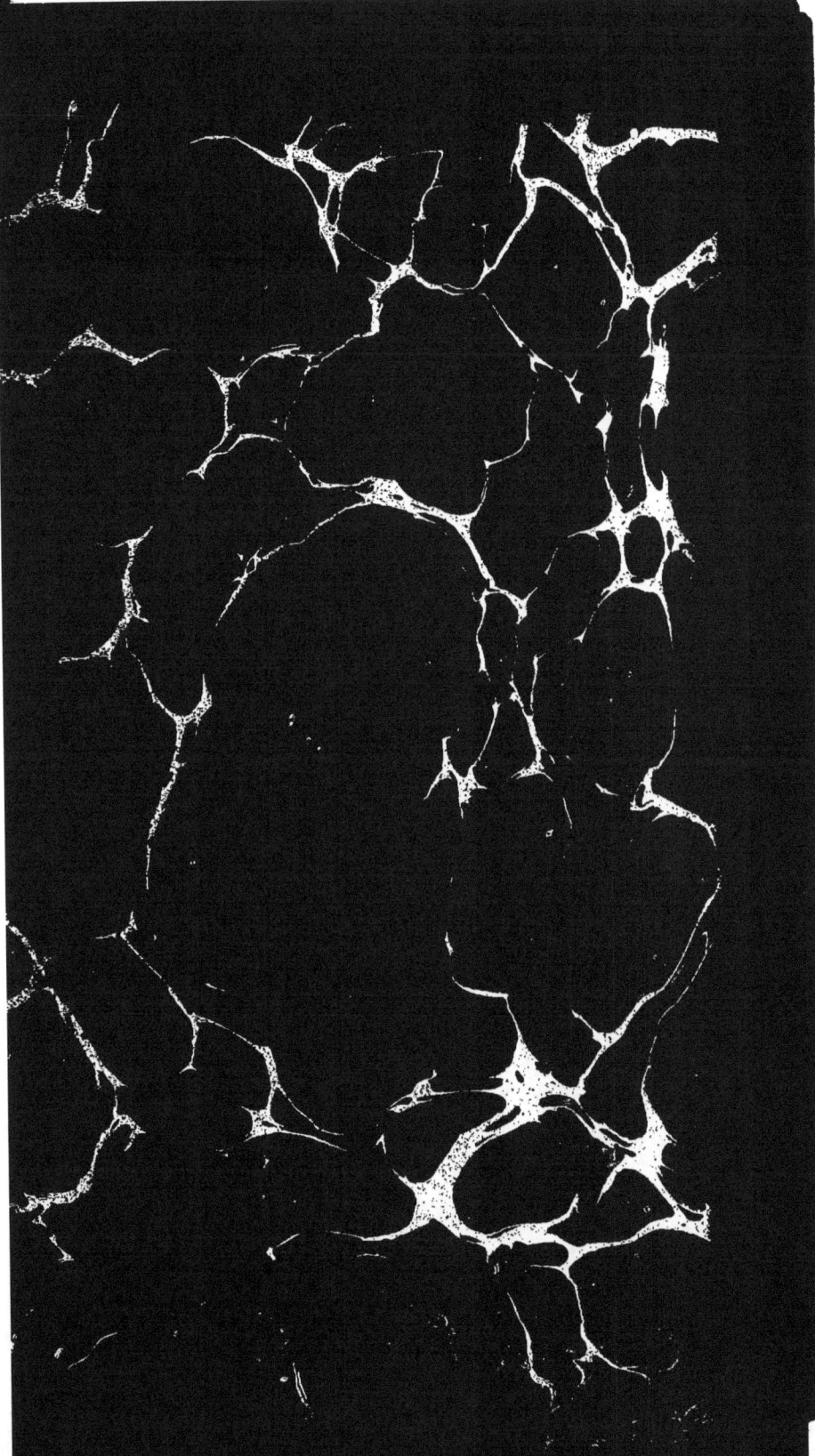

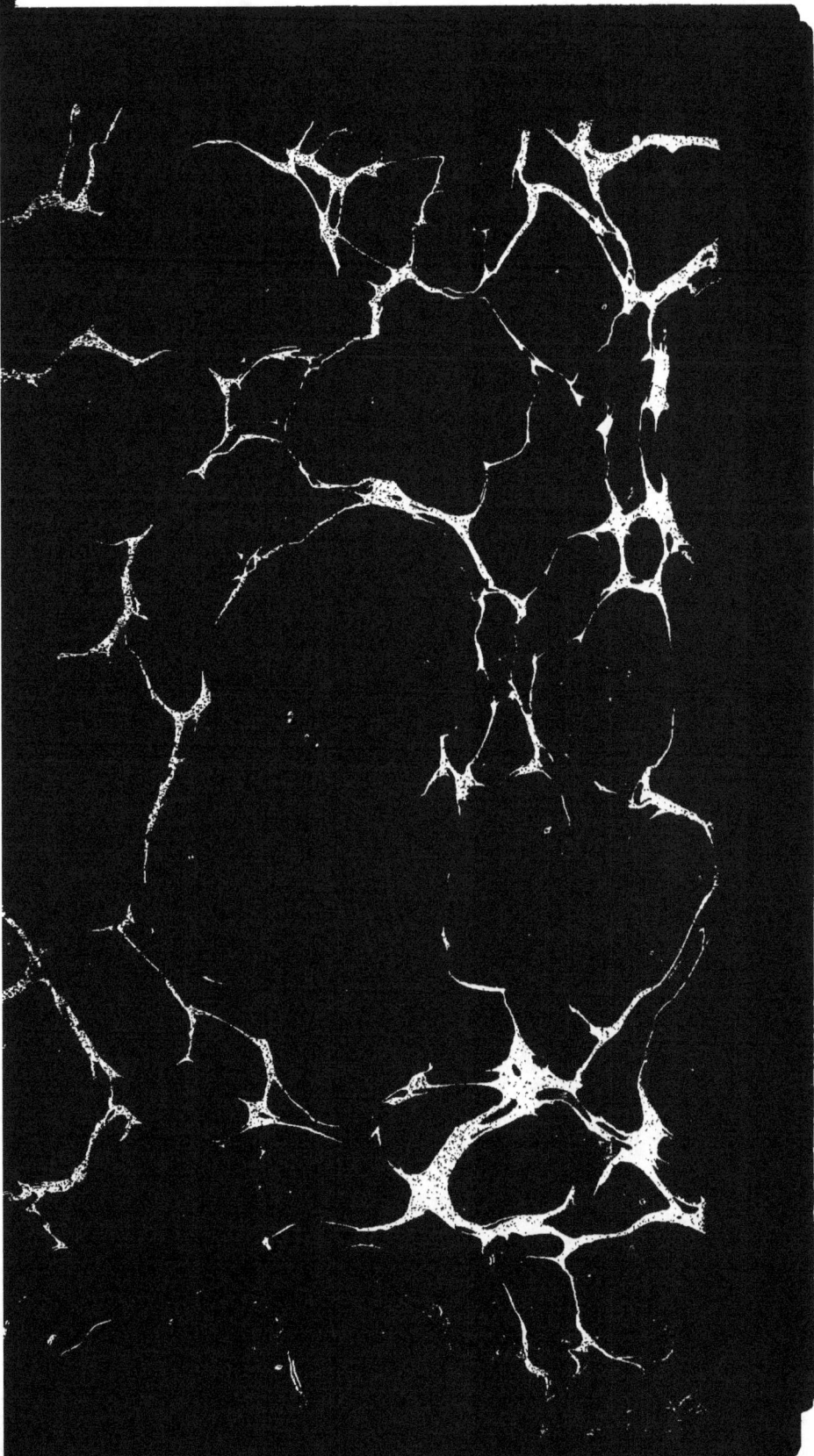

Te $\frac{9}{5}$

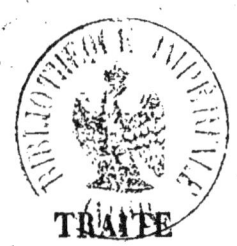

TRAITÉ

# DE THÉRAPEUTIQUE

ET

## DE MATIÈRE MÉDICALE.

IMPRIMERIE ET FONDERIE DE FÉLIX LOCQUIN ET COMPAGNIE,
16, rue Notre-Dame-des-Victoires.

# TRAITÉ

DE

# THÉRAPEUTIQUE

ET DE

# MATIÈRE MÉDICALE

### Par A. TROUSSEAU,

DOCTEUR EN MÉDECINE, AGRÉGÉ A LA FACULTÉ DE MÉDECINE DE PARIS, MÉDECIN DES HOPITAUX, PROFESSEUR PARTICULIER DE THÉRAPEUTIQUE ET DE MATIÈRE MÉDICALE, CHEVALIER DE LA LÉGION D'HONNEUR ;

ET

### H. PIDOUX,

DOCTEUR EN MÉDECINE, PROFESSEUR PARTICULIER DE THÉRAPEUTIQUE.

« Naturam morborum curationes ostendunt ».
(HIPPOCRATE).

« Nous ne devons pas dénommer et caractériser chaque maladie individuelle ; mais nous devons en faire de grandes partitions, de grandes divisions rapportées à la différence essentielle des méthodes curatives qu'il ne faut pas confondre avec les remèdes, comme font les ignorans ». (GRIMAUD).

## TOME SECOND. — 2ᵉ PARTIE.

(Contenant des recherches sur la chaleur animale, la fièvre et l'inflammation, pour servir à la médication antiphlogistique).

## PARIS.

BÉCHET JEUNE,

LIBRAIRE DE LA FACULTÉ DE MÉDECINE DE PARIS,

4, place de l'École de Médecine.

1839

# INTRODUCTION

## A CETTE TROISIEME PARTIE.

Ce volume renfermant un long travail qui peut paraître déplacé dans un Traité de thérapeutique, je crois de mon devoir de donner aux lecteurs les raisons qui m'ont impérieusement conduit à l'entreprendre, et qui justifient ce que beaucoup appelleront sans doute un hors-d'œuvre.

Lorsqu'il y a deux ans je me chargeai de traiter de la *Médication antiphlogistique* dans cet ouvrage, je compris aussitôt l'importance et la difficulté de ma tâche. La méthode numérique m'offrait un moyen bien simple d'en finir lestement avec cette difficulté ; mais c'eût été trop peu respecter mon sujet, et abjurer complètement toute foi scientifique : car je pense que c'est le scepticisme qui engendre le numérisme, et que cette méthode, renouvelée de l'école de Cnide, implique dans l'esprit de ceux qui s'en servent cette profession d'obscurantisme : *La science n'existe pas.* — *Nous ne croyons pas à la science*, etc..... Et en effet, cette école le déclare aujourd'hui. Mais ce qu'il y a de plus déplorablement certain, c'est qu'elle est essentiellement condamnée à le déclarer à perpétuité!

Ne voulant ni ne pouvant en conscience confondre avec la science les résultats immédiats de la statistique; n'accordant à celle-ci d'autre pouvoir que celui d'établir l'existence des faits indépendamment de leur vérité scientifique et de leurs lois, et de fournir ce que Zimmermann appelle *la matière brute*, que fallait-il que je fisse pour remplir les exigences du sujet et ne pas m'exposer à répondre par un fait à une question de droit, à substituer, comme on le fait gravement dans l'école numérique, l'impression à l'observation, des chiffres à des principes, l'énumération à l'analyse, et des *moyennes* à une synthèse philosophique?

Il n'y avait qu'une seule manière : observer sous toutes leurs faces les faits relatifs à la médication antiphlogistique dans le but immédiat de vérifier ou d'infirmer par eux une pensée médicale; puis, si cette analyse sévère et circonspecte concluait à la synthèse posée d'abord comme objet de vérification, partir de celle-ci pour en déduire réciproquement les préceptes thérapeutiques les plus fidèles, et retrouver ainsi, comme trempés dans une étude sérieuse des lois de la vie et revêtus de l'autorité de la science, les faits qui avaient servi de point de départ. Il fallait, en un mot, après avoir, selon l'épigraphe hippocratique de ce livre, cherché à remonter à la connaissance des maladies par les résultats thérapeutiques, redescendre à ceux-ci au moyen de la connaissance des maladies.

C'est ce que je me suis efforcé de faire; et ainsi j'ai satisfait autant qu'il était en moi aux conditions d'une bonne observation.

Pour atteindre ce but, j'ai consulté soigneusement le passé sur la question qui m'intéressait; j'ai puisé, quant au présent, à toutes les sources cliniques et littéraires qui m'étaient ouvertes. J'ai observé dans les hôpitaux la pratique de ceux qui sont avares d'émissions sanguines, — de ceux qui en usent avec économie, — de ceux enfin qui en sont prodigues. J'ai comparé, non pas numériquement, mais scientifiquement les résultats de ces méthodes entre eux et avec les préceptes que nous ont livrés les grands maîtres; jugeant tour à tour les idées par les faits et les faits par les idées; interprétant le sens et dissipant l'obscurité des uns à la clarté des autres; puis, m'animant de cette attention que seul peut rendre infatigable l'amour de la vérité, j'ai vu bientôt tous ces faits et leurs conséquences prochaines, et leurs lois particulières, venir se coordonner comme d'eux-même sous la pensée simple, grande et naturelle qui les assemble, les classe et les engendre scientifiquement, comme ils étaient assemblés, classés et engendrés dans la nature.

Je m'empresse de le dire, cette pensée, qui n'est pas un système dans l'acception ordinaire et défavorable du mot, mais plutôt une méthode d'observation, un flambeau qui ne laisse dans l'ombre aucune des faces du sujet de la médecine ; cette pensée sous l'inspiration avouée ou instinctive de laquelle a été conçu et exécuté tout ce que l'art et la science peuvent avec orgueil montrer de beau, d'utile et de vrai, et en dehors de laquelle rien de ce qui s'est fait n'a été marqué de ce triple caractère, cette pensée est celle qui, sortie il y a plus de vingt-deux siècles du génie d'Hippocrate, a fondé la médecine comme science, et a renversé l'empirisme primitif, en élevant l'art sur des principes invariables.

Qu'on le remarque bien ( car c'est là, si je ne m'abuse, un fait immense! ), la science médicale, la physiologie et la pathologie n'existaient pas ; et voilà que tout à coup elles sont constituées, leurs fondemens sont irrévocablement jetés, un germe est déposé par Hippocrate, et ce germe contient l'arbre de la science, qui dès lors prend racine, commence à croître, et se développera dans les siècles futurs, dont il renferme virtuellement tous les progrès !... Qui donc a pu vivifier ainsi en un jour tous les faits amassés depuis Esculape?... Quelle puissance a pénétré au sein de ce chaos pour y porter soudainement la création et faire succéder à l'empirisme, au scepticisme et par conséquent au numérisme de Cnide, la prévoyance, la foi scientifique et les principes de Cos? Qui surtout a remplacé la statistique stérile, inintelligente et superbe de la première de ces écoles par des observations et des idées qui concluent constamment à des règles pratiques dont les bases sont immuables?... Qui donc a pu tout cela?

HIPPOCRATE introduit dans l'étude de l'homme la philosophie des causes finales, c'est à dire qu'il observe et coordonne les phénomènes de la santé et de la maladie du point de vue de leur fin ou de leur but d'activité, et de ce moment date pour la physiologie et la médecine l'ère scientifique.

Maintenant, je soutiens d'une manière générale que cette philosophie est la seule possible pour toutes les branches des connaissances humaines; la seule où l'on ne soit pas exposé à prendre pour des révélations de la nature, et pour l'expression réelle et fidèle de l'enchaînement et de la filiation des faits, les créations plus ou moins ingénieuses de son esprit; la seule où l'on n'explique rien, mais où l'on se borne à observer la marche et la succession des faits ou des phénomènes, pour parvenir à saisir leur loi de génération; car c'est en cela précisément que consiste la science. Or, j'ose défier hardiment qu'on arrive à saisir la loi de génération des phénomènes dans un ordre de faits quelconques, si on ne les observe et ne les coordonne pas du point de vue de leur fin ou de leur but d'activité. Donc, la science naît de l'étude et de la notion du but d'activité des phénomènes qu'elle embrasse, ou, si l'on veut, c'est la considération de ce but qui produit la science; d'où il suit que l'hippocratisme qui a fondé, d'après de tels principes, la science médicale et l'art de guérir, est seul capable d'en continuer et d'en accomplir les progrès.

Ceci n'est qu'un fait que je constate pour le passé et dont il serait utile de bien se pénétrer pour l'avenir, afin de ne pas chercher le progrès où il ne saurait être. Et s'il fallait parler à l'amour-propre et à l'ambition des auteurs et des chefs de la science, pour être plus sûr de les intéresser à ce que je viens de dire, je les prierais de m'indiquer, dans notre science, une seule œuvre toujours grande, *pratique et vraie*, qui ait surnagé à tous les naufrages des idées systématiques, soit assurée de l'immortalité, et qui pourtant n'appartienne pas à l'école hippocratique, et ne puisse être incontestablement revendiquée par elle !... En attendant la réponse à cet appel, je me crois suffisamment autorisé à persister dans mon opinion.

On croit généralement, et c'est ce qui, de nos jours,

tient les esprits éloignés de l'hippocratisme, que cette philosophie médicale prescrit de reprendre la science là où l'a laissée Hippocrate, et de n'admettre rien de ce qui n'est pas dans ses œuvres; que cette doctrine est ennemie du progrès et repousse toutes les acquisitions modernes, etc., etc. Oui : un très grand nombre de médecins articulent contre l'hippocratisme avec une naïveté robuste le grief banal de tendance rétrograde, *de barbarie* et autres emphases à l'usage des déclamateurs qui s'imaginent que le progrès consiste à se précipiter les yeux fermés, *quand même* et n'importe où. Mais ce qu'il y a de plus triste, et ce que je me refuserais à croire si je ne l'avais maintes fois entendu, c'est que ces propos inconsidérés s'accréditent dans l'esprit des élèves, parce qu'ils ont passé par la bouche d'un maître. Et ici, il est heureux que la majorité d'un auditoire jure sur la parole du professeur, car sans cela elle finirait bientôt par voir s'évanouir ce prestige de science profonde, de sévérité philosophique et d'autorité considérable qui doit entourer à ses yeux, tout homme chargé de lui enseigner la vérité.

Je voudrais que ce fût ici le lieu de prouver que la doctrine hippocratique n'est pas susceptible de vieillir, et que c'est être coupable envers elle et envers la raison, d'accusation au moins irréfléchie, que de professer avec bonne foi qu'elle est contraire au progrès.

Cette démonstration serait presque tout un traité de pathologie générale, tandis qu'il ne m'est permis, pour le moment, que de répéter une seule chose, savoir, que l'hippocratisme n'est pas un système reposant comme tous les systèmes, sur une proposition d'ordre secondaire plus ou moins générale ou plus ou moins artificiellement généralisée et prétendant à dominer logiquement tous les faits d'une science lorsqu'elle est elle-même dominée par une idée plus générale, à laquelle le systématique n'a pas pu s'élever; mais que l'hippocratisme est une méthode philosophique d'observation, une sorte de sommité du haut de laquelle l'œil embrasse simultanément le plan de la nature, voit chaque fait à sa place, tant dans ses rapports avec les autres faits que dans son rôle relativement à l'ensemble. L'hippocratisme, c'est en définitive, l'observation complète, ou l'étude de l'homme vivant sain et malade sous toutes ses faces, dans toutes ses modifications, l'observateur restant constamment placé au point de vue du but d'activité de la force vitale et des organismes qui sont les moyens de manifestation de cette force, seul point de vue d'où il lui soit possible de constater, non seulement l'ordre de succession des phénomènes, mais encore leur loi de génération.

Voici pourquoi je définis l'hippocratisme, *l'observation complète en médecine.*

Ampère, dans sa philosophie des sciences, a assigné à l'esprit qui étudie un fait ou un ensemble de faits, quatre points de vue successifs, quatre stations ou degrés de plus en plus élevés, qui correspondent à des degrés d'instruction de plus en plus forte et à une faculté de compréhension successivement plus étendue et plus complète de l'esprit qui observe. Je désirerais bien populariser autant que possible la notion de ce calque si fidèle des procédés et des progrès successifs par lesquels passe l'intelligence dans l'appréciation et l'étude des faits dont se compose une science. Il me suffira de l'énoncer brièvement en faveur de l'objet que je me propose actuellement. J'appliquerai plus spécialement à la médecine que ne l'a fait Ampère, chacun des quatre degrés qu'il admet et que j'adopte avec lui comme représentant parfaitement l'excentricité croissante des horizons de plus en plus reculés que découvre le véritable observateur, à mesure que sa vue acquiert de la pénétration par l'habitude et la fixité opiniâtre du regard.

Il est un premier point de vue qu'Ampère nomme *autoptique* (de αυτός, l'objet lui-même, et de ὄπτομαι, je vois); c'est celui d'où nous apercevons simplement et matériellement les faits sans aller au-delà. Tout au plus, l'esprit peut-il se permettre de compter ces faits en les réunissant par groupes, d'après la différence de leurs caractères physiques, et rien de plus; c'est-à-dire que ce point de vue ne comporte que la statistique telle qu'elle est faite par l'école numérique. Cette opération n'est pas même encore l'ombre d'une constitution scientifique. Si l'école dite numérique n'élevait donc pas ses prétentions plus haut qu'il n'est possible d'atteindre dans ce premier stade de l'observation; si elle disait : voilà des matériaux bruts et non façonnés; la vérité y est contenue pour ceux qui sauront l'en extraire; quant à nous, nous n'avons aucune idée de la construction qu'ils peuvent servir à élever; ce n'est pas notre affaire etc..... cette école serait tolérable, elle serait utile. Mais elle veut diriger la science, et ainsi sa seule mission lui échappe. Peut-être doit-on s'en féliciter, puisque la science n'étant plus à son berceau, toute école qui veut nous reporter à Cnide est un anachronisme. Que l'esprit qui commence l'étude soit forcé de s'arrêter un instant au point de vue *autoptique*, c'est nécessaire; mais qu'au dix-neuvième siècle une école s'élève pour condamner la science à cette enfance perpétuelle, cela ne peut s'expliquer que par les déceptions profondes dont la doctrine dite physiologique a abreuvé notre science, et par le scepticisme épais et mortel qui s'est appesanti sur la génération actuelle.

Monté à un second point de vue, appelé par Ampère, *cryptoristique* (de κρυπτός, caché, et de ὁρίζω, je détermine), l'esprit saisit les premiers rapports de cause à effet, lie un phénomène bien visible à un qui l'est moins, et recueille, comme le dit M. le professeur Lordat, le premier soupçon des causes cachées des faits. L'esprit aperçoit un nombre d'autant plus grand de ces rapports superficiels qu'il est plus attentif et plus sagace; il peut même, avec cette ingéniosité et cette acuité particulières de l'esprit qu'on nomme du talent, découvrir des relations plus complexes et moins apparentes, mais il n'atteint pas encore aux lois de génération des phénomènes et est impuissant à fonder la science. De ce point de vue, on peut tirer les conclusions immédiates des faits. La chirurgie proprement dite, la physiologie expérimentale et la plupart des travaux de l'école médicale de Paris sont exécutés de ce point de vue. La science de l'homme et la médecine interne ne commencent véritablement qu'au point de vue suivant.

Il est désigné par Ampère, sous le titre de *troponomique* (de τροπή changement, et νόμος loi). L'observateur qui est parvenu à cette troisième station, est placé assez haut pour étudier le fait sous tous ses aspects, dans toutes ses conditions d'origine, de développement, de durée, de cessation, d'état normal et insolite, de modifications diverses apportées par les lieux, les temps, les influences accidentelles, etc...; en un mot, les innombrables faces du polyèdre non-seulement lui sont connues, mais il sait la force qui les réunit pour en former un corps; puis ce fait lui apparaît en dernier lieu constitué par trois conditions, savoir : un principe, un moyen et une fin. Enfin, du moment où il comprend que la fin préexiste au moyen et l'engendre, le fait est philosophiquement apprécié et conclut à une pratique. La science *spéciale* et l'art existent dès lors simultanément.

De ce troisième point de vue est née la doctrine hippocratique, et ce n'est qu'en s'y plaçant qu'on peut continuer la science. La pratique de la médecine interne n'est complète et sûre qu'entre les mains de celui qui a pu franchir les deux premiers stades de l'observation et atteindre le degré *troponomique* de l'étude de l'homme. Et maintenant que le lecteur est initié au langage que j'ai emprunté à l'illustre Ampère, je suis sûr d'être compris en disant que l'hippocratisme n'est autre chose que l'observation complète, ou si l'on aime mieux, la physiologie et la pathologie étudiées du point de vue *troponomique*. Où est dans tout cela la *barbarie* et la haine du progrès?

Ampère admet un quatrième point de vue qualifié de *cryptologique* (de χρυπτός caché, et de λογός, étude), et que j'appellerais volontiers encyclopédique, parce qu'il élargit assez l'horizon de l'observateur, pour que celui-ci puisse saisir le rapport qui unit le domaine des faits dont il a trouvé la loi de génération au point de vue *troponomique*, avec tous les autres systèmes de faits qui composent la création, et qu'il peut classer encyclopédiquement la science spéciale dont il a travaillé à établir la constitution, comme il avait alors découvert la loi de génération des phénomènes particuliers à cette science spéciale.

L'hippocratisme atteint cette hauteur de vues, toutes les fois qu'il attaque les questions de physiologie et de pathologie générales et transcendantes. C'est même lui uniquement qui a enfanté les seuls monumens que quelques grands génies ont élevé dans ce genre.

Ces développemens étaient indispensables pour légitimer le culte que dans les recherches sur la chaleur animale, la fièvre et l'inflammation, contenues dans ce volume, j'ai voué à la pensée hippocratique, et tous les efforts que j'ai tentés pour donner à cette grande doctrine le baptême de régénération qu'elle a reçu dans presque tous les siècles au sortir de quelque violente révolution médicale.

Si j'avais trouvé dans les ouvrages anciens ou modernes les principes sans lesquels je ne crois pas qu'on puisse administrer salutairement la médication antiphlogistique, je me serais abstenu de reprendre moi-même toutes ces questions, et je serais immédiatement entré dans l'appréciation générale des indications de cette méthode curative; mais outre que je ne pouvais renvoyer à aucun ouvrage pour l'étude de ces principes, les progrès accomplis depuis cinquante ans dans l'anatomie comparée, l'embryogénie, l'anatomie pathologique et la chimie organique, étaient autant d'acquisitions dont il fallait enrichir la doctrine hippocratique.

Placé, en raison du défaut d'espace, entre l'alternative de n'exposer dans ce volume que les principes d'où doit découler la médication antiphlogistique, ou bien cette médication elle-même, j'ai préféré et dû préférer la première de ces deux manières, car le lecteur déduira bien plus facilement les conséquences du principe, qu'il ne serait remonté à celui-ci au moyen des conséquences.

J'engage les amis de la science à ne pas se prononcer trop rapidement sur les défauts que les préventions de notre époque médicale vont prêter en foule à mes recherches.

La plupart des livres publiés depuis trente ans n'exigent pour être lus et compris à fond que des études et une attention fort médiocres. Je préviens qu'ici, au contraire, l'esprit sera souvent arrêté; mais j'ose compter sur la bienveillante persévérance des esprits sérieux et philosophiques. C'est pour eux que j'ai écrit, et c'est à eux seuls que je suis jaloux de plaire.. *Satis triumphat veritas si apud paucos bonos que accepta; nec enim indoles ejus est placere multis.*

H. PIDOUX.

Paris, 25 décembre 1838.

# THÉRAPEUTIQUE

## SPÉCIALE.

## SECONDE PARTIE.

### ÉVACUANS.

#### I. VOMITIFS.

§ I. **Vomitifs tirés du règne végétal.**

IPÉCACUANHA.

*Ipécacuanha*, *Radix Ipecacuanhæ*, *Radix brasiliensis*. La plante qui fournit l'Ipécacuanha est le *Cephaelis Ipecacuanha*, de la famille des rubiacées, qui croît au Brésil.

La racine de l'Ipécacuanha n'a commencé à être connue qu'au milieu du XVII$^e$ siècle : ce fut Pison qui l'introduisit dans la thérapeutique, et qui parla de ses propriétés antidysentériques, déjà bien constatées au Brésil. Mais c'est à peine si les médecins firent attention à ce qu'avait écrit Pison, qui se recommandait à la considération des savans, plutôt par des connaissances botaniques que par son expérience médicale. En vain un médecin nommé Legras, qui avait fait trois fois le voyage d'Amérique, rapporta-t-il en France de l'Ipécacuanha et en fit-il vendre publiquement; le nouveau remède ne devait trouver de crédit que par le charlatanisme. En effet en 1686, à l'époque à peu près où le fameux remède de Talbot, le quinquina, avait valu à son inventeur les faveurs du roi de France et une fortune considérable, un marchand français nommé Grenier, séduit sans doute par l'exemple, rapporta du Brésil 150 livres de racine d'Ipécacuanha, et ne sachant comment en tirer parti et comment donner crédit à son remède, il s'associa un médecin hollandais qui exerçait à Paris, Adrien Helvétius, à qui il fit connaître les vertus antidysentériques de l'Ipécacuanha. Helvétius expérimenta d'abord sur des hommes obscurs; puis sur des gens d'une condition élevée, puis enfin sur le Dauphin lui-même qu'il guérit d'un flux de sang; et il obtint alors de Louis XIV l'autorisation de faire à l'Hôtel-Dieu de Paris des expériences publiques sur les vertus antidysentériques de son arcane. Ces expériences ayant réussi, il obtint du roi le privilége exclusif de débiter son remède, et il reçut en outre une récompense de mille louis. Cependant Helvétius, en associé peu scrupuleux, gardait pour lui honneurs et profits: Grenier alors voulut revendiquer sa part; de là un procès en Parlement que ce dernier perdit. Indigné de la mauvaise foi d'Helvétius, Grenier divulgua le secret, et désormais l'Ipécacuanha fut du domaine public.

Avant d'étudier les propriétés thérapeutiques de l'Ipécacuanha, il est bon de nous arrêter un instant sur ses effets, indépendamment de toute maladie.

Les expériences les plus curieuses qui aient été faites sur les effets physiologiques de l'Ipécacuanha sont dues à Bretonneau (de Tours). Ce praticien constata en effet que la poudre d'Ipécacuanha mise en contact avec la peau dépouillée de son épiderme suscitait une inflammation locale des plus énergiques, qu'une petite pincée de cette poudre insufflée dans l'œil d'un chien donnait lieu à une phlegmasie oculaire tellement intense que la cornée était quelquefois perforée. Il démontra donc que l'Ipécacuanha était un agent d'irritation locale, et il pensa que ses propriétés vomitives et purgatives devaient être attribuées à l'inflammation qu'il déterminait sur la membrane muqueuse gastro-intestinale.

Donné à l'intérieur et mis en contact soit avec l'estomac soit avec le rectum, il cause une inflammation locale que l'autopsie démontre, inflammation beaucoup plus intense qu'on ne pourrait le supposer, en ayant égard à l'apparente innocuité du remède.

Les expériences de Bretonneau n'infirment en rien les résultats thérapeutiques de nos devanciers ; elles les expliquent d'une manière plus satisfaisante ; et nous verrons en effet qu'il est très-facile de concilier l'action irritante locale de l'Ipécacuanha et son action curative dans la gastrite et la dysenterie.

L'Ipécacuanha ingéré dans l'estomac détermine des vomissemens, et cet effet est tellement constant que cette substance est placée parmi les vomitifs à côté du tartre stibié.

L'effet vomitif de l'Ipécacuanha est moins rapide que celui que l'on obtient pour les préparations antimoniales ; mais il dure plus long-temps. Il est également moins sûr, parce que la poudre qui ne peut être dissoute est quelquefois entièrement rejetée par le premier vomissement, et par conséquent n'a plus d'action. Les doses à l'aide desquelles on obtient le vomissement sont extrêmement variables : tel vomit avec deux grains et même avec une quantité beaucoup moindre, tel autre vomit à peine avec 24 ou 36 grains. Le moyen le plus sûr pour obtenir des effets vomitifs, c'est de donner l'Ipécacuanha très-finement pulvérisé, délayé dans une assez grande quantité d'eau chaude ; mais il faut le faire prendre à petites doses, répétées souvent : ainsi un scrupule sera divisé en six prises que le malade avalera délayé dans de l'eau toutes les dix minutes. Les avantages de ce mode d'administration sont bien évidens. Si la première dose provoque un vomissement, on donne immédiatement la seconde ; si sous l'influence de celle-ci les vomissemens sont suffisamment abondans, on cesse l'Ipécacuanha ; dans le cas contraire, on passe à la troisième, à la quatrième et ainsi de suite. Si au contraire on donne en une fois toute la quantité d'Ipécacuanha que l'on doit administrer, la poudre émétique peut être rejetée dès le premier vomissement, et tout s'arrête. Le mode d'administration est donc ici d'une grande importance : quant aux doses, elles doivent toujours être plutôt trop fortes que trop faibles, et il n'y a aucun inconvénient à les donner plus considérables qu'il n'est strictement nécessaire pour arriver à l'effet vomitif; la raison en est que les vomissemens entraînent au dehors la plus grande partie de la poudre ingérée. Aussi chez les enfans à la mamelle n'hésitons-nous jamais à prescrire 6 grains d'Ipécacuanha en 4 prises à dix minutes d'intervalle; 12 grains chez les enfans de 2 à 12 ans; 20 grains de 12 à 18 ans; de 24 à 36 grains chez les adultes.

Il arrive, quoiqu'assez rarement, que la poudre d'Ipécacuanha soit conservée dans l'estomac et ne détermine aucun vomissement; dans ce cas elle purge ordinairement : cet effet purgatif est même obtenu à peu près dans la moitié des cas chez les personnes qui ont suffisamment vomi sous l'influence du médicament; mais il ne se prolonge pas au-delà de quelques heures, et il s'accompagne rarement de fortes coliques.

Lorsque l'on fait prendre l'Ipécacuanha à doses très-minimes, un quart de grain par exemple toutes les demi-heures, toutes les heures, toutes les deux heures, on jette le patient dans un état de malaise indéfinissable, avec mal de cœur, tendance à la lipothymie, sueurs générales, etc., etc. Cet état, que le médecin cherche quelquefois à obtenir, a, sur certaines maladies, une influence puissante que nous tâcherons d'analyser dans l'article général sur la médication évacuante.

*Action thérapeutique de l'Ipécacuanha.* — Pison, qui le premier a fait connaître l'Ipécacuanha, l'appelle *sacram anchoram, quâ nullum prestantius ac tutius, in plerisque alvi fluxibus, cum vel sine sanguine, compescendis, natura excogitârit remedium.* Cette réputation dans le traitement de la dysenterie et des flux de ventre était telle que cette racine avait pris la dénomination de *racine antidysentérique*. Cette propriété de l'Ipécacuanha a été admise presque sans contestation jusqu'à la fin du siècle dernier. Presque tous les praticiens les plus graves l'ont reconnue et proclamée dans leurs écrits. Administré à temps, c'est-à-dire dans les premiers jours de la maladie quand les évacuations sont encore ensanglantées et que rien n'indique la gangrène de la membrane muqueuse, ce vomitif calme les coliques, diminue le nombre des déjections et l'abondance de l'exhalation sanguine. On revient au même moyen deux et trois fois, en laissant douze, vingt-quatre, quarante-huit heures d'intervalle, suivant l'effet que l'on a obtenu par la première administration du remède. Enfin il ne faut pas craindre de donner l'Ipécacuanha après huit, quatorze jours et même davantage, si les accidens dysentériques n'ont pas eu une grande gravité et que cependant la santé générale et surtout les fonctions digestives restent profondément troublées.

L'effet de l'Ipécacuanha dans la dysenterie est d'autant plus certain qu'il a donné lieu à des garderobes. Quand au contraire ce médicament ne purge pas, il a moins d'action, et même Cullen nie que, dans ce cas, il en ait aucune ; aussi pense-t-il qu'il agit ici comme laxatif. (*First lines of the practice of physic*, vol. 3, pag. 115.)

Le mode d'administration de l'Ipécacuanha dans la dysenterie doit être étudié avec soin, et si les praticiens qui de nos jours voudront employer ce médicament concluaient à son inefficacité ou à son danger sans avoir suivi la méthode indiquée par leurs devanciers, ce serait eux qu'il faudrait accuser et non pas l'Ipécacuanha.

Pison (Voyez Cullen, *Mat. méd.*, tom. 2, pag. 477) voulait que l'on donnât deux gros de racines d'Ipécacuanha infusées ou bouillies dans quatre onces d'eau ; il répétait la dose, si besoin était. Ce médecin semblait compter plus spécialement sur l'action purgative du médicament, et cependant il regarde comme utile qu'il provoque en même temps le vomissement. Degner (*Dysent. bilios.*, pag. 131) donnait aux adultes un demi-gros ou deux scrupules de poudre d'Ipécacuanha. Pringle (*Dis. of the army*) en donnait un scrupule, et ajoutait pour les malades vigoureux un grain ou deux de tartre stibié : que si les coliques étaient très-violentes, il donnait cinq grains de cette même poudre toutes les heures, jusqu'à ce que la diarrhée survînt. Hillary (*Air and diseases of Barbados*) donnait trois grains de trois en trois heures, jusqu'à ce qu'il eût déterminé un effet purgatif. La méthode de Cleghorn (*Diseas. of Minorca*) ne diffère presque pas de celle de Hillary.

Dans la diarrhée simple qui se lie à un état saburral de l'estomac, et à l'article général sur la *Médication évacuante*, nous nous expliquerons sur ce que nous entendons par là; l'Ipécacuanha fait cesser les accidens presque immédiatement. Dans ce cas on le donne à dose vomitive, 24 grains en quatre prises, en laissant dix minutes d'intervalle entre chaque prise.

Mais dans la diarrhée chronique, lorsque l'on n'a pas lieu de supposer qu'elle soit sous la dépendance de la phthisie tuberculeuse ou d'ulcérations simples de la membrane muqueuse, l'Ipécacuanha se donne à petites doses, un grain ou deux de deux heures en deux heures, dans un véhicule convenable, de manière à ne provoquer ni vomissemens, ni évacuations alvines.

L'influence de l'Ipécacuanha sur l'appareil respiratoire est fort remarquable. Nous avons connu à Tours un pharmacien nommé Ducoudray qui était pris d'un accès d'asthme, toutes les fois qu'on ouvrait dans sa boutique le flacon renfermant l'Ipécacuanha en poudre. On trouve dans les *Transactions philosophiques abrégées* (tom. 2, p. 69) la relation d'un fait absolument semblable. Les lois pathologiques que nous avons établies en traitant de la médication substitutive (t. 2, 1$^{re}$ part. p. 21) expliquent jusqu'à un certain point les bons effets de l'Ipécacuanha dans l'asthme nerveux et dans l'asthme humide; mais quelle que soit l'explication, il faut admettre le fait. Or l'expérience démontre que, dans les catarrhes chroniques accompagnés de symptômes nerveux, l'Ipécacuanha, donné à doses très-faibles et très-souvent répétées, favorise l'expectoration et diminue l'oppression; dans l'asthme sec nerveux on fait cesser quelquefois immédiatement l'accès en faisant vomir avec 24 ou 36 grains d'Ipécacuanha. Dans la dyspnée habituelle, celle même qui est liée à un emphysème pulmonaire ou à une maladie du cœur peu avancée, l'usage habituel des pastilles d'Ipécacuanha donne du soulagement, sans qu'il soit possible de l'expliquer par la révulsion sécrétoire exercée sur la membrane muqueuse gastro-intestinale, attendu qu'administré de cette manière l'Ipécacuanha constipe plutôt qu'il ne dévoie.

C'est avec le même avantage qu'on donne cette substance dans le cours de la coqueluche. Pendant le premier mois de cette maladie, il est bon de faire vomir les enfans tous les deux jours avec quatre à cinq grains d'Ipécacuanha pris en une dose; et plus tard, de petites doses seront utiles. Sans doute par ce moyen on ne fait pas qu'une coqueluche dure quinze jours au lieu de deux mois et demi ou trois mois; mais on fait que les quintes sont rendues moins fréquentes et moins longues, que le poumon s'enflamme rarement et que l'appétit des enfans se soutient et permet d'alimenter les petits malades, ce qui, suivant nous, est d'une extrême importance.

Parmi les maladies pour lesquelles on administre l'Ipécacuanha, nous avons signalé en première ligne la dysenterie. Pour cette redoutable affection, la racine du Brésil mérite véritablement le nom de spécifique; mais il est un autre état de l'économie dans lequel l'Ipécacuanha n'est pas moins héroïque; nous voulons parler de l'*état puerpéral*, ou plutôt des maladies qui compliquent l'état puerpéral.

Dans un pays comme le nôtre, où l'anatomie pathologique a envahi la pathologie, il est assez singulier de vouloir donner une place dans le cadre nosologique à ce que l'on appelle *état puerpéral*; mais si singulière que soit cette dénomination, nous sommes forcés de l'adopter faute de mieux, et nos lecteurs seront peut-être disposés à prendre le même parti que nous, lorsque nous leur aurons donné quelques explications.

Quoique la grossesse soit un état physiologique, elle n'en apporte pas moins une perturbation profonde dans l'économie. La circulation générale et capillaire, l'influence nerveuse, les actes nutritifs internes sont modifiés. Au moment de l'accouchement il s'opère un changement subit, accompagné de circonstances perturbatrices au plus haut degré. Le ventre, dont tous les viscères étaient comprimés, se débarrasse brusquement du produit de la conception, et une circulation facile succède à la gêne considérable que le sang éprouvait dans son cours. Une hémorrhagie très-abondante accompagne toujours l'enfantement ; ajoutez à cela l'épuisement causé par d'horribles souffrances et par des efforts soutenus.

Cette réunion de circonstances est déjà plus que suffisante pour mettre l'économie dans un état spécial ordinairement fâcheux. Mais ce n'est pas tout ; le placenta, violemment détaché de la surface utérine, laisse une plaie qui suppure, car les lochies sont une véritable suppuration ; d'un autre côté, une fluxion active et fébrile s'établit du côté des mamelles,

Or, nous le demandons, est-il beaucoup de scènes morbides aussi complexes que celle de l'enfantement, et la femme ne se trouve-t-elle pas dans un état tout particulier, état dans lequel elle est accessible à mille causes maladives, état dans lequel elle éprouve une multitude de désordres morbides plus ou moins graves ?

Cet état, nous l'appelons *état puerpéral*, désignant par là l'ensemble des conditions *spéciales* dans lesquelles se trouve la femme nouvellement accouchée.

Nous disons que la femme se trouve dans des conditions toutes *spéciales*, et cette assertion n'est pas difficile à prouver. Et d'abord l'enfantement, cette cause morbide toute particulière, suffirait à lui seul pour constituer la *spécialité de l'état puerpéral* ; mais si des causes nous descendons aux effets, nous verrons que les influences de *l'état puerpéral* sur l'économie sont toutes *spéciales elles-mêmes* ; et, pour plus de simplicité, ne jugeons la chose que dans l'ordre pathologique. Dans quelles autres conditions de l'économie voit-on une phlegmasie de la plèvre, du péritoine, du péricarde, des méninges, passer presque instantanément à la suppuration, et tuer avec une rapidité foudroyante? dans quelles autres conditions de l'économie voit-on toutes les veines du corps s'enflammer simultanément ? Si l'on répond que ces accidens s'observent fort rarement, il est vrai, dans d'autres circonstances que celles de l'enfantement, nous répondrons que ces circonstances si rares prouvent mieux encore la spécialité de *l'état puerpéral*, dans lequel les graves accidens que nous venons de signaler sont si déplorablement communs.

Ce qui caractérise surtout l'état puerpéral, c'est la proclivité à subir l'influence de causes morbides auxquelles l'économie eût résisté facilement, dans toute autre circonstance.

Or l'expérience démontre que presque tous les accidens qui accompagnent l'état puerpéral sont conjurés par l'Ipécacuanha, et ici nous ne parlons pas d'après l'autorité des livres, mais d'après ce que nous avons vu, d'après ce que nous avons fait. Pendant cinq ans que nous avons eu à l'hôtel-Dieu de Paris un service de soixante lits de femmes, où nous recevions un très-grand nombre de femmes en couche, jamais nous n'avons manqué d'administrer l'Ipécacuanha aux femmes malades récemment accouchées, *quelle que fût d'ailleurs l'affection locale dont elles étaient atteintes, et jamais, nous pouvons ici l'affirmer, nous n'avons vu le moindre accident résulter de cette pratique ; et au contraire, dans presque tous les cas, nous avons obtenu ou la guérison ou un notable amendement.* Cette méthode, que nous avions vu suivre à Récamier, est employée à l'Hôtel-Dieu de Paris par cet ingénieux praticien depuis près de 40 ans.

Les accidens qui se lient à l'état puerpéral sont le plus souvent des phlegmasies gastro-intestinales, caractérisées par l'inappétence, l'amertume de la bouche, les nausées, la constipation ou la diarrhée ; du côté des organes générateurs, la suppression des lochies, la métrite subaiguë, l'inflammation du tissu cellulaire de la fosse iliaque ; du côté des organes thoraciques, le catarrhe bronchique, la pneumonie subaiguë. Or il est rare que tous ces désordres ne se dissipent pas ou ne se simplifient pas d'une manière très-notable après l'administration de vingt-quatre ou trente grains d'Ipécacuanha, pris en quatre ou cinq doses, en laissant, entre chaque prise, dix minutes d'intervalle. Mais quand il existe une lésion locale fort étendue, comme, par exemple, une inflammation des sinus utérins, une phlébite générale, une péritonite grave, une pneumonie très-intense, une méningite, l'Ipécacuanha modère souvent mais n'arrête presque jamais les accidens, à moins qu'il n'ait été administré tout à fait au début. C'est ainsi que nous voyons, dans une épidémie de fièvre puerpérale qui régna à l'Hôtel-Dieu de Paris en 1782, Doublet obtenir un succès remarquable, en faisant vomir à l'aide de l'Ipécacuanha au début de la maladie, et en répétant ce moyen plusieurs fois dans le cours de l'affection (*Anc. jour. de méd.* tome 57, page 448 et 502); et tout récemment Désormeaux constata les heureux effets de cette médication dans une péritonite puerpérale très-meurtrière qui régnait à la Maternité de Paris. Toutefois on ne peut se dissimuler que l'Ipécacuanha, comme la plupart des autres moyens connus, échoue le plus souvent quand l'inflammation du péritoine est un peu intense et qu'elle a déjà plus d'un jour de durée.

Les propriétés antidysentériques de l'Ipécacuanha avaient fait ranger cette racine parmi les astringens, et c'est à tort, suivant nous; on crut alors devoir l'essayer dans le traitement des hémorrhagies. Baglivi appelle l'Ipécacuanha *infallibile remedium in fluxibus dysentericis aliisque hemorrhagiis;* d'autres auteurs, parmi lesquels il faut citer Barbeirac, Gianella et surtout Dalberg (Murray, *App. med.* tome 1, page 822), vantent son efficacité dans la ménorrhagie, l'hémoptysie, le flux immodéré des hémorrhoïdes. Nous l'avons plusieurs fois donné avec succès dans les hémorrhagies utérines, mais surtout dans celles qui se liaient à l'état puerpéral. Nous nous rappelons aussi une femme qui avait presque tous les jours des hémoptysies depuis plus de dix-huit mois. Chez elle tous les moyens connus avaient été vainement essayés; nous lui administrâmes l'ipécacuanha, et le crachement de sang cessa pendant près de trois mois.

*Émétine.* Magendie et Pelletier ont trouvé dans l'Ipécacuanha, entre autres principes, un alcaloïde qu'ils ont appelé émétine et qui entre pour les $\frac{16}{100}$ dans cette racine.

L'*Émétine pure* est une poudre blanche ou d'un jaune soufré, azotée, inodore, légèrement amère, soluble dans l'alcool, peu soluble dans l'eau froide : on ne l'obtient que difficilement, et, à cause de cela, on ne la trouve pas dans les pharmacies.

L'*Émétine des pharmacies*, *émétine officinale*, est en écailles transparentes, d'un brun rougeâtre.

Cette substance est vomitive à la dose de 1 à 3 grains.

Malgré les efforts de Magendie pour l'introduire dans la thérapeutique, l'émétine n'est aujourd'hui employée par personne.

*Préparations d'Ipécacuanha.* — La racine d'Ipécacuanha se donne le plus souvent en poudre, à la dose de trois grains à deux scrupules, suivant les âges, suivant l'effet vomitif ou purgatif que l'on veut produire. Pour les enfans, on prépare un sirop d'Ipécacuanha qui contient, par once, la décoction de 16 grains ; on le donne aux enfans à la mamelle à la dose d'une demi-once, aux enfans de 1 à 4 ans à la dose d'une once. Une autre préparation fort usitée est celle des pastilles qui contiennent chacune un quart de grain de poudre d'Ipécacuanha ; on les donne à la dose de 2, 4, 6, 8 par jour.

L'Ipécacuanha entre dans le sirop de Desessart contre la coqueluche, et fait partie intégrante de la fameuse poudre de Dower.

## POLYGALA.

Polygala, *polygala*, genre de plantes de la famille naturelle des polygalées.

Le Polygala senega, seneka, ou Polygala de Virginie, est seul usité en thérapeutique; on n'emploie que sa racine; son odeur est très-légèrement aromatique, sa saveur est un peu âcre, piquante et même cuisante; elle provoque abondamment l'expuition de la salive lorsqu'on la goûte et de la chaleur au gosier. (Mérat et de Lens, *Dict. de Thérap.* t. 5, p. 424.)

Nous avons rangé cette racine à côté de l'Ipécacuanha, bien qu'elle n'ait été mise parmi les vomitifs par aucun auteur; Cullen, seulement, dans sa matière médicale, la regarde comme uniquement purgative. Nous dirons sur quelles expériences nous nous fondons pour la placer ici.

Ces expériences sont de Bretonneau (de Tours) qui a reconnu au Polygala et à l'ipécacuanha des propriétés à peu près identiques, s'il y a identité possible entre deux agens de la matière médicale. Il constata en effet qu'en appliquant sur la peau privée de son épiderme, sur le tissu cellulaire, sur la conjonctive, de la poudre de Polygala, on déterminait sur la partie une violente inflammation, absolument comme avec la poudre d'ipécacuanha : qu'en faisant avaler cette même poudre aux animaux, il survenait immédiatement des vomissemens; qu'en l'introduisant dans le rectum, dans la vulve, on donnait lieu à une violente phlegmasie de la membrane muqueuse; il vit que, chez l'homme, la poudre de Polygala était vomitive comme l'ipécacuanha; que seulement il fallait en donner à peu près trois fois davantage pour obtenir des effets semblables.

Si maintenant nous jetons un coup d'œil en arrière, nous verrons que l'expérience de nos devanciers a constaté précisément des propriétés analogues dans ces deux plantes, à l'exception toutefois des vertus antidysentériques qui n'ont pas été expérimentées pour le Polygala : celui-ci n'a pas non plus été administré pour combattre les accidens de l'état puerpéral; mais les propriétés purgatives pectorales, purgatives diurétiques, ont été universellement admises dans le Polygala comme dans l'ipécacuanha; et, dans les essais que nous avons faits, nous n'avons, à vrai dire, trouvé à la première de ces substances aucune vertu qui la recommandât spécialement. Toutefois nous indiquerons sommairement ce qu'en ont dit les auteurs qui nous ont précédés.

Tennent, médecin écossais, qui avait exercé plusieurs années dans la Virginie, avait vu les Indiens se servir avec avantage du Polygala pour combattre les accidens causés par la morsure du crotale. Or, comme la morsure de ce reptile causait de graves désordres inflammatoires du côté des organes de la respiration, Tennent imagina que dans les maladies aiguës de la poitrine dues aux causes ordinaires le même moyen réussirait qui réussissait dans un si grave empoisonnement. Il administra donc le Polygala dans les pleuro-pneumonies aiguës, en ayant soin de saigner une fois d'abord. Il avait remarqué que le Polygala faisait vomir et purgeait. Dès que les travaux de Tennent furent connus en France, Lémery, Duhamel, Jussieu, qui n'étaient rien moins que médecins, donnèrent aux idées de Tennent une sanction sans importance à nos yeux ; mais Bouvart, Linné, Perceval, Detharting, citèrent aussi des observations qui prouvèrent, sinon que le Polygala était utile dans les pleuropneumonies aiguës, du moins qu'il agissait utilement dans les catarrhes chroniques.

Suivant Bretonneau, le Polygala a une action spéciale sur la membrane muqueuse phlogosée des canaux aérifères, dont il active et modifie la sécrétion. Un grand nombre d'observations lui ont prouvé qu'immédiatement après l'administration du Polygala donné à doses réfractées l'expectoration mucoso-puriforme, propre au catarrhe chronique, simple ou compliqué de phthisie pulmonaire tuberculeuse, devenait plus fluide et plus abondante. La suspension de la médication était suivie d'une modification si immédiate en sens inverse que cette sorte d'influence n'a pu lui laisser aucun doute. C'est particulièrement cette propriété qui l'a déterminé à associer le Polygala au calomel dans le cas de croup, surtout lorsque l'aridité des surfaces muqueuses, indiquée par la sécheresse de la toux, semblait être devenue le principal obstacle à l'expulsion des fausses membranes. (Bretonneau. *Traité de la Diphthérite*, p. 241.) Déjà, avant Bretonneau, Archer, Hardford, Valentin et d'autres avaient également préconisé le Polygala dans le traitement du croup; mais comme ces médecins diagnostiquaient fort mal cette maladie, on ne peut faire aucun fondement sur leurs assertions.

*Doses*. Le Polygala s'administre de la même manière que l'Ipécacuanha; les doses seules doivent être différentes.

Comme vomitif, on le donne à une dose double ou triple de celle de l'ipécacuanha.

Pour deux livres de tisane, on ne donne guère que un à deux gros en infusion ou en décoction. On peut faire aussi un sirop de Polygala qui est fort utile pour les enfans et les vieillards atteints de catarrhes.

## VIOLETTE.

La Violette, *Viola*, est une plante de la famille des cystées. Trois espèces sont employées en médecine, la Violette odorante, *Viola odorata*; la Violette sauvage, *Viola canina*; la Pensée, *Viola tricolor*.

La Violette odorante est trop connue pour que nous en veuillons faire la description : elle est très-commune dans les bois, dans les prairies, dans les jardins. La fleur que l'on range parmi les espèces pectorales est peut-être légèrement excitante, et en même temps elle est un peu laxative, quand on en donne une forte infusion. Cette infusion est une tisane agréable et surtout fort usitée. Ces fleurs servent encore à préparer un sirop avec lequel on édulcore les potions pectorales. Ce sirop sert aussi de réactif en chimie.

Les fleurs de la Violette sauvage (*Viola canina*) sont tout-à-fait inodores, participent aux propriétés laxatives de celles de la Violette odorante; mais elles ne sont jamais employées en médecine.

Quant aux racines de ces deux espèces de Violettes, elles jouissent de propriétés identiques, aussi nous contenterons-nous de parler de la Violette odorante.

Les racines de la Violette odorante ressemblent singulièrement à celles de l'ipécacuanha, et cette ressemblance physique s'étend jusqu'aux propriétés intimes.

Les expériences de Bretonneau ont démontré que la poudre de racines de Violette, appliquée topiquement sur la peau dénudée et sur les membranes muqueuses, donnait lieu exactement aux mêmes accidens que la poudre d'ipécacuanha et de polygala.

Déjà Linné avait indiqué ces racines comme succédanées de l'ipécacuanha ; mais les expériences de Coste et Willemet (*Matière méd. indig.* p. 6) démontrèrent que la poudre de racines de Violette à la dose d'un demi-gros avait donné lieu à un vomissement et à trois déjections alvines ; que de deux scrupules à un gros on obtenait jusqu'à six vomissemens.

Ils pensèrent donc que la racine de Violette pouvait être avantageusement conseillée comme émétique succédané de l'ipécacuanha ; et même ils lui reconnurent aussi des propriétés antidysentériques, point de ressemblance de plus avec la racine du Brésil.

Il est bien probable que les idées de Coste et Willemet sont fondées ; car une analyse chimique récente a démontré dans la racine de Violette un alcaloïde analogue à l'émétine que Boulay propose de nommer émétine indigène. (*Mém. de l'académie roy. de méd.* t. 1, p. 417.)

Les racines de la Pensée (*Viola tricolor*), Pensée sauvage, jacée, jouissent de propriétés vomitives analogues à celles de la Violette odorante. L'infusion de la plante tout entière, au dire de Bergius (*Mat. méd.*, p. 709), purge et fait quelquefois vomir : l'herbe sèche est un purgatif très-doux pour les enfans ; on la donne alors en décoction à la dose d'une demi-once pour une livre d'eau.

Nous ne savons si des propriétés que nous venons d'indiquer ici dérivent celles qui ont été attribuées à cette plante depuis plusieurs siècles. La Pensée sauvage passe en effet pour un des plus puissans dépuratifs que possède la matière médicale.

On peut lire dans Matthiole (*Comm. in Dioscorid.*, p. 822), dans Fush (*Hist. stirp.*, p. 804), dans Bauhin (*Hist. plant.*, t. 3, p. 547), ce que ces auteurs racontent de l'efficacité des feuilles et des tiges de Pensée sauvage dans le traitement des maladies cutanées chroniques.

Toutefois cette plante semblait oubliée, lorsque Strack (*De crustâ infantum ejusque remedio. Francf. ad miad.* 1779) reprit une série d'expériences sur cette plante et démontra qu'elle avait une efficacité remarquable dans les affections de la peau : il la prescrivait surtout dans les affections dites *laiteuses* des enfans, que l'on comprend, dans le langage vulgaire, sous la dénomination générique de *gourme*, et qui sont tantôt un *impetigo*, tantôt un *eczema*, plus rarement un *lichen*, tantôt enfin un véritable favus.

On peut lire dans Murray (*App. med.* t. 1, p. 789) la nombreuse liste des médecins qui ont eu à se louer de l'emploi de la Pensée sauvage dans le traitement de la croûte laiteuse des enfans. Les exemples ne manquent pas non plus qui prouvent l'action curative de cette plante dans le traitement des affections diverses du cuir chevelu des enfans et des adolescens.

Une observation qui a été faite par la plupart des auteurs qui ont écrit sur ce point important de thérapeutique, c'est que la maladie cutanée prend un accroissement notable au début du traitement; on remarque encore que l'urine acquiert chez beaucoup de malades une fétidité extrême, soit que la crise s'opère par les voies urinaires, soit que la Pensée donne à l'urine une odeur fétide, comme nous voyons la térébenthine communiquer à cette sécrétion l'odeur de la Violette.

Haase (*Dissert. de Violâ tricolor.* Erlang. 1782), qui a parlé avec un enthousiasme peut-être un peu irréfléchi de la Pensée sauvage, et qui lui rend un témoignage si solennel pour le traitement des diverses maladies dont nous venons de parler, la regarde encore comme le meilleur moyen à opposer aux dartres en général, c'est-à-dire à toute cette cohorte de maladies de la peau auxquelles les dermatologistes modernes ont imposé des dénominations si diverses.

Mais à côté de ces admirateurs de la Pensée sauvage, il se trouve quelques médecins qui ne lui reconnaissent que peu de propriétés curatives, d'autres même qui les lui refusent entièrement, soit que réellement il y ait eu beaucoup d'exagération dans les dires des uns, soit que les autres n'aient pas expérimenté avec tout le soin et la patience désirables.

Toutefois Murray (*App. med.*, t. 1, p. 792) apporte dans la balance son imposante autorité, et déclare avoir lui-même constaté l'utilité de la Pensée sauvage dans les circonstances indiquées par les auteurs que nous venons de citer.

Cependant on a encore étendu l'emploi de ce remède au rhumatisme chronique, à la vérole constitutionnelle, enfin à toutes les maladies organiques où l'usage des dépuratifs est indiqué. (Murray, *loc. cit.*, p. 793.)

*Préparation; mode d'administration et doses.* Starck faisait prendre aux enfans la Pensée sauvage bouillie dans du lait; il n'a pas dit à quelle dose. Wendt conseillait une poignée d'herbe pour deux livres de lait. Murray (loc. cit.) prescrit pour un enfant d'un an deux gros pour six onces d'eau que l'on fait réduire considérablement par l'ébullition ; puis on ajoute dans du lait que l'on fait encore bouillir la quantité que l'enfant devra boire dans la journée. On fait des bouillies, des potages avec cette décoction laiteuse. On fait aussi des apozèmes avec une once de Pensée sèche ou une poignée de Pensée fraîche pour deux livres d'eau que l'on fait réduire à huit onces. Pour aromatiser cette décoction, on la jette encore bouillante sur des semences d'anis, de coriandre ou de fenouil. On peut donner encore la poudre à la dose de deux à quatre gros par jour, mêlés à du miel ; l'extrait à la dose d'un, deux et même quatre gros : enfin le suc de la plante fraîche se prescrit à la dose de 4, 6, 8 onces par jour.

## ASARUM.

Asarum, *Asari radix*, *folia*; *Asarum europæum*; *Cabaret*, *Oreille d'homme*; plante de la famille naturelle des aristoloches.

La racine et les feuilles du Cabaret ont des propriétés irritantes fort énergiques; mises en contact avec la peau privée de son épiderme ou avec une membrane muqueuse, elles causent une inflammation locale très-vive, exactement de même que le polygala, l'ipécacuanha et la violette. Aussi, comme les poudres de ces trois dernières plantes, fait-il un excellent sternutatoire et est-il employé souvent dans ce but.

Avant la découverte de l'émétique et de l'ipécacuanha, la poudre de Cabaret était le vomitif le plus vulgairement employé. Linné a constaté que des feuilles d'Asarum réduites en poudre très fine avaient des propriétés vomitives plus énergiques que l'ipécacuanha; ce qui a été confirmé par Loiseleur Deslongchamps.

Comme on le suppose aisément, l'Asarum purge en même temps qu'il fait vomir.

On ne trouve dans les auteurs de matière médicale rien de spécial sur les propriétés de l'Asarum, si ce n'est qu'il a souvent été employé dans un but coupable comme abortif.

Les feuilles et la racine de Cabaret servent à composer une poudre sternutatoire, qui excite très-violemment la membrane muqueuse olfactive et qui a été employée contre des céphalées opiniâtres et pour rappeler vers les narines un flux habituel dont la disparition coïncidait avec le développement d'une maladie nouvelle. On l'a même employé comme topique irritant du conduit auditif externe, pour guérir la surdité.

Comme vomitif, la poudre des feuilles se donne à la dose de douze à vingt-quatre grains. En infusion, on prescrit l'Asarum à la dose de un gros dans 1/2 livre d'eau : cette infusion fait vomir et purge.

## EUPHORBES.

Plus bas en nous occupant des purgatifs, nous parlerons de plusieurs plantes de la famille des euphorbiacées, et nous verrons avec quelle énergie quelques unes d'entre elles sollicitent les évacuations alvines. Il est vrai de dire que ces mêmes médicamens font bien souvent vomir.

Loiseleur Deslongchamps a voulu constater les propriétés des Euphorbes indigènes. Il a soumis à des expériences comparatives l'*Euphorbia Gerardiana*, Euphorbe de Gérard ; l'*Euphorbia cyparissias*, l'Euphorbe cyprès, et enfin l'*Euphorbia sylvatica* ou Euphorbe des bois. La poudre des racines de ces plantes, à la dose de 15 à 24 grains que l'on prend en deux ou trois fois, à un quart d'heure de distance, suscite plusieurs vomissemens et cause fréquemment quelques selles. L'Euphorbe cyprès paraît plus énergique que les deux autres espèces ; on doit rarement donner plus de dix-huit grains de sa poudre. (Barbier, *Mat. méd.*, tom. 3, pag. 273.)

## § II. Vomitifs tirés du règne minéral.

### TARTRE STIBIÉ.

Le Tartre stibié (émétique, tartre émétique, tartrate antimonié de potasse, tartrate de potasse et d'antimoine, prototartrate d'antimoine et de potassium) est un sel double composé de tartrate neutre de potasse et d'un tartrate basique d'antimoine.

Ce sel est décomposé par un grand nombre de liqueurs végétales ; et comme tous les jours on l'administre dissous dans des infusions, dans des décoctions, dans des mixtures, etc., il est fort important pour le thérapeutiste d'être en garde contre ces dénaturations du médicament.

Quand on dissout de l'émétique dans de l'eau ordinaire, les carbonates calcaires le décomposent lentement, et au bout de douze heures il y a un dépôt d'oxide d'antimoine. La décomposition est instantanée si on porte la liqueur à l'ébullition. Les liquides fournis par les plantes astringentes, et entre autres par le quinquina, décomposent l'émétique. Il se fait de la crème de Tartre et un composé insoluble d'oxide d'antimoine et de tannin. La décoction de tamarin décompose aussi l'émétique : il se fait des cristaux de crème de Tartre, et le tartrate d'antimoine reste en dissolution à la faveur de l'excès d'acide. La limonade le décompose également : il se fait de la crème de Tartre et du citrate d'antimoine. Il y a aussi décomposition par le petit lait ; elle est produite par l'acide acétique et par les phosphates : il se fait du phosphate d'antimoine qui reste dissous à la faveur de l'excès d'acide. Dans tous les cas précédens, l'action reste la même ; mais les effets vomitifs sont dus aux nouveaux sels qui se sont formés. (Soubeiran, *Dict. de Méd.*, 2ᵉ édition, tom. III, p. 220.)

Dans cet article nous ne nous occuperons du Tartre stibié que comme évacuant, nous réservant de parler de son action controstimulante et sédative au chapitre des **controstimulans**. (Article ANTIMOINE.)

Le Tartre stibié est le vomitif le plus énergique que possède la matière médicale. A la dose d'un quart de grain, d'un demi-grain, d'un grain, de deux ou trois grains au plus, il détermine des vomissemens plus ou moins abondans, suivant la nature du sujet, suivant la maladie pour laquelle on l'administre. L'effet vomitif s'obtient rapidement : il ne s'écoule ordinairement pas plus de dix minutes entre le premier vomissement et le moment où le médicament a été administré. Les vomissemens se répètent à des intervalles plus ou moins éloignés, selon la dose du médicament, suivant la susceptibilité du malade. Bientôt surviennent quelques coliques ; et des **garderobes séreuses**, ordinairement peu abondantes, attestent que le sel antimonial a également agi sur les entrailles : toutefois on remarque que l'effet purgatif est d'autant moins prononcé que le vomissement a été plus répété et plus rapidement obtenu, et *vice versâ*; ce qui d'ailleurs se conçoit à merveille.

Le vomissement provoqué par l'émétique s'accompagne de plus d'angoisses, de plus d'efforts que celui qui a été sollicité par l'ipécacuanha par exemple. Toutefois cela souffre quelques exceptions, et il est des personnes qui, au contraire, sont plus laborieusement tourmentées par l'ipécacuanha que par le Tartre stibié.

L'émétique est un irritant topique des plus énergiques, nous en avons déjà parlé tome 1$^{er}$ p. 667 ; nous croyons néanmoins devoir y revenir ici.

Lorsqu'on met en contact avec la membrane muqueuse de l'œil un grain de Tartre stibié, on détermine immédiatement de la rougeur, et bientôt une inflammation tellement vive que nous avons vu souvent des chiens perdre la vue à la suite d'une seule application de Tartre stibié. Des accidens inflammatoires tout aussi violens sont produits lorsque le Tartre stibié est mis en contact avec la membrane muqueuse des organes de la génération, de l'oreille, du nez, de la bouche, ou lorsqu'il est déposé sur une plaie.

Nous avons injecté dans les poumons de plusieurs chevaux une solution de Tartre stibié, et toujours nous avons déterminé une violente phlegmasie de la membrane muqueuse et du parenchyme pulmonaire. La même expérience faite par Schoepfer a donné lieu aux mêmes accidens.

Les lotions d'eau tenant en dissolution de l'émétique, les frictions avec une pommade qui contient du Tartre stibié provoquent promptement sur la peau une inflammation pustuleuse dont les thérapeutistes ont tiré un grand parti.

Si donc le contact de l'émétique avec toutes les parties accessibles à la vue cause une inflammation violente, il est naturel de penser qu'il en est de même pour tous les tissus contenus dans les cavités splanchniques : l'autopsie a démontré en effet que la membrane muqueuse gastro-intestinale était, comme tous les autres tissus, vivement irritée par le Tartre stibié.

On peut donc poser en thèse générale que le Tartre stibié exerce sur tous les tissus sur lesquels il est appliqué une action irritante fort énergique. Mais cette action locale est elle-même singulièrement modifiée par des circonstances que nous allons essayer d'apprécier.

Si la partie sur laquelle est appliqué l'émétique est disposée de telle manière que l'agent toxique ne puisse être entraîné au dehors ou déplacé, alors les phénomènes locaux atteignent le summum ; ainsi lorsqu'on incorpore à un corps emplastique une grande quantité de Tartre stibié que l'on tient appliquée sur la peau, l'inflammation est excessive et va quelquefois jusqu'à la gangrène ; le même phénomène s'observe quand l'émétique est déposé dans le conduit auditif externe, sous les paupières, dans le tissu cellulaire sous-cutané, dans les cellules bronchiques ; mais s'il est ingéré, on conçoit qu'il cause bien moins d'accidens locaux, parce que, d'une part, il est en grande partie vomi ; en second lieu, il parcourt rapidement tout le trajet de l'intestin, et conséquemment de faibles quantités sont en contact avec la même partie ; en troisième lieu, les garderobes entraînent la plus grande partie de ce qui est resté, et d'ailleurs la force assimilatrice des organes digestifs tend à neutraliser l'action irritante d'une certaine quantité de l'émétique. Il y a plus, cette force digestive et assimilante est telle, dans certaines circonstances, que des doses énormes de Tartre stibié, une demi-once, par exemple, peuvent être données plusieurs jours de suite à un malade sans qu'il survienne de désordre appréciable dans la membrane muqueuse gastro-intestinale. Ce sont ces faits si bien constatés aujourd'hui qui ont permis à plusieurs toxicologistes de douter si le Tartre stibié pouvait jamais causer immédiatement la mort de l'homme. L'observation rapportée par le docteur Caron, d'Annecy (*J. général de Médecine*, janv. 1811); celles de

Barbier (d'Amiens) et de Serres, citées dans la *Toxicologie* d'Orfila (tom. 1, p. 374 et suiv.), et celle qui est relatée dans le *Journal général de Médecine* (mai 1825), démontrent, en effet, que l'émétique donné à une dose très-considérable peut déterminer des accidens immédiats fort graves; mais que peu de temps suffit pour les faire cesser. Quant au fait curieux rapporté par Récamier, et cité également par Orfila, il n'infirme en rien les conclusions que l'on peut tirer des précédens; car il est fort douteux que la maladie cérébrale, qui a terminé les jours du malade, ait été causée nécessairement par l'émétique. Toutefois il est incontestable que, dans certaines conditions morbides, une dose minime de Tartre stibié peut causer la mort; mais la même chose peut se dire de tout agent thérapeutique. Lorsqu'on étudie l'action toxique des divers poisons, il faut la considérer non pas dans ses effets possibles dans des circonstances morbides spéciales, mais bien dans ses effets sur un animal ou sur un homme supposé sain.

Si l'on résume les observations que nous avons citées tout à l'heure, une forte dose de Tartre stibié, de vingt grains à une once, peut produire les accidens suivans : vomissemens violens, resserrement spasmodique de l'œsophage et du pharynx, soif ardente, vives douleurs de l'estomac et de tout le ventre, diarrhée bilieuse, spumeuse, ensanglantée, ténesme, suppression d'urines; tendance à la syncope, syncope; faiblesse; intermittence, inégalité du pouls; refroidissement de la peau, crampes dans les muscles des membres. Ces symptômes, comme on le voit, n'ont rien de spécial, et ne diffèrent, en aucune manière, de ceux qui sont produits par la plupart des poisons irritans.

Chez les animaux, l'empoisonnement par le Tartre stibié cause des accidens plus graves que chez l'homme : Magendie a fait périr des chiens avec une dose de 4 à 8 grains d'émétique; mais il avait lié l'œsophage après avoir injecté le Tartre stibié : ces animaux sont morts deux ou trois heures après l'introduction du sel dans l'estomac. Les chiens, au contraire, qui ont pu se débarrasser de l'émétique, en ont pris jusqu'à un gros sans en éprouver la plupart du temps aucun mauvais effet : lorsque la dose a été portée à une once, on en a vu périr au bout de quelques heures ou de quelques jours, et d'autres fois cette forte dose n'a occasionné aucun accident.

*Lésions organiques trouvées après la mort dans l'empoisonnement par le Tartre stibié.* — Les traces que laisse le Tartre stibié sur l'homme n'ont jamais été constatées que lorsque cet agent toxique a été administré comme médicament à des malades qui ont succombé. Une inflammation de l'estomac et de l'intestin est la seule chose que l'on ait trouvée ; nous avons vu dans l'estomac des ulcérations assez larges et une légère hémorrhagie. C'est surtout chez les animaux que ces lésions ont été étudiées. Magendie a essayé de prouver que la mort était causée par l'inflammation secondaire que le poison cause dans les poumons : soit que le Tartre stibié eût été injecté dans l'estomac, soit qu'on l'eût déposé sur une plaie ou sur toute autre surface absorbante, soit qu'on l'eût injecté dans les veines, il causait toujours l'inflammation des poumons et de la tunique villeuse des intestins. Il y a plus : en injectant dans les veines une plus grande quantité d'émétique, il déterminait rapidement la mort ; et dans ce cas le canal intestinal n'offrait aucune altération, mais les poumons étaient toujours gorgés de sang.

Magendie aurait-il été trompé par des colorations cadavériques de la membrane muqueuse des chiens sur lesquels il expérimentait ? Aurait-il pris pour des traces d'inflammation ce qui n'était que l'effet de la stase toute mécanique du sang dans les poumons ? On serait tenté de répondre affirmativement, en considérant, d'une part, que, chez les chiens surtout, la coloration de la membrane muqueuse peut varier du rose pâle au violet foncé, par le seul fait de la stase cadavérique du sang, et que les modifications du même genre peuvent se passer dans les poumons. D'un autre côté, on est confirmé dans cette idée en voyant que le docteur Champbell (*Dissertat. inaugural. de*

*Venenis mineral.*, Édimb., 1813, p. 23) trouva les poumons sains chez un chat qu'il avait fait périr en appliquant sur une blessure qu'il lui avait faite cinq grains de Tartre stibié; et les expériences de Rayer et Bonnet, tentées sur des lapins, n'ont pas permis de constater une seule fois la lésion pulmonaire dont parle Magendie. Quant à l'inflammation de l'intestin, ils ont pu l'apprécier ; cependant dans le cas où la mort survenait promptement, ils n'ont pu trouver aucune trace de son action. (Rayer, *Dict. de Méd. et de Chir. pratiq.*, t. III, p. 69.)

*Traitement de l'empoisonnement par le tartrate de potasse antimonié.* — Si le vomissement n'a point encore eu lieu avant l'arrivée du médecin, celui-ci fera prendre immédiatement une grande quantité d'eau tiède, et il exercera des titillations sur la luette. On fait en même temps préparer de la poudre de quinquina ou de toute autre écorce, etc. ; la décoction de ces écorces ou la teinture sera administrée avec encore plus d'avantage. Les décoctions de thé, de noix de Galles, de cachou, coupées avec du lait, agiront encore dans le même sens. Toutes ces boissons décomposent l'émétique. On en continuera l'usage, même lorsqu'on supposera que la plus grande partie du poison aura été vomie. Mais bientôt on devra conseiller l'opium, et même la saignée, ou des applications locales de sangsues, si l'état inflammatoire du canal alimentaire semblait le requérir. Il est bien entendu que les boissons adoucissantes seront administrées au moment où l'on croira devoir cesser l'usage des décoctions végétales astringentes.

Des accidens analogues à ceux que produit le Tartre stibié peuvent encore être causés par le vin émétique, l'antimoine métallique en poudre, le sulfure d'antimoine, le kermès, l'antimoniate de potasse non lavé, etc. Mais il est rare que les symptômes aient jamais la gravité de ceux qui sont quelquefois provoqués par l'ingestion d'une trop forte dose d'émétique. Quoi qu'il en soit, le traitement devra être exactement le même que celui que l'on oppose à l'empoisonnement par le Tartre stibié.

Lorsque l'on veut que l'émétique agisse seulement comme purgatif, alors on le donne *en lavage*, c'est-à-dire dissous dans une grande quantité d'eau. On met un grain d'émétique dans une pinte d'eau d'orge, d'infusion béchique ou d'une tisane quelconque, que le malade prend par quart de verre d'heure en heure. Il arrive assez souvent que les premières doses causent des vomissemens; mais bientôt l'estomac s'y habitue et le malade est seulement purgé.

Ce n'est pas ici le cas de parler des innombrables circonstances dans lesquelles l'émétique a été conseillé par les médecins. La plupart des indications de l'émétique en tant que vomitif seront étudiées tout à l'heure dans l'article général sur la *Médication évacuante;* les autres sont appréciées dans le long article où nous traiterons de l'*Antimoine*.

### KERMÈS, VIN ÉMÉTIQUE, etc.

Il nous semble parfaitement inutile de nous occuper ici du Kermès, du Vin émétique, et des diverses préparations antimoniales, qui toutes, ainsi que nous le dirons à l'article *antimoine*, jouissent de propriétés vomitives incontestables. Mais ces composés ne sont plus usités comme vomitifs, et toujours ils sont, pour cela, remplacés par le tartre stibié: ils ne sont administrés que comme antimoniaux contro-stimulans, et à ce titre il ne doit pas en être question ici.

Cependant le Vin émétique est encore donné quelquefois comme purgatif à la dose de 2 à 4 gros. Le Kermès, dans le même but, est administré à la dose de 4 à 6 grains.

### SULFATE DE ZINC.

Nous avons déjà, tome 1$^{er}$, page 663, parlé du Sulfate de zinc comme irritant topique; nous avons dit qu'on l'employait comme vomitif à la dose de 4 à 6 grains pour les enfans, et 16 à 36 grains pour les adultes ; que cet émétique avait une action plus rapide que le tartre stibié, et qu'on devait en faire usage surtout dans les empoisonnemens, ou bien encore lorsqu'il existait des symptômes cérébraux graves qui empêchaient l'estomac de sentir l'impression des vomitifs moins énergiques.

## II. PURGATIFS.

### § I<sup>er</sup>. Purgatifs tirés du règne végétal.

#### HUILE DE CROTON TIGLIUM.

La famille naturelle des euphorbiacées renferme un très-grand nombre de plantes douées de propriétés fort énergiques. Quelques unes sont employées en médecine : ce sont le Croton Tiglium, l'épurge, le ricin commun, le ricin d'Amérique et la mercuriale.

Le Croton Tiglium est un petit arbuste de la famille des euphorbiacées qui croît dans les Indes Orientales, à Ceylan, à la Chine et aux Moluques. Il a un fruit de la grosseur d'une aveline, qui contient trois graines allongées, qui ont reçu dans le commerce le nom de *graines de Tilly* ou *des Moluques*.

En soumettant à la presse les semences de Croton préalablement moulues, on obtient une huile épaisse d'un brun rougeâtre, d'une odeur forte et désagréable et d'une saveur excessivement âcre. Cette huile est connue sous le nom d'huile de Tilly ou de Croton Tiglium.

*Action physiologique et thérapeutique de l'huile de Croton Tiglium.* — Quand on met cette huile en contact avec la peau privée de son épiderme, on produit une cuisson très-énergique et bientôt se développent au point de contact des symptômes d'inflammation très-vive ; et même quand on fait sur la peau revêtue de son épiderme des frictions avec cette huile, il se développe une inflammation vésiculeuse, et le médecin qui veut irriter le tégument externe dans un but thérapeutique obtient rapidement ce résultat, avec moins de douleurs et moins d'inconvéniens que s'il avait fait usage des cantharides.

Toutefois, quoique l'action irritante de l'huile de Croton Tiglium soit maintenant assez souvent mise en usage pour enflammer la peau, c'est surtout comme irritant de la membrane muqueuse du canal intestinal qu'elle est employée.

Le passage de l'huile dans la bouche et dans le pharynx, bien qu'il ne dure qu'un instant, laisse sur la langue, surtout dans la gorge, un sentiment d'ardeur et d'âcreté que rien ne peut calmer. Il est assez remarquable que, dans l'estomac, le médicament ne produise guère qu'un peu de chaleur.

Après un temps qui varie en raison de la dose et surtout en raison des idiosyncrasies, il se manifeste de vives coliques suivies d'une diarrhée plus ou moins abondante, et de fortes cuissons à la marge de l'anus.

La dose nécessaire pour produire une purgation énergique est de un demi-grain pour les adolescens, un à trois grains pour les adultes. La dose, en général, doit être plus forte pour les femmes que pour les hommes.

L'intervalle qui sépare le moment de l'administration du médicament et celui où l'effet purgatif se fait sentir est extrêmement variable. Cet intervalle n'est quelquefois que d'une demi-heure, quelquefois aussi il est de douze et même de vingt-quatre heures. L'inégalité que nous venons de signaler s'observe aussi pour d'autres effets. Ainsi les mêmes doses, chez des personnes du même sexe et en apparence de la même constitution, produisent tantôt des superpurgations, tantôt à peine une garderobe.

Aussi ferons-nous une règle de n'administrer l'huile de Croton Tiglium que par doses fractionnées, un grain par exemple toutes les heures, jusqu'à ce que des coliques fassent juger que l'action purgative va se produire. Sans cette précaution, on risque de donner lieu à de graves accidens ou de ne pas obtenir l'effet désiré.

Quelque infidèle que soit ce purgatif, il n'en est pas moins extrêmement énergique, et, à ce titre, il est précieux toutes les fois qu'il faut, à tout prix, obtenir des évacuations alvines.

L'action purgative de l'huile de Croton Tiglium se faisait sentir, disait-on, lors même que le médicament était appliqué sur la peau. Andral entreprit à l'hôpital de la Pitié une série d'expériences dont Joret a rendu compte. (*Recherches thérapeutiques sur l'emploi de l'huile de Croton Tiglium* (thèses de Paris 1833) et *Arch. gén. de méd.* 2ᵉ série, tome II, 1833.) Sur six cas dans lesquels des frictions avaient été faites sur le ventre avec de l'huile de Croton Tiglium mêlée à l'huile d'amandes douces, il n'y eut aucun effet purgatif. Sur neuf malades qui furent frictionnés avec de l'huile de Croton pure, un seul fut purgé, quoique plusieurs fois vingt gouttes eussent été employées pour la friction. De ces faits, Andral dut conclure que très-probablement la purgation observée chez un seul des malades soumis à l'expérience était survenue sous l'influence d'une cause inappréciable. Rayer dit avoir obtenu de nombreuses évacuations en versant une ou deux gouttes de cette huile sur une surface dénudée par un vésicatoire. Il serait essentiel que cette expérience fût répétée, et que le résultat devînt assez constant pour qu'on pût compter dans l'occasion sur ce moyen purgatif.

*Mode d'administration et doses.*—Nous avons dit plus haut à quelle dose l'huile de Croton Tiglium devait être employée. Nous avons indiqué la dose en *grains* et non pas en *gouttes*, contrairement à l'usage, attendu que le poids d'une goutte d'huile peut changer suivant la forme du vase d'où elle tombe et suivant la température qui lui donne plus ou moins de fluidité.

Jamais l'huile de Croton Tiglium ne doit être donnée pure; et la raison en est bien simple, c'est que le médicament donné à si faibles doses resterait dans la bouche ou dans l'œsophage et n'atteindrait certainement ni l'estomac ni les intestins.

Mêlée à l'eau sucrée, à la tisane, elle cause encore une ardeur très désagréable à la gorge et elle excite souvent le vomissement.

Le mieux est de la donner sous forme pilulaire. Les pilules

enveloppées de confitures, de miel ou de pain azyme s'avalent facilement et parviennent dans l'estomac sans que leur goût ait été perçu. Il y a de l'inconvénient à argenter les pilules. Par là l'effet purgatif est ordinairement retardé.

Le savon crotonique de Caventou est un excellent moyen d'administrer l'huile de Croton Tiglum. Il se compose de, huile de Croton, deux parties ; lessive de savonnier, une partie. Quand le mélange commence à s'épaissir, on le coule dans un moule de faïence et on l'abandonne à lui-même jusqu'à ce qu'il ait pris de la consistance. On emploie ce savon, à la dose de 2 à 6 grains en pilules.

Hufeland avait imaginé une espèce d'huile de ricin artificielle qu'il employait en mélangeant une goutte d'huile de Croton, avec une once d'huile d'amandes douces. Il donnait une ou deux onces de ce mélange.

Mais le mode d'administration de l'huile de Croton Tiglum le moins désagréable et surtout le plus facile, c'est de la donner sous forme d'*oleo-saccharum* ou d'émulsion.

L'*oleo-saccharum* se prépare en mêlant ensemble un grain d'huile de Croton Tiglum et d'huile de cannelle et un gros de sucre.

L'émulsion se fait avec un ou deux grains d'huile de Croton, un demi-jaune d'œuf, une once de sirop de sucre et deux onces d'eau de menthe.

Pour l'usage extérieur, quand il s'agit de déterminer sur la peau une inflammation vésiculeuse, l'huile de Croton Tiglum s'emploie en frictions à une dose qui varie nécessairement suivant l'étendue de la surface que l'on veut irriter. On l'emploie ou pure ou mêlée à 4, 10, 20 fois son poids d'huile d'amandes douces. Cette friction doit être faite avec un gant, autrement on risque de causer une inflammation de la peau qui revêt la face dorsale des doigts.

## HUILE D'ÉPURGE.

L'Épurge ou grande Ésule (*Esula major*, *euphorbia laty-*

*ris, cataputia minor*) est une plante du genre euphorbe de la famille des euphorbiacées.

Comme la plupart des plantes de cette famille, l'Épurge jouit de propriétés irritantes dont le principe réside dans toutes les parties de la plante. Le suc, l'infusion à froid des racines, des tiges, des feuilles, s'emploient quelquefois dans les campagnes soit comme purgatif drastique, soit comme épithème irritant. Mais c'est surtout dans les graines que réside le principe purgatif, et aujourd'hui on en extrait une huile analogue à celle du ricin et du croton tiglium qui, depuis quelques années, est souvent employée en thérapeutique.

Les propriétés purgatives des graines de l'Épurge sont connues depuis des siècles ; mais elles n'étaient guère utilisées que par les habitans des campagnes. Ce n'est pas que Dioscoride lui-même n'eût conseillé ces graines comme purgatives (lib. 4, c. 167), il en donnait 7 ou 8, et Rufus (*de purgantibus*, p. 18) allait jusqu'à 10. Plus récemment, Alston, dans sa matière médicale (vol. 1, p. 444), parle d'un médecin anglais qui se servait lui-même de ce moyen pour solliciter des garderobes. Mais d'autres auteurs en assez grand nombre (Voyez Murray *app. medicam.* t. 4, p. 101) regardaient les semences d'Épurge comme un poison fort dangereux. Il en résulta que ce purgatif ne fut plus employé par les médecins et resta dans le domaine des médicastres et des empiriques.

A la fin de l'année 1823, Barbier d'Amiens, désirant connaître les qualités de l'huile que contiennent les amandes du fruit de l'Épurge, en fit extraire une certaine quantité qu'il administra à des malades à la dose de quinze à vingt grains, et il constata qu'à cette dose elle jouit d'une action purgative analogue à celle que produit un ou deux grains d'huile de croton tiglium, une once ou une once et demie d'huile de ricin.

Depuis cette époque, un grand nombre de médecins ont administré ce purgatif indigène et ils ont constaté par leur expérience personnelle ce qu'avait annoncé Barbier.

*Mode d'administration et doses.* Les doses d'huile d'Épurge sont, pour les enfans, de 4 à 5 grains : pour les hommes adultes, de 15 à 24 grains; pour les vieillards et pour les femmes adultes, de 24 à 30 grains.

On en fait ordinairement une émulsion, comme avec l'huile de croton tiglium. On peut aussi la mélanger avec trente ou quarante fois son poids d'huile d'amandes douces.

## HUILE DE RICIN.

L'huile de Ricin s'extrait des semences du ricin commun (*Ricinus communis, cataputia major, palma christi*). Plante du genre Ricin, de la famille des Euphorbiacées.

Bien que l'action purgative des graines du Ricin fût connue depuis des siècles, cependant on les croyait vénéneuses, et les médecins ne les administraient jamais. Ce n'est guère que vers 1767 que l'on songea à extraire l'huile de ses semences et que cette huile fut employée comme purgatif. (*Cauvane's dissertation on the oleum palmæ christi, seu oleum Ricini, or (as it commonly celled) Castor oil; its uses* etc., 2ᵉ édit. 1769).

Toutefois elle ne fut bien connue en Europe que par la traduction française que Hamart de la Chapelle fit de l'ouvrage de Cauvane en 1777, et par les travaux d'Odier de Genève publiés dans le tome 49 de l'ancien journal de médecine.

C'est surtout en Angleterre et dans l'Amérique du nord que l'huile de Ricin est employée comme purgatif; en France et dans le reste de l'Europe elle est d'un usage moins fréquent, mais pourtant il est peu de praticiens qui ne la prescrivent souvent.

L'huile de Ricin, comme toutes les huiles retirées des semences des euphorbiacées, a une âcreté désagréable, de quelque façon qu'elle ait été préparée. Son action purgative est fort inégale. Tantôt elle provoque des selles abondantes, tantôt elle sollicite à peine quelques évacuations; aux uns elle cause de violentes coliques et des vomissemens ; aux autres elle passe sans donner lieu à d'autres troubles que des super-sécrétions intestinales.

Les effets de l'huile de Ricin se font assez rapidement sentir, ordinairement les évacuations alvines commencent trois ou quatre heures après l'ingestion du médicament, et elles continuent pendant cinq ou six heures.

*Mode de préparation et doses.* — Aujourd'hui on fabrique l'Huile de Ricin à froid, en pilant les amandes fraîches et en les soumettant à la presse. On laisse reposer l'huile pour en séparer un mucilage qui se précipite au fond du vase. L'Huile de Ricin ainsi préparée a une saveur légèrement âcre, saveur qui est l'indice le plus certain de son activité. Plusieurs pharmaciens sont dans l'usage de battre dans l'eau bouillante l'Huile de Ricin qui a trop d'âcreté : par ce moyen, ils la rendent tout-à-fait douce; mais aussi à peu près aussi inerte que l'huile d'amandes douces.

L'Huile de Ricin se donne à la dose de deux gros pour les enfans en bas âge ; une demi-once pour ceux qui ont passé la première enfance ; une once pour les adolescens ; une once et demie à deux onces pour les adultes.

On la prend pure, incorporée à du bouillon, à du lait, à de l'eau sucrée et aromatisée, émulsionnée sous forme d'une espèce de looch, etc.

## RICIN D'AMÉRIQUE.

Le Ricin d'Amérique (*Jatropha curcas, grand Ricin, Noix cathartique, noix des Barbades, Médicinier, gros Pignon d'Inde*) est un arbuste du genre jatropha, de la famille des euphorbiacées.

Ses semences, connues sous le nom de gros pignon d'Inde, renferment une huile presque aussi âcre et presque aussi violemment purgative que celle du croton tiglium. Cette huile, quant à l'activité, tient le milieu entre celle du croton tiglium et celle de l'épurge. Elle n'est pas employée en médecine, et c'est à tort, suivant nous, puisqu'on se sert avec avantage de l'huile de croton.

Elle est souvent employée en Amérique pour falsifier l'huile de Ricin, ou du moins pour lui donner de l'activité. Cette fraude coupable a souvent été l'occasion de graves accidens.

L'huile de Ricin d'Amérique se donne à une dose moitié moindre que celle de l'épurge. (*Voy. plus haut, page* 32.)

## MERCURIALE.

La Mercuriale annuelle (*Mercurialis annua*) est une plante de la famille des euphorbiacées, comme les précédentes: nous ne la citerons que parce que nous venons de parler de cette famille, car elle n'a que des propriétés fort peu énergiques. Les anciens s'en servaient comme purgatif; son extrait, d'après Lemolt de Bourbonne, purge à la dose de 1 à 2 gros. Toutefois on n'emploie en médecine qu'une seule préparation de cette plante; c'est le *miel mercurial*, ou mieux *miel de Mercuriale*, que l'on prescrit pour lavemens, à la dose de deux à quatre onces.

Le miel de Mercuriale à cette dose est un purgatif assez énergique; mais comme les pharmaciens ont l'habitude d'y faire entrer un peu de séné, il est vraiment difficile de dire si tout l'honneur de la médication ne doit pas revenir à ce dernier.

## JALAP.

Nous venons d'étudier rapidement les purgatifs qui sont fournis par la famille naturelle des euphorbiacées; nous allons maintenant faire l'histoire de ceux que donne la famille des convolvulacées. Les principaux sont : le *Jalap*, le *Turbith*, la *Scammonée*, la *Soldanelle*, le *Méchoacan*, le *Liseron*.

Le Jalap, *Convolvulus Jalapa* L., tire son nom de la ville de Jalapa au Mexique, au pied de laquelle on le trouve en abondance. La racine de cette plante qui seule est employée ne fut apportée en Europe que vers le commencement du XVIIe siècle. Depuis cette époque, elle a été usitée comme purgatif; et elle tient dans la matière médicale une place assez importante.

La racine de Jalap pulvérisée est un purgatif assez énergique. Cette poudre est à peu près insipide, et laisse seulement dans la gorge un sentiment d'âcreté qui dure quelquefois pendant plusieurs heures. La poudre de racine de Jalap se donne à la dose de 20, 30, 60 grains, et même davantage.

Quant à la résine qui est bien plus fréquemment employée, on ne doit la donner qu'à la dose de 4 à 16 grains, suivant les âges et les circonstances maladives. Il n'est pas besoin de dire que, chez certains sujets, il faudra doubler la plus forte dose, que chez d'autres, au contraire, la plus faible pourra produire des superpurgations.

Le principe actif de la racine du Jalap est dans la résine qui n'est pas soluble dans l'eau; aussi ne faut-il jamais compter sur l'action purgative des décoctions ou des infusions de Jalap, tandis qu'au contraire les teintures alcooliques ont une grande activité. La fameuse *eau-de-vie allemande*, la *médecine de Leroy*, ne sont en définitive que des teintures alcooliques de Jalap, auxquelles on a associé quelques autres substances purgatives.

La presque insipidité du Jalap rend cette substance précieuse dans la thérapeutique des enfans. On le mêle à parties égales de sucre en poudre et de calomel, et on le donne ainsi aux enfans qui ne répugnent pas à l'avaler : on peut encore l'incorporer à du miel, à des électuaires, à des confitures.

Il en est de même de la résine que l'on peut aussi émulsionner dans l'eau avec un jaune d'œuf.

## TURBITH.

Le Turbith, *Convolvus Turpethum*, est employé comme purgatif, depuis un temps beaucoup plus reculé que le Jalap. Il croît en abondance dans les Indes-Orientales, et les Arabes s'en servaient très-souvent, comme leurs ouvrages en font foi.

La racine est seule usitée ; elle contient, comme celle du Jalap, une résine particulière dans laquelle résident toutes ses propriétés purgatives.

La poudre de la racine du Turbith est inodore, presque insipide. Elle purge comme le jalap, mais il faut une dose un peu plus élevée. Quant à la résine, elle est tout aussi active que celle du jalap et se donne par conséquent aux mêmes doses.

Les diverses préparations de Turbith sont analogues à celles que nous avons indiquées pour le jalap.

## SCAMMONÉE.

La Scammonée, *Scammonea*, produit gommo-résineux, purgatif, attribué au convolvulus scammonia, et provenant aussi de quelques autres convolvulus.

On en distingue de deux espèces dans le commerce : l'une, la Scammonée d'Alep, la plus active ; l'autre, la Scammonée de Smyrne, d'une qualité inférieure. La première a donné à l'analyse 60 pour cent de résine, la seconde seulement 35.

Les médecins grecs employaient la racine du convolvulus elle-même, et ils avaient reconnu ses propriétés purgatives et hydragogues. Les Arabes y avaient une grande foi ; et cette substance entrait dans la composition d'un grand nombre d'électuaires dont l'usage est aujourd'hui très-justement abandonné.

La Scammonée gommo-résineuse, telle qu'elle nous est envoyée aujourd'hui du Levant, est un purgatif qui, pour les propriétés, se range à côté de la résine de jalap ; toutefois comme elle contient à peu près un tiers de son poids de matières inertes, elle a aussi un peu moins d'activité que cette dernière.

On l'administre d'ailleurs de la même manière que les résines de turbith et de jalap.

## SOLDANELLE.

La Soldanelle, *Convolvulus Soldanella*, est une plante qui croît sur le littoral de nos mers d'Europe ; c'est à M. Loiseleur Deslongchamps que l'on doit de l'avoir introduite dans la matière médicale. Ce savant, qui a fait tant et de si utiles expériences, et dont le nom et les travaux sont tombés dans un si injuste oubli, reconnut que la racine de la Soldanelle possédait des propriétés purgatives tout-à-fait semblables à celles du jalap, du turbith, de la scammonée.

La Soldanelle contient aussi une résine à laquelle elle doit toutes ses propriétés purgatives, et qui, insoluble dans l'eau, est parfaitement soluble dans l'alcool.

La poudre de racines de Soldanelle se prend à la dose de 12, 24, 72, 100 grains, suivant l'âge, le sexe, la maladie; la résine, à la dose de 6, 10, 20 grains.

Le mode d'administration est d'ailleurs le même que celui que nous avons indiqué plus haut pour le jalap.

## MÉCHOACAN, LISERONS.

Le Méchoacan, *Convolvulus Mechoacanha*, est une plante du Brésil. Sa racine est seule usitée en médecine.

On en extrait, comme de la racine de jalap, une résine purgative.

Cette substance est aujourd'hui tombée dans l'oubli. On lui préfère, à juste titre, le jalap, le turbith et la soldanelle.

Le grand Liseron, *Convolvulus sepium*; le petit Liseron, *Convolvulus arvensis*, possèdent tous deux, dans toutes leurs parties, mais surtout dans leur racine, des propriétés purgatives assez énergiques. Chevalier, qui a fait de ces deux plantes l'objet de ses recherches, a trouvé dans leur racine quatre centièmes à peu près d'une résine tout aussi active et jouissant d'ailleurs des mêmes propriétés que celle du jalap.

## ALOÈS.

L'Aloès est un des médicamens purgatifs le plus anciennement employés. Son action sur le gros intestin a d'abord été seule constatée; mais, à une époque beaucoup plus rapprochée de nous, on a signalé des effets spéciaux de ce médicament qui ont mis sur la voie d'applications nouvelles.

*Action physiologique de l'Aloès.* — Administré à petites doses de 1 à 6 grains, une ou deux fois par jour, l'Aloès provoque de légères coliques, suivies de l'expulsion d'une ou de plusieurs selles diarrhéiques. On remarque que l'action de ce purgatif est fort lente : il est rare qu'il y ait des garderobes avant cinq ou six heures ; il arrive souvent que les malades n'aillent à la selle que vingt-quatre heures après l'administration du médicament. Le premier effet est donc d'augmenter le nombre des garderobes ou seulement de les faciliter, et il active aussi les fonctions de l'estomac, mais dans les cas seulement où la lenteur de la digestion ne s'accompagne pas de signes de gastrite chronique. Si l'usage de l'Aloès est long-temps continué, on ne tarde pas à voir survenir des symptômes de fluxion sanguine vers les organes situés dans le bassin ; il y a chaleur, cuisson, sentiment de pesanteur vers l'extrémité de l'intestin ; excitation des organes génitaux et augmentation des appétits vénériens, besoin plus fréquent d'uriner. Chez les femmes, douleur et pesanteur dans la matrice, dans les aines, dans les reins ; augmentation du flux leucorrhéique, coliques utérines plus douloureuses au moment des règles, augmentation du flux menstruel. A haute dose l'Aloès agit comme tous les purgatifs drastiques.

*Emploi thérapeutique de l'Aloès.* — Les effets secondaires de l'Aloès que nous venons d'indiquer rapidement ont mis les praticiens sur la voie des applications thérapeutiques qu'ils pouvaient faire de cette substance, et ils ont dû l'employer d'abord pour rappeler les hémorrhoïdes, lorsque leur suppression donnait lieu à des accidens graves, et ils y sont en effet facilement parvenus. Pour arriver à ce but, il faut administrer l'Aloès à petites doses, renouvelées chaque jour et pendant un espace de temps assez long (un mois et davantage). C'est ordinairement en pilules que se donne ce médicament ; un, deux et même quatre et six grains, pris au commencement du repas du soir, et quelquefois aussi à celui du matin, suffisent pour provoquer une ou deux selles copieuses et par amener promptement une irritation légère du rectum, qui rappelle efficacement la fluxion hémorrhoïdale. Chez les personnes qui supportent difficilement ces pilules, on les remplace avec avantage par des suppositoires de beurre de cacao, dans lesquels on incorpore de six à douze grains d'Aloès, et que l'on introduit chaque jour dans le rectum. Par cette médication, non seulement on rappelle la congestion hémorrhoïdale, comme nous l'avons dit plus haut, mais on peut encore la faire naître. Toutefois il n'est pas toujours facile d'obtenir ce dernier résultat. Nous avouons que nous avons bien souvent cherché à l'obtenir, et que nos efforts ont toujours été inutiles. Nous avons pu, il est vrai, dans le plus grand nombre de cas, causer une vive irritation de l'extrémité de l'intestin, une pesanteur incommode dans le bas-ventre, quelquefois même un écoulement de sang assez abondant par les vaisseaux hémorrhoïdaux; mais nous ne pouvions développer de véritables tumeurs hémorrhoïdales, à moins pourtant que les malades n'en eussent eu auparavant. Nous ne contestons pourtant pas les faits nombreux rapportés par les auteurs les plus graves, seulement nous inclinons à penser qu'ils n'ont pas toujours assez soigneusement distingué une fluxion passagère des vaisseaux du rectum d'une fluxion hémorroïdale proprement dite; et, d'un autre côté, nous reconnaissons que des irritations même passagères de l'extrémité de l'intestin amènent à la longue et presque nécessairement les hémorrhoïdes, comme on le voit chez les cavaliers, chez les calculeux, chez les gens habituellement constipés, etc. Les suppositoires stibiés dont nous avons déjà parlé tom. 1$^{er}$, pag. 669, sont beaucoup plus sûrs dans leurs effets, et rappellent presque constamment les hémorrhoïdes.

Nous avons dit plus haut qu'on ne pouvait continuer longtemps chez les femmes l'usage de l'Aloès, sans qu'il ne survînt des douleurs de reins et un sentiment de pesanteur incommode dans la matrice. Cette observation, qu'il est si facile de constater, a conduit les médecins à prescrire ce médicament dans le cas où les règles tardent à paraître, ou quand elles ne coulent pas avec assez d'abondance. Chez les filles chlorotiques on tire un grand parti de l'association d'une très-faible dose d'Aloès avec une proportion considérable d'oxide ou de sous-carbonate de fer ; mais si, dans l'âge où l'écoulement des règles est une condition de bonne santé, il est convenable d'appeler vers l'utérus une fluxion sanguine, ce n'est jamais sans un grand péril, dit Fothergill (*Med. observ. and inquiries*, t. v., p. 173), que l'on donne l'Aloès dans le même but aux femmes parvenues à l'âge où les fonctions de la matrice viennent de cesser. L'usage de ce médicament donne lieu chez elles à des métrorrhagies et à diverses affections graves du rectum ou des organes génito-urinaires.

Ce que nous venons de dire fait aisément concevoir les inconvéniens que l'usage continu de l'Aloès pourrait avoir chez les femmes enceintes, chez les calculeux, chez les gens tourmentés ou de rétention d'urine ou de catarrhe de la vessie.

Du reste, la facilité que trouve le thérapeutiste à provoquer ainsi vers les organes contenus dans le petit bassin une irritation vive et passagère, rend chaque jour des services bien précieux lorsque l'on veut combattre des maladies de l'encéphale et de la poitrine, qui, bien que graves, ne s'accompagnent pas de profondes lésions de tissu. Nous avons vu à Charenton Esquirol modifier avantageusement, par ce moyen, d'anciennes dispositions aux congestions cérébrales : le docteur Ollivier (d'Angers) en a obtenu aussi de très-bons effets dans le traitement de certaines paraplégies. Nous avons pu de même guérir des céphalées que les traitemens généraux et locaux les plus énergiques n'avaient pas diminuées. La même médication nous a été encore d'un grand secours pour combattre chez les jeunes gens, et surtout chez les femmes, ces congestions pulmonaires qui sont si souvent l'occasion du développement des tubercules.

L'Aloès n'est pas non plus sans action contre les diverses maladies de l'appareil digestif. Tous les observateurs sont d'accord en cela qu'il active les fonctions digestives lorsqu'il est pris pendant le repas et à petite dose, pourvu toutefois qu'il n'existe pas de phlegmasie de l'estomac. Est-ce en stimulant directement la surface de l'intestin? est-ce en débarrassant mécaniquement le canal alimentaire des matières excrémentitielles avec lesquelles il est en contact? ou plutôt serait-ce en provoquant une sécrétion plus abondante et toute spéciale du foie, comme le veut le docteur Wedekind? Ce praticien, à qui nous devons de curieuses observations sur l'Aloès, soutient que cette substance n'agit pas directement sur les intestins, mais qu'elle est absorbée, et qu'elle va stimuler d'une manière particulière le foie dont elle augmente la sécrétion. Il voit des preuves de son opinion dans la lenteur de ses effets, dans la nature des selles qu'elle produit, qui sont toutes bilieuses et d'une odeur particulière, et dans ce que, pris en lavement, l'Aloès n'irrite pas plus que de l'eau tiède, et purge cependant huit ou dix heures après, lorsque son effet sur le foie a eu lieu. (*Bulletin des sc. méd.* de Ferrussac, t. XII, p. 79.) D'après cette opinion sur le mode d'action de l'Aloès, Guillemin eut l'idée d'employer ce médicament dans le traitement du choléra épidémique, dans lequel la sécrétion de la bile paraît suspendue, et qui semble s'amender lorsque les déjections commencent à se colorer. Quelques essais furent tentés et parurent avoir du succès; mais leur petit nombre s'oppose à ce qu'on puisse en rien conclure. Il paraît cependant qu'aux Indes et en Pologne des préparations dans lesquelles entre l'Aloès sont employées dans les cas de choléra-morbus. (Guillemin, *Considérations sur l'amertume des végétaux*. Thèses de Paris, 1832, n° 241.)

L'extrême amertume de l'Aloès l'a fait considérer comme fébrifuge et anthelmintique. Ses propriétés fébrifuges ne sont plus guère admises par personne; mais des praticiens soutiennent encore aujourd'hui que cette substance est une des plus puissantes que possède la matière médicale pour tuer et expulser les vers, soit qu'on applique sur le ventre des cataplasmes faits avec le suc frais de la plante, comme le veut Thomas de Salisbury, soit qu'on l'administre en pilules ou en potions. Cependant Crantz (*Mat. med. et chir.*, t. II, p. 61) et Murray (*Appar. med.*, t. V, p. 254) s'élèvent contre cette opinion, se fondant sur l'expérience de Redi (Redi, *De animalculis vivis in animal. vivis*, p. 156), qui a vu vivre des lombrics pendant quatre jours dans une solution très-amère d'Aloès. Mais comment ces trois savans auteurs n'ont-ils pas compris que si l'Aloès lui-même ne pouvait pas être considéré comme un venin pour les vers intestinaux, ces entozoaires pouvaient être entraînés par les sécrétions que provoque l'Aloès dans la cavité du tube digestif?

L'Aloès était autrefois employé par les chirurgiens dans un grand nombre de circonstances; il est à regretter qu'on ait laissé aux vétérinaires l'usage exclusif d'un médicament externe dont ils ont tant à se louer : peut-être y reviendra-t-on un jour. Aujourd'hui on l'emploie simplement dans des collyres, et l'on s'en sert pour aviver des ulcères sordides ou des trajets fistuleux.

*Doses et mode d'administration de l'Aloès.* — Lorsque l'on veut produire un effet purgatif énergique, l'Aloès se donne à la dose de 10 grains à un demi-gros : on en fait rarement usage dans ce but, à moins qu'on ne veuille en même temps provoquer l'expulsion des vers intestinaux.

Mais lorsque l'intention du médecin est seulement de régulariser les garderobes et de déterminer une fluxion sanguine vers les organes contenus dans le petit bassin, il est inutile de dépasser les doses que nous avons indiquées plus haut dans le cours de cet article.

Nous sommes dans l'habitude de faire prendre l'Aloès au commencement des repas; par ce moyen on évite plus sûrement les coliques; mais chez beaucoup de personnes, l'effet purgatif se fait sentir au bout de six, huit ou dix heures; ce qui les dérange de leur sommeil : dans ce cas les malades prendront l'Aloès au moment de se coucher, trois ou quatre heures après le repas du soir. Il est utile de revêtir d'une feuille d'or ou d'argent les pilules aloétiques, lorsque l'on veut qu'elles produisent leur effet un peu plus tard : cette précaution est indispensable lorsqu'on fait prendre au moment du repas les préparations aloétiques ; en la négligeant on risque de causer des indigestions qui, pour n'avoir rien de grave, n'en doivent pas moins être évitées.

Il est impossible d'indiquer ici d'une manière précise la dose des élixirs divers et des pilules aloétiques dont la formule se trouve dans toutes les pharmacopées : c'est au médecin à commencer par des quantités faibles d'abord, et à régler sa médication sur la susceptibilité individuelle de ses malades. Cependant on peut dire d'une manière générale que l'association de l'Aloès avec l'alcool rend cette substance beaucoup moins purgative ; de sorte que l'on doit donner une dose d'élixir ou de teinture qui contienne deux fois plus d'Aloès pour produire le même effet que l'on aurait obtenu avec une dose moitié moindre si le médicament eût été administré en substance, ou dans tout autre véhicule que l'alcool.

## COLOQUINTE.

La famille naturelle des cucurbitacées possède plusieurs plantes purgatives. Les principales sont la Coloquinte, l'élatérium et la bryone.

La Coloquinte, *Colocynthidis pomum*, est le fruit du *Cucumis Colocynthis*. La chair de ce fruit dépouillé de son écorce est celluleuse, spongieuse, légère ; elle n'a pas d'odeur sensible, mais une amertume extrême.

La pulpe de Coloquinte est un des purgatifs les plus énergiques que nous possédions ; elle doit cette propriété, suivant Vauquelin (*Journ. de Pharm.*, tom. x, p. 416), à un principe amer qu'il propose d'appeler colocynthine.

*Effets toxiques de la Coloquinte.* — Les propriétés actives de la Coloquinte étaient connues de toute antiquité ; on savait qu'à haute dose cette substance produisait des superpurgations souvent dangereuses, et qu'elle pouvait même causer la mort ; on savait aussi que, donnée en faible quantité, elle devenait un purgatif assez sûr.

Les expériences tentées par Orfila sur les animaux vivans ont prouvé que la coloquinte causait des purgations violentes, et amenait souvent une sécrétion ensanglantée à la surface de l'intestin; mais comme Orfila liait en même temps l'œsophage des chiens sur lesquels il expérimentait, on ne peut rien conclure de positif de ses travaux à cet égard, car il devient impossible d'apprécier dans cette circonstance la part que l'opération a dans la mort des animaux : toujours est-il que, lorsqu'on donne à un chien d'énormes doses de poudre de Coloquinte sans lier l'œsophage, l'animal n'éprouve que des vomissemens et de la diarrhée, et se rétablit promptement.

Chez l'homme, il en est de même : la substance ingérée est en grande partie vomie, et elle produit d'autant moins d'accidens que l'estomac en a moins retenu. Mais si la préparation de Coloquinte n'est pas vomie, elle provoque de violentes coliques, des selles très-fréquentes, des déjections sanguinolentes, du ténesme, et la plupart des accidens nerveux qui accompagnent le choléra *nostras*. Nous ne connaissons que deux cas de mort causée par des hautes doses de Coloquinte : l'un est rapporté par Orfila (*Toxicol.*, p. 696, t. I), l'autre par Christison, dans son *Traité des poisons* (p. 524).

Les faits indiqués par Fordyce (*Fragmenta chirur. et med.*, p. 66), celui que cite Tulpius (*Obs.*, lib. IV, c. 26, p. 218), l'histoire rapportée par Christison, et les observations recueillies par Caron, d'Annecy, et rapportées par Orfila, démontrent que si d'énormes doses de Coloquinte peuvent donner lieu à des accidens mortels, le plus souvent elles ne déterminent que des vomissemens douloureux et d'abondantes purgations.

Tant que l'on suppose que la matière toxique est encore contenue dans le canal alimentaire, on devra donner aux malades des boissons aqueuses fort abondantes et des lavemens réitérés; plus tard, des bains généraux prolongés : les applications émollientes, les boissons féculentes, et surtout les préparations d'opium, suffisent pour dissiper promptement les douleurs et l'inflammation locale.

*Effets thérapeutiques de la Coloquinte.* — L'action immédiate de la Coloquinte administrée dans l'estomac est de causer des coliques et de la diarrhée. Donné en lavement, ce médicament agit de la même manière : à ce titre, il doit donc être rangé dans la classe des purgatifs.

Une dose élevée de Coloquinte cause des nausées, des vomissemens, de vives coliques et de fréquentes garderobes. Les selles, d'abord féculentes, deviennent presque immédiatement séreuses, et le plus souvent un peu sanguinolentes. La sécrétion de sang qui a lieu à la surface de la membrane muqueuse n'est presque jamais un symptôme alarmant ou de longue durée; elle a lieu lors même que les purgations provoquées par la Coloquinte n'ont eu sur l'état général du malade aucune influence immédiate fâcheuse : aussi rangeait-on cet agent thérapeutique parmi les médicamens *panchymagogues*, c'est-à-dire propres à déterminer la sécrétion de tous les élémens du sang et de toutes les humeurs.

La Coloquinte se place donc immédiatement à côté de la bryone, de l'aloès, et des purgatifs drastiques empruntés à la famille des convolvulacées ; mais son extrême violence, les douleurs qu'elle détermine, et, plus que tout le reste, l'incertitude de ses préparations, ont engagé Murray (*App.*, p. 583 et suiv.) à la proscrire comme purgatif. Cette exclusion absolue paraîtra sans doute trop sévère aux praticiens, qui savent tous combien peu il nous est permis de calculer à l'avance l'effet des purgatifs ; qui savent que les drastiques les plus énergiques ne causent quelquefois aucune douleur aux mêmes personnes qu'un simple minoratif jette dans un état assez grave; d'où il suit que nous ne saurions jamais avoir trop de moyens pour arriver au même but, et qu'il ne faut pas se hâter de rejeter un médicament par cela seul qu'il ne trouve que rarement son opportunité.

Mais la membrane muqueuse n'est pas la seule voie par

laquelle puisse être introduit le principe actif de la Coloquinte. En appliquant sur la peau du ventre la teinture aqueuse ou alcoolique, la pulpe fraîche, ou la poudre délayée dans de l'eau pure ou alcoolisée, on obtient des effets purgatifs (Hermann, *Mat. med.*, p. 335); ceux-là même sont purgés qui triturent et manient long-temps la Coloquinte (*Ibid.*). C'est à son action purgative toute seule que cette plante doit sans doute de détruire les vers intestinaux : Redi, en effet, a démontré qu'elle n'était pas vermicide, car il a vu vivre pendant quatorze et vingt heures des lombrics plongés dans une infusion très forte de Coloquinte (Redi, *De Animalculis*, p. 161). C'est un usage populaire en Italie, et dans certaines contrées de l'Espagne, d'appliquer sur le ventre des enfans tourmentés par les vers des cataplasmes faits avec la Coloquinte, l'ail et l'absinthe : nous ignorons si cette pratique est justifiée par quelques succès.

Il suffisait que la Coloquinte fût un drastique pour qu'on la rangeât parmi les emménagogues. Van Swieten (*vid. Crantz, Mat. med.*, t. II, p. 166) s'en servait souvent pour provoquer la fluxion menstruelle ; il la donnait alors unie à des poudres inertes, de manière à ce que la malade ne prît qu'un huitième de grain toutes les trois ou quatre heures. Pour remplir cette indication, les lavemens avec la Coloquinte seraient sans doute préférables, puisque, au rapport de Dioscoride (lib. IV, cap. 178), ils provoquent le flux de sang par les vaisseaux hémorrhoïdaux. Mais la propriété abortive de la Coloquinte est malheureusement trop connue ; souvent cette substance sert d'instrument à des crimes auxquels les gens de notre profession, les pharmaciens, les sages-femmes et les herboristes ne restent pas toujours assez étrangers.

L'usage de la Coloquinte dans un grand nombre de maladies chroniques douloureuses, telles que la goutte, le rhumatisme, les névralgies, la syphilis constitutionnelle, a été particulièrement recommandé par Dalberg, Tode, et quelques autres (*vid.* Murray, t. 1, p. 588); mais les faits ne prouvent pas que cet agent thérapeutique ait dans ce cas plus d'action que les autres purgatifs drastiques.

Il nous reste à parler de la vertu antiblennorrhagique de la Coloquinte. L'empirisme d'abord constata cette propriété; plus tard elle devint du domaine des médecins. Colombier raconte que plusieurs soldats se guérirent d'une blennorrhagie aiguë en avalant en une ou deux doses un fruit tout entier de Coloquinte (*Code de méd. militaire.*, t. v, p. 420). Mais Fabre, dans son *Traité des maladies vénériennes*, t. ii, p. 368, préconise particulièrement la teinture de Coloquinte, dont il a indiqué la formule. ℞ poudre de Coloquinte réduite en poudre grossière, 1 once et demie; clous de gérofle n° 6; anis étoilé, 1 gros; safran, 12 grains; terre foliée de tartre, 1 once : faites digérer pendant un mois dans vingt onces d'alcool. Fabre administrait cette teinture de la manière suivante : le malade, pendant trois jours de suite, à jeun, prend deux gros de cette teinture dans deux ou trois onces de vin d'Espagne; il se repose le quatrième jour; recommence pendant trois jours encore, pour rester tranquille encore un jour; et ainsi de suite, jusqu'à vingt ou vingt-cinq doses. Il faut avoir soin de boire, une heure après l'administration du médicament, deux ou trois verres de tisane d'orge et de chiendent. S'il survient des coliques, il faut donner des lavemens émolliens. Cette médication de Fabre, excellente dans les blennorrhagies un peu chroniques, a trop été oubliée des médecins de notre temps. Mais il existe aujourd'hui à Paris un homme grossier, sans aucun titre pour exercer notre art, qui s'est fait dans le peuple, et même chez bien des gens dont la position est fort élevée, une grande et lucrative réputation par l'administration d'un spécifique contre la chaude pisse : or, ce spécifique n'est autre chose qu'une teinture vineuse de Coloquinte.

*Doses.* — La poudre de Coloquinte se donne depuis 2 grains jusqu'à 12 et 15, mêlée à du sucre, à de la rhubarbe ou de la magnésie; la teinture vineuse, à la dose de 1 à 4 gros; la teinture alcoolique, depuis 1 scrupule jusqu'à 1 gros et 2 gros.

## ELATERIUM.

L'Élatérium, *Momordica Elaterium*, concombre d'âne, concombre sauvage, croît dans toute l'Europe méridionale.

Toute la plante est d'une amertume extrême; la racine et les fruits sont seuls employés en médecine.

La racine est vomitive, et sollicite également d'abondantes évacuations alvines ; les anciens la conseillaient surtout dans l'hydropisie. A faible dose elle passait pour utile dans le traitement des obstructions. Dioscoride et Avicenne donnaient la racine à la dose de quinze grains comme purgatif; Fallope (*De purgantibus*, liber LV, page 122) allait jusqu'à une drachme.

Extérieurement, en fomentation ou en cataplasmes, la racine de concombre sauvage était encore conseillée pour résoudre les engorgemens œdémateux des membres.

Toutefois la racine d'Élatérium en substance a cessé depuis long-temps d'être usitée en médecine : on connaît et on prescrit sous le nom pharmaceutique d'*Elaterium* un extrait que l'on prépare avec le suc du fruit.

Cet extrait jouit de propriétés purgatives énergiques. Sydenham le regardait comme un des plus puissans hydragogues. (*Op. omn.* page 488.) Un grand nombre d'autres après lui (Murray, *App. med.* t. 1, p. 597) renchérirent encore sur les éloges donnés à l'Élatérium par le médecin anglais.

L'extrait d'Élaterium est un purgatif indigène énergique, et il remplit toutes les indications des purgatifs drastiques.

Si nous consultons les auteurs sur les doses qu'il convient d'administrer, nous trouverons des différences qui évidemment ne peuvent être attribuées qu'à la différence de préparations. Ainsi, tandis que Dioscoride permet de 5 à 10 grains, Fernel va jusqu'à 20. Sydenham au contraire se contente de deux grains, et Boerhaave de quatre.

L'incertitude dans les effets de cette substance, la difficulté d'une bonne opération, doivent éloigner les médecins d'en conseiller l'emploi, avec d'autant plus de raison que, comme la coloquinte, elle enflamme violemment les tissus avec lesquels elle est en contact, ainsi que l'ont démontré les expériences d'Orfila (*Toxicologie*).

### BRYONE.

La Bryone, *Bryonia dioïca*, couleuvrée, vigne blanche, est une plante vivace qui croît, dans nos pays, autour des haies.

Sa racine est seule employée en thérapeutique. Elle est alongée, a quatre à six pouces d'épaisseur et même davantage. Sa saveur est âcre, nauséeuse ; son odeur repoussante.

Comme la coloquinte et l'elaterium, elle peut à juste titre être rangée parmi les poisons irritans. Les expériences d'Orfila (*Toxicol. gén.*) le démontrent surabondamment. Deux gros et demi de poudre de Bryone qu'il introduisit dans le tissu cellulaire de la cuisse d'un chien déterminèrent une violente inflammation, de vives douleurs, et amenèrent la mort au bout de soixante heures. Une demi-once introduite dans l'estomac fit également périr un autre chien.

Appliquée sur la peau, la pulpe de racine de Bryone provoque une phlegmasie, analogue à celles que déterminent la moutarde ou plutôt les renoncules.

Malgré son activité, qui pourtant est moindre que celle de la coloquinte, la Bryone a été recommandée par Loiseleur Deslongchamps, comme l'un des purgatifs indigènes les plus sûrs, et placée par lui au même rang que le jalap. Il a constaté qu'il faut, chez un adulte, 24 à 36 grains de poudre de racine de Bryone pour obtenir un effet purgatif bien marqué. L'effet est encore plus certain si l'on administre une infusion long-temps prolongée de deux gros de cette substance dans six onces d'eau.

Les femmes, dans les campagnes, ont l'habitude de prendre,

pendant quelques jours, des lavemens faits avec la racine de Bryone, quand elles cessent de nourrir et qu'elles veulent tarir la sécrétion du lait dans les mamelles. (Barbier, *Mat. méd.* t. 3.)

## ELLÉBORE NOIR.

L'Ellébore noir, *Helleborus niger*, est une plante de la famille des renonculacées.

Lorsque la matière médicale était encore peu riche, des médicamens aujourd'hui tombés dans l'oubli offraient de précieuses ressources. L'Ellébore noir est dans ce cas.

La réputation de cette plante était immense; les écrits des médecins, des poètes de l'antiquité, célèbrent ses propriétés dans le traitement de la manie.

Sans vouloir entrer ici dans une discussion peu intéressante, et sans ajouter une foi aveugle aux faits rapportés par les anciens; sans rejeter non plus avec dédain ce qui a été dit des vertus de l'Ellébore, examinons expérimentalement les propriétés de cette plante, et essayons d'en tirer les inductions thérapeutiques qu'il est raisonnablement permis d'en déduire.

La racine, qui seule était et est encore usitée, partage les propriétés irritantes des autres plantes de la même famille. Fraîche et contuse quand on l'applique sur la peau, elle détermine une inflammation locale très énergique. A l'intérieur, elle agit à la manière des poisons âcres, comme le démontrent les expériences nombreuses des toxicologistes. A une moindre dose, l'usage intérieur de l'Ellébore excite des vomissemens et de la diarrhée; et comme l'action locale du médicament persiste assez longtemps, et que la phlegmasie gastro-intestinale a quelque durée, il est facile de comprendre comment l'énergique dérivation produite vers le canal intestinal a pu n'être pas sans utilité dans le traitement de certaines névroses et de quelques affections du cerveau. On connaît également son utilité dans certaines hydropysies, dans les dartres rebelles et étendues. Enfin ses propriétés emménagogues et abortives lui sont encore communes avec toutes les substances énergiquement purgatives.

La racine d'Ellébore en poudre se donne à la dose de quinze à vingt grains, comme purgatif; en infusion, à la dose de un gros pour quatre onces d'eau.

Ce médicament n'est plus guère employé aujourd'hui.

## SÉNÉ.

Séné, *Senna*. On connaît sous ce nom les feuilles et les légumes de plusieurs espèces du genre *cassia*, de la famille des légumineuses.

Le Séné est un des purgatifs les plus sûrs et le plus communément employés. Il provoque, quoi qu'en disent Mérat et de Lens, des coliques plus violentes que la plupart des autres médicamens de la même classe. Ces coliques sont d'autant plus vives que le malade auquel on administre le médicament est constipé. On remarque que le Séné ne donne pas lieu à des évacuations sérieuses comme les purgatifs qui exercent une action irritante directe sur la membrane muqueuse du tube digestif; ces évacuations sont plus féculentes; il semble que, dans ce cas, le mouvement péristaltique seul ait été augmenté de manière à faire descendre rapidement toutes les matières contenues dans l'intestin grêle sans que d'ailleurs les sucs biliaires, pancréatiques et muqueux aient été versés plus abondamment à la surface de l'intestin.

Ce mode d'action du Séné explique la fréquence des coliques; et l'on comprend comment, lorsque le gros intestin est rempli de bols excrémentitiels durcis, la contraction du plan musculaire du colon occasionne des pressions plus ou moins douloureuses.

Les autres muscles de la vie organique contenus dans le bassin participent aussi à l'impulsion contractile communiquée à l'intestin par le Séné. Nous voyons en effet, sous l'influence du même moyen, la vessie se contracter plus énergiquement; et les accoucheurs réveillent par des lavemens de Séné les contractions de l'utérus, qui deviennent trop faibles pendant ou après l'accouchement.

On administre les feuilles et les follicules de Séné, 1° en poudre. Cette forme est fort désagréable, à moins qu'on en fasse des bols avec du miel et quelques substances aromatiques. 2° En infusion ou en décoction dans l'eau. Cette forme est la plus usitée. 3° En extrait qui, fort peu actif, est en général abandonné.

La poudre se donne à la dose d'un scrupule à un demi-gros; l'infusion, à la dose de deux à quatre gros pour une demi-livre d'eau; l'extrait, à la dose d'un demi-gros.

Le Séné entre dans la composition d'une multitude de préparations purgatives.

Pour les enfans, nous le donnons ordinairement avec des pruneaux. On fait une compote de vingt ou trente pruneaux, suivant les règles culinaires, et l'on fait cuire en même temps, pendant la dernière demi-heure, deux à quatre gros de follicules de Séné, qu'on a soin d'enfermer dans un petit sachet de gros linge.

## RHUBARBE.

Différentes plantes du genre *Rheum*, de la famille des polygonées, fournissent une racine connue en pharmacie sous le nom de *Rhubarbe*, *Rhabarbarum*, *Radix Rhabarbari*.

Nous n'avons pas à nous occuper ici des interminables discussions des botanistes relativement aux espèces qui fournissent les différentes Rhubarbes; il nous paraît également inutile de rapporter ici les différentes analyses chimiques qu'on en a données. Qu'il nous suffise de savoir que la Rhubarbe contient à peu près un dixième de son poids en résine et un quart en acide gallique et en tannin, et que sur cent parties 74 sont solubles dans l'eau et l'alcool.

Toutefois il est bon de remarquer que la résine qui constitue le principe le plus actif de la Rhubarbe n'est soluble que dans l'alcool; aussi l'extrait alcoolique agit-il comme purgatif drastique, tandis que les principes solubles seulement dans l'eau sont légèrement laxatifs et astringens.

La Rhubarbe n'est pas activement décomposée par l'acte de la digestion. Les principes colorans et amers passent dans le sang. Ce fait est démontré par la teinte ictérique de l'urine des personnes qui prennent de la Rhubarbe. Les sueurs sont souvent colorées en jaune. Il en est de même du lait des nourrices qui, outre qu'il prend une teinte jaunâtre, acquiert encore de l'amertume et des qualités légèrement laxatives qui, dans quelques circonstances, peuvent être utiles aux enfans.

La poudre, l'infusion, la décoction de Rhubarbe, sont doucement purgatives. Elles ne causent pas de coliques, et ne fatiguent ni l'estomac ni les intestins. Car, tandis que les autres purgatifs diminuent en général l'appétit et causent un état de malaise assez pénible, la Rhubarbe relève au contraire les fonctions de l'estomac, et stimule plutôt qu'elle ne déprime l'économie.

Ces propriétés spéciales s'expliquent jusqu'à un certain point par l'analyse de la racine de Rhubarbe. Le principe purgatif se trouve en effet uni au tannin et à un principe amer qui tous deux jouissent d'une action tonique incontestable.

L'expérience démontre que la Rhubarbe purge d'abord pour resserrer ensuite. Cela prouve non pas qu'elle est astringente comme on l'a dit, mais seulement que son action purgative est très fugace. Plus bas, en effet, en traitant de la médication purgative, nous verrons que, parmi les évacuans, il en est qui agissent d'une façon très passagère, que d'autres au contraire modifient les sécrétions intestinales d'une manière plus soutenue. Toujours est-il que la constipation s'observe d'autant plus certainement que l'on a donné un purgatif à action plus passagère ; et l'emploi des sels neutres est suivi de constipation comme celui de la Rhubarbe, bien que ces médicamens ne puissent pas être administrés indifféremment les uns à la place des autres.

Les propriétés toniques de la Rhubarbe la faisaient ranger avec raison par les anciens parmi les purgatifs chauds qu'il était dangereux d'administrer dans le cours des maladies inflammatoires. Elle convenait à merveille dans les maladies adynamiques où l'indication des évacuans se présente souvent.

La Rhubarbe, qui jouissait jadis d'une réputation méritée et qu'on employait avec une profusion souvent irréfléchie, est aujourd'hui bien rarement administrée. Toutefois nous avons pu, soit dans les hôpitaux, soit dans notre pratique particulière, faire avec cette substance des expériences assez nombreuses qui n'ont fait que confirmer ce que déjà les anciens nous avaient appris.

C'est surtout et presque exclusivement contre les maladies de l'appareil digestif, que la Rhubarbe a été conseillée.

Elle est indiquée dans les dyspepsies apyrétiques qui succèdent aux maladies aiguës, et s'accompagnent d'amertume de la bouche, avec douleur légère à l'épigastre, et constipation : dans celles qui suivent les excès de table, de femmes, de veilles ; dans celles qui s'observent chez les chlorotiques, chez les femmes nerveuses, chez les hypochondriaques.

On l'a conseillée dans la diarrhée bilieuse, c'est à dire dans cette forme d'entérite aiguë qui ne provoque pas de réaction fébrile, ne s'accompagne pas de rougeur de la langue, et qui jette les malades dans une prostration plus considérable que le peu de gravité du mal ne le faisait craindre.

Mais dans le traitement de la dysenterie épidémique, la Rhubarbe a été employée avec succès par tant d'hommes graves qu'on ne peut ne pas ajouter foi à leur témoignage. Il n'en est pas d'ailleurs de la dysenterie épidémique comme d'une multitude d'autres affections dont le diagnostic était jadis inexact : ici la maladie est si grossièrement évidente et se décèle par des caractères tellement tranchés que toute erreur est impossible. Tous les auteurs à peu près des deux derniers siècles sont d'accord sur ce point que la Rhubarbe est un des remèdes les plus utiles dans la dysenterie. Il n'y a de dissidence que sur l'époque de la maladie à laquelle il convient de l'administrer. Les uns, comme Degner ( *Hist. dysenteriæ bilioso-contagiosæ. Pag.* 140. *et seq.*), la conseillent dans toutes les périodes de la maladie, les autres aiment mieux la donner au début (Tralles, *de opio. Sect.* 3. *Pag.* 187) ; ceux-ci, lorsque les déjections ne sont plus ensanglantées (Zimmermann).

Nous ne parlerons pas des ressources que l'on a cru trouver dans la Rhubarbe contre quelques maladies des reins. Cette opinion se fondait sur la couleur que prennent des urines après l'administration de ce médicament, plutôt que sur des essais thérapeutiques bien positifs.

Ses propriétés anthelmintiques ont été constatées par Forestus (*Oper. lib.* XXI. *obs.* 32, *pag.* 357.), par Rivière (*Praxis med. lib.* x. *pag.* 502.) et par d'autres. Pringle (*Dis. of the army, pag.* 211) l'associait avec le calomel pour détruire les vers intestinaux.

*Dose.* La poudre de Rhubarbe, comme tonique, se donne à la dose de 6 à 10 grains à chaque repas. Comme purgatif, à celle de 24, 36, 72 grains. Pour une infusion, on emploie au moins un gros et demi ou deux gros de Rhubarbe par demi-livre d'eau. Une simple macération à froid demande une dose double.

L'extrait aqueux n'a presque aucune propriété ; l'extrait alcoolique est un purgatif drastique à la dose de 12 à 20 grains.

Quelques médecins conseillent à leurs malades de mâcher de la racine de Rhubarbe et d'avaler leur salive. Ils préfèrent ce mode d'administration à tous les autres.

## GOMME-GUTTE.

La Gomme-Gutte, *Gummi-Guttæ, Cambogium, Cambogia*, est une gomme-résine que l'on retire du *Guttæfera vera*, arbre de la famille des guttifères.

La Gomme-Gutte est inodore, presque insipide, d'une couleur brune orangée au dehors, et d'un rouge safrané en dedans; mise en poudre, elle est d'un très beau jaune.

Mise en contact avec la surface d'une plaie, la Gomme-Gutte détermine une inflammation locale assez vive, due peut-être plutôt à l'irritation mécanique de la poudre qu'à son action stimulante. Ce qui nous le fait croire, c'est que nous avons vu bien souvent Bretonneau (de Tours) mettre dans l'œil des chiens de la Gomme-Gutte en poudre, sans qu'il en résultât autre chose qu'un peu de douleur locale très passagère. Aussi hésitons-nous à considérer la Gomme-Gutte comme un poison irritant, et pensons-nous qu'elle n'agit qu'indirectement sur la membrane muqueuse digestive.

Quoi qu'il en soit, la Gomme-Gutte, à la dose de cinq ou six grains, donne lieu ordinairement à de vives coliques, suivies de garderobes séreuses abondantes. Elle est donc, à juste titre, rangée parmi les purgatifs drastiques les plus énergiques.

Rarement on la donne seule. — On l'associe ordinairement au calomel, à l'aloès ou à d'autres substances également purgatives.

L'extrême énergie de la Gomme-Gutte l'a fait conseiller dans les circonstances où il était indiqué d'obtenir des évacuations séreuses très abondantes ; ainsi dans l'hydropisie. C'est pour cela que la Gomme-Gutte était regardée comme un des plus puissans hydragogues.

Les propriétés drastiques de la Gomme-Gutte l'ont fait conseiller pour une multitude d'affections chroniques, dans lesquelles il est souvent utile de provoquer une vive dérivation vers la membrane muqueuse digestive. Telles sont la paralysie, l'asthme, le catarrhe pulmonaire.

Enfin on la considère comme un vermifuge assez actif. Le remède si célèbre de Mme Nouffer contre le tœnia n'est autre chose qu'une combinaison de vermifuges et de purgatifs. On donne d'abord au malade deux ou trois gros de racine de fougère mâle en poudre, et quand on suppose que le ver commence à être stupéfié par la fougère, on administre un bol purgatif dans lequel la Gomme-Gutte joue le rôle le plus important.

## NERPRUN.

Le Nerprun ou Noirprun, *Rhamnus catharticus*, bourguépine, est un arbre indigène de la famille de rhamnées. Ses baies sont noires, petites, d'un vert obscur, d'une odeur désagréable, d'une saveur amère, âcre, nauséeuse. Elles sont assez activement purgatives à la dose de vingt à trente.

Le suc de ces baies, que l'on conserve dans les pharmacies, sert à préparer un sirop, connu sous le nom de sirop de Noirprun, qui, à la dose de deux onces, purge assez violemment. Toutefois ce sirop est rarement employé pur; il sert comme adjuvant dans les potions purgatives.

Le suc et le sirop de Noirprun ne se recommandent par aucune propriété spéciale. Pris à la dose d'une demi-once à une once, le suc passe pour hydragogue, et partant était regardé comme fort utile dans les hydropisies; mais il n'a en réalité aucune vertu que ne possèdent également les autres drastiques.

## SUREAU. HYÈBLE.

Le Sureau, *Sambucus nigra*, est un arbre de la famille des caprifoliées. Ses fleurs sont employées en médecine dans le but de provoquer la sueur. Nous avons eu déjà occasion d'en parler. Ses feuilles et sa seconde écorce jouissent de propriétés purgatives assez énergiques.

Les feuilles de Sureau sont employées comme purgatif depuis un temps immémorial, comme en fait foi Dioscoride (*lib.* IV. *cap.* 167). Hippocrate les conseillait dans les hydropisies, dans la suppression des lochies. On les fait bouillir dans de l'eau ou bien encore dans du lait, à la dose d'une once ou d'une once et demie; cette décoction est purgative. Willemet dit qu'en Lorraine les paysans mangent ses feuilles en salade pour se purger.

Mais la seconde écorce du Sureau a beaucoup plus d'énergie. Elle a comme les feuilles une odeur nauséeuse et un goût fort désagréable quand elle est fraîche. Sèche, elle est inodore et presque insipide ; mais aussi elle perd presque toutes ses propriétés.

Sydenham regardait la décoction de la seconde écorce de Sureau comme un purgatif hydragogue auquel il accordait une certaine utilité. Boerhaave partageait à cet égard l'opinion de Sydenham. Toutefois, l'usage de ce médicament était en quelque sorte resté dans le domaine des empiriques, lorsque Martin Solon, en 1831, essaya de le réhabiliter. Il employa, comme purgatif hydragogue dans les hydropisies ascites, le suc de la racine de Sureau, à la dose de demi-once et même de deux onces par jour. Ce suc procure des selles liquides, faciles, et son action ne dure guère que huit ou dix heures.

La seconde écorce de Sureau s'emploie en décoction à la dose d'une demi-once à une once pour une demi-livre d'eau. Desbois (de Rochefort) la pilait dans du vin blanc, l'y laissait macérer, et la donnait à la dose de deux à trois onces.

Malgré les éloges donnés à l'écorce de Sureau par Sydenham et par Martin Solon, nous lui préférerons en général des purgatifs d'un emploi plus facile et d'une efficacité mieux constatée.

L'Hyèble, *Sambucus ebulus*, est une espèce de Sureau à tige herbacée, qui croît le long des fossés un peu frais, au bord des chemins, dans presque toute la France. Ses feuilles, sa tige et ses racines jouissent des mêmes propriétés purgatives que celles du Sureau.

Les feuilles de l'Hyèble sont encore employées en décoction comme toniques, pour raviver les vieux ulcères et en hâter la cicatrisation.

## GLOBULAIRE.

La Globulaire turbith, *Globularia alypum*, est une plante de la famille de globulaires, qui croît en Espagne, en Italie et dans le midi de la France.

Des expériences récentes de Loiseleur Deslongchamps tendent

à prouver que la décoction de feuilles de cette plante est un purgatif doux et sûr en même temps. On prend ces feuilles à la dose de deux, quatre, six gros, que l'on fait bouillir pendant quelque temps dans une, deux, trois tasses d'eau, avec une demi-once ou une once de miel ou de sucre.

## FLEURS ET FEUILLES DE PÊCHER.

Les feuilles et les fleurs du Pêcher, *Amygdalus persica*, arbre de la famille des rosacées, ont une action légèrement purgative. Il est remarquable que cette propriété soit moins énergique, à poids égal, quand les feuilles sont fraîches ; ce qui tient probablement à ce que, dans ce dernier état, elles contiennent beaucoup d'eau qui est tout à fait inerte. Toujours est-il que les feuilles et les fleurs sèches servent à préparer une décoction légèrement, mais assez sûrement purgative. La dose des feuilles et des fleurs est à peu près d'une demi-once ou d'une once pour une demi-livre d'eau.

En faisant une décoction très chargée que l'on épaissit avec du sucre, on a un médicament employé dans les pharmacies sous le nom de sirop des fleurs de Pêcher. On le donne à la dose d'une à deux onces. Il est très légèrement purgatif. On l'emploie surtout pour édulcorer les infusions anthelmintiques que l'on fait prendre aux enfans.

## TAMARIN. — CASSE. — PRUNEAUX, etc.

Tamarin, fruit du Tamarinier, *Tamarindus indica* ; arbre de la famille des légumineuses qui croît dans les pays intertropicaux et jusqu'au 30° degré de latitude nord. Ces fruits, arrivés à leur maturité, renferment une pulpe sucrée, aigrelette, filamenteuse, ayant un goût de raisiné, de couleur brune rougeâtre, et agréable à manger quand elle est fraîche.

La pulpe du Tamarin est seule usitée : elle est légèrement laxative à la dose de deux à quatre onces. Elle sert surtout à faire des tisanes dans les maladies où sont indiqués les acidules et les purgatifs. Il est rare qu'on prescrive la pulpe de Tamarin seule si ce n'est comme rafraîchissante; toutes les fois qu'on veut produire une action laxative, il convient d'ajouter par pot de décoction de Tamarin deux à quatre gros de crème de tartre ou toute autre substance qui ait une action plus directe sur les sécrétions intestinales.

Ainsi que nous l'avons dit plus haut, la pulpe de Tamarin s'emploie à la dose de deux à quatre onces par jour délayées dans deux ou trois livres d'eau.

La Casse, *Cassia, Cassiæ fistula*, est le fruit du *Cassia fistula*, grand arbre de la famille des légumineuses, qui croît dans les pays chauds.

Le fruit du Cassia renferme, dans un grand nombre de cellules, une pulpe d'un rouge noirâtre qui a une saveur acidule, sucrée, assez agréable.

On distingue dans la pharmacie la *Casse en bâton* qui n'est autre chose que le fruit à son état naturel ; la *Casse en noyaux* que l'on obtient en rôtissant l'intérieur du fruit ; la *Casse mondée* qui est la pulpe de ce fruit que l'on a séparée des noyaux; enfin la *Casse cuite* quand elle a été mêlée avec du sucre sur un feu doux.

La pulpe de Casse est très-légèrement laxative. Comme la pulpe de Tamarin, elle n'est guère qu'un moyen adjuvant lorsqu'on veut obtenir un effet purgatif.

Elle s'emploie d'ailleurs de la même manière dans les mêmes circonstances que la pulpe de Tamarin.

Nous croyons superflu de parler ici des Pruneaux cuits, ainsi que de beaucoup de fruits, tels que les prunes, le raisin, le melon, etc., qui ont une action laxative analogue à celle de la casse et du tamarin.

## MANNE.

La Manne, *Manna, Manna solutiva, Mel aereum, Mel roridum*, est un suc qui transsude des fissures de l'écorce du *fraxinus rotundifolia* et du *fraxinus ornus*, arbres qui croissent dans toute l'Europe méridionale, mais principalement dans le royaume de Naples, où l'on recueille la Manne qui est livrée au commerce.

On distingue dans la pharmacie la *Manne en sorte*, ou *Manne commune*, et la *Manne en larmes*. La Manne en sorte la plus impure est aussi la plus laxative ; mais comme elle a une certaine âcreté, on ne la prescrit presque jamais : la *Manne en larmes*, au contraire, est agréable à manger, et quelques personnes la préfèrent au sucre brut.

La Manne se dissout parfaitement dans l'eau ; et comme son goût est fort doux et très-analogue à celui du sucre, elle est un médicament précieux dans la thérapeutique des enfans.

Elle purge assez bien les enfans à la dose d'une once ; les adultes à celle de deux ou trois onces.

Lorsque l'on a fait dissoudre la Manne dans l'alcool chaud, il se précipite, par le refroidissement, une masse cristalline blanche qui forme un peu plus de la moitié du poids de la Manne, et qui est connue sous le nom de *Mannite*. Cette substance, d'un goût plus agréable que la Manne, est purgative au même degré.

La Manne se donne dissoute dans l'eau, dans le lait, dans divers liquides. On peut la faire entrer dans la composition des loochs blancs que l'on veut rendre laxatifs. Son action purgative se fait sentir assez tard ; mais elle se prolonge plus longtemps que celle des purgatifs salins, et même que celle de la plupart des purgatifs drastiques. Elle n'a pas non plus l'inconvénient de laisser après elle la constipation aussi souvent que les médicamens purgatifs dont nous parlions tout à l'heure. Sous ce rapport, la Manne peut remplir certaines indications spéciales ; mais à côté de ces avantages elle a l'inconvénient de laisser aux malades de l'inappétence, des flatuosités et des coliques.

## HUILES D'OLIVES, DE NOIX, D'AMANDES, etc., etc.

Les Huiles d'Olives, de Noix, d'Amandes douces, de Colza, de Pavots, etc., etc.; les corps gras, tels que le saindoux, le beurre en état de fusion, sont employés comme laxatifs, mais seulement en lavemens. Ils agissent non pas par des propriétés stimulantes, mais seulement parce qu'ils ne sont pas absorbés et qu'ils favorisent le glissement et la sortie des matières fécales.

Toutefois les Huiles d'Olives, de Noix, d'Amandes et de Pavots, prises par la bouche à la dose de 3 à 4 onces, donnent lieu à une véritable indigestion, et purgent utilement.

## MIEL, MÉLASSE.

Le Miel, la Cassonade, la Mélasse, doivent être rangés aussi parmi les laxatifs les plus doux : le Miel se donne par la bouche, à la dose de 2 à 3 onces par jour, comme moyen d'édulcoration des tisanes, dans le but de tenir le ventre libre. Le Miel commun, la Cassonade et la Mélasse ne se donnent qu'en lavemens à la dose de 1 à 4 onces, dissous dans de l'eau. Ces lavemens sollicitent assez énergiquement la contraction du gros intestin, et sont employés avec avantage pour vaincre les constipations opiniâtres.

## CRÊME DE TARTRE.

C'est à dessein que nous avons placé la Crême de Tartre à la fin de la série des agens du règne végétal qui provoquent l'action purgative, parce que cette substance forme réellement l'anneau qui unit les purgatifs du règne végétal à ceux du règne minéral.

La Crême de Tartre, *Cremor Tartari*, est un bitartrate de potasse. Ce sel, d'une saveur très acide, d'une acerbité désagréable, existe tout formé dans la pulpe de tamarin, et surtout dans le vin, d'où il se précipite avec les lies, ou sur les parois des tonneaux.

La Crème de Tartre est un médicament purgatif peu énergique et peu sûr. On la donne dissoute dans les tisanes, dans une décoction de pulpe de tamarins ou de casse, dans le but d'entretenir la liberté du ventre. C'est à ce titre qu'elle était jadis employée dans les affections bilieuses, dans les hydropisies, dans les maladies du foie, etc., etc. : son acidité l'a fait ranger aussi parmi les médicamens tempérans et hémostatiques; et l'on ne peut nier que la Crème de Tartre ne rende quelques services spéciaux. Ainsi, tandis que tous les purgatifs augmentent les flux menstruel et hémorrhoïdal; celle-ci les tempère et les arrête même : si donc chez une femme, par exemple, atteinte d'une hémorrhagie utérine, l'indication de purger se présentait, ce serait à la Crème de Tartre qu'il faudrait recourir, si l'on ne voulait risquer d'augmenter la métrorrhagie.

Pour produire un effet purgatif notable, il faut donner la Crème de Tartre à la dose de deux onces : une once suffit, quand on veut seulement entretenir la liberté du ventre.

Comme tempérant, elle se donne à la dose de 2 à 4 gros.
*Le Tartrate de potasse neutre*, *Sel végétal*, *Tartre soluble*, n'est plus guère employé de nos jours. Il agit comme purgatif à la dose d'une demi-once à une once.

## § II. Purgatifs tirés du règne minéral.

### PROTOCHLORURE DE MERCURE.

Le Protochlorure de Mercure, *Protochloruretum hydrargyri*, muriate de mercure, mercure doux, calomel, calomelas, aquila alba, est un des agens purgatifs les plus employés, un de ceux dont le médecin pourrait le moins se passer.

On distingue en pharmacie deux Protochlorures, et cette distinction est très importante en thérapeutique. L'un, connu sous le nom de *précipité blanc*, s'obtient en mêlant deux dissolutions de protonitrate de mercure et de sel commun, aiguisées d'acide hydrochlorique, et lavant soigneusement le précipité; l'autre, connu sous le nom de calomel préparé à la vapeur, consiste à faire passer les vapeurs de proto et de deutochlorure de mercure à travers la vapeur d'eau où elles se condensent sans s'unir, le deutochlorure restant en dissolution et le protochlorure sous forme de poudre impalpable qu'il faut laver avec soin.

Bien que l'analyse chimique ne découvre aucune différence entre le précipité blanc bien lavé et le calomel préparé à la vapeur, il y a cependant une grande différence entre leur action thérapeutique. Le précipité blanc, pris comme purgatif, cause de vives coliques et agit avec une grande violence; le calomel au contraire est, toutes choses égales d'ailleurs, beaucoup moins actif, et cause en général peu de coliques. Aussi a-t-on banni de la thérapeutique interne le précipité blanc, pour le réserver aux emplois chirurgicaux, et le calomel au contraire se doit toujours donner à l'intérieur.

Nous n'avons ici à traiter que des effets purgatifs du calomel : déjà, en parlant du mercure, nous nous sommes occupés de son action thérapeutique en tant que préparation mercurielle.

Le calomel est un purgatif commode en ce sens qu'il est parfaitement insipide; aussi est-ce celui qu'on prescrit le plus souvent aux enfans. Les doses nécessaires pour produire des évacuations sont extrêmement variables. On peut dire, sans crainte de se tromper, que les mêmes effets peuvent être produits par des doses dont la différence est comme un est à dix. Ainsi un grain de calomel purge une personne, tandis qu'une autre personne du même âge, du même sexe, et en apparence dans les mêmes conditions, obtiendra le même nombre d'évacuations avec dix grains.

Aussi ne peut-on rien dire de positif relativement aux doses de calomel capables de purger, et faut-il s'en rapporter à ce qui se passe le plus généralement. On doit dire pourtant, afin de calmer les scrupules des jeunes praticiens qui nous liraient, que l'on peut, sans inconvénient, donner une dose quatre ou cinq fois plus forte que celle qui est capable de purger, sans que cette augmentation de dose augmente le nombre des garderobes dans la même proportion. Ainsi, en donnant à un enfant deux grains de calomel, on obtient ordinairement trois ou quatre garderobes; et en donnant dix grains, l'effet est plus prompt sans être beaucoup plus considérable. Il vaudra donc mieux en général aller au delà de la dose que rester en deçà.

L'action purgative du calomel se soutient assez long-temps : elle dure ordinairement 20 à 30 heures; chez les enfans elle se prolonge quelquefois davantage.

La couleur des selles après l'emploi du calomel est fort remarquable. Les premières évacuations sollicitées par le médicament ne diffèrent en rien, quant à la couleur, des selles que provoquent les autres agens purgatifs; mais quand le calomel a traversé tout le canal alimentaire, les fèces prennent une couleur verte analogue à celle des épinards. Cette couleur quelquefois ne s'observe pas le jour même de l'administration du calomel, et cela arrive quand l'effet purgatif a été peu prononcé; et alors, le lendemain, et même le surlendemain, on voit des évacuations vertes qui conservent ce caractère particulier pendant deux ou trois jours.

A quoi peut tenir une pareille coloration? Est-ce à l'influence spéciale du calomel sur le foie et indirectement sur la sécrétion de cet organe? Cela est peu probable : mais enfin cette opinion peut se soutenir; et ainsi on expliquerait jusqu'à un certain point l'heureuse influence du calomel sur les affections du foie, influence tant de fois constatée par les médecins qui exercent dans les contrées intertropicales.

*Mode d'administration et doses.* La dose du calomel est, pour les enfans à la mamelle, de 3 grains donnés en trois fois, en laissant une heure d'intervalle entre chaque prise; pour les enfans de 2 à 8 ans, de 6 à 8 grains pris de la même manière, pour les adultes, de 12 à 20 grains pris en deux fois, en laissant une demi-heure d'intervalle entre chaque dose.

Toutefois, lorsqu'on veut produire une action purgative plus énergique et plus continue, on peut aller à un demi-gros matin et soir. C'était la manière de faire d'Amiel (de Gibraltar) dans le traitement de la dysenterie épidémique.

Ordinairement on incorpore le calomel à du miel, à du sirop ou à des confitures. C'est le moyen, non d'en masquer le goût, puisqu'il est insipide, mais d'en faciliter l'ingestion.

Pour les adultes, on l'associe ordinairement à d'autres substances purgatives, telles que de la rhubarbe, de l'aloès, de la résine de jalap, dans le double but d'aider à l'action purgative, et d'empêcher l'absorption du sel mercuriel, absorption qui, dans quelques circonstances, peut avoir d'assez graves inconvéniens.

On voit en effet quelquefois une dose très minime de calomel, donnée comme purgatif, amener la salivation mercurielle, lors surtout qu'elle n'a pas agi comme purgatif; et l'on conçoit en effet comment l'absorption est d'autant moindre que la sécrétion intestinale est plus abondante.

## MAGNÉSIE.

Nous étudierons sous ce titre : 1° la Magnésie proprement dite; 2° les carbonates de magnésie; 3° le sulfate de magnésie.

La Magnésie pure, connue plus généralement sous les noms de *Magnésie calcinée*, *Magnésie décarbonatée*, est un véritable *oxide de magnésium*. On l'obtient par la calcination du sous-carbonate de magnésie. Cette substance, d'un blanc éclatant, est pulvérulente, légèrement alcaline, presque insipide, insoluble dans l'eau.

C'est surtout comme purgatif que l'on emploie la Magnésie calcinée. On la prend délayée dans de l'eau sucrée. Comme elle est presque insipide, elle est d'un usage facile. Il est fort rare qu'elle cause des nausées, et les évacuations qu'elle provoque ne sont en général ni précédées ni accompagnées de coliques.

Il nous paraît nécessaire d'insister un instant sur la nature de ces évacuations. Elles sont féculentes, pour nous servir d'une expression familière aux médecins anglais, c'est-à-dire qu'elles ont la consistance de purée liquide, différentes en cela de celles qui sont déterminées par les sels neutres, tels que le sulfate de soude et le sulfate de magnésie, à la suite desquels les évacuations sont séreuses.

Ce n'est que long-temps après l'ingestion de la Magnésie que l'action purgative commence. Aussi est-on dans l'usage de faire prendre ce médicament aux malades le soir au moment où ils se mettent au lit ; et ils ne sont en général purgés que le lendemain matin, c'est-à-dire huit ou dix heures après. Il est fort rare que la Magnésie agisse avant six heures ; il est au contraire fort ordinaire de la voir ne manifester son action qu'après 16, 20, 24, et même trente-six heures. Il est assez remarquable que l'effet purgatif se prolonge beaucoup plus long-temps que pour des évacuans en apparence beaucoup plus énergiques.

Les médecins qui ont peu étudié le mode d'action de la Magnésie se font en général une très-fausse idée de son activité et des doses auxquelles il convient de l'administrer.

En 1835, nous avons fait à l'Hôtel-Dieu des expériences comparatives entre le sulfate de soude et la Magnésie. Nous sommes arrivés aux résultats suivans. Un gros de Magnésie calcinée donne lieu à un aussi grand nombre d'évacuations alvines que le sel de Glauber ; mais celui-ci agit beaucoup plus vite.

En donnant plusieurs jours de suite à des malades une once de sulfate de soude, et à d'autres un gros de Magnésie, on remarque que l'effet purgatif va en diminuant de jour en jour avec la première substance ; qu'au contraire, il augmente avec la Magnésie ; et, tandis qu'avec le sulfate de soude on ne cause aucun trouble notable du côté de la membrane muqueuse gastro-intestinale, avec la Magnésie on provoque une véritable phlegmasie, comme l'attestent des évacuations muqueuses, quelquefois ensanglantées, et le ténesme qui ne tarde pas à survenir. Il ne faut pas croire que les effets de la Magnésie soient toujours aussi intenses; mais ce que nous pouvons affirmer, c'est que toujours, ou du moins à très-peu d'exceptions près, nous les avons trouvés plus considérables que ceux des sels neutres.

La Magnésie calcinée a encore été employée comme absorbant dans les aigreurs de l'estomac, dans le pyrosis. On la donne, dans ce cas, à la dose de 15 à 24 grains. A cette dose elle sature les acides en excès qui se trouvent dans l'estomac, et elle facilite les garderobes sans purger précisément.

Cette action, doucement laxative, est d'un grand secours dans le traitement de certaines gastralgies. Soit que ces douleurs rapportées à l'estomac siégent réellement dans le colon transverse, et tiennent à l'accumulation habituelle de matières fécales durcies, et qu'alors la magnésie agisse seulement par ses propriétés laxatives, soit que, en saturant les acides contenus dans l'estomac, elle fasse disparaître une cause permanente de troubles dans les fonctions de ce viscère.

Les propriétés lithontriptiques de la Magnésie ont été parfaitement indiquées par Hoffmann : « *Omnibus lithontripticis præferenda censeo terra alcalina usta.* » (Cent. 1. cap. 55.) Mais, de nos jours, Brande et Horne ont démontré, par des expériences chimiques et cliniques, que la Magnésie décarbonatée, prise à la dose de 15 à 20 grains par jour, s'oppose à la formation morbide de l'acide urique, et l'emportait, dans le traitement de la gravelle, sur les sous-carbonates de soude et de potasse. (Mérat et de Lens. *Dict. de mat. méd.*, t.IV, p. 182.)

*Mode d'administration et doses.* La Magnésie calcinée, comme absorbant, s'administre, chez les enfans à la mamelle, à la dose de 2 à 4 grains deux fois par jour; un peu plus tard, à la dose de 4 à 8 grains; chez les adultes, on doit aller à 15, 18, 24, 36 grains, comme purgatifs : sa dose, chez les enfans à la mamelle, est de 6 à 8 grains; chez les adolescens, de 24 à 36 grains; chez les adultes, de 2 à 4 scrupules.

*Carbonates de Magnésie.* Il y en a trois, le ous-carbonate, le carbonate neutre, le bi-carbonate.

*Le sous-carbonate de Magnésie*, Magnésie anglaise, Magnésie blanche, ne diffère en rien pour ses propriétés thérapeutiques de la Magnésie calcinée, à laquelle nous le préférons en général, d'abord parce qu'il coûte beaucoup moins cher, en second lieu parce qu'il se conserve sans altération, tandis que la magnésie pure a besoin d'être renfermée dans des flacons très-exactement bouchés, si l'on veut éviter qu'elle n'absorbe l'acide carbonique que contient l'air atmosphérique.

Comme purgatif, le sous-carbonate de Magnésie vaut, à tous égards, la Magnésie décarbonatée, et, à ce sujet, nous avons fait de nombreuses expériences qui nous l'ont péremptoirement démontré.

Comme absorbant, et dans le traitement des gastralgies, leurs effets sont encore identiques.

Nous ne saurions dire s'il en serait de même pour les propriétés lithontriptiques; c'est à l'expérience de décider cette question.

*Le carbonate neutre* était inusité; mais, depuis quelques années, plusieurs pharmaciens français préparent une eau purgative, connue sous le nom d'*eau magnésienne saturée*, et qui contient par bouteille deux gros et demi de *carbonate neutre de Magnésie*. Une bouteille de cette eau purge à peu près autant qu'une bouteille d'eau de Sedlitz, et le goût n'en est pas désagréable. Pour purger les enfans, on en mêle deux ou trois onces avec autant de lait sucré.

*Bi-carbonate de Magnésie.* En saturant l'eau d'acide carbonique à l'aide de la pression, on lui fait dissoudre aisément une certaine quantité de sous-carbonate de Magnésie, qui passe alors à l'état de bi-carbonate. On dissout ainsi un gros de Magnésie par bouteille d'eau gazeuse de 22 onces, et l'on obtient ce que, dans les pharmacies, on connaît sous le nom d'*eau magnésienne gazeuse*. Une bouteille de cette eau suffit, en général, pour produire une purgation légère. Ce purgatif, d'un goût agréable, doit être conseillé aux personnes susceptibles et difficiles.

*Sulfate de Magnésie.* Ce sel, connu sous le nom de sel de Sedlitz, de Seidschutz, d'Egra, d'Epsom, se trouve très-fréquemment dans la nature ; il forme la base des eaux minérales dont nous venons d'indiquer les noms.

Le Sulfate de Magnésie naturel est ordinairement mêlé d'une certaine quantité de sulfate de soude ; celui du commerce est le plus souvent dans le même cas, ce qui d'ailleurs n'a aucun inconvénient, les propriétés thérapeutiques de ces deux sels étant les mêmes.

Le Sulfate de Magnésie est un purgatif doux, mais dont l'action est fort sûre ; on le donne à la dose d'une à deux onces. Ordinairement on le prescrit dissous dans une bouteille d'eau gazeuse factice, ce qui le rend plus agréable à prendre. Cette eau prend alors le nom d'eau de Sedlitz factice : on désigne sur l'ordonnance la quantité de Sulfate de magnésie que l'on veut faire dissoudre dans l'eau. Ainsi, quand on demande de l'eau de Sedlitz 8 gros ou 12 gros, on veut dire que chaque bouteille contiendra une once ou une once et demie de sel purgatif. Il a d'ailleurs des propriétés analogues à celles du sulfate dont nous allons nous occuper. — Nos lecteurs auront donc à appliquer au premier tout ce que nous allons dire du second.

## SULFATE DE SOUDE.

Le Sulfate de Soude (*Sulfas sodæ*) est peut-être le purgatif le plus fréquemment employé, et celui dont l'action est en général la plus innocente.

Il est connu sous les noms de *sel de Glauber*, du nom de son inventeur ; de *sel admirable*, à cause de la beauté de ses cristaux.

Le Sulfate de Soude est fortement salé, un peu amer, soluble dans trois fois son poids d'eau froide.

Comme purgatif, on le donne à la dose de 4 à 12 gros. A la dose de 1 à 2, il est seulement diurétique et ne procure pas d'évacuations alvines.

L'action purgative du Sulfate de Soude est très-rapide. Il est assez ordinaire qu'elle se manifeste au bout de trois ou quatre heures. Les évacuations alvines sont séro-bilieuses, se succèdent avec rapidité, et cessent ordinairement douze heures au plus après l'administration du remède. Le peu de durée de la modification organique imprimée aux sécrétions intestinales et à la membrane muqueuse digestive par le sel de Glauber est d'une grande importance thérapeutique ; et nous verrons, en traitant de la médication évacuante, quel parti les praticiens en ont tiré.

Le Sulfate de Soude, si long-temps qu'il soit administré, ne cause pas d'irritation gastro-intestinale, si ce n'est dans des circonstances fort rares. Cette propriété précieuse permet d'en continuer l'emploi pendant plusieurs mois sans que la santé en souffre. On remarque seulement qu'il succède à la diarrhée causée par le sel une constipation opiniâtre qui ne cède qu'après un laps de temps assez long.

C'est surtout dans les diarrhées bilieuses, dans les dysenteries épidémiques, dans les maladies chroniques de la peau, de l'encéphale, que le Sulfate de Soude a été administré d'une manière un peu suivie.

*Mode d'administration et dose.* Le Sulfate de Soude ne peut guère se donner aux enfans, à cause du goût qui est fort désagréable ; mais c'est un des purgatifs les plus employés chez les adultes. On en prescrit d'une once à une once et demie ; et à cette dose il procure, terme moyen, dix évacuations alvines. On le donne ou dissous dans l'eau gazeuse sous le nom d'eau de Sedlitz artificielle ; car, dans des hôpitaux surtout, l'eau de Sedlitz artificielle ne se prépare pas avec le sulfate de magnésie, mais bien avec le Sulfate de Soude. Plus communément on donne le sel de Glauber dissous dans du jus de pruneaux, dans du bouillon aux herbes, dans de l'infusion de violettes, ou tout simplement dans de l'eau froide pure.

Le Sulfate de Soude entre encore dans la composition d'un grand nombre de potions purgatives, d'apozèmes dépuratifs, etc. ; le médecin d'ailleurs le conseille toutes les fois qu'il a besoin d'un effet purgatif doux.

## PHOSPHATE DE SOUDE.

Il y a plusieurs Phosphates de Soude ; le sous-phosphate, *sel natif de l'urine*, *sel admirable perlé*, est seul employé en médecine. C'est un purgatif plus doux peut-être et plus inoffensif que le sulfate de soude ; sa saveur est peu désagréable, et il est facile de le faire prendre même à des enfans. Il ne cause pas de coliques, et procure des évacuations séreuses et bilieuses, comme le sel de Glauber. Il a moins d'activité que ce dernier, et il convient de l'administrer à une dose d'un tiers plus considérable.

Il s'emploie d'ailleurs dans les mêmes circonstances et de la même manière que le sulfate de soude.

## SULFATE DE POTASSE.

Le Sulfate de potasse (*sulfas potassæ, tartre vitriolé, sel polychreste, sel de duobus, arcanum duplicatum*), existe dans divers végétaux et dans certaines eaux minérales. A l'état de pureté, il se présente sous forme de cristaux prismatiques blancs, légèrement amers, solubles dans dix fois leur poids d'eau froide.

Ce sel est purgatif ; mais il agit à plus faible dose que le sulfate et le sous-phosphate de soude, et a une action excitante beaucoup plus vive. Il donne lieu à d'assez fortes coliques, et à un sentiment d'ardeur que ceux-ci ne provoquent pas. A dire vrai, nous ne voyons pas qu'il remplisse aucune indication spéciale, et par conséquent nous le verrions sans peine bannir de la matière médicale, pour être remplacé par le sulfate de soude et de magnésie et par le sous-phosphate de soude. Toutefois, il a été particulièrement vanté pour les femmes en couches, comme le meilleur moyen de faire passer le lait et d'éviter les accidens qui suivent l'enfantement : nous ne croyons pas que, même dans ce cas spécial, il soit préférable aux trois sels que tout à l'heure nous proposions de lui substituer.

Le Sulfate de Potasse agit comme purgatif à la dose de 3 à 4 gros. Il n'est pas prudent de dépasser cette dose.

# MÉDICATION ÉVACUANTE.

Dans le sens littéral du mot, tout médicament qui sollicite au dehors une évacuation quelconque est un évacuant. A ce titre, les emménagogues, les diurétiques, les sudorifiques, les sialagogues, les épispastiques, les vomitifs, les purgatifs etc., etc., sont des évacuans.

Mais l'usage a plus particulièrement réservé ce nom aux vomitifs et aux purgatifs.

On entend par *vomitif* tout agent qui cause le vomissement; par *purgatif*, tout agent qui cause de la diarrhée.

Nous nous occuperons d'abord des vomitifs et des médications curatives que l'on remplit avec ces héroïques remèdes; puis nous traiterons des purgatifs et de la médication purgative.

## VOMITIFS ET MÉDICATION VOMITIVE.

Avant d'arriver aux considérations générales qui concernent la médication vomitive, il ne sera pas inutile d'étudier rapidement les causes et le mécanisme du vomissement.

L'estomac est contractile, c'est une chose incontestable et que personne ne révoque en doute; mais cette contractilité est-elle assez énergique pour donner lieu au vomissement? C'est là que les physiologistes commencent à n'être plus d'accord: les uns lui attribuent une influence exclusive; les autres lui dénient toute espèce d'influence, et mettent le vomissement sous la dépendance des muscles expirateurs convulsés; le plus grand nombre enfin adoptent une opinion mixte, et pensent que l'estomac se contracte sur les matières qu'il contient et que les muscles expirateurs 'lui viennent en aide, mais ont une puissance beaucoup plus grande que lui.

On peut donc considérer comme admis deux faits principaux, savoir la contraction convulsive de l'estomac; secondement, la contraction convulsive des muscles expirateurs : le premier acte, sous la dépendance immédiate des nerfs et des muscles de la vie organique; le deuxième, sous celle des nerfs et des muscles de la vie de relation.

Remarquons que ces deux actes sont rarement isolés, mais sont synergiques; de telle sorte que, l'estomac se contractant convulsivement, la convulsion des muscles expirateurs suit immédiatement; et réciproquement, ceux-ci entrant en convulsion, l'estomac se contracte à son tour.

Or nous allons voir que, parmi les causes du vomissement, il en est qui s'attaquent exclusivement à l'estomac, d'autres qui n'agissent que sur le système nerveux de la vie de relation, d'autres enfin qui ont une action mixte.

Tous les agens d'irritation locale qui ne sont point absorbés, ou qui absorbés n'exercent sur le système nerveux cérébro-spinal aucune influence capable de solliciter une convulsion des muscles expirateurs, doivent être dans la catégorie des vomitifs qui agissent directement et exclusivement sur l'estomac; dans ce cas, la contraction convulsive des muscles expirateurs est purement et simplement synergique.

Au contraire, lorsqu'un malade a fait des lotions sur la peau avec de l'eau tenant en dissolution une grande quantité de tartre stibié ou d'opium, ou qu'il a absorbé par toute autre voie que par l'estomac des médicamens qui donnent lieu à des vomissemens, ou bien encore lorsqu'il est exposé aux mouvemens d'un vaisseau, de la valse, etc., etc., ou qu'il vient de subir une grande perte de sang, il survient des vomissemens; ici le vomissement procédera directement de l'influence sur le système nerveux de la vie animale, et *a fortiori* la contraction de l'estomac sera synergique. C'est là la seconde espèce de vomissemens.

Dans la troisième espèce, il y a eu ingestion d'une substance irritante, qui, résorbée, va exercer une modification spéciale sur le système nerveux cérébro-spinal; de là action mixte: contraction convulsive des fibres de l'estomac, répondant à l'irritant topique; contraction convulsive des muscles expirateurs, répondant à la modification exercée sur le système nerveux cérébro-spinal.

Enfin il est une quatrième espèce de moyens vomitifs, ce sont ceux qui agissent en quelque sorte mécaniquement : de ce nombre sont la titillation de la luette qui détermine une contraction convulsive des muscles qui concourent à l'acte du vomissement; l'ingestion d'une grande quantité de boissons chaudes et aqueuses, contre lesquelles l'estomac se révolte; la toux, et enfin la contraction volontaire de tous les muscles expirateurs, mode de vomissement exceptionnel chez l'homme, très-commun au contraire chez les animaux, et notamment chez les ruminans et chez les carnassiers.

Il était essentiel d'entrer dans quelques détails relativement à ce mode d'action des moyens vomitifs, car nous verrons combien sont différentes les indications que l'on remplit à l'aide de ces moyens différens eux-mêmes.

Les vomitifs de la première et de la troisième espèce exercent seuls une action sur la membrane muqueuse gastrique.

Ceux de la seconde n'ont d'action primitive que sur le système nerveux, et nous verrons quelle est leur action secondaire.

Ceux de la quatrième espèce n'ont qu'une action en quelque sorte mécanique.

En définitive, de quelque façon qu'un vomitif puisse agir, il donne lieu au vomissement.

Étudions le vomissement en lui-même et indépendamment de la cause qui l'a provoqué.

Au moment où l'on va vomir, les muscles respirateurs de la

poitrine et le diaphragme s'arrêtent au commencement du temps d'expiration, et la glotte se ferme comme pendant un effort; en même temps, les muscles expirateurs des parois du ventre se contractent, et pressent les viscères gastriques de toutes parts. L'estomac comprimé violemment se pourrait vider, soit dans le duodénum, soit dans l'œsophage; mais le duodénum participe à la pression commune, et les matières, ne pouvant franchir le pylore, s'échappent avec violence par le cardia et sont lancées hors de la bouche.

Cependant la vésicule du fiel comprimée elle-même vomit dans le duodénum, pour nous servir d'une expression figurée et pourtant fort exacte, et cet intestin lui-même se décharge dans l'estomac. De là les vomissemens bilieux; car les premiers, remarquons-le bien, avaient rarement ce caractère.

Pour expliquer le vomissement et l'afflux de la bile et des matières intestinales dans l'estomac, on a parlé d'un mouvement antipéristaltique, que personne n'a constaté expérimentalement, et qui n'était pas du tout nécessaire pour l'intelligence du phénomène. Remarquez en effet que les intestins peuvent être considérés, dans le cas qui nous occupe, comme un tuyau n'ayant qu'une ouverture béante, et force est bien que les liquides contenus dans ce tuyau s'échappent au dehors, s'il est violemment comprimé. On a fait vraiment un singulier abus des mouvemens péristaltiques et antipéristaltiques : les purgatifs, disait-on, augmentaient les mouvemens péristaltiques et par conséquent précipitaient vers le gros intestin; les vomitifs agissaient en sens inverse, de sorte que lorsqu'un médicament ordinairement vomitif purgeait, et qu'un purgatif faisait vomir, on était obligé d'admettre une sorte d'erreur d'action; et si, comme il arrive le plus souvent, la substance vomitive purgeait après avoir causé le vomissement, ce n'était plus une erreur d'action, mais un changement d'action qu'il fallait supposer. Pitoyables explications, quand tout s'explique si simplement par le mécanisme que nous avons indiqué plus haut.

Quoi qu'il en soit de ces explications, il se passe encore, dans l'acte du vomissement, des phénomènes qui ne sont pas spéciaux, mais qui sont propres à tout effort subit et violent. Tels sont les congestions cérébrales et pulmonaires, les ruptures ou l'écartement des aponévroses abdominales, l'avortement, le renouvellement des hémorrhagies traumatiques ou autres, etc., etc., etc.

Jusqu'ici nous n'avons guère étudié que la partie mécanique du vomissement ; nous arrivons maintenant à des considérations d'un autre ordre.

Quand la substance vomitive est irritante, elle exerce sur l'estomac et sur quelques autres viscères, indépendamment du vomissement en lui-même, une action qu'il est fort essentiel d'apprécier. La membrane muqueuse gastrique irritée devient le siége d'une fluxion sanguine considérable, et tout le système vasculaire du tronc cœliaque reste turgescent, comme nous voyons un panaris, une tourniote, ou même un rhumatisme aigu du poignet, amener une turgescence très-remarquable des vaisseaux artériels et veineux de tout le membre thoracique. C'est là un premier fait ; et on peut tout de suite calculer combien est puissante la diversion sanguine que peut faire la congestion simultanée du foie, de la rate, du pancréas et de l'estomac.

Mais l'irritation de la membrane muqueuse de l'estomac a un autre effet, c'est d'augmenter la sécrétion, non seulement des follicules muqueux, mais encore du foie et du pancréas ; et cette augmentation de sécrétion peut être considérable, si l'on en juge par celle des glandes salivaires lorsque les gencives sont irritées par le mercure ou par un aliment de haut goût. Ainsi se conçoit la disproportion que l'on remarque souvent entre les liquides ingérés et les matières vomies. Plus bas, en traitant des indications des vomitifs, nous verrons quelles conséquences on doit tirer des propositions que nous venons de développer.

Il nous reste maintenant à parler des effets généraux des vomitifs.

En supposant qu'ils irritent seulement la membrane muqueuse de l'estomac, ils n'agissent alors sur l'économie qu'en congestionnant le système abdominal, et partant, en divertissant le sang des autres parties, et qu'en suscitant secondairement une fièvre dépendant de l'irritation locale de la membrane muqueuse de l'estomac. Le premier effet est inévitable et évident; le second n'est pas si évident qu'il a plu à Broussais de le proclamer. A ce sujet, il est indispensable d'entrer dans une discussion où nous tâcherons de n'apporter aucune partialité, et où nous invoquerons les résultats de nos expérimens et de notre expérience.

Et d'abord nous commençons par dire que nous croyons à l'existence de la gastrite, non comme l'entend Broussais, mais comme l'entendent aujourd'hui presque tous les médecins qui n'ont pas à défendre une idée chimérique qu'ils ont rêvée sans les faits et qu'ils veulent à tout prix confirmer par les faits; c'est-à-dire que nous croyons à l'inflammation spontanée de la membrane muqueuse de l'estomac, inflammation capable de susciter de la fièvre et des troubles fonctionnels généraux, peu graves à n'en pas douter, mais évidens d'ailleurs. Mais si la gastrite spontanée en tant que cause de troubles fébriles est un fait acquis à la science, s'ensuit-il que la gastrite communiquée par le médecin dans un but thérapeutique, à l'aide des substances vomitives irritantes, ait la même influence sur l'économie que celle qui s'est développée sous l'influence d'une cause intrinsèque? Il faut à cet égard consulter l'expérience. Tous les jours nous avons à déplorer des empoisonnemens par des substances qui irritent, enflamment, désorganisent la membrane muqueuse de l'estomac, et même le tissu cellulaire sous-muqueux, à un degré bien plus élevé que jamais ne le pourrait faire l'émétique ou l'ipécacuanha. Or, tant que le péritoine lui-même n'a pas été atteint par l'agent irritant, il est rare que d'aussi graves désordres locaux suscitent des accidens généraux de quelque importance : c'est à peine si la peau s'échauffe, si le pouls s'accélère ; et d'ailleurs, n'avons-nous pas vu Bretonneau (de Tours) injecter dans l'estomac de chiens des substances caustiques et violemment irritantes, sans provoquer de réaction fébrile chez les animaux soumis à ses expériences?

Si maintenant nous arrivons à une expérience plus directe, celle qui se fait sur l'homme avec les vomitifs, nous verrons que cette expérience concourt, avec celles de Bretonneau, avec celles que l'étude des empoisonnemens nous permet de faire, à démontrer l'innocuité de ces agens comme moyen excitateur de la fièvre. Dans le siècle dernier et au commencement de celui-ci, il n'était pas de remèdes plus souvent employés que les vomitifs; on les donnait non seulement comme moyen curatif, mais encore comme moyen prophylactique, et beaucoup de médecins sont encore dans l'habitude de faire vomir dans quelques maladies non fébriles, telles que la coqueluche, le catarrhe pulmonaire des enfans, etc. ; or, nous le demandons, arrive-t-il une fois sur cent qu'un vomitif, donné dans ces conditions, provoque une réaction fébrile énergique et soutenue?

L'action générale des vomitifs ne se borne pas à l'effet dérivatif que nous avons indiqué, elle s'exerce aussi sur le système nerveux qu'elle modifie puissamment, et dans lequel elle suscite des troubles qui retentissent sur toute l'économie.

La perturbation nerveuse causée par l'agent vomitif amène secondairement un état de syncope et de malaise tout-à-fait analogue à celui que cause la saignée. Cet état se manifeste par la pâleur, la tendance aux lipothymies, la petitesse du pouls, la faiblesse du bruit respiratoire, le refroidissement des extrémités, la diaphorèse, le relâchement des sphincters et des muscles de la vie de relation. Il semble que toutes les harmonies organiques se dissocient, et que la vie va finir. Les malades supportent très-difficilement cet état, et ils ne consentent que bien rarement à le subir pendant un temps un peu long. Cependant il est quelquefois d'un grand intérêt thérapeutique de prolonger chez les malades le malaise de la syncope. Il est aisé de voir quel parti le médecin en peut tirer. C'est d'abord un des sédatifs immédiats les plus énergiques, car la saignée seule et le froid peuvent lui être comparés; mais la saignée exerce une spoliation qui ne permet pas d'y recourir souvent et long-temps, tandis que le trouble causé par les vomitifs enraye et trouble les actions nerveuses seulement, et laisse l'économie avec toute sa capacité réactionnelle. Mais si, en répétant l'emploi du remède, on soutient l'influence sédative, le malade sera dans le cas d'un homme qui a fait d'abondantes pertes de sang, mais qui peut les réparer à l'instant même, puisque la réaction et l'harmonie se rétabliront dès que le médecin le voudra. Les vomitifs sont donc un moyen antiphlogistique puissant, et qui remplace la saignée avec un grand avantage.

Or, parmi les maladies inflammatoires, et elles sont nombreuses, il en est pour lesquelles une émission sanguine rapide et unique suffit; par là, la maladie n'est pas guérie, mais des accidens possibles sont conjurés; d'autres, au contraire, demandent des saignées répétées.

Dans le premier cas, l'affection est superficielle, et la sédation passagère produite par un vomitif suffit pour enrayer les accidens; c'est ce que nous voyons surtout chez les enfans, pour les catarrhes aigus, pour une multitude d'autres affections qui n'ont en général qu'une durée très-limitée. Quand la maladie, sans avoir une gravité qui mette la vie en péril, a pourtant une très-longue durée, comme la coqueluche par exemple, l'emploi répété des vomitifs amène presque chaque jour une sédation qui suffit pour empêcher les complications inflammatoires de prendre une fâcheuse extension.

Mais quand l'affection inflammatoire est profonde, que, pour la combattre, il faudrait d'abondantes pertes de sang, et que la maladie est de telle nature que de violentes réactions se rétablissent rapidement, les vomitifs n'ont plus autant d'opportunité, et ils doivent alors, comme dans la pneumonie par exemple être employés d'une certaine manière, suivant la méthode de Rivière, ou suivant celle que nous étudierons plus bas, quand nous nous occuperons de la médication contro-stimulante.

Le propre des vomitifs, comme moyen antiphlogistique, est donc de ne pas spolier l'économie et de ne causer qu'un affaiblissement très-temporaire, tandis que les saignées, par exemple, jettent l'économie dans un état de débilitation qui persiste beaucoup plus long-temps. Il en résulte que chez les enfans qui en général supportent très-mal les émissions sanguines, chez les jeunes femmes qui éprouvent souvent de profondes altérations de la santé à la suite des pertes de sang, les vomitifs doivent être préférés toutes les fois qu'il n'existera pas de contr'indications formelles.

Remarquez que, dans le plus grand nombre des circonstances, le vomitif produit un effet plus puissamment antiphlogistique que les saignées peu copieuses ; car ces dernières spolient l'économie, il est vrai, et ne font qu'activer l'absorption sans produire l'effet de la syncope, et par conséquent sans sédation immédiate ; les vomitifs au contraire ont toujours l'effet sédatif que nous avons plus haut analysé. Or, pour une multitude d'affections peu intenses auxquelles on ne peut réellement opposer d'abondantes saignées, le vomitif doit être préféré.

Nous disions tout à l'heure, en comparant les saignées modérées et les vomitifs, que les premières n'agissaient qu'en spoliant un peu l'économie, contrairement aux vomitifs. Il est bon pourtant de faire observer que les vomitifs ont aussi une action spoliatrice évidente, car d'une part en congestionnant les vaisseaux abdominaux, d'autre part, en activant les sécrétions de la membrane muqueuse et celle des glandes, ils divertissent une quantité de sang en proportion avec l'abondance des sécrétions, et par conséquent agissent en spoliant d'une manière sinon identique, du moins analogue aux saignées.

Peut-être cette façon de considérer les vomitifs comme des succédanés de la saignée ne sera-t-elle pas partagée par la majorité des pathologistes ; il nous semble donc nécessaire d'insister sur le mécanisme intime de leur action.

Du moment que les mouvemens du cœur sont plus faibles et que le sang est lancé dans les vaisseaux en moindre abondance, les tissus enflammés ou simplement congestionnés reçoivent une quantité de sang d'autant moindre, et, si l'état de demi-syncope qui accompagne le vomissement se prolonge, il arrive nécessairement que les élémens principaux manquent à l'inflammation et qu'elle doit rétrocéder. Mais il y a encore une autre cause puissante de cessation de l'afflux inflammatoire, c'est la stupéfaction du système nerveux, stupéfaction qui, à elle toute seule, suffirait pour éteindre ou tout au moins pour modérer singulièrement une phlegmasie. Si maintenant nous ajoutons à ces deux causes la concentration fluxionnaire qui s'opère du côté des viscères gastriques, nous verrons réunis, contre la phlegmasie, les trois élémens curatifs les plus puissans ; *abord moindre du sang dans la partie enflammée, sédation directe de la sensibilité et de la contractilité, révulsion dérivative.*

Les anciens qui exagéraient l'importance des crises, et qui expliquaient trop de guérisons par là, pensaient que les vomitifs agissaient principalement en déterminant une diaphorèse que, dans ce cas, ils considéraient comme critique. Mais remarquez que la sueur du vomissement n'a nullement le caractère de la sueur critique, si admirablement indiqué par Hippocrate : « *Sudor ille optimus qui die critico febrem exsolvit, utilis autem qui levat. Malus vero frigidus, aut qui solum circà collum et caput exsudat* (*Coac.* 572.) ; qu'au contraire elle a celui des mauvaises sueurs, ce que rend évidente la deuxième partie du passage que nous venons de citer : et si l'on se rappelle les frissons qui alternent avec la sueur pendant le vomissement et qu'on se souvienne en même temps de l'aphorisme d'Hippocrate : « *A sudore horror non bonum,* » (*Aph.* 4. *sect.* 7.) on demeurera bien convaincu que les sueurs qui accompagnent l'acte du vomissement sont au contraire du genre de celles que les véritables hippocratistes auraient considérées comme mauvaises, tandis que les sueurs véritablement critiques sont toujours précédées d'un mouvement fébrile pendant lequel s'est opérée la coction ; elles sont chaudes, générales, durables. Ce n'est pas qu'à la suite des vomissemens il ne puisse s'établir des sueurs critiques ; il arrive en effet assez souvent que, quand la fièvre de coction avait suffisamment duré, et que la crise était ou retardée ou empêchée par une complication que le vomitif fait disparaître, la crise, sudorale le plus ordinairement, suive immédiatement l'emploi du remède. Mais le plus souvent cette crise, quelle qu'elle soit, s'effectue après la fièvre de réaction qui suit ordinairement la période syncopale ou lipothymique du vomissement.

Cette réaction arrive presque toujours, à moins que le vomitif n'ait été administré dans des conditions pathologiques où rien ne pouvait réveiller les fonctions vitales.

Cette propriété qu'ont les vomitifs de susciter une réaction est utilisée bien souvent en thérapeutique. Ainsi donc les vomitifs sont une arme à deux tranchans, agens de sédation, agens de réaction. Au premier coup d'œil il y a dans ce rapprochement quelque chose de choquant, et il semble que nous veuillons ici inventer des faits pour les accommoder à des explications théoriques, quand au contraire ce sont les explications théoriques que nous tâchons d'accommoder aux faits.

Si nous prenons pour exemple le sédatif par excellence, le froid, nous voyons la réaction générale succéder à la sédation causée par l'impression du froid. De même, après la lipothymie qui précède et accompagne le vomissement, il s'établit une espèce de fièvre générale dont la forme et la durée varient suivant le mode d'administration du vomitif.

Si le vomitif a produit un état syncopal qui, très prononcé pendant quelques instans, se soit néanmoins dissipé promptement, la réaction est vive, forte, et elle revêt la forme d'un accès de fièvre inflammatoire légère ; si au contraire l'état lipothymique a duré pendant plusieurs heures, pendant un, deux, trois jours, comme il arrive quand on donne à doses réfractées l'émétique ou l'ipécacuanha, la fièvre de réaction ne se développe pas, il semble que le ressort du système nerveux se soit détendu, qu'en un mot l'incitabilité se soit éteinte. D'où il suit que, selon l'indication que l'on veut remplir, ou sédative ou excitante, les vomitifs seront administrés suivant un mode ou suivant un autre, et, pour prendre un exemple dans la même maladie, la rougeole, on donnera l'émétique ou l'ipécacuanha, si l'éruption ne se fait pas bien, pour exciter une fièvre sudorale, et partant, le mouvement fluxionnaire sur la peau, et les vomitifs seront encore indiqués dans ces complications inflammatoires qu'il est si commun de rencontrer dans le cours de cette maladie du côté des organes thoraciques. Dans le premier cas, on administre, en une seule dose, un vomitif qui donne lieu immédiatement à deux ou trois vomissemens ; dans le second, les vomitifs seront donnés pendant plusieurs jours à doses réfractées, dans le but de diminuer la fièvre inflammatoire et de modérer la phlegmasie pulmonaire.

Les efforts du vomissement ont leurs inconvéniens sans doute, mais ils ont aussi quelquefois leur utilité. Parmi les inconvéniens, il faut citer ceux qui sont propres à tous les efforts violens : les hernies, les ruptures, les hémorrhagies ; mais ces accidens peuvent être évités en partie si l'on a soin de ne pas laisser le malade vomir à vide, c'est-à-dire qu'il faut lui faire ingérer des boissons chaudes en grande quantité de manière que les puissances musculaires épuisent leur action sur l'estomac. Mais quoique, en thèse générale, on doive regarder comme fâcheux les vomissemens qui se répètent avec de violens efforts, cependant, dans des cas exceptionnels, ces efforts sont utiles, par exemple lorsque quelque substance vénéneuse a été avalée, qu'un corps étranger s'est arrêté dans l'œsophage, ou bien encore que des fausses membranes croupales ferment presque complètement le larynx. Dans ce cas on peut espérer de vider l'estomac entièrement, et de provoquer la sortie du corps étranger ou des fausses membranes.

Jusqu'ici nous n'avons fait pour ainsi dire qu'effleurer l'histoire médicale des vomitifs, mais ces agens thérapeutiques ont occupé jusqu'à la fin du siècle dernier, et notamment dans les dix-septième et dix-huitième siècles, une place si importante en médecine, qu'il faut bien essayer d'apprécier les circonstances dans lesquelles leur efficacité avait été constatée par la presque unanimité des médecins.

Ils étaient donnés dans le but d'évacuer les saburres, la bile, les humeurs peccantes qui remplissaient l'estomac, et étaient causes d'accidens maladifs plus ou moins graves.

Or il y avait dans cette théorie quelque chose de bien séduisant. Les saburres, la bile, les humeurs se voyaient; le vomitif en produisait l'évacuation, la guérison s'ensuivait; on comprend vraiment comment, pendant tant de siècles, les doctrines humorales et les médications évacuantes ont dominé la médecine.

Or aujourd'hui que l'anatomie pathologique a fait de grands progrès, que la physiologie est plus avancée qu'elle ne l'était, il nous est facile de donner de certains phénomènes une explication plus satisfaisante qu'il n'eût été permis de le faire à une époque où les sciences médicales étaient moins avancées.

Et d'abord que doit-on entendre par *saburre ?* On entendait jadis par ce mot l'enduit pâteux et fétide qui recouvre la langue de certains malades, et surtout une sécrétion visqueuse et pultacée qui tapisse la membrane muqueuse de l'estomac et quelquefois même celle des intestins grêles.

Or cette sécrétion vicieuse s'accompagne en général de pâleur de la membrane muqueuse buccale; et, à l'autopsie, on trouve la tunique interne de l'estomac sans rougeur anormale, et seulement un peu moins consistante qu'elle ne devrait l'être.

Quelle peut être la cause de cette sécrétion anormale? est-ce l'inflammation? Broussais répond par l'affirmative, et il le démontre par des raisonnemens qui nous semblent en général fort satisfaisans. Il pose en principe que tous les vices de sécrétion dépendent d'une irritation de l'organe chargé de la fonction sécrétoire; que la plus grande abondance et le changement dans ces qualités des sécrétions sont des phénomènes d'irritation. Il est bien évident que les membranes sécrètent plus abondamment et autrement que dans l'état normal quand elles sont irritées et enflammées; que la persistance de l'inflammation amène la persistance de la sécrétion, et que la sécrétion vicieuse disparaît avec l'irritation qui la produisait. D'une autre part, dans le début des phlegmasies, le gonflement, la douleur, la rougeur, la chaleur des tissus ne permettent pas de méconnaître l'irritation; mais lorsque la maladie a duré long-temps, la vascularité diminue graduellement, le gonflement et la douleur n'existent plus, et le flux persiste. Il est difficile de croire que, dans cette circonstance, il ne faille pas attribuer ce flux persistant à la persistance de l'inflammation dont les principaux phénomènes ont seuls disparu.

Appliquons maintenant à la langue qui est si souvent consultée quand il s'agit de constater la présence des saburres, appliquons-lui, disons-nous, ce que nous venons de dire des membranes en général.

Et d'abord l'inflammation franche de la membrane muqueuse de la langue se révèle par une vive rougeur, puis par la destruction de son épithélium, destruction qui peut être partielle comme dans les aphthes, ou générale comme cela s'observe dans la scarlatine et dans le muguet confluent. C'est là une des formes de la phlegmasie de la membrane muqueuse de la langue. Mais à cette forme nous en opposerons une autre, nous voulons parler de la glossite mercurielle. Dans ce cas la langue est tuméfiée, pâle, d'un blanc jaunâtre et enduite d'une couche épaisse de mucosités fétides. Dans l'un comme dans l'autre cas il existe inflammation, mais remarquez combien est différente l'expression phénoménale, et cependant, dans ces deux exemples, la phlegmasie est aiguë.

Entre ces deux formes il en est une multitude d'autres qui

répondent à mille causes différentes. La présence de quelques dents cariées suffit seule pour entretenir un état fluxionnaire de la membrane muqueuse qui revêt les gencives et la langue; de là la fétidité de l'haleine, l'hébétude du sens du goût, l'accumulation des humeurs sécrétées. Les mêmes effets seront produits par un engorgement chronique des amygdales, et même par le contact continuel de la salive pendant le sommeil. Ici nous n'observons jamais de rougeur ni de tuméfaction de la membrane muqueuse de la langue : le vice de sécrétion est ce qu'il y a de plus manifeste; et cependant il est impossible de contester que l'irritation ne soit la cause de ces engorgemens dans la nature des sécrétions.

Pourquoi maintenant refusons-nous de croire que les saburres stomacales dépendent de la même cause que les saburres linguales? pourquoi ne pas voir dans les vices de sécrétion de la membrane muqueuse gastrique un produit d'irritation soit aiguë soit chronique ? Et remarquez que l'état saburral se développe sous l'influence de causes bien capables d'irriter l'estomac : l'abus des alimens, l'usage de ceux dont la digestion est laborieuse, l'usage intempérant des alcooliques qui stimulent trop, ou bien encore des boissons sapides qui dénaturent les sécrétions stomacales, les rendent impropres à la fabrication du chyme, et laissent les alimens qui ne peuvent pas être assimilés agir comme corps irritant sur l'estomac inhabile à les modifier.

Quant aux symptômes, ils sont encore ceux de la gastrite : éructations acides ou nidoreuses, vomiturations, vomissemens, douleurs épigastriques, fièvre peu vive, inappétence, soif des acides et des boissons amères.

C'est là l'état décrit par les auteurs sous le nom d'état saburral, embarras gastrique. Cette série de symptômes est pour nous l'expression phénoménale d'une forme de gastrite aiguë ou subaiguë.

Nous disons, *cette série de symptômes*, et c'est avec intention que nous nous sommes servis de cette expression. En effet, il ne serait pas raisonnable de juger l'état saburral par l'aspect de la langue seulement; ce que nous avons dit plus haut fait assez connaître que nous croyons à l'indépendance pathologique de cet organe : mais, de ce que la langue peut être irritée et chargée de saburres sans que l'estomac participe aux mêmes désordres, il ne s'ensuit pas que la langue reste nette et libre quand l'estomac est saburral; nous croyons au contraire que presque toujours, dans ce cas, la langue exprime l'état de l'estomac : or la langue ici n'a de valeur que s'il est démontré qu'elle n'est pas irritée idiopathiquement.

L'expérience de nos devanciers, la nôtre propre, s'il nous est permis de l'invoquer ici, démontrent que la maladie signalée par les symptômes que nous venons d'indiquer cède, *quand elle est aiguë*, à un vomitif.

*Naturam morborum curationes ostendunt;* cette proposition d'Hippocrate que nous avons prise pour épigraphe de ce livre semblerait infirmer notre opinion sur la nature intime de l'embarras gastrique, que nous croyons n'être qu'une gastrite; au contraire, elle paraît favorable à celle des médecins qui regardent les saburres comme la cause de la maladie : le vomitif alors aurait été utile, parce qu'il aurait évacué les saburres. Admettons cette explication, et voyons où elle nous conduit. Nous voulons bien pour un instant ne tenir aucun compte des causes immédiates du vice de sécrétion de l'estomac et de la langue, écarter complètement l'idée d'une inflammation préalable, et raisonner dans l'hypothèse où une sécrétion vicieuse séjournerait dans l'estomac, en paralyserait les fonctions, et, résorbée, porterait un trouble général dans l'économie.

Et d'abord, comment est-il possible d'imaginer que des humeurs contenues dans l'estomac, qui sont toutes miscibles aux alimens, solubles dans l'eau, coagulables par certaines boissons, liquéfiables par d'autres, ne seront pas, chaque jour, à chaque repas, entraînées avec les alimens, de la même manière que celles qui recouvrent la langue sont mêlées au bol alimentaire pendant l'acte de la mastication, à ce point que jamais la langue n'est saburrale immédiatement après un repas un peu copieux. L'idée des saburres persistantes est donc absurde, physiologiquement parlant; et si, dans l'intervalle des repas, la membrane muqueuse gastrique sécrétait quelques sucs vicieux, un bon repas serait le meilleur remède.

Si, pour l'estomac, le vomitif n'agit que comme évacuant, c'est-à-dire comme moyen mécanique d'expulser une substance étrangère, de quelle manière aurait-il de l'influence sur la langue qui se trouve nettoyée aussi? et, si nous voulons juger l'action mécanique, voyons ce que peut le gratte-langue pour modifier l'état saburral. Cet instrument de toilette enlève sans doute la couche muqueuse et fétide qui revêt la langue le matin, au moment du réveil; il fera aisément disparaître l'enduit saburral, mais il faudra recommencer quelques heures après, et sans cesse se reproduira la sécrétion morbide, jusqu'au moment où une médication appropriée aura changé l'état organique du tissu.

Pour nous, nous comprenons d'une autre manière le mode d'action du vomitif dans le traitement de l'embarras gastrique.

Dans notre opinion, il existe *une gastrite;* le vomitif, *qui est toujours un irritant topique*, agit lui-même en irritant la membrane muqueuse de l'estomac; il y détermine une inflammation *thérapeutique* qui se substitue à l'inflammation existante, suivant les lois que nous avons établies au commencement de notre second volume, en traitant de la *médication substitutive ou homœopathique* (tom. II, pag. 22). Il en est alors du tartre stibié ou de l'ipécacuanha, par rapport à la membrane muqueuse gastrique enflammée, comme du nitrate d'argent ou du sulfate de zinc, par rapport à l'urètre, dans la blennorrhagie.

Nous adoptons donc l'idée de Broussais, que les vomitifs, dans ce cas, agissent par révulsion immédiate.

Il y a bien dans cette médication autre chose que la simple irritation topique substitutive, car l'émétique en lavage, les purgatifs, bien qu'ils soient incontestablement utiles dans les saburres, ne guérissent pourtant pas si vite que le vomitif proprement dit. C'est que probablement l'effet sédatif du vomissement sur lequel nous avons tant insisté au commencement de ce chapitre vient en aide à la résolution de l'irritation temporaire provoquée par l'action irritante du médicament.

Ce que nous venons de dire des saburres et de l'état saburral s'applique sans restriction à la bile, à l'état bilieux, à la fièvre bilieuse.

La fièvre bilieuse proprement dite n'est pour nous, comme pour Broussais, qu'une gastro-entérite avec prédominance d'irritation sympathique du foie. L'état bilieux est une gastrite subaiguë, avec irritation du foie.

Stoll, qui certainement a abusé des explications humorales, supposait que, dans la fièvre bilieuse, qu'elle fût simple ou compliquée, la bile accumulée dans l'estomac et dans les intestins irritait le canal alimentaire, puisque, résorbée et portée dans toute l'économie, elle allait irriter le cœur et produire la fièvre, irriter le cerveau ou les nerfs et occasionner le délire, l'apoplexie ou les convulsions, irriter les poumons ou la plèvre, et donner lieu à une péripneumonie ou à une pleurésie.

Il est indubitable que le liquide sécrété par une glande peut, sans qu'il ait d'ailleurs des qualités spéciales, irriter violemment les tissus sur lesquels il coule en trop grande abondance; ainsi, dans l'épiphora, l'écoulement continuel de larmes enflamme la peau de la joue; dans l'incontinence d'urine, la membrane muqueuse de la vulve s'irrite et s'excorie. Il ne répugne donc pas à l'analogie de croire que la bile versée trop abondamment dans le canal intestinal peut déterminer, sur la membrane muqueuse, une inflammation vive et capable de donner lieu à une réaction assez considérable. Mais remarquons que rien ne prouve qu'il en soit ainsi; que même l'analogie ne permet pas de penser qu'une pareille cause puisse se rencontrer communément; et l'analogie, dans cette circonstance, peut être seule invoquée, puisque rien ne se passe sous nos yeux.

Or, la supersécrétion des glandes, dont le produit est versé à la surface d'une membrane muqueuse, a lieu, du moins pour celles que nous voyons, en suite de l'inflammation de la membrane muqueuse, et jamais, que nous sachions du moins, par l'irritation idiopathique de la glande elle-même. L'épiphora est la suite d'un catarrhe de la conjonctive, d'un ectropion, d'une plaie des paupières ; la spermatorrhée, si l'on s'en rapporte aux curieuses observations de Lallemant sur les pertes séminales involontaires, tient, en général, à un engorgement chronique de la prostate et de la membrane muqueuse de l'extrémité vésicale de l'urètre ; le ptyalisme reconnaît pour cause une irritation, une inflammation de la membrane qui tapisse les joues, les gencives, la langue. L'analogie doit donc faire penser qu'il en doit être de même pour le foie et pour le pancréas. Mais des faits directs viennent démontrer qu'il en est ainsi. Nous pouvons à notre gré augmenter la sécrétion biliaire et pancréatique, en faisant ingérer à un animal, a un malade, une substance capable d'irriter la membrane muqueuse.

Il est donc démontré d'abord que l'irritation de la membrane muqueuse suffit pour augmenter, dans une proportion qui peut être considérable, la sécrétion de glandes dont le produit est versé au dehors.

Les faits prouvent, d'un autre côté, que l'inflammation des glandes elles-mêmes les rend impropres à une sécrétion abondante et normale.

L'inflammation aiguë des deux testicules suspend totalement la sécrétion spermatique ; l'engorgement inflammatoire d'un seul de ces organes rend cette sécrétion moins abondante. L'urine se supprime dans la néphrite ; l'œil est sec quand la phlegmasie occupe en même temps et le globe oculaire et la glande lacrymale ; les contusions, les plaies, les engorgemens aigus ou chroniques de la parotide n'augmentent certes pas le flux salivaire. L'analogie est donc déjà contre l'idée d'attribuer à une irritation idiopathique du foie le flux bilieux qui survient dans certaines fièvres dites bilieuses. Mais les faits directs se prononcent plus péremptoirement encore. Dans les contusions, dans les plaies, dans les inflammations aiguës ou chroniques du foie, la sécrétion est dénaturée, diminuée, souvent tarie, jamais augmentée.

Ajoutons, et nous le prouverons tout à l'heure, que les moyens thérapeutiques utiles dans le traitement de la fièvre bilieuse prouvent précisément que cette maladie s'accompagne moins d'une phlegmasie du foie que d'une inflammation de la membrane muqueuse de l'estomac et de l'intestin grêle.

L'autre explication de Stoll, savoir que la bile résorbée allait irriter, *vellicare*, les divers organes, et donner lieu, suivant les constitutions médicales, suivant les idiosyncrasies, tantôt à une péritonite aiguë, tantôt à une dysenterie, tantôt à une péripneumonie, tantôt à des névroses, etc., etc., est bien moins admissible encore. Que la résorption des liquides excrémentitiels soit suivie de quelque dommage pour l'économie, c'est ce que nous croyons sans peine; mais nous ne saurions admettre qu'il en soit de même des liquides recrémentitiels, qui, comme la salive, la bile, le suc pancréatique, sont continuellement mêlés aux alimens, et par conséquent concourent à la formation du chyle, et sont évidemment absorbés en tout ou en partie dans l'acte de la digestion. Stoll, Tissot et la plupart des médecins du siècle dernier, arguent de la teinte sub-ictérique de la peau pour prouver que la bile est en effet résorbée en nature; mais, en admettant ce fait, cela prouverait-il que la bile a agi là comme cause irritante générale? S'il en était ainsi, quelle fièvre n'éprouveraient pas ceux qui ont un ictère? Chez eux la bile est passée dans le sang, pour nous servir d'une expression vulgaire, mais exacte pourtant, quelquefois la teinte ictérique est tellement intense que la peau est d'un vert foncé, comme cela se voit dans l'ictère noir, et néanmoins il n'y a pas d'autre fièvre que celle qui se lie à la lésion organique qui donne lieu à l'ictère.

On insiste et l'on dit : sans doute une bile, telle qu'elle est normalement sécrétée, ne cause pas de perturbation notable si elle vient à être absorbée; mais, dans la fièvre bilieuse, la bile prend des qualités spéciales, et elle devient alors un véritable poison pour l'économie : et d'abord, rien ne prouve qu'elle ait des qualités spéciales; cette supposition est donc tout-à-fait gratuite. En vain direz-vous que les déjections alvines irritent et enflamment la marge de l'anus, la peau des fesses et même celle des cuisses; à cela nous répondrons que la même chose s'observe chez les gens bien portans qui se purgent par précaution, et chez qui certes la bile n'est pas altérée. Il est vraiment extraordinaire que des pathologistes aussi éminens que ceux qui, en général, ont illustré l'école de Vienne, qui savaient quelle importance avait la fièvre dans la production des phlegmasies locales, aient été chercher des explications si singulières, quand il s'en offrait une si simple, et surtout si bien en harmonie avec des lois pathologiques déjà constatées.

Si nous partons du principe que, dans la fièvre bilieuse, il y a gastro-entérite, ce qui nous semble d'une évidence complète, nous comprendrons aisément comment la fièvre de réaction primitive, c'est-à-dire celle qui est causée par la lésion locale de l'estomac et de l'intestin, deviendra elle-même cause de lésions locales deutéro-pathiques ou secondaires, dont la gravité sera quelquefois très-grande.

Pour appliquer ce principe à l'espèce, supposons qu'une femme atteinte de fièvre bilieuse vienne à accoucher ; l'exaltation circulatoire et nerveuse, qui est sous l'influence de l'affection gastro-intestinale, se communiquera aisément à l'organe utérin et au péritoine, qui n'attendent en quelque sorte qu'un levain phlegmasique pour devenir eux-mêmes le centre d'une fluxion inflammatoire. Or le branle est donné par la fièvre elle-même, qui exaltant la circulation jette dans l'organe prédisposé un excès de sang, le congestionne et l'enflamme. Ce que nous disons de l'utérus et du péritoine pourrait aussi bien s'appliquer au poumon ou à toute autre partie. Ici la fièvre, et non la bile, devient cause d'inflammation secondaire. Si la lésion locale qui a produit la fièvre secondairement géné-

MÉDICATION ÉVACUANTE.   95

ratrice est efficacement combattue avant que les lésions organiques secondaires n'aient pris une importance trop grande, celles-ci avorteront, ou tout au moins se simplifieront beaucoup.

Or c'est précisément là le résultat auquel on arrive dans la fièvre bilieuse à l'aide des vomitifs.

Quand la fièvre bilieuse est simple, c'est-à-dire quand toute la scène morbide se passe entre la membrane muqueuse gastro-intestinale enflammée et l'économie qui réagit avec ensemble et régularité, un vomitif juge la question immédiatement, comme cela a lieu pour l'état saburral, ou la gastrite saburrale dont il a été parlé plus haut. Dans ce cas, nous avons fait une médication homœopathique dans le sens que nous attachons à ce mot, et nous avons *substitué* l'inflammation stibiée ou autre à l'irritation pathologique. L'effet sédatif du vomissement n'a presque pas dû entrer en ligne de compte dans la guérison.

Mais quand la fièvre bilieuse symptomatique a produit une congestion locale, et qu'elle va susciter une autre phlegmasie, le vomitif, dans ce cas, a une quadruple action. — Il modifie et guérit la gastro-entérite, source de tous les accidens ; il tempère les mouvemens circulatoires, et par conséquent il va contre la congestion ; il irrite momentanément toute la membrane muqueuse digestive, fait office d'un immense sinapisme, et devient agent d'irritation transpositive ; enfin il évacue et par conséquent spolie la masse du sang, comme une saignée. Il est facile alors de comprendre comment, au début des phlegmasies diverses qui se lient à la fièvre bilieuse, les vomitifs ont une influence si heureuse et si universellement constatée.

Si simple que nous paraissent les explications que nous venons de donner, elles ne nous satisfont pourtant nous-mêmes qu'incomplètement, et nous ne pouvons nous dissimuler qu'entre cette gastro-entérite, connue sous le nom de fièvre bilieuse, et celle qui n'aurait pas le même cortége de symptômes, il y a des différences, non seulement quant à l'expression symptomatique, mais encore quant à la nature intime, puisque nous voyons l'une se guérir, l'autre au contraire s'aggraver sous l'influence des vomitifs. C'est qu'il existe pour les membranes muqueuses comme pour la peau des phlegmasies spéciales, qui cèdent à des traitemens spéciaux.

L'issue du traitement prouve la nature de la maladie; c'est un principe en pathologie tellement vrai, qu'il ressemble à un axiome. Mais si le principe est vrai, il est souvent si mal interprété et le mécanisme de nos médications nous est si mal connu, que nous manquons des moyens de juger la question.

Un malade guérissait par les vomitifs et par l'évacuation d'une grande quantité de bile; c'était une affection bilieuse; et cela parce qu'on ne voyait dans le vomitif qu'un évacuant. Cette même affection était une maladie sténique parce qu'elle a guéri par les vomitifs qui sont essentiellement sédatifs : elle était asthénique parce qu'elle s'est amendée par les vomitifs qui sont essentiellement stimulans; elle ne s'accompagnait pas d'un état inflammatoire de la membrane muqueuse gastro-intestinale, puisque les vomitifs qui sont des irritans topiques l'ont guérie; enfin un autre dira, elle était caractérisée par un état inflammatoire spécial de la membrane muqueuse, puisqu'elle a guéri par l'application topique d'agens substituteurs.

On voit que le même fait peut s'interpréter de bien des manières; et cela prouve la stérilité de nos explications en général. Nous accusons les anciens d'avoir mal connu l'essence de la fièvre bilieuse; mais ils l'ont bien caractérisée, ils l'ont bien traitée; et nous avons été bien autrement absurdes, nous qui, trouvant dans les cadavres de ceux qui mouraient avec la fièvre bilieuse des traces non équivoques de phlegmasie gastro-intestinale, déclarions incendiaire et homicide le traitement dont l'expérience avait constaté l'efficacité. Ils partaient du fait expérimental et pratique pour constituer la pathologie, et en cela ils ne risquaient en définitive que de faire une mauvaise nosologie, ce qui n'est pas un grand inconvénient; nous au contraire, qui nous vantons d'être en progrès, nous partons du fait anatomique pour constituer la thérapeutique, et en cela nous risquons de mal traiter le malade, ce qui est bien autrement grave. Tandis que, pour bien procéder en médecine, il faut d'abord constater expérimentalement et en quelque sorte brutalement les guérisons dans des cas donnés, puis ne tenir compte de l'ouverture du corps que comme un élément de diagnostic. On purgeait jadis dans la fièvre putride, et l'on guérissait en purgeant; mais quand Bretonneau eut découvert que cette fièvre était liée à un état inflammatoire des follicules de Peyer et de Brunner, il fut effrayé de l'audace des guérisseurs, et il lui fallut plusieurs années pour oser oublier sa découverte et pour rentrer dans les voies de la pratique expérimentale. Aujourd'hui il purge comme jadis, d'autres purgent encore plus que lui, et les malades guérissent nonobstant les menaces de l'école anatomique et les désordres évidemment inflammatoires de la membrane muqueuse digestive.

C'était une pratique jadis à peu près universellement répandue, de faire vomir et de purger au début du traitement des fièvres intermittentes automnales. On pensait que la bile était turgescente après la saison d'été, et qu'il était bon de l'évacuer avant d'administrer le quinquina. La raison qu'on donnait de cette manière d'agir était probablement mauvaise; quant au résultat pratique, il fallait l'examiner. Bretonneau a tenté à cet égard des expériences comparatives à l'hôpital de Tours. Il a fait vomir et a purgé des malades avant l'emploi du quinquina; il en a traité d'autres sans évacuation préalable. Les résultats ont été fort différens. La fièvre, chez les premiers, a été coupée plus rapidement et plus sûrement que chez les autres. L'appétit, les forces se sont plus tôt rétablis. Aussi Bretonneau a-t-il établi comme un précepte d'une haute importance de faire toujours vomir et de purger dans les fièvres d'accès, si ce n'est dans des cas extrêmement rares où il existe d'évidentes contre-indications.

On pourrait en dire autant de la fièvre puerpérale, et déjà, à l'article *Ipécacuanha*, nous avons fait voir tout le parti que l'on pouvait tirer des vomitifs dans le traitement des maladies qui suivent l'enfantement. Toutefois nous avons ici une observation à faire. Le tartre stibié est bien moins souvent indiqué que la racine du Brésil dans la fièvre puerpérale, soit qu'il agisse avec trop de violence, soit que l'ipécacuanha ait des propriétés toutes spéciales qui ne dépendent pas seulement de son action vomitive. Cependant on peut lire dans le *ratio medendi* de Stoll des histoires d'épidémies de fièvres puerpérales qui ont été très avantageusement combattues par le tartre stibié et les purgatifs.

Il en est de même de la dysenterie, et l'observation que nous venons de faire s'applique encore ici. Les vomitifs, en général, ne sont indiqués que dans certaines formes de dysenterie; l'ipécacuanha réussit dans presque toutes. De sorte que l'on sent par ce précepte que l'on doit donner l'ipécacuanha à tous les malades atteints de dysenteries aiguës et à toutes les femmes qui éprouvent des accidens sous l'influence de l'état puerpéral; tandis que le tartre stibié ne devra être administré que dans le cas spécial où il existera des symptômes de ce que les anciens appelaient fièvre bilieuse.

Si maintenant on nous demande de quelle manière nous concevons le mode d'action de l'ipécacuanha dans le traitement de la dysenterie, nous répondrons qu'il guérit comme agent de substitution; opinion que nous développerons avec soin un peu plus bas, quand nous traiterons de la médication purgative.

Il est encore d'autres maladies dans lesquelles l'emploi des vomitifs a une évidente utilité; les spasmes sont, dans ce cas, ceux seulement qui se manifestent par de graves désordres des muscles de la vie de relation. Ainsi les accidens hystériques convulsifs sont avantageusement combattus par les vomitifs; soit que ceux-ci agissent comme sédatifs, soit qu'il faille, dans cette circonstance, les considérer comme agens de perturbation; soit que, en occupant l'activité des centres nerveux de la vie organique, ils divertissent ainsi le surcroît d'influx qui semble avoir momentanément envahi l'encéphale.

La syncope, ou tout au moins la tendance à la lipothymie qui accompagne le vomissement, est encore utilisée par le médecin, soit pour arrêter les hémoptysies qui menacent de devenir immédiatement mortelles, ou les hémorrhagies qui succèdent aux opérations chirurgicales, soit pour favoriser la réduction des hernies et des luxations, soit pour faciliter le passage d'un calcul au travers des uretères ou du canal de l'urètre.

A côté des bienfaits immenses des vomitifs il y a sans doute quelques inconvéniens.

L'agent thérapeutique détermine souvent une violente inflammation de la membrane muqueuse gastro-intestinale, une péritonite. Les efforts du vomissement peuvent donner lieu à une rupture de l'estomac, à une déchirure du diaphragme, à des hernies, à des hémorrhagies, à l'avortement.

Mais de tous les accidens, le plus grave et le plus singulier est la coagulation du sang dans les vaisseaux artériels par suite d'une syncope trop prolongée, ou d'un collapsus trop considérable. Wepfer raconte qu'une femme prit un petit verre de vin blanc, dans lequel on avait mis infuser une préparation antimoniale. Peu après, elle éprouva des vomissemens répétés et un évanouissement prolongé. Elle fut bientôt atteinte d'une douleur très vive au pied droit, qui se gangréna le lendemain. (Wepfer, *Cicut. aq. hist. et nox.*) Une autre femme avait employé sans succès plusieurs moyens pour se purger; un chirurgien lui administra un remède qui la fit considérablement évacuer par le haut et par le bas. Peu de temps après, la partie cartilagineuse du nez, la lèvre inférieure, la peau du menton, le bout de deux orteils du pied droit, le gros orteil du pied gauche, se sphacélèrent et finirent par se détacher. (*Journ. de Méd.*, tom. 38.) Enfin, Barbier lui-même a été témoin d'un fait analogue. Une femme d'un des faubourgs d'Amiens avait reçu d'un herboriste un remède qui devait la purger. Elle éprouva des vomissemens continuels et des déjections tellement abondantes qu'elle tomba dans un extrême abattement. On l'apporta à l'Hôtel-Dieu : le lendemain, elle avait le bout du nez, les oreilles, les pommettes, d'un violet très foncé ; la même couleur existait sur les pieds et sur les mains. La gangrène s'empara rapidement de toutes ces parties, et cette femme perdit un de ses pieds, et plusieurs doigts de l'autre. (*Mat. méd.*, tom. III, p. 318.)

Il ne nous reste à dire que très peu de chose sur le mode d'administration des vomitifs. Ils doivent toujours être administrés sous forme liquide, et, quand ils sont insolubles, on les suspend dans une grande quantité d'eau chaude. Cette condition est essentielle; c'est le moyen de rendre les vomissemens moins pénibles, et d'un autre côté d'empêcher que le médicament, qui toujours est irritant, n'épuise son action sur un point isolé de la membrane muqueuse, et n'y détermine des altérations graves. Les boissons chaudes théiformes, mais non aromatiques (cette condition est de rigueur), seront données tant que le malade sera tourmenté d'envies de vomir, et continuées quelque temps encore après, afin d'aider l'action purgative du médicament.

On est dans l'usage en général de préparer les malades un jour à l'avance. La veille du jour où ils doivent prendre les vomitifs, ils mangent moins, prennent des boissons légèrement alimentaires, telles que du bouillon de veau ou de poulet, de l'eau d'orge ou d'avoine, des tisanes, telles que de la limonade cuite, de l'eau de pruneaux, de la décoction de tamarin ou de casse.

C'est ordinairement le matin à jeun que se donne le vomitif, à moins d'une indication pressante.

Il ne faut jamais faire vomir un malade au moment où s'effectue une évacuation naturelle, que l'on peut à bon droit regarder comme critique; de ce nombre sont les sueurs et les urines : mais quand ces sécrétions ne soulagent pas, qu'elles semblent liées à l'état de maladie et n'en être pas la solution, il ne faut pas craindre d'administrer le médicament.

En thèse générale, il ne faut jamais faire vomir les femmes pendant la période menstruelle; mais quand les règles sont laborieuses, rares, ou qu'il survient une métrorrhagie sous l'influence d'un état bilieux, il faut donner le vomitif nonobstant le flux utérin. Stoll va plus loin et conseille même de ne pas s'arrêter devant l'indication pressante d'un émétique en présence de règles qui fluent normalement et convenablement; et il déclare que le moyen thérapeutique, loin de nuire dans ce cas, permet même à l'éruption menstruelle de s'accomplir plus sûrement.

On ne doit pas non plus être arrêté par l'existence d'une hernie; mais il est du devoir du médecin d'inviter le malade à employer des moyens contentifs puissans pendant que le médicament agira.

On a émis ce singulier précepte que les vomitifs pouvaient, chez les enfans, déterminer des congestions cérébrales, et chez les vieillards des hémorrhagies au cerveau. Nous ne savons si pareils accidens se sont offerts à des praticiens attentifs; mais nous pouvons affirmer que jamais nous n'avons rien observé de semblable, et que nous avons vu plusieurs fois des congestions cérébrales qui se compliquaient de ce que l'on appelait autrefois l'état saburral ou bilieux, persister après la saignée et céder instantanément à un vomitif; soit que le médicament ait dans ce cas frappé juste sur la cause primordiale de la maladie, soit que la révulsion et la sédation obtenues par l'agent émétique aient suffi pour dégager immédiatement l'encéphale.

## MÉDICATION PURGATIVE.

Sous le nom générique de purgatifs, on comprend tous les médicamens qui donnent lieu à la diarrhée.

Ceux qui évacuent faiblement, sans coliques, prennent le nom de *laxatifs*; ceux qui purgent violemment sont nommés *drastiques*; ceux dont l'activité est moyenne sont les *minoratifs*.

Le sens étymologique du mot *purgatif* n'est pas très parfaitement connu. Les uns veulent que ce mot soit tout simplement synonyme d'*évacuant*. En effet les produits tels que les fèces, les urines, les règles, étaient considérés comme des substances impures, et l'évacuation naturelle de ces produits comme une *purgation*; les médicamens qui sollicitaient ou qui favorisaient ces évacuations étaient des *purgatifs*. Mais quand la médecine humorale domina la pathologie, on vit rendre mêlées aux urines, aux selles, des humeurs que l'on regardait comme la cause des maladies : on supposa alors que les *humeurs peccantes* étaient *éconduites* par les médicamens diurétiques et surtout par ceux qui donnaient lieu à la diarrhée; et la dénomination de *purgatif* eut alors le double sens d'*évacuant* et de *purificateur*. De nos jours, bien que l'on ait fait table rase sur toutes les théories humorales de nos devanciers, et que, sous peine de ridicule, il faille être solidiste, on a pourtant conservé le nom de *purgatifs* aux médicamens qui sollicitent la diarrhée, sans attacher désormais à ce mot le sens que les anciens lui donnaient.

Pour bien comprendre le mode d'action des purgatifs, il sera bon d'entrer dans le détail de quelques expériences curieuses tentées par Bretonneau sur ces agens de la matière médicale.

En appliquant, sur la peau dénudée et sur les membranes muqueuses accessibles à la vue, les substances purgatives diverses, Bretonneau constata des différences considérables. Les unes irritaient légèrement et passagèrement, les autres enflammaient profondément la partie; quelques unes semblaient être aussi inertes qu'une décoction émolliente. Les sels neutres étaient dans le premier cas, les purgatifs tirés de la famille des euphorbiacées étaient dans le second; dans le troisième se trouvaient les purgatifs mucoso-sucrés et la plupart de ceux qui sont drastiques au plus haut degré, tels que la gomme-gutte, l'aloès, le jalap, la scammonée, le turbith, le séné, etc., etc.

On arrivait tout d'abord à cette conséquence, savoir : que l'action purgative, si énergique qu'elle fût, pouvait être parfaitement indépendante des propriétés irritantes topiques; que par conséquent les purgatifs se comportaient d'une manière différente les uns des autres. Ainsi, tandis que les euphorbiacées déterminaient sur la membrane muqueuse gastro-intestinale une inflammation analogue à celle qu'elles produisent sur la peau, et par suite une supersécrétion du foie, du pancréas et de la membrane muqueuse, les convolvulacées n'avaient, primitivement au moins, aucune influence irritante sur la membrane muqueuse, et leurs effets purgatifs devaient nécessairement être attribués à une autre cause. Enfin les sels neutres déterminaient un afflux passager de mucosités et de sucs billaire et pancréatique dans le canal alimentaire, et seulement une irritation très passagère du tégument interne.

Si l'on veut maintenant pour juger le mode d'action de divers purgatifs, examiner ce qui se passe pour les sécrétions locales relativement aux agens qui peuvent les activer, on verra que certains sialagogues n'ont de puissance que par l'inflammation qu'ils déterminent sur les gencives et sur le reste de la membrane muqueuse de la bouche ; de ce nombre sont les mercuriaux et tous les topiques capables d'enflammer localement. Les purgatifs analogues seront les euphorbiacées, les préparations antimoniales, l'ipécacuanha, la violette, etc., etc. Dans ce cas, la sécrétion du foie et du pancréas sera sollicitée par l'inflammation du duodénum, comme la sécrétion des glandes salivaires l'était tout à l'heure par la phlogose ou l'ulcération de la bouche.

Les sialagogues agissent encore en stimulant vivement mais très superficiellement la membrane muqueuse. Certains sels, le tabac, le poivre, la pyrêtre, sont dans ce cas. Les purgatifs analogues sont les sels neutres, la graine de moutarde (1).

Enfin certains médicamens excitent très vivement la sécrétion des glandes salivaires, sans posséder d'ailleurs aucunes propriétés irritantes topiques, sans déterminer aucune irritation de la membrane muqueuse buccale ; de ce nombre sont les

---

(1( Si nous avons omis de parler de la graine de moutarde dans nos purgatifs, c'est que déjà nous nous en étions occupés dans le premier volume, à l'article des irritans locaux.

substances fortement sapides, telles que le sucre, les amers, le piment, beaucoup d'huiles essentielles. Les purgatifs analogues sont les mucoso-sucrés, l'aloès, le jalap, le séné, etc., etc.

L'estomac et l'intestin sont-ils, dans leurs rapports avec le foie et le pancréas, placés de même que la bouche l'est avec les glandes salivaires? c'est ce qu'il est tout à fait impossible de décider péremptoirement; c'est ce que l'analogie permet de croire, et même l'observation directe semblerait le démontrer: car si, comme la chose est évidente, les purgatifs que nous venons d'énumérer ne sont doués d'aucunes propriétés irritantes, comment provoqueraient-ils une supersécrétion des glandes annexées à l'intestin, s'ils n'agissaient sympathiquement sur ces glandes comme les corps sapides agissent sur la parotide, indépendamment de toute action topique irritante?

Mais l'intervention nerveuse seule, indépendamment de toute autre cause, peut encore provoquer une abondante sécrétion de salive, comme on le voit alors que le souvenir ou le désir d'un mets fait venir l'eau à la bouche: de la même manière, une cause morale, la joie et surtout la peur peuvent donner une diarrhée soudaine et aussi vive que celle qui aurait été sollicitée par un purgatif drastique. Nous n'oserions affirmer néanmoins que cette forme de diarrhée soit analogue au genre de salivation dont nous parlions tout à l'heure; elle est peut-être aussi analogue à la sueur qui, sous l'influence des émotions morales, peut tout à coup ruisseler de la surface du corps. Toujours est-il qu'il faut admettre comme fait une diarrhée nerveuse comme une sueur nerveuse.

Or il ne répugne pas d'admettre que certains agens purgatifs, ceux surtout que nous avons rangés dans la dernière catégorie, peuvent, quand ils ont été absorbés, modifier le système nerveux dans un sens tel que la réaction se fasse sur la membrane musculeuse des intestins, de la même manière que l'ergot de seigle ingéré dans l'estomac, et absorbé, va solliciter l'influence nerveuse vers le tissu musculaire de l'utérus. Et remarquez que, en comparant le mode d'action des purgatifs à l'ergot de seigle, nous résolvons tout de suite une grave objection que l'on tirait de la rapidité d'action, attendu que l'ergot de seigle agit encore plus rapidement que le plus actif de ces purgatifs.

De quelque manière d'ailleurs que l'on envisage le mode d'action des substances purgatives, les phénomènes organiques sont toujours les mêmes : irritation de la membrane muqueuse, augmentation du mouvement péristaltique, des sécrétions gazeuses et folliculaires, coliques, augmentation du flux biliaire pancréatique ; en définitive diarrhée.

Mais si les phénomènes sont les mêmes, l'ordre de leur apparition varie. Pour les purgatifs irritans directs, l'inflammation de la membrane muqueuse ouvre la scène, ultérieurement surviennent les sécrétions folliculaires et glandulaires, les flatuosités et les coliques. Pour les purgatifs indirects, les coliques commencent, c'est-à-dire l'augmentation du mouvement péristaltique, la congestion de la membrane muqueuse ; les sécrétions folliculaires et glandulaires ne viennent que secondairement.

Cette étude préalable était essentielle pour concevoir les anomalies apparentes que l'on observait dans l'influence des divers purgatifs.

On se demandait, par exemple, pourquoi l'huile de croton tiglium, d'épurge, de ricin, le calomel, faisaient perdre pendant plusieurs jours l'appétit aux malades, et les jetaient dans un état tout à fait analogue à celui que l'on a décrit sous le nom d'embarras gastrique ? pourquoi les sels neutres produisaient un effet analogue, mais très passager ? pourquoi l'aloès, le jalap, le séné, purgeaient aussi activement et même plus activement que la plupart des substances que nous venons d'énumérer, sans amener, du côté de l'estomac, des troubles à beaucoup près aussi notables ? pourquoi les purgatifs de la classe des euphorbiacées ne pouvaient être long-temps continués sans un grand dommage pour la santé, tandis que les purgatifs salins et les purgatifs indirects avaient en général tant d'innocuité ? Ce que nous avons dit plus haut répond à ces questions d'une manière assez satisfaisante.

*Emploi thérapeutique des purgatifs. Constipation.* — L'idée qui se présente au malade tout d'abord et au médecin inexpérimenté, c'est de purger quand il y a constipation. On obtient en effet un soulagement immédiat, et l'accident que l'on voulait combattre a si vite disparu, et cela à si peu de frais, que l'on comprend peu comment pourrait être nuisible une semblable médication ; et cependant il suffit d'étudier le mécanisme de la constipation pour se convaincre que si les purgatifs sont indispensables dans certains cas, ils sont nuisibles dans quelques autres.

La constipation peut être causée par un obstacle mécanique au cours des matières stercorales. Si cet obstacle est placé à une hauteur telle qu'on ne puisse l'atteindre par le rectum, évidemment il faut y remédier par des médicamens capables de rendre les matières plus liquides, de manière qu'elles puissent passer par une filière plus étroite ; si l'obstacle est voisin de l'extrémité de l'intestin, évidemment il convient de lever l'obstacle avant tout, et les purgatifs ne viennent en aide au médecin que comme moyen dilatoire.

Mais le plus souvent la constipation tient à un état d'atonie du gros intestin qui reconnaît plusieurs causes, et peut occuper la membrane muqueuse seulement, ou à la fois la membrane musculeuse et la muqueuse. L'atonie musculaire se produit sous l'influence d'un grand nombre de causes, la principale est la rétention des matières stercorales. La rétention des matières stercorales est d'abord volontaire, et cela s'observe surtout chez les femmes : elles s'habituent à résister à l'aiguillon qui avertit du besoin d'aller à la garderobe, et bientôt elles ne se présentent plus à la chaise que vaincues par un besoin pressant. Il en résulte deux inconvéniens ; 1° une insensibilité de plus en plus prononcée de l'extrémité anale du rectum, et en outre l'accumulation anormale des fèces dans le gros intestin. Chez les femmes, ce n'est pas toujours la mauvaise volonté, qui, dans les premiers temps, a amené la constipation : le développement de la matrice pendant la gestation, d'abord dans le petit bassin où elle comprime le rectum, et ne permet pas au bol excrémentitiel de descendre de manière à éveiller la contraction des fibres terminales de l'intestin, et plus tard au dessus du détroit où elle appuie sur la portion iliaque du colon, et empêche évidemment les bols excrémentitiels de cheminer vers l'anus.

Les déplacemens et les engorgemens chroniques de l'utérus agissent encore exactement dans le même sens que la gestation; mais en outre ils ont une autre influence que nous allons signaler, et qui est fort remarquable.

Les femmes atteintes de déplacement ou d'engorgement chronique de la matrice ne peuvent faire d'efforts violens sans augmenter leur malaise, et instinctivement elles se retiennent, et finissent par devenir réellement inhabiles à contracter énergiquement les muscles de l'abdomen. Il en résulte que les matières sont poussées presque exclusivement par les contractions de la tunique musculeuse, et l'intestin n'est jamais complètement vidé.

La tunique musculeuse se distend, et le gros intestin finit par présenter une espèce de chapelet d'anfractuosités qui sont rudimentaires dans l'état normal, mais qui prennent alors un développement analogue à celui qu'on observe chez les solipèdes.

Or il est une loi de dynamique physiologique, c'est que les muscles perdent de leur énergie en raison de l'alongement mécanique de leurs fibres; de sorte qu'arrivées à leur point extrême d'élongation, celles-ci, réduites en quelque sorte à une espèce de membrane, n'ont plus qu'une contractilité à peine appréciable. Aussi voyons-nous, sur les cadavres de ceux qui ont été fort long-temps constipés, le gros intestin flasque et distendu comme une poche, tandis que chez ceux qui allaient régulièrement à la garderobe, le calibre de l'intestin est complètement resserré et se moule en quelque sorte sur les matières peu abondantes qu'il contient. Il est encore une portion du gros intestin qui peut devenir le siége d'une dilatation analogue ; nous voulons parler du rectum lui-même au dessus des sphincters. Ce conduit se distend en forme d'amphore, dont le goulot serait représenté par la portion supérieure du rectum; le ventre, par la partie inférieure renflée; le pied, par l'anus lui-même. Cette altération de texture reconnaît plusieurs causes, qui toutes en définitive sont analogues à celles dont nous avons déjà plus haut apprécié l'influence.

Quand le bol excrémenticiel descend dans le rectum, et que l'on résiste au besoin d'aller à la garderobe, les matières finissent par s'accumuler en grande quantité, et par distendre mécaniquement l'intestin ; s'il existe un rétrécissement de l'anus, causé soit par un bourrelet hémorrhoïdal, soit par une induration squirrheuse, soit par une affection syphilitique ou une coarctation spasmodique tenant à la présence d'une fissure, le même effet se produit, et la dilatation, d'abord temporaire, finit par être continue.

Il est bien évident que, pour remédier à l'accident en lui-même, c'est-à-dire à la constipation, les purgatifs seront toujours indiqués, et très évidemment ils produiront un effet immédiat et satisfaisant ; mais l'usage des purgatifs est lui-même cause de constipation, et cela d'après la loi de réaction si universellement applicable dans l'économie.

En effet, l'énergie avec laquelle l'économie réagit contre les modificateurs est toujours en raison inverse de la répétition d'action de ces modificateurs, de sorte que l'usage des purgatifs finira par rendre la membrane muqueuse du canal digestif de plus en plus insensible à l'action de ces agens, et à plus forte raison à celle des agens naturellement et continuellement en contact avec le gros intestin ; nous voulons parler des excrémens.

Loin donc de modifier heureusement la constipation, les purgatifs l'augmenteront et finiront par la rendre presque invincible.

La constipation qui tient à l'habitude de résister au besoin d'aller à la garderobe cédera à l'habitude contraire, c'est-à-dire que le malade devra se présenter à la chaise toutes les fois qu'il y sera invité par la plus légère sensation du besoin. Mais si ce besoin ne se fait pas sentir, la volonté, et une volonté bien dirigée, suffira pour rendre aux organes une aptitude fonctionnelle qu'ils avaient perdue. Cette dernière proposition demande que nous entrions dans quelques détails.

Les actes sociaux, l'exercice des mouvemens volontaires, des sens, etc., ne sont pas seuls soumis à la volonté, les appétits eux-mêmes s'y soumettent quoique indirectement, en ce sens que l'on peut soumettre à l'habitude les appétits, et par conséquent les subordonner jusqu'à un certain point à la volonté qui ordonne les habitudes. Ainsi nous réglons en général notre vie de telle manière que nous restons seize ou dix-sept heures sans boire ni manger, intervalle qui sépare le dîner de la veille du déjeûner du lendemain ; et pendant ce long espace de temps, le besoin de manger ne se fait pas sentir. Que si nous croyons devoir prendre d'autres habitudes, manger un peu au moment du réveil et peu d'instans avant de nous endormir, la faim va se faire sentir quatre fois par jour, et naguère nous ne l'éprouvions que deux fois : de même pour le sommeil, de même pour les appétits vénériens.

Or le besoin d'aller à la garderobe peut devenir et devient en effet une habitude. Il se fait sentir aux mêmes heures, comme le besoin de manger, et il suffit d'une volonté soutenue pour arriver à ce résultat.

Le point essentiel dans le traitement de la constipation est donc d'obtenir des malades qu'ils se présentent à la garderobe tous les jours à la même heure ; mais seulement une fois. Ils doivent faire de longs efforts, et ne se retirer de la chaise que lorsqu'ils ont bien constaté leur impuissance. Si deux jours de suite ils n'ont pu évacuer, alors, séance tenante, ils prennent un quart de lavement huileux froid qui facilite le glissement du bol excrémentitiel. Par ces moyens, continués avec persévérance, il est rare que la constipation qui ne reconnaît pas pour cause une lésion organique ne finisse pas par céder.

Mais si l'on n'a pu obtenir le résultat auquel on tendait ; si la flaccidité de la membrane musculeuse est telle qu'on ne puisse lui donner même pour quelques instans le ressort nécessaire pour aider à l'action expultrice des muscles abdominaux, les purgatifs doivent être employés; mais ils ne sont qu'un moyen auxiliaire : ils évacuent l'intestin, et par conséquent laissent à la tunique musculeuse la possibilité de revenir sur elle-même autant que le permet le peu de contractilité qui lui reste. Cela seul suffit pour lui rendre quelque énergie ; mais en même temps il faut employer les moyens capables d'augmenter la faculté contractile du plan musculeux de l'intestin, et ces moyens sont ou les préparations toniques, ou les excitateurs, tels que la noix vomique, l'eau froide injectée dans le rectum. Les astringens concourent encore au même but, bien que d'une manière différente.

Mais la constipation peut être, comme nous l'avons dit plus haut, produite par l'atonie de la membrane muqueuse. L'atonie de la membrane muqueuse tient surtout à l'abus des excitans locaux qui finissent par user l'incitabilité brownienne et rendre le tissu inapte à ressentir l'impression des modificateurs naturels. Les lavemens chauds et les purgatifs sont la cause la plus ordinaire de cette atonie ; et l'on comprend en effet comment la membrane muqueuse dont les sécrétions sont sans cesse activées par le calorique et par les purgatifs cesse de verser des produits de sécrétion quand elle n'est plus soumise aux mêmes influences excitatives. Il en résulte une sécheresse qui ne permet pas le glissement du bol excrémentitiel, et qui, loin d'être utilement combattue par les purgatifs, sera au contraire aggravée. Dans ce cas, c'est encore aux topiques froids et toniques qu'il faut plus particulièrement recourir.

*Diarrhée.*—Déjà, en parlant des vomitifs et de la médication vomitive, nous avons analysé le mécanisme des sécrétions pancréatique et biliaire ; ce que nous avons dit de l'embarras gastrique, de la gastrite bilieuse, s'applique entièrement à l'embarras intestinal et à la diarrhée aiguë.

La diarrhée peut avoir son siège dans divers organes, dans le duodénum, dans l'intestin grêle, dans le gros intestin.

La diarrhée duodénale se lie presque toujours à l'embarras gastrique et à la gastrite bilieuse dont nous avons eu déjà l'occasion de parler. Elle tient à une surexcitation de la membrane muqueuse qui augmente d'abord la sécrétion des follicules si abondans dans cet intestin, et ensuite la sécrétion du foie et du pancréas. C'est cette forme qui a particulièrement été décrite par les auteurs des deux derniers siècles sous le nom de diarrhée bilieuse.

Comme l'estomac est presque toujours malade en même temps, il n'y a pas d'appétit; et si les malades mangent, les alimens ou sont vomis ou traversent le canal intestinal sans subir le travail de la digestion.

La phlegmasie gastro-duodénale s'étend le plus souvent dans ce cas à tout l'intestin grêle; et alors la sécrétion folliculaire peut devenir aussi abondante que celle des glandes, et la diarrhée est considérable.

Quand au contraire l'irritation n'occupe que l'iléon, le dévoiement tient moins à l'exagération de la sécrétion des glandes qu'à celle des follicules, et alors il est moins abondant. Les déjections, moins bilieuses, le sont pourtant encore ; car si l'irritation du duodénum est la cause du plus grand afflux des sucs versés par le foie et par le pancréas, celle de l'estomac et de l'iléon retentit pourtant, quoique à un plus faible degré, sur ces deux glandes.

La diarrhée qui tient à l'inflammation aiguë du gros intestin est toujours peu abondante, bien que les coliques soient plus vives et que les déjections soient en général plus fréquentes.

Mais si l'irritation de la membrane muqueuse de l'estomac, du duodénum et du reste de l'intestin grêle, peut être la cause de la surexcitation du foie et du pancréas, à leur tour les sucs biliaires et pancréatiques peuvent causer une phlegmasie de la membrane muqueuse, dans le sens rigoureux où l'entendait Stoll.

Nous supposons d'abord une irritation duodénale primitive qui augmente les sécrétions du foie et du pancréas ; le produit de cette sécrétion versé à grands flots dans l'intestin grêle et dans le gros intestin doit, par son étrangeté, causer une assez vive irritation, et dans ce cas la bile est véritablement la cause de l'entérite. Mais cette cause, tout évidente qu'elle soit, n'a pas l'importance singulière que Stoll et Tissot lui attribuaient.

Jusqu'ici nous ne supposons qu'une inflammation aiguë érythémateuse de la membrane muqueuse, et non pas une phlegmasie pustuleuse, ou une irritation chronique, car les moyens qui vont réussir dans le premier cas ne sont plus aussi efficaces dans le second.

Or, dans la diarrhée aiguë qui s'accompagne de symptômes semblables à ceux que nous avons dit appartenir à l'embarras gastrique, qui ordinairement est caractérisée par une fièvre rémittente quelquefois fort intense, les vomitifs, mais surtout les éméto-cathartiques, amènent une guérison presque immédiate, et qu'on n'obtient aussi promptement par aucune autre médication. Quand la même forme de diarrhée existe, et que les vomissemens, les douleurs d'estomac et la fièvre ne sont pas très considérables, les purgatifs suffisent sans qu'il soit besoin d'avoir préalablement recours aux vomitifs. Enfin, si la réaction générale est très forte, qu'il y ait des symptômes de fièvre inflammatoire, la saignée préalable peut trouver son opportunité, et un purgatif termine la guérison.

Le purgatif, suivant nous, n'agit pas ici parce qu'il évacue la bile, mais bien seulement parce que l'irritation locale qu'il détermine se substitue à l'inflammation maladive ; c'est encore une conséquence de la loi homéopathique que nous avons indiquée dans la première partie de notre second volume.

Mais le choix du purgatif est important ; il est essentiel de ne pas choisir ceux dont l'action est violente et persiste longtemps encore après qu'on les a administrés.

Les sels neutres sont particulièrement indiqués dans cette circonstance; et tandis que les purgatifs fortement irritans augmentent quelquefois la phlegmasie gastro-intestinale, les sels au contraire modifient la membrane muqueuse dans une juste mesure, et suffisent pour éteindre une inflammation superficielle.

Mais quand la diarrhée reconnaît pour cause une inflammation boutonneuse de l'intestin grêle, comme cette éruption a une marche fatale, à l'instar de la variole, de l'érysipèle, de la scarlatine et des autres exanthèmes, les purgatifs ne peuvent rien, du moins sur l'affection principale, quelques prétentions qu'ait élevées à cet égard le docteur Delarroque. Il suffit d'avoir expérimenté en grand dans les hôpitaux, pour se convaincre que les purgatifs, pas plus que les antiphlogistiques ou les toniques, n'arrêtent le développement de l'éruption dothinenthérique: mais ils modifient heureusement l'état général du malade, soit qu'ils s'opposent par leur action topique substitutive à l'inflammation qui s'étend des cryptes à la membrane muqueuse qui les entoure, soit que l'évacuation continuelle des sucs biliaire, pancréatique et muqueux, agisse comme moyen de déplétion, et partant comme antiphlogistique, soit enfin que le renouvellement fréquent de ces mêmes sucs empêche leur altération dans l'intestin, et les rende par conséquent moins irritans.

Si les expériences de Delarroque n'ont pas conduit à un résultat thérapeutique direct, du moins ont-elles fait voir que les craintes de l'école du Val-de-Grace étaient au moins exagérées, et que, dans le traitement de la fièvre typhoïde, les purgatifs n'étaient pas aussi incendiaires que Broussais et ses élèves le croyaient.

Toutefois il est bon de remarquer que, dans cette maladie, les purgatifs violemment irritans sont tout à fait contre-indiqués, et que les sels neutres doivent être à peu près exclusivement conseillés.

Nous avons vu tout à l'heure que l'entérite aiguë érythémateuse cédait à l'emploi d'un seul purgatif, que l'entérite folliculeuse parcourait invinciblement ses phases; mais il peut exister des formes d'inflammation intestinale profonde et sans marche fatale : la dysenterie est dans ce cas.

Trop de faits démontrent l'efficacité des purgatifs dans le traitement de la dysenterie pour qu'à cet égard il soit permis d'élever le moindre doute : mais comme, dans ce cas, l'inflammation profonde est très grave, l'action superficielle des purgatifs faibles ne suffit plus; il faut une médication substitutive proportionnée à l'intensité du mal ; et alors, si on emploie les sels neutres, il faut en répéter l'emploi comme nous l'avons indiqué dans un mémoire que nous avons publié en 1828 dans les *Archives générales de médecine*; ou bien il faut recourir à des purgatifs plus énergiques, tels que le calomel, la gomme-gutte, ou bien encore recourir aux lavemens de nitrate d'argent, qui, en définitive, agissent dans le même sens. Par là, la phlegmasie dysentérique, si profonde qu'elle soit, se trouve modifiée à moins de frais que si l'on avait fait usage de purgatifs salins.

L'utilité incontestée de ces agens de la matière médicale dans le traitement de la dysenterie avait fait considérer cette affection comme bilieuse dans le plus grand nombre des épidémies; presque jamais elle n'était inflammatoire, quelquefois bilioso-inflammatoire. Mais nous dirons ici ce que nous avons dit plus haut à propos de l'embarras gastrique et de la fièvre bilieuse; on ne voyait dans le purgatif que l'évacuant, tandis qu'il fallait voir aussi l'agent irritant substituteur.

Quand l'inflammation dysentérique est peu profonde, ou qu'en vertu de la constitution médicale de l'année elle ne suscite que peu de réaction fébrile, elle est alors dite bilieuse, et alors les purgatifs salins suffisent. Si la phlegmasie est plus grave et que la réaction soit plus énergique, la dysenterie est dite bilioso-inflammatoire; les antiphlogistiques, les stupéfians, secondent alors utilement l'emploi des purgatifs qui doivent être un peu plus énergiques que si la réaction générale est soutenue et très forte : le régime antiphlogistique doit occuper le premier rang, et immédiatement on passe à l'usage des drastiques, à la tête desquels il faut placer le calomel, médicament précieux qui agit à la fois et par ses qualités topiques substitutives et par ses propriétés altérantes antiphlogistiques.

Ce que nous avons dit plus haut de la constipation ne s'applique pas aux tumeurs stercorales, accident grave, accident commun, et qui tous les jours donne lieu à des erreurs de diagnostic et à des fautes thérapeutiques. Il faut ici considérer la cause du mal : cette cause est évidemment l'accumulation des matières fécales ; et, bien qu'autour de cette cause viennent se grouper des phénomènes inflammatoires souvent fort violens, c'est à la cause qu'il faut s'attaquer comme à l'épine. En effet, du moment que le bol excrémentitiel qui distendait l'intestin et qui l'irritait si douloureusement a été expulsé, tout rentre dans l'ordre, à moins que le mal n'ait duré trop long-temps et que quelque inflammation phlegmoneuse ne se soit développée, comme cela est assez commun, dans le tissu cellulaire secondaire iliaque et du petit bassin. Dans ce dernier cas, l'effet de la cause mérite lui-même une considération importante, et un autre ordre de moyens est nécessaire quand, à l'aide des purgatifs, on a pourvu à la première et à la plus pressante indication.

C'est surtout chez les femmes en couche que les tumeurs stercorales jouent le rôle le plus important. Chez elles la constipation est fort ordinaire, chez elles aussi la moindre cause irritative devient la cause d'accidens inflammatoires très véhémens. Comme les matières fécales ne s'accumulent ordinairement que dans le cœcum et dans l'S du colon, on comprend comment, dans des organes si voisins de l'utérus et de ses annexes, l'inflammation acquiert une gravité relativement plus grande, puisqu'elle peut s'étendre rapidement à la matrice, aux ovaires, au péritoine, au tissu cellulaire pelvien. De là le précepte si universellement adopté de tenir, chez les femmes en couche, le ventre libre, soit à l'aide des laxatifs, soit à l'aide des clystères.

Mais si les matières fécales se sont accumulées, ou par l'incurie de la malade ou par l'imprévoyance du médecin, et que tout à coup il survienne de violentes douleurs dans la région iliaque droite ou gauche, il ne faut pas croire tout de suite à un phlegmon iliaque, à une inflammation de l'ovaire, ou à une métropéritonite, quelque intense que soit d'ailleurs la douleur locale; mais il faut songer à la cause, l'éliminer, sauf ensuite à combattre les accidens s'ils persistent. Ce qui doit surtout inviter les praticiens à user dans ce cas des purgatifs, c'est que ces agens sont utiles chez une femme en couche, lors même que l'utérus et le péritoine seraient primitivement et principalement envahis.

A n'en pas douter, l'accumulation des matières stercorales est le plus souvent la cause des péritonites partielles, des phlegmons de la fosse iliaque et des ovaires; mais ces affections peuvent dépendre de toute autre cause, et quelquefois leur développement a été précédé de plusieurs jours de diarrhée. Chose remarquable! lors même qu'il en est ainsi, les purgatifs n'ont pas moins d'utilité que dans le cas où une constipation opiniâtre a précédé l'invasion de la maladie.

En résumé, on peut dire que les purgatifs sont spécialement utiles aux femmes en couche, quels que soient les accidens qu'elles éprouvent. Les purgatifs, dans la plupart des cas où nous venons d'en conseiller l'emploi, ont été directement contre l'inflammation locale, soit par une action substitutrice, soit en faisant disparaître la cause qui avait favorisé son développement; à ce titre ils peuvent et doivent être placés à côté des antiphlogistiques; mais, à bien prendre, ils sont des antiphlogistiques sûrs, au même titre que les émissions sanguines, attendu qu'ils agissent dans le même sens et de la même manière. Si, par les émissions sanguines, le praticien enlève au corps vivant des matériaux de nutrition et de réparation, et s'oppose à la fluxion hypertrophique de l'inflammation, il est évident que les purgatifs agissent de la même manière, d'abord en divertissant une grande masse de sang qu'ils accumulent dans le système de la veine-porte et qu'ils enlèvent temporairement à la masse, et ensuite en sollicitant l'évacuation d'une grande quantité de produits de sécrétion, produits qui nécessairement se sont formés aux dépens du sang.

La fluxion sanguine que les purgatifs appellent du côté des organes digestifs n'est pas du même ordre, pathologiquement parlant, que celle que l'on provoquerait vers la peau à l'aide d'un large sinapisme ou de tout autre moyen irritant. En effet, les irritations de la peau retentissent sur l'économie de toute autre manière que les irritations de la membrane muqueuse digestive, et tandis que les premières donnent lieu à une réaction assez forte, les autres au contraire dépriment plus tôt, et n'éveillent presque pas de sympathies sthéniques.

Lorsque l'inflammation que l'on a à combattre est de sa nature superficielle et temporaire, comme sont les érysipèles, les affections rhumatoïdes diverses, il est bon de préférer les antiphlogistiques purgatifs aux antiphlogistiques purs, parce que le but thérapeutique est atteint par les premiers avec beaucoup moins de perte de forces que par les seconds; et dès que l'on cesse l'usage des purgatifs, l'économie se trouve tout entière et avec toutes ses ressources pour la coction et pour les convalescences.

La pléthore est sanguine, séreuse ou nerveuse; la dernière ne nous occupera pas ici, nous en traiterons à l'article des sédatifs. Mais la pléthore sanguine et la pléthore séreuse se confondent souvent, ou plutôt sont souvent confondues par les médecins inattentifs.

Si l'on voit un homme dont les yeux soient saillans et injectés, la face d'un rouge violacé, les veines du cou turgescentes, l'intelligence paresseuse, la respiration embarrassée, le pouls dur et serré, ou large et développé, on crie à la pléthore sanguine et l'on saigne en ouvrant la veine. Il y a soulagement immédiat, et l'on s'applaudit de la médication. Puis quand après quelques jours la même scène se reproduit, on saigne de nouveau, en s'étonnant de la persistance des accidens; et l'on saigne encore, jusqu'à ce qu'enfin le sang devienne presque séreux et qu'il survienne une anasarque générale : et quand il ne reste plus dans les veines que de l'eau teinte, les symptômes de la prétendue pléthore sanguine sont encore présens.

C'est qu'on avait affaire à la pléthore séreuse, dont en effet nous avons donné la fidèle description dans le tableau que nous avons tracé tout à l'heure.

Dans la pléthore sanguine il n'y a pas excès dans la quantité du sang, mais bien seulement excès dans la proportion des élémens réparateurs du sang.

L'obésité accompagne souvent la pléthore séreuse; la maigreur, la pléthore sanguine.

Lorsque le sang, trop riche d'élémens réparateurs, stimule excessivement le cerveau, le cœur, les glandes, les tissus élémentaires, il y a indigestion fonctionnelle, qu'on nous permette cette expression figurée; c'est-à-dire que les tissus divers ne sont pas montés au ton d'assimilation d'un sang aussi riche : de là des troubles sans nombre, tous sthéniques; de là des réactions franchement et violemment inflammatoires : ici la saignée, les boissons aqueuses et alcalines sont indiquées : il y a pléthore sanguine.

Mais, dans la pléthore séreuse, il y a toujours plénitude vasculaire; et cette plénitude tient à ce que de la sérosité en excès vient s'ajouter à la masse cruorique. Cette forme de pléthore est constante dans les maladies organiques du cœur, dans la plupart de celles du foie et des reins, dans quelques affections pulmonaires.

La pléthore sanguine reconnaît pour cause une alimentation trop succulente, trop sèche, l'usage des toniques analeptiques, tels que le fer; elle n'est jamais produite par une lésion organique.

En traitant de la médication antiphlogistique nous aurons l'occasion de revenir sur les caractères distinctifs de la pléthore sanguine; qu'il nous suffise pour le moment d'avoir sommairement traité le parallèle de deux états de l'économie, si souvent et si déplorablement confondus.

Or, dans la pléthore séreuse, en ouvrant la veine, on évacue il est vrai une certaine quantité de la sérosité qui nuit; mais en même temps on enlève le cruor dont l'économie a si grand besoin, et dont elle a un besoin d'autant plus grand que cette forme de pléthore est ordinairement un des symptômes des cachexies. La sérosité se reproduit presque instantanément, parce que c'est l'élément du sang le moins organisé, le plus semblable aux ingestions inorganiques, à l'eau; et bientôt les mêmes accidens se reproduisent, qu'on ne pourrait combattre sans un grand danger par les mêmes moyens.

C'est ici que trouvent leur opportunité les agens de la matière médicale qui n'enlèvent au sang que la partie séreuse, et qui par conséquent désemplissent les vaisseaux sans en soustraire les élémens réparateurs. Les diurétiques remplissent le mieux cette indication; mais quand ils sont ou insuffisans ou inefficaces, les purgatifs concourent à peu près au même but. Nous disons *à peu près*, parce que l'action des uns et des autres n'est pas absolument la même. Les diurétiques en effet n'enlèvent aucun des matériaux de nutrition, aussi peut-on pendant longtemps faire usage de ces médicamens sans que l'économie souffre le moindre dommage; mais les purgatifs, outre qu'ils altèrent les fonctions digestives, source de toute réparation, sollicitent encore l'évacuation d'une grande quantité de sérosités, mais en même temps celle de la bile, du suc pancréatique et du mucus, qui tous contiennent des élémens de réparation organique.

Ce nonobstant, les purgatifs tiennent un rang très important dans le traitement de la pléthore séreuse et des diverses hydropisies qui se lient à cet état. Aussi, ceux qui déterminent les évacuations séreuses les plus abondantes, c'est à dire les drastiques, ont-ils reçu le nom d'hydragogues.

Les purgatifs sont encore employés comme dépuratifs; déjà, en parlant de la médication irritante spoliative, tome 2, p. 56, nous avons montré comment l'écoulement continuel du pus à la surface du cautère, ou le long de la mèche d'un séton, et la fluxion sanguine sans cesse fixée sur le même point, étaient un utile moyen à la fois de détourner l'irritation fixée sur quelques organes importans, et en même temps d'entraîner au dehors les élémens morbides charriés par les vaisseaux, et sans cesse présens à l'action d'un émonctoire énergique.

Nous avons vu que les sudorifiques agissaient exactement dans le même sens, il en est de même des purgatifs, qui sous ce rapport l'emportent sur les sudorifiques, et sont préférables même au cautère, au vésicatoire et au séton, chez les personnes dont les viscères gastriques sont en bon état.

La fluxion abdominale que les évacuans déterminent est un moyen assez utile pour rappeler les règles. On remarque en effet que si l'on purge une femme le lendemain du jour que ses règles ont cessé, le flux menstruel reparaît souvent : de là le précepte de ne jamais purger quand on a lieu de craindre une métrorrhagie ; de là les propriétés abortives des drastiques, propriétés exploitées d'une manière si coupable par les femmes qui cachent une faute par un crime, et par les médecins qui se rendent complices d'un homicide.

Mais pour rappeler le flux hémorrhoïdal, le même ordre de moyens doit encore être mis en usage, et l'on sait combien l'abus des purgatifs dispose aux congestions de l'extrémité de l'intestin.

RECHERCHES SUR LA CHALEUR ANIMALE, LA FIÈVRE ET L'INFLAMMATION, POUR SERVIR A LA

# MÉDICATION

## ANTIPHLOGISTIQUE.

—

    La médication antiphlogistique, considérée selon l'esprit qui nous a jusqu'ici dirigés dans les chapitres du même genre, embrasse : 1° l'étude des changemens immédiats survenus dans l'organisme par l'emploi des moyens antiphlogistiques ; 2° l'appréciation générale des cas où il peut être indiqué de produire ces changemens dans un but thérapeutique, ainsi que de ceux où de telles modifications sont contr'indiquées; 3° la recherche philosophique des lois sur lesquelles sont fondés les rapports thérapeutiques de la première série de faits avec la seconde.

    A ne considérer que la valeur étymologique du mot *antiphlogistique*, nous devrions comprendre dans ce travail l'étude de tous les moyens opposés à la chaleur morbide, à l'inflammation, à la fièvre, à toutes les affections. en un mot, qui sont principalement caractérisées par un excès de chaleur; mais l'usage, appuyé, il faut le dire, sur d'assez bonnes raisons, n'a appliqué cette dénomination qu'à un ordre déterminé de moyens.

    Ces moyens sont ou principaux ou accessoires. Les premiers consistent dans les émissions sanguines générales et locales, la diète et le repos ; les seconds, dans l'application à la surface de la peau de liquides dits émolliens ou atoniques, et de matières molles, pulpeuses, de même nature, ainsi que dans l'usage de lavemens émolliens tièdes et de boissons abondantes, tantôt émollientes, tantôt acidulées, à une température variant du frais au tiède.

Les émissions sanguines ou saignées générales consistent dans la soustraction immédiate au grand appareil circulatoire d'une certaine quantité de sang par une ouverture pratiquée à un vaisseau veineux ou artériel.

Les émissions sanguines ou saignées locales consistent dans l'évacuation immédiate d'une portion plus ou moins étendue du système des vaisseaux capillaires sanguins, au moyen de piqûres faites à la peau ou, à certaines régions des membranes muqueuses, soit par les sangsues, soit par divers instrumens piquans ordinaires, ou par des instrumens spéciaux, nommés *scarificateurs*.

Les topiques émolliens sont pulpeux ou liquides. Sous le premier de ces états on les appelle *cataplasmes*, et ils sont alors composés de graines, de farines, de feuilles, de fleurs mucilagineuses et émollientes bouillies dans l'eau, comme le lin, la mauve, le son, la fécule de froment ou de pomme de terre, l'amidon, la mie de pain, la pulpe de carottes, etc...; sous forme liquide, ils sont nommés fomentations, et consistent dans la décoction des substances désignées plus haut, décoctions dont on imbibe des toiles de flanelle ou de fil, etc..., pour les appliquer sur certains points de la peau.

Les bains sont d'eau pure ou rendue plus relâchante par l'addition de quelques unes des décoctions indiquées. Leur température est telle que le malade n'en ressent ni une impression de chaleur ni une impression de froid.

La composition des lavemens est la même que celle des fomentations et des lotions. Leur température est celle des bains.

Quant aux boissons qui sont, comme nous l'avons déjà dit, émollientes ou acidules, les premières se réduisent à des solutions de gomme arabique, adragant, etc..... de différens sirops, comme ceux de gomme, de guimauve, de capillaire, de limons, de groseilles, de vinaigre, etc....; à des décoctions de réglisse, de guimauve, de jujubes, figues, dattes ou raisins secs, de grande consoude, de chiendent, d'orge, de gruau, de salep, de semences de coing, de courge; à des bouillons de grenouilles, de veau, de poulet, de limaçon, de tortue, etc.; à des infusions de fleurs de violette, de mauve, etc........; à des limonades, des orangeades, etc.........; la température devant être tiède pour toutes celles composées avec des substances mucilagineuses ou mucoso-sucrées, et fraîche pour celles qu'on prépare avec les substances végétales acides.

Quand il nous arrivera de prononcer les mots *remèdes*, *moyens*, *traitement*, etc., *antiphlogistiques*, ou seulement *les antiphlogistiques*, il faudra comprendre l'ensemble plus ou moins général des agens tant principaux qu'accessoires que nous venons d'énumérer.

Et il nous semblerait oiseux d'aller au delà d'une énumération. La description des opérations par lesquelles on soustrait du sang appartient aux traités de petite chirurgie. L'histoire des sangsues et celle des diverses substances animales et végétales qui servent aux cataplasmes, lavemens, boissons, etc....., occuperaient de la place et du temps sans rien apprendre à quiconque. Ces choses sont indigènes, domestiques, d'un usage commun, banal; et la garde-malade, qui n'en sait que le nom vulgaire et les qualités extérieures, les connaît souvent mieux dans ce qui a rapport à leur emploi médicinal que le naturaliste le plus érudit. Qu'il nous suffise donc de les avoir énoncées.

Nous écartons de la classe des antiphlogistiques les médicamens contro-stimulans, les laxatifs, les sels neutres, le froid, etc..., bien qu'ils tempèrent la chaleur organique et aient la propriété de modérer l'état fébrile; parce qu'ils atteignent ce but par des modes physiologiques différens de ceux par lesquels agissent les antiphlogistiques proprement dits, et que cette circonstance essentielle pourrait jeter de l'embarras dans notre exposition et de la confusion dans l'esprit du lecteur.

Avant d'aborder notre sujet, nous oserons avouer l'étendue effrayante de ses proportions d'ensemble, le nombre et la difficulté sérieuse des questions qu'il renferme.

A celui qui serait étranger aux idées médicales de l'époque, nourri d'un autre enseignement, habitué par conséquent à apporter quelque philosophie dans l'étude d'une science qui s'en passe moins qu'aucune autre, il pourrait paraître singulier que des auteurs crussent donner l'exemple d'une espèce de courage et de certaine indépendance dans l'esprit, en déclarant qu'une question de thérapeutique générale a occupé leur pensée et exercé leurs réflexions.

L'étonnement devrait cesser lorsqu'on saurait à quel point les questions de ce genre semblent simples et faciles aux médecins de l'école régnante, et par quels moyens commodes et prompts on a remplacé l'observation hippocratique, les études fortes, la science des indications.

A l'observation hippocratique on a substitué l'observation brute et non travaillée, c'est-à-dire l'action passive, exclusivement matérielle et analytique des cinq sens. — Mais la raison des choses n'est pas dans leurs attributs extérieurs, dans les qualités physiques par lesquelles elles impressionnent nos sens.

Aux études fortes, on a substitué le mépris pour la science historique, pour la fécondation des faits par le rapprochement, l'analogie, l'induction. Toute idée générale a été flétrie du nom d'hypothèse, toute considération de rêverie, toute révélation du génie de conception imaginaire. L'observation clinique active, nous voulons dire illuminée, puissante, et se multipliant elle-même, parce qu'elle ne procède qu'au flambeau de la connaissance des lois vitales dans la santé et dans la maladie; cette manière d'observer qui consiste à saisir la nature et les rapports des faits, à en pénétrer le sens et à les rattacher à leurs lois; toutes ces opérations intellectuelles, ces méthodes de philosopher, c'est-à-dire de découvrir la vérité, obtiennent le titre d'étranges, d'originales, quand elles ne sont pas qualifiées d'illusions, de travers d'esprit, de résistance au progrès.

Qu'a-t-on mis à la place de la science des indications? Une nouveauté misérable, la *médecine exacte*, représentée par trois erreurs : 1° la méthode numérique, ou la consécration du principe barbare de la supériorité du nombre sur le droit et la raison, empirisme grossier et d'autant plus dangereux, qu'il se présente sous les dehors d'une louable sévérité dans l'observation et d'une sûreté infaillible dans les conclusions ; 2° la prétention de croire qu'on élève la médecine au rang des sciences exactes, parce que, dans l'appréciation de certains phénomènes pathologiques, on emploie les instrumens et les procédés de ces sciences; illusion puérile et bornée, chère au prosélytisme, parce qu'elle fait croire à une simplicité spécieuse et attrayante de notre art, et qu'elle dérobe à la foule les arduosités de la plus difficile de toutes les sciences ; 3° l'asservissement aux formules thérapeutiques; règle aveugle qui expose à des méprises funestes, dispense de réfléchir, lève toutes les perplexités du praticien, et n'est que l'aboutissant inévitable de la direction vicieuse que nous venons de signaler.

On a tenté, nous ne l'ignorons pas, de résoudre par des chiffres la question qui va nous occuper, savoir, la valeur du traitement des maladies aiguës par les moyens antiphlogistiques. C'est même l'instrument de conviction qu'on fait toujours jouer et qui, chose bien étonnante, est invoqué par tous les partis rivaux. Mais, nous le demandons, qu'a jusqu'ici résolu cette manière d'argumentation? On peut répondre sans se compromettre : rien.... que le septicisme et la démoralisation chez ceux qui n'ont pas su reposer ailleurs que sur des chiffres imposteurs leur esprit et leurs croyances. C'est que, des nombres, comme l'a dit récemment M. le professeur Broussais, il n'est pas possible de faire sortir autre chose que des nombres. Nous ajoutons que ces résultats numériques, ces faits bruts rassemblés en somme ne tirent pas de cette circonstance la moindre autorité scientifique; que leur nombre n'a qu'une puissance subordonnée à leur valeur intrinsèque; que mille faits indigestes, comme on a l'habitude de les présenter dans l'école que nous critiquons, peuvent très bien ne pas valoir un seul fait scientifique, parce que, encore une fois, le fait brut n'est rien, et que mille zéros ne sauraient engendrer une unité.

Est-ce à dire que le nombre, la réunion des faits n'ajoute rien à leur valeur? Qu'on ne nous prête pas cette opinion insensée. Le nombre ne fait pas le droit; mais quand le nombre et le droit sont réunis, on a obtenu le plus haut degré de force.

Les faits sont des témoins muets; il faut savoir les interroger, les faire parler, en trouver la signification. La nature ne se révèle pas ainsi immédiatement : il faut lui arracher ses secrets. « La vérité est dans les choses. » Rien de plus vrai : mais elle y est à l'état latent, et y resterait éternellement enfouie si l'esprit de l'homme ne travaillait à l'y découvrir et à l'en extraire. La vérité est dans les faits comme le chêne dans le gland, comme l'homme dans la goutte de sperme, en puissance; mais il faut à cette semence la fécondation, l'incubation de la femme, comme au fait, la fécondation de l'intelligence, l'incubation de la pensée; or, ce travail est défendu par les médecins numéristes qui croient qu'en ajoutant des faits les uns aux autres la vérité va en sortir d'elle-même. L'esprit, la méditation, sont les seuls réactifs qui puissent pour ainsi dire opérer cette extraction. C'est une bien funeste erreur que celle de croire que l'unique et simple juxta-position de faits, quelque semblables qu'ils soient, puisse produire la vérité renfermée en eux. Le même ne peut réagir sur le même et se féconder.

Nous le répétons donc, les faits des médecins numéristes ne sont que des matériaux en puissance, matériaux dont nous sommes loin de contester la loyauté, l'intérêt caché et réalisable, la valeur possible, mais qui ne peuvent gagner, à être additionnés, une valeur scientifique qu'ils n'ont pas isolément (1).

(1) Les faits médicaux, dit Bérard de Montpellier, demandent à être

On voit par ce qui précède que nous n'avons pas craint de travaillés en tous sens par l'analyse et la synthèse alternativement combinées. Ceci provoque une réflexion et un éclaircissement qui répondront à une prétention dont ne cesse de se glorifier la médecine numérique, et qui semble entourer ses observations et ses résultats du caractère scientifique que nous leur dénions. Cette prétention est celle de soumettre tous les faits à une minutieuse et sévère analyse. Dans cette école, on ne parle que d'analyse ; on reproche constamment aux autres le défaut d'analyse : analyse et numération, tout se réduit à ces deux opérations.

Nous aussi, nous aimons, nous recommandons et nous pratiquons l'analyse ; mais l'analyse philosophique, c'est à dire l'art de décomposer une chose complexe *en ses élémens constitutifs et fondamentaux, de manière à ce qu'ils conservent malgré cette disjonction naturelle une tendance mutuelle à se réunir.* La preuve d'une véritable analyse est fournie par une bonne synthèse. Ainsi la preuve que l'eau est bien formée de deux parties d'hydrogène et d'une partie d'oxigène, c'est qu'en rapprochant, dans des conditions données, ces mêmes proportions des deux corps élémentaires que l'analyse a découverts dans l'eau, ce liquide est à l'instant recomposé. L'analyse se prouve donc par la synthèse, et réciproquement.

Or, l'opération à laquelle se livrent les médecins numéristes sous le nom d'analyse ne mérite pas qu'on l'appelle ainsi. C'est une énumération, un fractionnement, un morcellement, qu'on nous permette ces expressions, c'est tout ce qu'on voudra, excepté une analyse. Une observation étant donnée, ils la croient profondément analysée quand elle se trouve éparpillée dans dix colonnes ; comme si ce serait analyser un volume d'eau donné, que de le répandre en milliers de gouttelettes. Pour le mérite et la vérité, il y a entre ce travail oiseux et facile et une analyse philosophique, la même différence que entre hacher un cadavre en menus morceaux et le décomposer, comme l'a fait Bichat, en tous ses tissus primitifs.

Une analyse vraie et bien faite a pour résultat l'élucidation de la chose analysée, la notion de la *constitution* de cette chose, du mode et des conditions essentielles de la combinaison de ses élémens, *ainsi que de leur aptitude à former nécessairement par leur réunion l'unité, l'être qu'on étudie.* Or, nous ne craignons pas de défier le zélateur le plus ardent de la médecine dite numérique de retrouver ce caractère dans les récapitulations stériles et diffluentes dont les auteurs de cette école font suivre, sous le nom spécieux d'*analyse*, les faits cliniques qu'ils nous donnent.

rendre notre tâche difficile, et de nous imposer des conditions à la hauteur desquelles nous ne nous flattons pas de nous tenir toujours. La question des fièvres et des phlegmasies est en face de nous : on peut être certain que nous ne voulons ni l'éviter ni la tourner. C'est dire qu'il nous faudra nous expliquer sur la nature des maladies aiguës qui se résument pour ainsi dire dans ces deux faits cardinaux de la pathologie. N'est-il pas impossible, en effet, de se servir avec un peu de discernement et de sûreté des moyens antiphlogistiques sans avoir mûrement réfléchi à ce que c'est que la fièvre, ses causes prochaines, ses différences, ses rapports avec l'inflammation et quelques autres affections ; sans s'être fait une idée de ce que c'est que l'inflammation, ses causes prochaines, ses différences, ses rapports avec la fièvre, et quelques autres affections, etc........? Et cet examen est d'autant plus indispensable que depuis vingt ans, l'esprit de système, la fascination du génie, le penchant à la paresse, l'amour de ce qui est simple, d'une étude courte et facile, nous ont jetés, sur ces questions principalement, dans une voie si détournée, si opposée à celle où l'on est conduit par une observation complète et sévère, que l'enseignement des vérités immuables de la science médicale est un résultat que de nombreuses années pourront tout au plus produire, tant les fausses doctrines se sont identifiées avec les esprits, tant l'erreur a jeté de profondes racines!

Ce préliminaire critique nous a paru convenable avant d'entrer en matière. Il nous était commandé tant par la nature grave et délicate du sujet que nous allons étudier, que par son actualité et la circonstance des débats récens qu'il a soulevés dans le monde médical, débats irrésolus, parce que de part et d'autre on ne s'est opposé que des chiffres. Par un sentiment très juste de l'impossibilité d'une solution avec de pareils argumens, la lutte s'est transportée sur un autre terrain, celui précisément de la valeur de la méthode numérique en thérapeutique. Là, les efforts et la haute raison d'un seul se sont brisés contre le nombre qui a triomphé en fait....... Cette question (celle de l'appréciation de la méthode antiphlogistique ou débilitante dans le traitement des maladies aiguës) restée pendante nous échoit à traiter, et nous avons dû faire notre profession de foi sur la manière dont nous pensons que sa solution peut être essayée.

Dans un sujet qui n'est pas sans quelque analogie avec celui sur lequel le père de la médecine nous léguait il y a vingt-deux siècles un immortel traité, n'est-il pas bien remarquable, qu'aujourd'hui, nous ayons à adresser aux CNIDIENS de notre époque, la critique et les reproches par lesquels ce grand homme commence son livre : *De victûs ratione in morbis acutis?*......

« Ceux qui ont rédigé et nous ont transmis les maximes de l'école de Cnide, ont sans doute fidèlement énuméré les symptômes de chaque maladie et décrit exactement la manière dont ils se déclarent ; en un mot, ils ont fait ce que tout homme, même le plus étranger à l'art médical, serait capable de faire, pourvu qu'il eût sévèrement recueilli, de la bouche même des malades, le récit de leurs souffrances.

» Quant à ce qu'il faut que le médecin sache et induise indépendamment du rapport fait par le malade ; quant à la plupart des connaissances qui conduisent au pronostic, etc., toutes ces choses ont été à peu près dédaignées par eux. Pourtant, comme la manière de traiter chaque malade est subordonnée à la perspicacité du médecin, je suis forcé à cet égard de penser tout autrement que les Cnidiens.

» Cette école ne nous a même rien légué sur le régime des maladies aiguës qui soit digne d'être mentionné, et, quelle que soit l'importance de ce sujet, ils se sont tout à fait abstenus de le traiter. Ce n'est pas qu'ils aient ignoré la liste des maladies et de leurs nombreuses divisions ; mais, comme ils s'appliquaient purement et simplement à les compter, il est clair qu'ils n'ont rien pu en dire de sensé. Celui-là, en effet, s'abuse, qui croit grouper des cas pathologiques semblables et pouvoir en faire l'addition, parce qu'ils ne lui paraissent différer entre eux que sous quelque rapport peu important, et qui, au contraire, prononce que deux cas sont distincts, p[ar] cela seul qu'ils ne portent pas le même nom. Pour moi, je su[is] autorisé à affirmer que l'esprit du médecin doit envisager l[es] faits sous tous les points de vue qui composent le domaine [de] l'art. »

Il importe beaucoup de se bien pénétrer de l'idée essentiel[le] représentée par le mot ANTIPHLOGISTIQUE, et de ne jamais perdre de vue dans le cours de cette dissertation. Cette expre[s]sion fixe l'esprit sur deux faits, l'un relevant de la patholog[ie] générale, l'autre de la thérapeutique ; faits capitaux, indivis[i]bles, qui se supposent mutuellement pour leur intelligen[ce] réciproque, comme la pathologie suppose la thérapeutique, [et] *vice versâ* (1).

Il s'agit donc principalement des lésions de la puissance d[e] calorification de l'organisme vivant et des moyens thérapeuti[[]ques les plus propres à combattre ces lésions. Ces moyens, nou[s] les avons plus haut limités, pour notre sujet, à une classe na[[]turelle et bien exactement formée par l'identité d'action de[s] instrumens qui la composent. Il s'agit aussi de saisir les conve[]nances ou les répugnances physiologiques qui existent entre l[a] nature de ces affections et l'état nouveau et déterminé qu'in[]troduit dans l'organisme l'action immédiate et éloignée de[s] antiphlogistiques, afin d'éclairer l'un des points de vue pa[r] l'autre, et de s'élever ainsi à des principes et à des lois sur les[]quels puisse s'appuyer la pratique avec plus de raison, de sa[]tisfaction intellectuelle et de moralité, que sur les suggestion[s] spécieuses, aveugles et antiscientifiques des tables de mor[]talité.

La fièvre et l'inflammation, leurs noms l'indiquent assez, sont les états morbides dans lesquels la chaleur animale est

(1) Cette connexité est pourtant méconnue d'une manière flagrante dans les dictionnaires de médecine, et le principe contraire officiellement consacré par la distribution vicieuse des matières et la classification anti-médicale des diverses branches de la science dans les cours des facultés.

principalement et essentiellement accrue ; en sorte que c'est surtout de ces affections éminemment *phlogistiques* que nous sommes appelés à étudier la physiologie et les lois de génération, afin d'en déduire les méthodes thérapeutiques les plus conformes aux saines doctrines et à l'expérience philosophique, toutes deux solidaires depuis vingt-deux siècles.

Pour les premiers philosophes et les plus anciens médecins, les idées de vie et de chaleur se confondaient. Ce qui les frappait avant tout et leur paraissait le plus fondamental dans les corps vivans, celui de l'homme par exemple, c'était sa chaleur propre, constante et invariable, et par conséquent la faculté qu'il tenait de sa vitalité de produire incessamment une somme de calorique, non pas illimitée, fatale, n'obéissant à d'autres lois qu'à celle des avidités et des saturations chimiques, comme en produisent les combustions artificielles et toutes les causes météorologiques, etc...., mais réglée et toujours admirablement en harmonie avec les besoins de l'être et sa conservation. Ils ne séparaient pas ce fait primordial du fait même de la vie ; c'est dire qu'ils reconnaissaient à l'un et à l'autre un même principe, une cause commune, des lois d'existence identiques. L'idée de froid rendait l'idée de mort, et celle-ci rappelait logiquement la première.

Les anciens étaient moins éloignés que les modernes physiologistes d'une notion juste et radicale de la vie.

Mais si la chaleur animale était un fait de même ordre et de même origine que la vie, les lésions de la calorification en plus ou en moins, la fièvre, etc., devaient être des phénomènes inséparables et de même ordre que les lésions vitales. La fièvre était donc une maladie essentielle et vitale, c'est à dire la maladie dont étaient susceptibles tous les êtres ayant vie, la maladie par excellence, et dont les actes reposaient sur les mêmes lois que celles par qui existe toute matière organisée en tant que vivante, et indépendamment d'organes spéciaux et de système nerveux.

Les anciens étaient beaucoup moins éloignés que les pathologistes modernes d'une notion juste et radicale de la fièvre.

Si on veut se donner la peine d'étudier la marche de l'esprit humain dans les sciences, on se convaincra bientôt que les premiers médecins ont dû se former de la vie, de la chaleur animale et de la fièvre les idées que nous venons de faire connaître. Elles portent l'empreinte de la philosophie de l'époque.

Et il ne faut pas qu'elle soit perdue pour nous, cette ingénieuse et sublime fiction dans laquelle les poètes de l'antiquité nous représentent Prométhée osant usurper le droit du créateur, et refaire un homme, en vivifiant, avec le feu qu'il dérobe au ciel, une matière inerte, espèce de cadavre artificiel pétri de ses mains.

Ce sont là des idées simples et par conséquent fécondes, auxquelles on est toujours forcé de revenir, quand on veut qu'une doctrine ne fasse que réfléchir les lois, les procédés et les secrets de la nature. On pourrait affirmer que des esprits vierges et bien faits, qui aujourd'hui recommenceraient l'observation physiologique et médicale, frappés des mêmes faits simples et fondamentaux, en concevraient les mêmes idées et nous reproduiraient des théories très analogues.

Il serait donc bien important de réaliser en nous ce précieux néophysme, et, pour cela, de nous placer autant que possible au point de vue des premiers observateurs.

Hippocrate se garde bien de donner une définition de la fièvre; mais il caractérise cet état par une dénomination pittoresque qui est plus qu'une définition, qui est une théorie, ou du moins qui contient l'idée-mère d'une théorie radicale de la fièvre, lorsqu'on rapproche, comme nous en avons eu le soin plus haut, le fait qu'elle exprime, de celui qui alors représentait exactement l'idée de vie. *Hippocrates quidem febrem appellat ignem, et febricitantes igne correptos.* (RIOLAN.)

Cette espèce d'équation établie par Hippocrate entre chaleur animale et vie d'un côté, lésion de la calorification (ou fièvre) et lésion de la vie, de l'autre, est une idée simple qui ne résulte pas encore de la science, mais qui peut servir à la fonder ; malheureusement elle est restée à l'état d'enfance et de rudesse. On n'en a pas compris la profondeur et la fécondité, car personne peut-être, excepté M. le professeur Récamier, ne s'est attaché à la développer.

Nul doute que le phénomène le plus important, le plus pathognomonique, et pour ainsi dire le fait unique dans la fièvre, ne soit la lésion de calorification. Voilà pourquoi les anciens observateurs n'ont pas pris le change sur ce qui, dans cet état, devait principalement fixer leur attention.

Le vulgaire recommence chaque jour cette frappante observation sans soupçonner ce qu'elle renferme, tandis que, faussé et sophistiqué par une science décevante, l'esprit du médecin de nos écoles cherche subtilement la fièvre dans quelque fait caché et finement observé, sans songer, comme le remarque si judicieusement un auteur ignoré, M. Thomas Dagoumer (*Précis historique de la fièvre*, p. 46), que ces faits ne peuvent servir qu'à l'explication de quelques phénomènes particuliers; que les idées qui en sortent, employées comme fondement d'une théorie générale, deviennent fausses par leur application, et que c'est peut-être là le tort des modernes.

« Cette manière de philosopher, dit encore ce modeste écrivain (p. 63, *op. cit.*), peut s'écarter de celle des écoles ; mais elle paraît très près de la nature. Elle est parfaitement d'accord avec ce qu'on observe journellement. Ecoutez cette femme qui a passé la nuit couchée près de son mari attaqué de la fièvre; elle ne vous dira autre chose, sinon qu'il était comme un tison ardent. C'est en vain qu'un jeune docteur plein de science veut lui faire quelques raisonnemens sur l'état du malade; elle ne le comprend pas. Elle n'a vu, elle n'a senti, elle n'a retenu de tout ce qui s'est passé que l'agitation extrême et la chaleur dont son mari était tourmenté, et qu'elle a souffertes elle-même. »

Aussi, bien que le père de la médecine n'ait pas négligé,

comme on l'a prétendu, l'exploration du pouls dans la fièvre, ce qu'attestent vingt passages de ses écrits et surtout de ses écrits cliniques, nous voulons parler de ses livres sur les épidémies, il est certain que, pour lui, cette considération ne venait qu'après celle de la chaleur, et que c'est par les degrés de celle-ci qu'il estimait principalement les degrés de la fièvre. *Antiqui medici febris vehementiam ex gradu caloris æstimabant; ac constat apud eruditos, Hippocratem manubus pectori et abdomini sparsim admotis, de febris præsentiâ potiùs quàm ex pulsu judicasse.* ( SAUVAGES, *Nosolog.* )

Bientôt Hérophile, engoué de quelques connaissances anatomiques, jaloux, comme c'est l'habitude, de faire primer des observations un peu plus précises sur le pouls, et dont il était l'auteur, s'avise d'y attacher plus d'importance qu'à l'appréciation de la lésion de calorification.

Voilà la première déviation, le premier pas fait vers l'erreur qui fut consommée deux mille ans plus tard par Boërhaave et son école. *Adeòque velocior cordis contractio, cum auctâ resistentiâ ad capillaria, febris omnis acutæ ideam absolvit.* ( BOERH. *aph.* 581. )

Haller, qui n'était pas un grand médecin ( ce qui pourrait conduire à élever quelques doutes sur l'importance et la grandeur véritables de ses travaux physiologiques), semble reprocher à Hippocrate d'avoir trop dédaigné l'étude du pouls dans la fièvre : *Solum ferè pulsum negligit,* dit-il assez peu exactement, comme nous le prouverions facilement. Pour lui, il renchérit sur Boërhaave, et met plus de précision dans l'erreur. Il exige, pour attester rigoureusement l'existence de la fièvre chez un malade, un nombre déterminé de pulsations, et fixe ce nombre à cent. Au dessous de cette mesure, il n'y a pas fièvre.

L'anatomie et la physiologie organique ou instrumentale auraient bien pu ne pas donner naissance à des applications aussi déplorables; constatons néanmoins qu'elles en sont la source. De nos jours, leurs usurpations ne sont pas moins funestes, et si la micrographie, qui depuis quelques années menace même la clinique, continue à leur prêter son merveilleux secours, dans cinquante ans la science médicale sera devenue quelque chose d'impossible à prévoir, mais à coup sûr quelque chose de fort triste.

La chaleur *innée*, pour parler comme Galien, étant l'expression la plus immédiate de l'état vital, Hippocrate, en l'explorant avant tout chez un fébricitant, montre qu'il s'occupait d'abord de constater l'état des fonctions vitales, c'est à dire des fonctions communes à tous les êtres vivans, et qui, chez l'homme, sont les plus importantes, puisqu'elles forment la condition d'existence de toutes les autres. Primitivement lésées dans les fièvres que nous appellerons *vitales*, elles méritent le premier regard du médecin.

De ce point de vue, la pratique d'Hippocrate, qui a servi de prétexte à ses détracteurs pour l'accuser d'ignorance, est plutôt faite pour commander l'admiration.

L'état anormal de la grande circulation, quoique s'associant ultérieurement aux lésions des fonctions vitales dans le plus grand nombre des cas, ne leur est pas nécessairement lié, comme le sont les lésions de la calorification, qui, suivant l'expression très juste de M. le professeur Récamier, n'en sont pas plus séparables que le mouvement de l'impulsion.

En faisant consister la fièvre dans un surcroît d'action du cœur et de la grande circulation, les iatro-mécaniciens et les iatro-organiciens ont chargé un appareil spécial d'une fonction (la calorification) générale et commune antérieure à lui, et à laquelle, par conséquent, il est incapable de présider.

Le cœur, les artères et les veines qui composent cet appareil ne sont, en effet, que des instrumens de transport, et, si le trouble de leur action se remarque presque toujours en même temps que les lésions de la calorification, ce n'est certainement pas à titre de cause de celles-ci, mais seulement pour obéir aux lois des synergies et de l'évolution fébrile dans l'ordre assigné à ces organes par celui de leur développement embryonnaire. Ceci s'éclaircira par la suite.

Ces choses suffisent, nous le pensons, pour faire sentir toute l'importance de la lésion de calorification dans la fièvre et justifier ces paroles d'un ancien : *Calor naturalis primus motor est in corpore, ut primus à medicis consideratus, quatenus primus motor est in arte medicâ, salubris per se, insalubris per accidens, ad artem medicam coarctatus primus, indicatus ita primus. Per quem omnes medici reguntur ad operationes recte administrandas ut caloris hujus æmuli, ministri et imitatores; ut primus auctor, rex ac imperator supremus omnia regens in arte. Ideò à virtute calidi innati prima indicatio desumitur quæ cæterarum indicationum est regina.* (Valer. Martinius, *De certitud. medicin.*)

Si la considération de la chaleur animale intéresse si éminemment la clinique en général, et si, dans l'étude de la fièvre et des fièvres en particulier, la connaissance du mode de production et des lois de ce grand phénomène occupe la première place, comment s'expliquer le silence des pathologistes, et spécialement des pyrétologistes à ce sujet?

Il est en effet bien remarquable, qu'avant de se demander ce que c'est que la fièvre, son mécanisme physiologique, son mode de production, ses lois, sa nature accessible en un mot, on ne se soit jamais préalablement fait les mêmes questions au sujet de la chaleur animale. Nul doute cependant que la solution du dernier de ces problèmes physiologiques n'eût renfermé celle du premier, et réciproquement. Une théorie de la calorification organique, d'où ne découlerait pas nécessairement et de soi-même une bonne théorie de la fièvre et des fièvres, devrait être, sans plus d'examen, rejetée comme erronée ou incomplète; et on pourrait en dire exactement autant d'une théorie de la fièvre dans laquelle on ne retrouverait pas une bonne théorie de la calorification.

Ce double critérium a son mérite et sa valeur pour servir à juger les doctrines pyrétologiques passées, présentes et futures. Nous pouvons remarquer en passant que l'opinion sur la cause prochaine de la fièvre, qui est actuellement de mode, gagne infiniment peu à être essayée par cette pierre de touche.

Cela fait que, si nous sommes encore à désirer une théorie raisonnable et suffisante de la calorification, la faute en est à la plupart des auteurs et des professeurs de physiologie, qui ne sont pas médecins, et n'ont par conséquent pas assez réfléchi sur la fièvre ; et que, si la nature et les causes prochaines des fièvres n'ont encore été aperçues que par quelques médecins doués d'une haute puissance d'observation et de généralisation, il faut en accuser la masse, qui n'a reçu de l'enseignement que des notions communes et stériles d'une physiologie anatomique sans portée, vide d'applications médicales, et n'a par conséquent pas assez réfléchi sur la chaleur animale, sa génération et ses lois d'existence.

Il devient donc absolument nécessaire au but que nous nous proposons de rechercher un instant en quoi consiste, comment se produit et s'entretient la chaleur propre aux corps vivans et à l'homme en particulier ; quelles sont ses sources, ses conditions de manifestation, etc....... ; et si quelqu'un s'étonnait du soin que nous prenons, et le qualifiait de hors d'œuvre, nous répondrions que nous ne connaissons de véritable science thérapeutique que celle qui s'appuie sur l'étude des lois de la santé et de la maladie, dans laquelle chaque fait particulier donne et reçoit, c'est à dire est éclairé par le fait général ou la loi dont il relève, et réfléchit à son tour sa propre lumière sur le fait général ou la loi qui lui imprime son caractère scientifique.

Les choses étant ainsi, il devra paraître naturel, et même de rigueur, qu'ayant à rechercher, dans cet important chapitre, les indications que les maladies phlegmasiques, pyrétiques, PHLOGISTIQUES enfin, offrent pour les moyens antiphlegmasiques, antipyrétiques, ANTIPHLOGISTIQUES ; qu'ayant aussi pour objet principal d'y discuter les motifs physiologiques de ces indications ou contre-indications, il devra, disons-nous, paraître très opportun que nous commencions par établir l'idée qu'on doit se faire du phlogistique physiologique ou de la calorification à l'état normal, pour en déduire la connaissance des lésions de cette puissance phlogistique ou de la fièvre.

Connaissant ensuite expérimentalement les effets immédiats et éloignés des antiphlogistiques sur la calorification animale, et les fonctions organiques du même ordre qui sont lésées dans les maladies inflammatoires et fébriles, nous posséderons les élémens et les conditions nécessaires pour nous élever aux principes généraux de la médication antiphlogistique et descendre à ses applications cliniques spéciales.

Rien, dans ce travail, ne sera fait *à priori* et par le *rationalisme* pur, comme pourraient porter à le croire les idées vicieuses qui règnent actuellement en médecine touchant les méthodes d'observation et de raisonnement. L'école hippocratique, à laquelle nous nous efforçons d'appartenir, a proclamé, plus de dix-huit cents ans avant Bacon, les mêmes principes que lui sur les méthodes d'observer les faits et de procéder dans l'induction et la généralisation.

Les auteurs de physiologie sont les seuls, avons-nous dit, qui aient étudié la chaleur animale et aient essayé de se rendre compte de son mode de production. Aucun d'eux pourtant n'a eu expressément l'intention de faire cadrer sa théorie avec les phénomènes pathologiques ; nous en exceptons toutefois Galien et son digne interprète l'illustre Fernel. Leurs idées sur ce point nous semblent bien près de la vérité, malgré la réprobation sarcastique dont, de nos jours, elles sont encore l'objet.

Les opinions plus modernes et qui ont cours maintenant peuvent se rapporter à deux principales : l'une, formulée de trois manières, et différemment exprimée, ne fait pas dériver la chaleur animale de l'action d'un appareil spécial, ne localise pas le foyer de cette fonction, mais le place dans les forces générales de l'organisme. C'est, pour les uns, la force vitale, pour les autres la nutrition, pour quelques uns enfin le système nerveux, qui président à la formation de la chaleur organique.

On pourrait désirer quelque chose de mieux senti et de plus

dessiné. Pourtant une vérité confuse, ébauchée à peine et seulement soupçonnée, est mille fois préférable à une erreur claire, hardie et intelligible.

La seconde opinion sur la formation de la chaleur animale nous paraît dans ce dernier cas.

Le goût des localisations a envahi jusqu'à la physiologie. Chose à laquelle on ne se serait pas attendu, on a localisé la puissance pyrétogénésique de l'organisme; il a fallu lui trouver un siège, un organe ; c'était chercher le siège de la vie : n'importe, on l'a découvert. Les poumons, l'appareil respiratoire, l'oxigénation du sang enfin, ont été chargés du rôle de produire, d'entretenir la chaleur animale, et d'expliquer ses modifications et ses lois.

Le moindre défaut de cette théorie iatro-chimique est d'exclure presque tous les faits qui devraient y trouver leur place, et surtout de rendre absolument impossible l'interprétation des modifications si profondes et si nombreuses qu'éprouve la chaleur animale dans les fièvres.

Il suffit de collationner un instant une pareille opinion avec le fait le plus ordinaire de la pathologie, pour sentir aussitôt qu'elle n'en supporte pas l'épreuve ; c'est assez dire qu'elle est également impuissante à rendre compte des faits dans l'ordre physiologique. L'organisme n'est pas régi, dans l'état de maladie, par des lois différentes de celles auxquelles il obéit dans l'état de santé. *Quæ faciunt in sano actiones sanas, eadem in ægro morbosas*, a dit Hippocrate; et il a su tirer de cette observation des corollaires immenses. On peut même dire que toute sa pathologie en découle.

Or, si cette proposition hippocratique est incontestable, et si, d'un autre côté, l'appareil respiratoire peut être considéré comme remplissant à l'égard de l'économie le rôle d'un calorifère à l'égard d'un appartement dans lequel il répand la chaleur au moyen de tuyaux et d'orifices exhalans, il est bien inutile de chercher si laborieusement la cause prochaine de la fièvre. Quoi de plus simple? La fièvre consiste en une oxigénation plus abondante du sang dans les poumons. Et tout est dit...... Les frissons d'invasion s'expliquent d'eux-mêmes : faites absorber un peu moins d'oxigène au sang, et on n'a plus rien à vous demander.

Exactement comme pour notre calorifère : ajoutez du combustible, vous avez plus de chaleur; retirez du combustible, l'appartement se refroidit..... Tel est l'état actuel de la physiologie sur le point qui nous occupe.

Nous avons exposé plus haut la doctrine des anciens sur le même sujet.

Sans doute le sang contenu dans les cavités gauches du cœur a d'autres qualités que celui des cavités droites de cet organe, et nous savons très bien qu'une de leurs différences importantes consiste dans la température plus élevée du premier. Nous n'ignorons pas non plus que, pour se rendre des cavités droites dans les gauches, le sang a dû traverser les poumons, s'y diviser à l'infini dans d'innombrables ramifications vasculaires, n'être alors séparé du contact immédiat de l'air atmosphérique que par des parois assez minces pour permettre une action réciproque de l'un sur l'autre et un échange de matériaux, desquels il résulte que l'air s'est dépouillé d'une petite proportion d'oxigène pour se charger d'acide carbonique; que le sang a perdu de son carbone, qui a été remplacé par une certaine quantité d'oxigène, et qu'on ne peut se refuser à croire que cette absorption continuelle d'oxigène, ce dégagement continuel d'acide carbonique, ne contribuent à l'élévation de température que présente le sang qui vient de subir cette action chimique.

L'anatomie comparée des reptiles et des oiseaux, l'étude des fonctions circulatoires chez le fœtus et l'enfant nouveau-né, celle des asphyxiés par quelque cause que ce soit, etc., etc..., fournissent des faits qu'explique assez bien l'observation précédente et qui la justifient à leur tour.

Mais il y a loin d'une des conditions de production d'un

phénomène, d'un de ses élémens de causalité, d'un de ses actes préparatoires, à sa cause suffisante, efficace, potentielle.

Si, d'une part, on voit la température du corps s'élever très sensiblement, et la résistance au froid s'accroître beaucoup, sans que l'oxigénation du sang dans les poumons soit plus active et même alors qu'elle l'est notablement moins ; et si, au contraire, la force de calorification et de résistance au froid est excessivement faible, alors que l'imprégnation du sang dans les poumons par l'oxigène, l'artérialisation de ce sang, en un mot, se font au même degré et quelquefois avec plus d'activité, force sera bien d'admettre que la source suffisante et essentielle de la chaleur animale ne réside pas dans l'acte de l'hématose pulmonaire.

Or, les faits de ce genre surabondent, et on devrait être dispensé de les rappeler.

Une péripneumonie aiguë a, en trois ou quatre jours, rendu imperméable à l'air un poumon entier, et le malade est néanmoins dévoré par une fièvre violente.

On sait que la fièvre typhoïde se complique souvent d'une bronchite générale et profonde, ou d'une pneumonie diffuse, qui ne se révèlent guère que par les signes physiques que fournit l'auscultation, et par un peu de gêne dans la respiration. Sans le secours de ces signes, on peut, dans bien des cas, reconnaître cette complication, à la teinte asphyxique des malades, par exemple, à la couleur bleuâtre ou violacée de leurs joues, de leurs lèvres et de la peau des mains. Il doit y avoir une bien faible absorption d'oxigène de la part du sang qui traverse alors le poumon, puisque ce sang ne se convertit que très imparfaitement de veineux en artériel, et qu'il colore les tissus en bleu violacé au lieu de leur donner la teinte vermeille ordinaire. Les malades devraient être froids ; pourtant ils sont brûlans. L'application du thermomètre sur leur peau est d'accord avec le sentiment du fébricitant et l'impression du médecin pour affirmer une élévation insolite de la température.

Des individus sont arrivés à la dernière période d'une affection organique du cœur. Depuis long-temps l'asphyxie va croissant ; la circulation veineuse est empêchée, etc.....; les tissus sont bouffis, infiltrés, bleuâtres, froids : on croirait voir et toucher un cadavre de noyé. Par une provocation quelconque, ces asphyxiés sont soumis à une cause de fièvre, et la chaleur fébrile s'allume en eux, vive, générale, soutenue ; cependant la gêne de la circulation pulmonaire n'a pas diminué, non plus que la cyanose.

L'enfant nouveau-né a une force de calorification et de résistance au froid très peu énergique, parce que, dit-on, sa circulation pulmonaire, au moment de la naissance, se rapproche beaucoup de celle des reptiles. Nous n'avons pas besoin de dire en quoi consiste cette incontestable analogie ; mais la preuve que cette imperfection de la petite circulation et l'oxigénation moins abondante du sang qui en résulte nécessairement, ne sont qu'une des conditions de la faible puissance de calorification du nouveau-né, c'est que, toutes choses égales d'ailleurs, il peut, par le fait de mille causes, éprouver une fièvre fort intense. Est-ce que tout à coup les conditions respiratoires se seraient élevées au niveau de celles de l'adulte pour produire cette élévation de température et cette plus grande force de résistance au froid ? Non : car après vingt-quatre heures de fièvre, celle-ci venant à cesser, l'enfant retombera dans son état antérieur d'impuissance pyrétogénésique, pour fébriciter de nouveau dans quelques heures, sans que des alternatives correspondantes dans l'état de la circulation pulmonaire et dans l'action chimique de l'air sur le sang puissent rendre un compte satisfaisant de ces vicissitudes si remarquables de la chaleur.

Ici, comme dans l'exemple précédent, l'organisme s'est passé, qu'on nous permette l'expression, de sang artériel pour faire du calorique (1).

(1) Qu'on ne nous accuse pas d'ignorer que l'asphyxie complète et par conséquent la mort sont le résultat d'un obstacle absolu à la conversion du sang veineux en artériel dans les poumons. L'organisme ne peut

Si, maintenant, nous voulons citer des circonstances dans lesquelles la température organique s'abaisse notablement, ainsi que la force de résistance au froid, sans que pourtant les fonctions respiratoires soient suspendues ou affaiblies, nous ne serons embarrassés que pour le choix. Dans la période d'opportunité d'une maladie aiguë, telle qu'une fièvre grave, croit-on que les frissonnemens vagues, et surtout, ce qui est fort remarquable, la grande diminution dans la puissance de résister au froid, qui fait que les malades recherchent avidement les lieux et les vêtemens très chauds, croit-on que cette atteinte si profonde, portée à la force pyrétogénésique de l'économie, soit l'effet d'une combustion moins active du sang qui traverse les poumons?

Le même phénomène ayant lieu au commencement de la digestion d'un repas copieux, et dont l'assimilation s'opère activement, tiendrait-il aussi à une pareille cause?

La réfrigération soudaine qui s'empare de nous sous l'impression d'une cause d'effroi, de peur, et de toutes les passions abdominales ou dépressives, n'est certainement pas produite ainsi. Nous en dirons autant des refroidissemens qu'on observe dans beaucoup de maladies nerveuses, chez les femmes hystériques par exemple, refroidissemens généraux ou partiels qui caractérisent de même certaines affections rhumatismales chroniques, et n'ont certainement rien à faire ni avec l'hématose pulmonaire, ni avec la grande circulation, fonctions avec l'énergie et la perfection desquelles ces abaissemens de la température organique coïncident très souvent.

donc pas plus, avec du sang absolument veineux et complètement privé de l'influence hématosique du poumon, maintenir la chaleur que la vie, puisque nous avons reconnu que ces deux phénomènes sont inséparables. Nous voulons seulement faire entendre que, pourvu que le sang ait conservé assez de qualité excitante pour entretenir la vie, comme cela se voit dans toutes les asphyxies incomplètes, l'organisme, nonobstant cela, peut produire de la chaleur à un degré même plus élevé qu'il n'en produit dans les circonstances ordinaires avec le sang le mieux artérialisé.

Aux deux ordres de faits que nous venons d'alléguer et qui sont unanimes pour démontrer qu'un organisme peut faire varier sa chaleur propre indépendamment de l'influence accessoire de l'absorption d'oxigène qui s'opère incessamment dans les poumons par le sang veineux, les partisans de l'opinion contraire ne manqueront pas de faire une objection précise et que nous désirons prévenir.

Si un péripneumonique a sa chaleur plutôt accrue que diminuée, malgré l'imperméabilité complète d'un de ses poumons, ils pourront dire que cela s'explique par l'énergie et la rapidité avec lesquelles le mouvement imprimé au cœur par l'inflammation pulmonaire fait circuler le sang dans le poumon resté perméable à l'air, rapidité de circulation qui oblige tout le sang de l'économie à traverser un seul poumon dans un espace de temps plus court qu'il ne lui en fallait pour traverser les deux poumons, lorsque, dans l'état physiologique, le cœur battait moins fréquemment ; d'où compensation et même surabondance d'oxygène absorbé, etc. Cette objection pourra se reproduire avec quelques légères modifications pour répondre aux observations de fièvre chez les asphyxiés et les nouveaux-nés.

Puis, ils la retourneront pour faire face aux observations de diminution de la force de calorification malgré la persistance parfaite de l'oxigénation pulmonaire, et ils diront que, dans les cas de passions concentratives, par exemple, le refroidissement vient de ce que, par l'effet de ces passions, le sang abandonne soudain la périphérie pour s'accumuler dans les cavités splanchniques et les gros troncs veineux, etc.

Voilà l'idée principale qu'il paraît facile d'accommoder à la réfutation de tous les exemples que nous avons apportés pour combattre la théorie chimique et pulmonaire de la calorification.

Mais cette idée est loin de suffire aux exigences des faits.

Et d'abord, l'adopter serait subordonner, dans la notion de la fièvre, la lésion de calorification à celle de circulation, ce que nous devons rejeter comme contraire à l'observation et subversif de l'ordre de filiation des phénomènes dans l'évolution fébrile.

1° Contraire à l'observation. En effet, l'observation montre chaque jour des individus soumis à des causes d'excitation qui doublent la fréquence et l'étendue de leurs mouvemens respiratoires, précipitent les contractions du cœur à un point tel, que si leur puissance pyrétogénésique était accrue dans la même proportion, comme cela devrait être si elle n'était que l'effet de l'exercice de ces appareils, la chaleur serait extraordinaire, et réaliserait pour ainsi dire le *causos* des anciens, ou la fièvre pernicieuse ardente, voire même une véritable combustion spontanée. Pourtant il n'en est rien ; et c'est chose fort commune, que d'observer cette suractivité des fonctions en question, coïncider avec une réfrigération sensible chez les hystériques, les hypochondriaques et les maniaques, comme nous avons eu plusieurs fois l'occasion de le constater.

Un homme qui se livre à une marche rapide, à un exercice violent en pleine atmosphère, a le pouls à 130, fort, développé ; il respire 30 fois par minute et de tous ses poumons. Comparez sa chaleur avec celle du malade immobile dans son lit, affecté d'une fièvre typhoïde ou d'une fièvre éruptive, ou d'un rhumatisme aigu, sans que son pouls batte plus de 80 à 100 fois, avec la respiration la plus calme.....

Les extatiques et les cataleptiques offrent à cet égard des preuves bien précieuses. Il n'est pas rare, en effet, de voir chez les sujets affectés de ces états singuliers, la respiration presque entièrement suspendue pendant plusieurs heures avec une persévérance frappante de la chaleur, tantôt d'une manière générale et uniforme, tantôt, au contraire, en certaines régions de la peau qui sont brûlantes, tandis que d'autres ont conservé leur température naturelle, ou bien même sont complètement froides.

Le fait suivant ne saurait mieux trouver sa place que dans la présente discussion.

Dans le courant du mois de janvier dernier, un de nos amis, M. U....... D......, âgé de 25 ans, était affecté d'une variole confluente pour laquelle nous lui donnions nos soins. Vers le troisième jour de l'éruption, alors que toutes les pustules enflammées, turgides, rutilantes, allaient entrer en suppuration, secondées par une fièvre louable et très régulière, le malade fut pris d'un violent délire bientôt suivi d'un état cataleptique des mieux caractérisés.

Les fonctions intellectuelles, sensitives et locomotrices, étaient frappées d'un anéantissement complet, avec cette particularité pathognomonique, que les membres et la tête conservaient indéfiniment les attitudes qu'on leur imprimait, quelque singulières et forcées qu'elles pussent être.

Mais ce qui est pour nous actuellement du plus grand intérêt, c'est que les mouvemens respiratoires étaient, ou au moins paraissaient entièrement abolis.

Ce qu'il y a de très certain, c'est que, quelque moyen que nous ayons pris pour nous assurer de ce fait, il nous a été parfaitement impossible de constater la moindre élévation des côtes, le plus léger refoulement des viscères abdominaux par le diaphragme abaissé ; à l'auscultation, pas le plus léger bruit vésiculaire ni le plus mince souffle dans le larynx, la bouche ou les fosses nasales. La flamme d'une bougie placée devant ces ouvertures conservait son essor vertical, de même qu'un gobelet de cristal d'un éclat et d'un poli parfaits restait brillant, sec, et ne s'obscurcissait pas de la plus minime couche de vapeur aqueuse condensée. La pièce où reposait le malade était néanmoins vaste, fort peu chauffée, froide même. Le thermomètre marquait alors 12° au dessous de zéro.

Cet état dura pendant toute une nuit.

Mme D........ nous envoya chercher. Voyant la sensibilité éteinte, les membres n'obéir plus qu'à une impulsion étrangère et s'arrêter, comme ceux d'un cadavre, là précisément où les laissait cette impulsion, *ne voyant ni n'entendant plus surtout la respiration se faire*, elle pleurait son fils mort.....

Nous fîmes remarquer à cette pauvre mère, que son fils était plein de vie, car les pustules et la fluxion interpustuleuse n'avaient jamais été plus actives ; le pouls battait sagement et avec force. *La chaleur de la peau et des membranes muqueuses était partout égale, élevée, abondante.*

Elle ne devait pourtant rien ou que bien peu de chose à la respiration.

Quand on objecte aux partisans de la théorie pneumatique de la calorification, ce fait, que les animaux et l'homme sont doués en hiver d'une force de résistance au froid bien supérieure à celle qu'ils possèdent pendant l'été, on les met bien à leur aise, et ils s'empressent de répondre que cela tient uniquement à ce que pendant l'hiver, comme des expériences directes le démontrent, il y a une bien plus grande quantité d'oxigène absorbée dans la respiration, et une circulation beaucoup plus énergique.

Si cette explication suffit, comment donc se fait-il que ces mêmes êtres, saisis au milieu de l'été par un froid beaucoup moins vif que celui auquel ils résistent si facilement pendant l'hiver, ne se trouvent plus en mesure de lui opposer la moindre réaction pyrétogénésique, et succombent en grand nombre à cause de cette insuffisance de chaleur propre ? Rien n'empêchait que, respirant un air plus dense et contenant sous un égal volume plus d'oxigène que l'air plus raréfié de l'été, ils en absorbassent assez pour stimuler davantage leur appareil circulatoire, et pourvoir comme en hiver aux besoins plus impérieux de la calorification.

C'est ce qui a eu lieu sans doute ; mais, pour l'accomplissement de cette fonction, une autre chose leur a manqué, sans laquelle le sang absorbe en vain de l'oxigène.

Si l'énergie pyrétogénésique que les animaux déploient en hiver, doit être attribuée à la suractivité dans cette saison des phénomènes chimiques de la respiration, il semble naturel qu'on rapporte à une cause inverse et proportionnellement affaiblie le fait contraire, observé pendant l'été, savoir : la faculté que possèdent les organismes animaux de modérer alors leur force de calorification, d'autant plus que la chaleur atmosphérique s'élève davantage. Pour être conséquens, les pneumatistes que nous combattons devraient professer que, de même qu'en hiver, l'accroissement de la chaleur animale dépend de la plus grande quantité d'oxigène absorbée dans un temps donné par le sang pulmonaire, de même, en été, l'abaissement de cette chaleur s'explique par l'inactivité relative de la combustion respiratoire.

Et pourtant, étrange contradiction, ces physiologistes déclarent qu'il est impossible et anti-philosophique de supposer qu'une même cause, que des conditions uniques, donnent lieu à des effets si opposés que le sont la calorification et la réfrigération. C'est pourquoi ils se rendent compte de l'abaissement de la chaleur animale pendant l'été par l'évaporation plus active qui se fait à la surface cutanée de la transpiration insensible et de la sueur. Il est inutile de répéter ici ce que la physique nous apprend touchant le mécanisme de ce moyen de réfrigération.

Nous avouons que notre étonnement a été grand lorsque nous avons lu dans le septième volume du *Dictionnaire de Médecine*, page 176 (art. *Chaleur animale*, par M. le professeur Bérard) : « *Le bon sens indique* et *l'expérience a démontré que ce n'est pas au même acte organique qu'il faut rapporter la production du chaud et celle du froid.* »

Il nous semble au contraire que le bon sens porte à croire que le plus et le moins, dans le développement d'un phénomène quelconque, indiquent seulement des degrés d'intensité dans l'action de la cause qui produit ce phénomène. *Le froid n'est pas quelque chose qui diffère par nature du chaud.* Ce sont des degrés d'une même chose, qui par conséquent ne reconnaissent pas des principes divers ; et, quelle que soit la source ou les sources de la chaleur animale, par cela même qu'elles peuvent entrer en suractivité par l'influence excessive de leurs stimulus, de même elles peuvent entrer en sédation par le seul fait de l'influence diminuée de ces mêmes stimulus.

Une théorie de la chaleur animale, qui n'est pas une et responsable, qui ne se suffit pas à elle-même, dans laquelle on est obligé de faire intervenir deux puissances, l'une pour expliquer la force de résistance au froid ou de calorification, l'autre pour se rendre compte de la force de résistance à la chaleur ou de réfrigération, une pareille théorie nous semble jugée; elle se dément et s'efface elle-même.

Cette contradiction a sans doute été nécessitée par l'impossibilité où se sont trouvés les pneumatistes de concilier leur opinion sur la calorification avec l'observation que nous avons faite plus haut, savoir que les animaux surpris dans l'été par un abaissement de température atmosphérique beaucoup moins considérable que celui qu'ils tolèrent si aisément en hiver, sont incapables de réagir et d'improviser un dégagement de chaleur propre qui suffise à neutraliser l'influence dépressive du froid extérieur.

C'est qu'en effet cette remarque discrédite singulièrement à nos yeux la théorie chimique de la calorification, surtout si on admet avec nous qu'il est irrationnel d'invoquer deux principes pour expliquer un seul fait. Car on sait que si un organisme succombe pendant l'été à un froid qui serait modéré en hiver, il n'y succombe que parce qu'il est, pour ainsi dire, pris au dépourvu, et qu'il n'a pas le temps de se préparer à une réaction pyrétogénésique dont les instrumens, mus par la nature vivante, sont soumis dans leurs opérations à une mesure et une évolution successives, comme toutes les fonctions physiologiques importantes. Sous ce rapport, la nature humaine est en harmonie parfaite avec son milieu, dont les changemens sont de même préparés et graduels.

Mais les forces de la chimie brute n'ont aucun de ces caractères. Quand les élémens sur lesquels elles s'exercent sont mis en présence, le travail qui s'opère (dans le cas qui nous occupe au moins) est instantané, nécessaire, constant, invariable, susceptible d'être rigoureusement prévu dans ses résultats. Or, si ces forces sont réellement en possession de produire la chaleur animale et la faculté de résister au froid, les conditions de leur action étant supposées les mêmes au mois de juillet qu'au mois de janvier, les résultats de cette action, savoir, la production plus abondante de chaleur, et par conséquent la plus grande énergie de résistance au froid, doivent être identiques.

Nous pensons effectivement, qu'un *système ou composé matériel, qui absorberait incessamment de l'oxigène et dégagerait incessamment de l'acide carbonique* (ouvr. cit., p.199), produirait une quantité de chaleur égale en été comme en hiver, les conditions intrinsèques et extrinsèques de l'opération étant les mêmes dans les deux saisons.

Pourquoi donc, si comme le professe l'habile physiologiste que nous avons nommé plus haut, M. Bérard aîné, *un animal est précisément dans ce cas, et si la respiration est la source principale, sinon la source unique de la chaleur animale* (ouvr. cit., p. 199), pourquoi en été, dans le cas que nous avons supposé, cette source de chaleur fait-elle défaut à l'organisme, et le laisse-t-elle périr de froid quand toutes les conditions lui sont fournies pour dispenser abondamment le calorique?

C'est, pour le répéter, parce qu'elle n'est qu'un des élémens, qu'un des moyens employés par la force de calorification de l'organisme, et que cette force, affaiblie pendant l'été, est impuissante à mettre en œuvre l'agent important, le stimulus indispensable que lui prépare l'hématose pulmonaire. Cette proposition sera développée plus bas, lorsque nous exposerons notre théorie de la chaleur animale.

L'insuffisance de leur théorie a donc été implicitement avouée par les iatro-chimistes modernes, du moment où il y a eu pour eux nécessité d'établir une puissance de résister à la chaleur distincte de celle de résister au froid.

Comme nous l'avons dit, ils ont attribué celle-ci au calorique enlevé à l'organisme par l'évaporation beaucoup plus active de la transpiration cutanée et pulmonaire.

Ce mode d'explication nous laisse dans le même embarras que celui que nous venons de rejeter.

De même qu'un froid de zéro cent., survenant brusquement en été, fait périr les animaux pour la raison que nous avons donnée, de même une chaleur de 20°, surprenant les mêmes êtres au milieu des rigueurs de l'hiver, les accable et les tue au milieu de sueurs profuses et malgré elles.

Ce phénomène, invoqué pour répondre à cette seconde difficulté, est frappé d'impuissance pour des motifs analogues à ceux qui, dans la circonstance opposée, ont démontré l'insuffisance de l'oxigénation pulmonaire plus active.

L'évaporation des transpirations cutanée et pulmonaire est un fait physique, comme le précédent était un fait chimique. En tout temps il doit produire son effet, et cela d'une manière nécessaire et immédiate. Pourquoi donc, toutes les conditions exigées pour assurer le résultat physique, savoir, une abondante évaporation, étant présentes et en pleine activité, le résultat physiologique, savoir, la sédation spontanée de l'organisme et sa faculté de résister à une chaleur extérieure disproportionnée, pourquoi ce résultat n'est-il pas obtenu ?

D'ailleurs les belles expériences de M. Edwards ont prouvé que la circonstance de l'évaporation, bien qu'étant un moyen incontestable de réfrigération pour l'organisme dans les saisons chaudes et les climats ardens, se trouvait néanmoins parfaitement incapable de donner la raison de la sédation spontanée que l'organisme n'oppose à une température très élevée que par suite d'une modification lente et successive apportée à sa force de calorification.

Et cette force n'est pas subordonnée dans son excitation et sa sédation à des causes de l'ordre physique et chimique. C'est elle, au contraire, qui domine ces agens, en dispose selon des lois qui ne relèvent que d'elle seule, et les fait servir à ses fins, en maîtrisant, pour ainsi dire, la nécessité brutale de leurs opérations, de manière à obtenir des manifestations vitales, une énergie fonctionnelle et conservatrice uniformes et régulières, tantôt avec une participation très faible de ces agents, tantôt malgré leur influence exagérée, et en apparence destructive de la vie, ne sont jamais produits.

Tel est le caractère fondamental de la puissance biosique, et nulle part il n'est plus évident que dans les phénomènes relatifs à la force de calorification.

S'il était nécessaire d'un argument nouveau pour infirmer l'opinion qui fait dépendre la force qu'a l'organisme de résister à la chaleur, de la réfrigération produite sur les surfaces cutanée et bronchique par l'évaporation des transpirations qui s'y opèrent, nous nous adresserions en dernier lieu à cette seule observation : Le corps, ou un des membres, plongés dans un bain d'eau chaude, et plus chaude qu'eux, conservent dans ce milieu leur température propre, et n'y sont pas soumis à l'équilibre qui s'établirait entre deux corps inorganiques doués de températures inégales.

Où est ici l'évaporation à laquelle on puisse en appeler pour expliquer le pouvoir négatif que développe l'économie, ou une de ses parties ?

Ce serait par trop mettre en doute les connaissances physiologiques du lecteur, que de se croire obligé de lui dire pourquoi l'évaporation de la transpiration pulmonaire, augmentée dans le cas que nous venons de supposer, ne répond pas à ce fait péremptoire à mes yeux, et qui ruine la seconde partie de la théorie dont nous avons essayé de signaler l'impuissance et les nombreuses lacunes.

Nous aurions pu à la rigueur nous dispenser d'entrer dans tous des détails, s'il n'avait pas été question de la réfutation d'une théorie qui réunit, à l'époque médicale où nous vivons, tout ce qui est nécessaire pour séduire les esprits et mériter les suffrages de la majorité.

Mais il était à craindre que nous ne fussions mal compris, accusés de vague et de légèreté, si nous nous étions bornés à dire :

Les grandes fonctions des êtres organisés, les actes fondamentaux, les phénomènes essentiels de la vie, et qui lui servent de caractère, *ne sont jamais produits par des causes de l'ordre physique, mécanique ou chimique.*

Par cela même que ces phénomènes ou ces fonctions sont caractéristiques de l'état de vie, il y a, entre eux et les phénomènes de l'ordre physique et chimique tout l'abîme qui sépare le règne organique du règne inorganique.

Or, la fonction de calorification est dans ce cas, comme nous l'avons déjà énoncé, et comme cela résultera plus clairement de la théorie que nous allons en donner.

Donc, elle repousse toute interprétation de la cause et des lois de ses phénomènes, lui venant de l'application des sciences physiques ou chimiques.

La physiologie n'emprunte les secours de la physique, que pour l'explication de quelques phénomènes accomplis sous l'influence de la puissance vitale par certains instrumens ou organes, jouissant des conditions matérielles nécessaires, pour que leur dernier résultat soit un acte de mécanique, d'hydrostatique, d'hygrologie, d'optique, d'acoustique, etc., etc., *susceptible d'être produit ou imité* avec des instrumens construits suivant les règles déterminées par ces différentes parties de la physique.

La physiologie n'emprunte les secours de la chimie, que pour l'analyse du cadavre, des fluides de la composition desquels la vie seule a été chargée, et pour celle de certaines humeurs excrémentitielles, désormais abandonnées à d'autres lois.

Et quelle analyse encore ! Cette opération, en général, ne doit-elle pas être jugée défectueuse et radicalement incomplète, lorsque la vérité de ses résultats ne peut pas subir la contre-épreuve de la synthèse ? Quelle humeur la chimie a-t-elle jusqu'ici pu composer ou recomposer ? On peut même affirmer (et il n'est pas nécessaire de dire pourquoi) que jamais elle n'y parviendra.

Ces remarques ne sont pas faites par nous, pour nier l'utilité des services incontestables qu'a rendus et que peut rendre la chimie à la science de l'homme. Elles n'ont d'autre but que d'en indiquer les limites et la nature.

Les sciences dont il est question, ainsi que l'anatomie, n'ont besoin que du cadavre. Leurs applications ne se font que sur les parties contenantes et les parties contenues, *continentia et contenta*, pour parler le langage d'Hippocrate. Ce qui imprime le mouvement, *enormonta*, leur échappe complétement. Le physiologiste, proprement dit, a pour objet l'étude de ce dernier élément de la constitution d'un être vivant; mais tous trois doivent lui être connus.

Barthez, dans son *Discours sur le génie d'Hippocrate*, a très bien limité les applications de la physique et de la chimie à la physiologie, lorsqu'il a dit : « *Les mouvemens, qui sont les derniers effets* du jeu des organes du corps vivant, peuvent être soumis aux lois de la mécanique, et les humeurs, *qui sont enfin formées* par les diverses digestions et sécrétions, peuvent être analysées par la chimie; mais les affections du principe vital qui produisent le renouvellement, etc. . . . . . »

Nous ajouterons, que, plus on descend l'échelle des êtres vivans, et que plus on s'approche de ceux qui sont réduits à la manifestation des fonctions les plus radicales et les plus caractéristiques de l'état de vie, moins on trouve à la physiologie de ces êtres, d'applications à faire des sciences physiques et chimiques.

Or, la calorification appartient à ces dernières et essentielles expressions de la vie. Elle est commune à tous les êtres qui composent ce règne; car, malgré l'opinion contraire de quelques physiologistes, tout organisme possède une température propre. Seulement les limites où elle cesse, sont extrêmement resserrées chez quelques êtres, très étendues chez d'autres, etc., etc. . . . . .

Voilà ce que nous aurions pu nous borner à dire, et cela aurait dû suffire ; mais la direction actuelle des esprits en physiologie, nous défendait de rester dans ces propositions générales.

2° Nous avons rejeté les raisons objectées par nos adversaires aux faits que nous venions d'exposer pour prouver que la chaleur animale n'était pas produite par les actes chimiques de la respiration, non seulement parce que ces objections étaient contraires à l'observation, ce qu'il nous a été facile de démontrer, mais aussi, avons-nous dit, *parce qu'elles étaient subversives de l'ordre de filiation des phénomènes dans l'évolution fébrile.*

En effet, pour nous en tenir maintenant à l'observation clinique, sans entrer, comme nous le ferons plus tard à l'occasion de l'essentialité de la fièvre, dans l'appréciation des motifs physiologiques de notre proposition, nous ferons tout simplement remarquer, qu'au début d'une pyrexie, les phénomènes naissent, se développent et s'enchaînent, de telle manière que les modifications pathologiques qui surviennent dans la chaleur animale, et accusent par conséquent une lésion dans les fonctions et les appareils qui la produisent, précèdent dans leur apparition les troubles qui annoncent que le grand appareil circulatoire est lésé.

Ainsi, les frissons, les alternatives de chaud et de froid, la diminution dans la force de résistance du malade au froid, le développement même de la chaleur fébrile, apparaissent avant que le pouls ait pu donner les caractères qu'il fournit ordinairement, et qui dénotent la surstimulation de l'appareil circulatoire.

Réciproquement, en observant l'ordre d'extinction des phénomènes fébriles, on voit que la lésion de calorification cesse avant la lésion de circulation, et que le pouls conserve son développement et sa fréquence pyrétiques, alors que la chaleur animale est rentrée dans son degré physiologique. Nous avons actuellement sous les yeux un enfant de trois ans, dévoré par un accès de fièvre des plus violens. La chaleur est extrêmement élevée, le pouls développé bat 144 fois par minute. L'accès vient de cesser. La chaleur est douce et normale. (Il n'y a eu de sueur ni pendant l'accès, ni maintenant qu'il est terminé.) L'injection de la face, l'assoupissement et les rêvasseries sont dissipés ; l'enfant, qui a recouvré ses sens, jouerait volontiers et demande à se lever. Le pouls bat toujours 144 fois par minute. Il est encore dur et fort.

Il devient, dès lors, impossible de placer la cause de la lésion de calorification dans la lésion de circulation, puisque celle-ci, loin de précéder la première, ne naît qu'après elle, et que toujours une cause doit préexister à son effet.

La même impossibilité absolue résulte de notre seconde remarque. Comment admettre, en effet, qu'un phénomène en reconnaît un autre pour sa cause unique et suffisante, lorsqu'il a disparu sans que celui qui en est regardé comme le seul moteur, non seulement ait suspendu son action dans le même instant, mais encore lorsqu'il la continue avec des conditions d'efficacité aussi puissantes que celles qu'on exigeait de lui pour qu'il produisît cet effet ?

Cette seule observation rendrait au besoin inutiles tous les argumens que nous avons accumulés contre la théorie chimique de la calorification.

Ceux qui auraient pu nous échapper, trouveront leur place dans l'exposition de notre propre théorie, qu'il s'agit de faire maintenant, et d'accommoder surtout sans efforts à la compréhension et à la déduction naturelles de tous les faits pathologiques qui nous intéressent, et dont la notion doit nous conduire aux indications véritablement physiologiques de la *Médication antiphlogistique*.

Chez l'homme et chez les animaux qui ont atteint comme lui le plus parfait degré d'organisation et d'unité physiologique (1),

(1) Il est bien entendu que les animaux les plus voisins de l'homme par leur organisation et la perfection de leurs fonctions, ne lui sont comparés que sous ce seul rapport ; et que nous ne cherchons pas à combler

tous les actes qui concourent au développement et à la conservation de l'être *en tant que vivans*, s'accompagnent d'un dégagement de chaleur et contribuent à produire et à maintenir la température propre de cet être, ainsi qu'à en régler les modifications d'intensité, de résistance et de répartition.

Or, chez l'homme, sujet de notre étude, ces actes, quoique tendant au même but final, sont de deux ordres bien distincts et portent des caractères différentiels très tranchés, soit qu'on considère leurs causes prochaines, la nature et le mécanisme de leurs opérations, les instrumens ou supports à l'aide desquels ils les exécutent et leurs résultats immédiats.

Si ces propositions sont justes, comme nous espérons le démontrer, il s'ensuit déjà que la chaleur propre de notre corps, émane de deux sources; que sa production se lie intimement et inséparablement à l'exercice de deux sortes de fonctions très générales. On peut en conclure aussi que la somme effective du calorique que cet organisme dégage incessamment comme de celui qu'il a en puissance, est une *résultante* formée de deux produits qui s'équilibrent ou prédominent l'un sur l'autre, suivant que les opérations organiques dont ils sont une des manifestations d'activité les plus essentielles (en même temps qu'ils servent de mesure exacte pour en faire apprécier la force ou la faiblesse par leurs modifications correspondantes), sont dans une harmonie d'action parfaite, ou bien suivant que cet équilibre est rompu par quelque cause que ce soit.

De plus, les deux foyers pyrétogénésiques de l'économie remplissant, ainsi que nous l'avons dit plus haut, des fonctions très distinctes et étant doués de manifestations d'activité qu'on ne peut confondre, il est assez facile, lorsque la température

ainsi l'abîme infranchissable qui sépare à jamais l'homme le plus nul par son intelligence et ses facultés morales, le Hottentot par exemple, du chimpanzé le mieux élevé et le mieux appris. L'existence du sens intime et du libre arbitre chez l'homme n'est pas, entre lui et le plus parfait des singes, une différence de degré, de développement, de plus et de moins, mais une différence de nature et d'essence.

organique éprouve de notables modifications physiologiques ou pathologiques, de savoir si l'un des deux foyers est plus ou moins actif que l'autre, et auquel on doit rapporter l'élévation ou l'abaissement de la chaleur animale qu'on observe, soit localement, soit généralement.

En effet, la production d'une certaine quantité de calorique accompagnant l'exercice de ces grandes fonctions aussi essentiellement qu'elle accompagne une combustion chimique, la considération des causes tant éloignées que prochaines de ces modifications thermogénésiques, l'observation des appareils et des phénomènes qui ont répondu à ces causes, l'observation surtout de l'enchaînement et de la marche de ces phénomènes, ainsi que de leur mode de cessation spontanée ou obtenue par l'art, enfin l'analyse physiologique, permettent toujours à un esprit exercé à cette puissante méthode, de déterminer laquelle des deux sources du calorique il faut qu'il reconnaisse, comme donnant lieu aux changemens remarqués dans la température organique.

Or, dans l'étude des fièvres et dans leur traitement, dans l'appréciation, par exemple, des indications ou contre-indications de la médication antiphlogistique, cette distinction est d'une importance capitale, et sur elle reposent les bases de la thérapeutique des fièvres.

Étudions donc suivant quelles lois et conditions la chaleur animale est développée par les deux appareils généraux de l'action desquels nous avons dit qu'elle émanait, et suivons dans cette étude l'ordre de la puissance créatrice.

Lorsque, en commençant ce chapitre et comme pour prendre acte avant tout du fait qui nous intéressait le plus, nous avons dit avec insistance, que les idées de vie et de chaleur organique étaient indivisibles et tellement connexes, que l'une représentait l'autre aussi exactement que l'impulsion le mouvement et le mouvement l'impulsion ; lorsque nous avons ajouté plus loin, que tous les êtres vivans jouissaient d'une température propre et d'une force de résistance au froid et à la chaleur, ce qui était attesté par ce fait qu'ils n'obéissaient pas (dans des limites très variables mesurées par le degré de leur perfection organique et de leur activité vitale) à l'équilibre de température que subissaient tous les corps inorganiques, nous avons implicitement signalé une des sources principales de la chaleur animale chez l'homme.

Effectivement, si toute matière douée de vie l'est en même temps d'une chaleur propre, si ce phénomène caractéristique s'observe chez le plus rudimentaire des animaux, il devra nécessairement être lié à l'exercice des manifestations d'activité bornées et essentielles auxquelles cet être est réduit et qui sont les fondements de la vie. Or, quelles sont-elles, et à l'aide de quelles conditions d'organisation sont-elles produites?

Un tissu cellulaire plus ou moins dense, doué d'une tonicité et d'un organisme vital plus ou moins énergiques pour faire circuler ou osciller dans ses aréoles et s'assimiler un fluide nourricier formé de matériaux puisés au dehors, puis éliminer les molécules usées par le mouvement vital, de manière à s'entretenir dans cet état pendant un temps déterminé. — Chaleur produite.

L'anatomie et la physiologie de ces êtres sont connues. Cette phrase y suffit.

Mais cet appareil et ces fonctions essentiellement vitales existent chez l'homme comme chez le zoophyte, et c'est sur eux, c'est sont assis, par eux qu'ont été créés et sont entretenus tous les appareils spéciaux dont la coordination et l'harmonie constituent notre organisme.

C'est dans cet *organe vital commun*, le tissu cellulaire ; c'est dans les *fonctions vitales communes* ou végétatives dont il est l'instrument, que nous devons d'abord chercher et trouver une des sources de la chaleur animale.

« Tout phénomène physique (ou physiologique), dit un illustre pathologiste, présente à considérer le support du phénomène, le stimulus du support et les propriétés ou capacités spéciales du support et du stimulus qui concourent à produire le phénomène. Le support, le stimulus et leurs capacités réciproques constituent donc l'appareil d'un phénomène quelconque. » (Récamier, *Rech. sur le trait. du canc.*, tome 2, p. 244.)

Cette manière d'étudier et d'analyser toutes les conditions d'un phénomène, est en physiologie et en médecine un guide sûr et précieux. C'est une méthode aussi étendue dans ses applications, qu'elle est simple dans sa formule, aussi féconde dans ses résultats qu'elle est facile à manier.

Un phénomène physiologique ne saurait être complètement et sainement connu qu'après avoir été considéré sous ces trois points de vue. Ainsi, pour prendre un exemple qui facilite l'intelligence de l'application que nous allons faire de cette formule à l'examen de la calorification, essayons-la rapidement dans celui d'une fonction moins obscure, mieux appréciée et dont toutes les conditions soient très distinctes et faciles à saisir, la digestion stomacale.

Pour que cette fonction s'exécute il faut trois choses : 1° Un support ou instrument ou organe; c'est l'estomac, doué de toutes les qualités d'organisation que nous lui connaissons, avec ses sucs propres, etc.....; 2° un stimulus; c'est ce qui fait entrer le support en action ou en fonction. Le stimulus ou excitant physiologique spécial de l'estomac en tant qu'organe de digestion, c'est l'aliment. 3° Une capacité du support pour le stimulus, c'est à dire un rapport, une affinité entre tous deux, une réciprocité de convenance, une aptitude de l'un pour l'autre, sans laquelle le stimulus et le support jouissent vainement de toutes leurs conditions normales, et avec le concours parfait de laquelle le stimulus ou le support, ou tous les deux ensemble, peuvent être privés de quelques unes de leurs propriétés, peuvent être altérés en quelques points, sans que le phénomène ou la fonction s'en trouvent eux-mêmes altérés.

Un estomac, un aliment, et leurs capacités réciproques, constituent donc l'appareil du phénomène de la digestion stomacale.

Toutes les fois que cette fonction sera altérée, ce sera de l'une des trois manières suivantes : ou par un vice du support, l'estomac ; ou par un vice du stimulus, l'aliment; ou par un vice dans leur capacité réciproque. Une indigestion peut être l'effet de l'une de ces trois causes.

Une indigestion par gastrite, une indigestion par un aliment de mauvaise qualité, une indigestion à la suite d'une émotion morale, qui trouble ou fait cesser la capacité du support pour le stimulus, ceux-ci n'ayant souffert respectivement aucune altération de leurs conditions et qualités ordinaires, sont des exemples irrécusables des lésions de la digestion gastrique par suite de l'altération des trois conditions de ce phénomène considérées isolément.

On voit par là, qu'en physiologie, la considération de la troisième condition d'un phénomène, c'est à dire de la capacité réciproque, et en pathologie, la considération de la lésion de cette capacité, tiennent le premier rang par leur importance.

En définitive, cette condition représente dans un phénomène physiologique, *la vitalité*, le principe immatériel qui produit et dirige ce phénomène, et dont les modifications et les lois sont plus ou moins indépendantes des qualités et attributs du support et du stimulus.

En pathologie, cette capacité lésée n'est autre chose que la raison première des accidens morbides, la lésion de ce qui imprime le mouvement, ce qu'on appelle si souvent *la prédisposition*, la lésion de ce qui produit, développe, dirige et fait cesser les actes pathologiques. — Et pour revenir au type que nous avons choisi, la digestion gastrique, c'est la puissance spéciale que l'estomac tient du principe vital qui établit entre lui et l'aliment cette *capacité* ou ce rapport mutuels sans lesquels la fonction ne s'accomplirait pas.

Il est si vrai que la condition dont nous parlons est la plus essentielle dans l'accomplissement du phénomène, qu'elle peut le réaliser et le produire malgré une certaine altération, soit du support, soit du stimulus, voire même de tous les deux à la fois. Ainsi, on voit tous les jours la digestion s'opérer très heureusement dans un estomac qui est le siège d'une lésion anatomique considérable ou dont les sucs propres n'ont pas leurs qualités physiologiques. D'un autre côté, l'estomac étant supposé sain, un aliment ordinairement indigeste ou altéré, etc., qui la veille avait causé une indigestion, est aujourd'hui parfaitement assimilé. Le même résultat peut encore s'observer en admettant la réunion de la lésion gastrique et de l'altération de l'aliment. Il semble que, dans ces cas, la capacité réciproque ait racheté, par son énergie accrue, les vices isolés ou réunis du support et du stimulus, ou ait rétabli entre l'un et l'autre le rapport détruit par le vice de l'un des deux.

Mais on ne peut pas en dire autant du support et du stimulus à l'égard de la capacité réciproque altérée ou détruite. Un homme vient d'ingérer des alimens très sains dans son estomac qui ne l'est pas moins. La digestion poursuit son cours régulièrement et activement; tout à coup, soit spontanément ou sans cause extérieure appréciable, soit sous l'impression d'une forte émotion de l'âme, la digestion s'arrête : un vomissement, un flux de ventre ou une syncope ont lieu. L'estomac et la pâte alimentaire sont ce qu'ils étaient une minute avant. Rien donc de changé, ni dans le support ni dans le stimulus. La capacité réciproque seule a été détruite ou affaiblie. Dès ce moment, digestion aussi nulle qu'elle le serait si on avait placé des alimens dans l'estomac d'un cadavre.

La capacité réciproque détruite dans tout l'organisme, c'est la mort.

Celui qui, dans l'étude des faits physiologiques et pathologiques, ne tient compte que de la capacité réciproque, est un vitaliste exagéré et qui fausse la doctrine. On reproche à quelques auteurs de la faculté de Montpellier cette considération trop exclusive de la condition la plus importante des phénomènes dans la science de l'homme.

Celui qui, au contraire, ne sait pas sortir de l'étude des supports et des stimulus est un organiciste, un matérialiste qui ne

pendues. Votre pendule va s'arrêter. Demandez à l'horloger où est la lésion de la matière ou du mécanisme !

Les lecteurs nous pardonneront cette discussion préparatoire; car ils ne tarderont pas à se convaincre qu'elle était rigoureusement indispensable à l'intelligence de la question importante qu'il nous faut maintenant aborder. Il s'agit, comme on se le rappelle, de rechercher la cause et les conditions de la chaleur animale, que nous pouvons d'avance désigner sous le nom de *vitale* ou *végétative*.

Mais avant d'analyser, par la méthode que nous venons de faire connaître, le phénomène de la calorification vitale ou végétative, et de montrer suivant quelles lois il se produit, nous sentons qu'une question préalable se présente, à laquelle nous devons une réponse ; car on est en droit de nous demander la preuve du fait avant de consentir à en rechercher avec nous les conditions d'existence. Au moins faut-il être sûr qu'on ne se donne pas la peine d'étudier une chose qui n'est pas. Constatons empiriquement le fait.

« Il n'y a point, dit Dumas, il ne peut y avoir d'être animé qui soit entièrement privé de chaleur. » Nous avons déjà pris acte de la solidité inébranlable de cet argument général, et nous ne croyons pas pouvoir trop le répéter, afin qu'on comprenne bien que, si les êtres qui n'ont en possession que les manifestations les plus bornées de la vie végétative, sont néanmoins doués d'une température propre, il en résulte nécessairement que l'exercice de ces fonctions essentiellement vitales est la première source de la chaleur des animaux.

Buffon, Adanson, Hunter, etc., ont constaté maintes fois que les végétaux jouissent d'une chaleur propre ou vitale, et, observation très importante, que cette chaleur s'élève manifestement au point d'être sensible à la main, lorsqu'au printemps commence le travail intérieur si actif qui prépare et accompagne la végétation, puis le développement des bourgeons et des feuilles. Ne perdons pas le fruit de cette dernière remarque, savoir que cette élévation de chaleur précède la naissance des feuilles, qui, dans l'hypothèse de la théorie pneumato-chimique de la calorification, devraient, au contraire, lui préexister en leur qualité d'organes respiratoires des végétaux.

On voit donc l'intensité de la chaleur des végétaux suivre exactement celle de leur activité vitale qui tout entière se borne aux fonctions vitales communes. Même chose s'observe pendant la germination. Dans ces deux cas, il est permis, il est même rigoureux de dire qu'un mouvement fébrile s'empare du végétal qui au printemps passe comme un animal hibernant de la vie en puissance à la vie active, et de la semence qui, après un temps déterminé d'incubation dans le sein de la terre, devient le conducteur ou le support du principe vital qui y existait virtuellement, et qui prélude en elle à une série d'évolutions plastiques semblables à celles dont elle est issue.

Un œuf non fécondé, c'est-à-dire une substance organique, un composé susceptible de vivre, mais non vivant, est privé de toute chaleur propre. Entouré d'autres corps bruts pourvus de températures inégales, il finit par se mettre en équilibre avec eux, selon la capacité pour le calorique.

Mais le voilà qui est fécondé. L'incubation lui a communiqué le principe vital, qui aussitôt a manifesté sa puissance par des actes végétatifs, et dès lors, indépendamment de la chaleur maternelle dont l'influence est désormais inutile, celle de l'œuf s'est élevée de quelques degrés ; il résiste à l'équilibre de température. De passif il est devenu actif, et ne sera pas cuit ou congelé par des degrés de chaleur ou de froid supérieurs ou inférieurs à ceux qui, un instant avant, auraient suffi pour congeler ou le cuire.

Cet œuf ne jouit encore que des supports les plus immédiats de la vie et des actes végétatifs les plus simples dont ils sont le théâtre. Lorsque, en suivant la loi d'évolution embryogénique, les organes et les appareils se seront développés, depuis ceux qui sont le plus directement liés aux fonctions vitales communes, comme l'est une cavité digestive, jusqu'à ceux qui font vivre l'animal au dehors de lui-même et lui permettent d'exister les autres, comme sont les organes de la perception, de la sensibilité et des mouvemens locomoteurs volontaires, etc..., en un mot, lorsque l'oiseau aura vu le jour et respiré, sans doute il sera doué d'une puissance de calorification bien autrement énergique que celle que nous lui avons reconnue dès les premiers momens de son existence embryonnaire dans l'œuf; mais il n'en est pas moins vrai que cette fonction reposera encore essentiellement sur les fonctions vitales communes auxquelles seules il existait alors, qui seules encore le font exister aujourd'hui, mais à charge par elles de créer successivement, de développer et d'entretenir des appareils spéciaux pourvus de fonctions spéciales très actives.

Or, pour accomplir ces formations organiques et les entretenir, les fonctions vitales communes ou végétatives ont dû acquérir une énergie considérable, s'exercer sur des matériaux plus excitans et plus composés, puiser au dehors des alimens plus riches par le nombre et la qualité de leurs principes constituans, par conséquent d'une assimilation beaucoup plus difficile et exigeant des forces et un travail centuples. Il a fallu qu'elles empruntassent à l'air atmosphérique un principe vivifiant, l'oxigène, chargé d'imprimer au liquide nourricier, *stimulus spécial du support des fonctions végétatives*, comme nous le démontrerons plus bas, des propriétés excitantes, des qualités plus vitales, et de les renouveler incessamment par un contact incessant. Enfin, toute une série d'appareils très compliqués a été mise au service de la force plastique, pour préparer et favoriser les élaborations dont elle est désormais chargée.

Un système nerveux particulier est devenu nécessaire pour imprimer le mouvement à ces organes et en coordonner instinctivement les actions dans un but commun, la conservation de l'être; et l'activité dynamique de ce système a ouvert à l'organisme une seconde source de chaleur propre, que nous appellerons *nerveuse* ou *par influx*, lorsque plus tard nous l'étudierons. — Revenons à la chaleur végétative.

Il ne faut donc pas s'étonner si chez l'oiseau, le mammifère, l'homme, la chaleur produite par l'exercice des fonctions végétatives est beaucoup plus considérable que chez les êtres inférieurs dont l'existence se résume tout entière en ces fonctions, et que dans l'œuf qui y est réduit dans les temps les plus rapprochés de sa fécondation. En effet, les résultats ou produits de ces opérations devant être beaucoup plus nombreux et plus composés chez les premiers que chez les seconds, le principe et les moyens, c'est à dire l'appareil des phénomènes a dû entrer dans une activité plastique proportionnée à son but, et en rapport avec la variété et l'animalisation avancée des formations organiques qu'il est chargé de créer et de conserver. Comme fait concomitant inévitable, la chaleur a dû s'élever en raison directe de l'énergie accrue du groupe d'actes dont sa production est une expression prochaine et nécessaire.

De même qu'on vient de voir la vie avec son symbole essentiel, la chaleur vitale, s'élever, en suivant un ordre et une hiérarchie immuables, du tissu cellulaire et des fonctions végétatives dont il est le support, à la formation d'organes et d'appareils de plus en plus spéciaux, arriver ainsi dans l'homme au degré le plus parfait de l'organisation, y rester stationnaire pendant une période déterminée, puis perdre graduellement sa puissance plastique; les organes et appareils s'atrophier et dépérir dans un ordre inverse de celui de leur évolution, la vie enfin retirée dans ses derniers retranchemens, les fonctions végétatives, s'éteindre en laissant un cadavre.

De même, on verra la fièvre essentielle s'élever avec son symbole caractéristique, la chaleur vitale, de la lésion du tissu cellulaire général et des fonctions végétatives, dont il est l'instrument, à la lésion de l'action spéciale des appareils et organes spéciaux, *en suivant l'ordre selon lequel ils se sont développés dans leur évolution embryogénique*; puis arrivée à son summum de développement, rester stationnaire pendant un temps déterminé, décroître insensiblement en abandonnant les organes et appareils dans un ordre inverse de celui où elle les avait occupés en se développant, enfin descendre à son point de départ et finir là où elle avait pris naissance.

Telle est la loi des évolutions parallèles de la vie et de la fièvre vitale ou essentielle, des âges de l'une et des périodes de l'autre.

Puisqu'il est bien démontré que l'exercice des fonctions végétatives ou vitales communes est une source puissante et continuelle de chaleur chez les animaux, nous pouvons maintenant rechercher ses conditions d'existence, et soumettre à notre analyse type l'étude de cet important phénomène. La démonstration du fait en lui-même se complètera dans cette analyse.

Il est plus qu'évident que, dans le phénomène qui nous occupe, le support est formé par *le tissu cellulaire*. Nous l'avons plusieurs fois fait pressentir dans les pages précédentes. On ne peut même ni hésiter, ni choisir ; car lui seul existe et se présente comme base organique aux limites inférieures du règne végétal et du règne animal, et on le retrouve identique à lui-même dans toute la série, ainsi qu'aux limites supérieures des deux règnes, ne différant que par ses degrés de densité, de cohésion, en un mot que par le développement plus ou moins prononcé de ses *propriétés de tissu* ; présidant toujours aux mêmes actes, supportant et représentant chez tous les êtres organisés le principe vital, qui, identique à lui-même comme son *substratum*, ne diffère, dans les individus sans nombre qu'il anime, que par l'intensité et la diversité des manifestations d'activité qu'il produit. Le tissu cellulaire et le principe vital se représentent et se supposent donc mutuellement.

C'est ce qui fait qu'on a tour à tour désigné ce tissu sous les noms de *humidum primigenium* (Galien); *trame vitale* (Bordeu); *matrice générale des corps organisés, gangue des substances organisées* (Lamarck); *tissu générateur* (Bichat); *organe vital* (Récamier); *sol maternel végétatif, support de la vie* (Burdach), etc., etc. . . . .

Bordeu nous le montre comme une terre féconde, dans le sein de laquelle les substances organiques germent, fécondent, fructifient et dépérissent. Fertile dans l'enfance, où elle est arrosée d'une abondante quantité de sucs plastiques, cette terre maternelle, suivant l'expression de Burdach, déploie alors un véritable luxe de végétation, nourrit et développe avec exubérance toutes les substances spéciales des parenchymes, depuis la graisse, leur prototype, jusqu'aux substances nerveuses centrales et à la fibrine des muscles céphalo-rachidiens. Dans l'adolescence, elle achève leur maturité, et lorsque celle-ci a été consommée dans l'âge adulte, que les forces de composition et de décomposition, se neutralisant réciproquement, ont eu maintenu pendant un certain temps la matière organisée dans son état de plus haute perfection, le sol, pour ainsi dire, commence à nourrir moins puissamment ses produits ; difficilement perméable aux sucs plastiques, il se dessèche peu à peu. Alors les substances parenchymateuses s'atrophient ; c'est le marasme sénile, et bientôt la mort naturelle, lentement préparée par l'épuisement, l'oblitération, et enfin la stérilité complète du tissu cellulaire, qui, semblable à un sol aride et fatigué, se refuse à entretenir désormais les produits développés dans son sein.

De même que ce tissu est le support de la puissance vitale, de la force plastique et du phénomène de la *calorification végétative* dans l'état physiologique ; de même, nous le voyons dans l'état pathologique, être l'organe de ces mêmes fonctions lésées. Ainsi, pour ne nous en rapporter maintenant qu'au fait le plus général et le plus important qui se passe en lui, l'inflammation, tout le monde convient qu'il est le seul siège de ce phénomène, lequel ne peut se développer ailleurs. Et, en effet, l'inflammation n'est autre chose que la surstimulation du groupe solidaire des actions organiques dont le tissu cellulaire est le support, savoir, mouvement vital, force plastique ou végétative, *calorification*; ou, si on l'aime mieux, l'inflammation n'est autre choses, selon la définition de M. Récamier, que la *surstimulation locale des fonctions vitales communes.*

L'école répète à satiété, et sans jamais s'être donné la peine d'y réfléchir sérieusement, qu'une définition de l'inflammation est une chimère, qu'il faut y renoncer comme à une chose impossible et d'ailleurs inutile ; puis elle continue à faire réciter à ses élèves la phrase classique et banale de Celse, qui n'est qu'une description fausse, incomplète de tous points, et nullement caractéristique. Nous voudrions qu'elle comprît que notre définition réunit toutes les conditions nécessaires, et s'applique *toti et soli rei definitæ;* mais nous ne l'espérons pas.

Nous prions le lecteur de bien se rappeler ce que nous avons dit plus haut, ce qu'il n'ignore pas sans doute, mais sans y attacher peut-être assez d'importance, savoir, que le tissu cellulaire est le support exclusif de la nutrition comme de l'inflammation, *et que celle-ci ne peut naître et se développer qu'en lui.* L'intelligence du mode de génération et de propagation des phlegmasies est toute renfermée dans cette proposition aphoristique et inattaquable de physiologie pathologique.

Ce support étant ainsi déterminé, quel est son stimulus ?

Le tissu cellulaire ne présidant à aucune fonction spéciale, n'accomplissant qu'une fonction unique, commune, partout constamment la même, il ne peut et ne doit exister qu'un seul stimulus capable de le faire entrer en action physiologique. *A priori*, il est facile d'affirmer que ce *stimulus spécial* ne peut pas être un agent dynamique et immatériel, comme serait, par exemple, l'influx nerveux ou même la force vitale. Ceci nous importe beaucoup, on le sentira dans la suite.

Ce n'est pas le système nerveux : le tissu cellulaire et les fonctions vitales communes, dont il est l'instrument, lui préexistent. Une multitude d'êtres organisés vit privée de ce système. Celui qu'on appelle ganglionnaire est même absent de ces animaux inférieurs, et n'existe pas encore à une certaine époque de la vie intra-utérine chez l'embryon des mammifères et de l'homme. Or, règle générale en physiologie comme en pathologie, *un appareil, un organe, un tissu quelc[onques] ne reçoivent jamais ni leur raison d'activité, ni l[' ]aptitude fonctionnelle d'un appareil, d'un organe ou d[' un] tissu postérieurs à eux dans l'évolution embryogénique et d[e] l'échelle zoologique.*

C'est à l'ignorance générale de cette loi importante qu'[est] due une foule d'erreurs et de contre-sens physiologiques et [pa]thologiques consacrés dans la science, professés sans contr[o]verse, et dont quelques uns, nous l'avons plusieurs fois d[é]ploré, sont le seul obstacle à ce que des esprits distingu[és] voient d'où vient la lumière.

Personne n'a plus méconnu cette loi, dans ses ouvrages [de] physiologie et de médecine, que M. le professeur Broussais; pourtant, étrange anomalie, il lui rend hommage implicit[e]ment, et à son insu, précisément à l'occasion de la questi[on] si intéressante que nous examinons maintenant.

Nous venons de dire que l'influence du système nerveu[x,] même ganglionnaire, était nulle sur les fonctions vitales co[m]munes et leur organe, le tissu cellulaire, puisque bien des êtr[es] ne vivent que par ces fonctions, et sont par conséquent abs[o]lument dépourvus de tout appareil nerveux. *De telles foncti[ons] ne supposent donc pas pour leur exercice un appareil qui a[u] contraire les suppose pour le sien.* Cela est trop évident, quoi[-]que bien peu compris en fait et en application. Le célèbre phy[-]siologiste que nous venons de citer a admirablement senti e[t] exprimé cette observation, et nous devons à l'éclaircissemen[t] et à la solution précise de la question de rapporter textuelle[-]ment le passage où il s'en explique si nettement :

« Le nerf grand sympathique ou trisplanchnique est, comm[e] l'indiquent ces dénominations, chargé d'associer entre eux le[s] viscères des trois grandes cavités. On a dit qu'il présidait à l[a] nutrition : cette proposition mérite d'être expliquée. Ce n'es[t] point comme donnant aux tissus la faculté d'assimiler, d[e] transformer la matière animale mobile dans les sécréteurs, d[e] l'appliquer aux tissus en la solidifiant, ni d'expulser les molé[-] cules qui ne peuvent plus en faire partie, qu'il préside à la vie intérieure. Ces opérations sont d'un autre ordre; *elles appartiennent à la force vitale primitive*, et font partie de cette chimie vivante qui n'est pas cette force, mais qui en est le premier signe et le premier effet. Ce que j'avance ici est si vrai, *que c'est cette force elle-même qui forme et qui entretient le grand sympathique*; or, il serait absurde d'attribuer à ce nerf la faculté par laquelle il existe; d'ailleurs, l'anatomie comparée prouve qu'elle n'a pas besoin de son ministère, puisque la vie existe avec ses phénomènes de composition, de décomposition, etc., chez les zoophytes qui sont privés de nerfs; puisque les parties des animaux pourvus de nerfs, qui ne reçoivent point de cordons du grand sympathique, comme les membres, ne laissent pas de jouir de la vie. C'est donc comme régulateur des mouvemens destinés à faire parvenir la matière animale mobile aux tissus qui doivent l'employer, que le grand sympathique préside à la nutrition, etc. » (Broussais. *Traité de physiol. appl. à la path.*, t. 2, p. 33.)

Si toute la physiologie de l'illustre professeur avait été édifiée sous l'inspiration de pareils principes; si surtout il s'était laissé guider par eux dans la fondation de son œuvre pathologique, il en serait sorti des doctrines médicales qui n'auraient pas le moindre point de contact avec celles qu'il a pour ainsi dire imposées par l'ascendant irrésistible et la hardiesse de son génie. Non seulement on peut dire qu'elles ne se seraient ressemblées en rien, mais il est encore permis d'assurer que la nature de leurs succès, que leur fortune, n'auraient pas eu plus d'analogie que leurs principes scientifiques. Autant à sa naissance l'une a jeté d'éclat et fait de bruit, autant l'autre serait venue au monde humble et ignorée. En un instant, la première a subjugué tous les esprits; celle-ci n'aurait eu d'abord que de très rares appréciateurs. Les succès d'enthousiasme et d'engouement que l'une a rapidement enlevés, l'autre les aurait lentement acquis par la conviction insensible qui s'achète au prix d'un travail et d'une méditation de tous les instans. D'un accès plus sévère et moins facile, une minorité d'élite l'aurait consolée de son impopularité. Pour atteindre l'adolescence, elle aurait employé plus de temps que l'autre n'en a mis à naître, croître, décroître et mourir. En un mot, il y aurait entre elles toute la différence qui sépare une doctrine fière de plus de deux mille ans de règne d'une doctrine éphémère et déjà vieillie ; toute la différence qui sépare la médecine hippocratique de la médecine *physiologique*.

Quoi qu'il en soit, M. Broussais n'a sans doute pas prévu les conséquences qu'on peut tirer contre lui des propositions émises dans le passage que nous venons de citer. Ces propositions incontestables sont très précieuses ; et, appuyé sur elles, elles seules, il est facile, comme on le verra plus tard, de renverser la théorie du mode de propagation des irritations, des phlegmasies et des fièvres professée par M. Broussais; partant, de montrer les erreurs et l'insuffisance de sa thérapeutique : c'est à dire qu'on peut ainsi ruiner tout l'édifice de la célèbre doctrine.

Serait-ce la puissance vitale qui constituerait le stimulus que nous cherchons pour comprendre les lois du phénomène de la calorification végétative ?

Il est aisé de voir que la puissance vitale ne saurait être le stimulus *spécial* du tissu cellulaire ou de l'organe de la nutrition, du tissu cellulaire, en tant que support des fonctions végétatives. La puissance vitale établit le rapport nécessaire entre le tissu cellulaire et son stimulus *spécial*, pour que la végétation et la calorification aient lieu ; elle fait exister l'un pour l'autre, mais ne fournit pas au support ce qui le fait entrer en action plastique et pyrétogénésique ; elle ne lui apporte pas *les matériaux*, mais seulement la faculté qui, s'appliquant à eux, les assimile, les transforme et crée d'autres substances.

D'une manière très générale, le stimulus, c'est ce qui est assimilé par le support. Ainsi la lumière est le stimulus de l'appareil de la vision dont l'œil est le support; la lumière est assimilée par l'œil. Il en est de même des sons par rapport à l'oreille ; du sperme par rapport à l'ovaire dans la fécondation ; de l'aliment, par rapport à l'estomac dans la digestion gastrique. Or, ces derniers exemples nous conduisent immédiatement à notre objet. Qu'est-ce qui est assimilé par le tissu cellulaire ? La sève, le suc nourricier, le sang. Donc, chez l'homme, le stimulus spécial et physiologique du tissu cellulaire, c'est le sang ; le sang, que Burdach a appelé *le centre de la vie végétative*, parce que tout en sort, tout y rentre ; le sang dont on peut dire ce qu'Hippocrate disait, dans une autre pensée, de l'estomac : *Omnibus dat et ab omnibus accipit.*

Le stimulus *spécial* d'un organe de formation, de nutrition, de plasticité, ne peut donc être qu'une chose capable de nourrir, un aliment, une *matière* plastique ou formatrice et organisable, une semence fécondable ; car la nutrition, l'assimilation, sont une espèce de génération. L'une et l'autre s'accomplissent suivant le même mécanisme et des lois identiques. La forme des supports, la composition des stimulus, la complication des appareils, en un mot, peuvent changer ; mais l'opération est essentiellement la même. C'est ce qui a fait dire à Bacon, avec une profonde justesse de pensée et d'expression, que la nutrition était la première et la plus simple des générations, *motus generationis simplex*.

Ce rapprochement si exact entre les phénomènes essentiels de la génération et ceux des fonctions végétatives, l'inflammation par exemple, est on ne peut plus lumineux, et jette un grand jour sur la théorie des phlegmasies. Et qu'on se le persuade bien, la thérapeutique de cette classe si nombreuse et si importante de maladies est directement subordonnée aux idées qu'on adopte sur leur mode de formation et de propagation. C'est parce que nous en sommes convaincus, que nous prenons à asseoir les bases de la pathologie générale des maladies phlogistiques (fièvres et inflammations), un soin qui ne paraîtra déplacé dans un traité de thérapeutique, qu'à ceux qui n'ont pas de foi médicale et ne croient pas à la science. Ils nous écrasent par leur nombre et leur autorité : nous le savons trop, — et nous poursuivons.

Mais c'est vainement que, pour la production de la chaleur vitale ou végétative, seraient mis en présence et en contact le support et le stimulus, le tissu cellulaire et le sang. Il faut qu'entre eux s'établisse une capacité de l'un pour l'autre; il faut l'intervention d'un principe qui n'est ni le support ni le stimulus, mais le lien, le moyen d'union et de concert physiologiques de tous deux, la condition qui les identifie dans une action commune, qui les fasse coopérer indissolublement à un résultat unique; c'est le principe vital, toujours semblable à lui-même et source de toute unité organique.

L'hypothèse vitaliste n'aurait en sa faveur que l'immense avantage de satisfaire l'esprit sur ce fait, le plus grand et le plus capital des faits dans la science de la vie, *l'unité organique*, qu'il faudrait, pour cela seul, la préférer à toute autre. Car l'hypothèse organiciste ou matérialiste est impuissante à rendre compte de cette unité. Elle ne voit que les tissus et les organes qui en sont formés. Mais rien n'est plus différent par les qualités tangibles et matérielles que ces tissus et ces organes, et si on ne fait intervenir l'action d'un principe unique et toujours identique à lui-même, le jeu simultané de tous ces rouages pourra n'être qu'une perturbation et un chaos, l'ataxie et la mort, au lieu de l'ordre et de la vie. Si, au contraire, on ne les regarde que comme les instrumens très diversifiés d'une puissance unitaire et absolue destinée à leur imprimer des mouvemens et à leur faire exécuter des actes qui, bien que dissemblables comme ces instrumens de manifestation, ne diffèrent pourtant les uns et les autres que considérés isolément ou comparés entre eux et sans égard pour leur œuvre commune, dans l'accomplissement de laquelle disparaissent et s'effacent toutes ces différences, toutes ces actions particulières, on embrassera tout, rien n'aura échappé à l'esprit, ni le principe, ni les moyens, ni la fin. Or, un fait quelconque n'est bien compris et complètement apprécié que quand on l'a examiné sous le triple rapport de son principe, de ses moyens et de sa fin.

L'organiciste ne connaît que les moyens ou instrumens. Le principe et le but, le commencement et la fin lui manquent. C'est par l'esprit qu'on s'élève à la notion du principe et de la fin ; c'est par les yeux et les mains qu'on acquiert celle des moyens.

L'école qui règne interdit à l'esprit l'étude du principe et de ses lois, par conséquent celle de la fin. Elle se prive ainsi de la lumière que la connaissance de l'un et de l'autre jette sur celle des moyens, car ceux-ci sont appropriés aux deux termes (principe et fin), entre lesquels ils ne font qu'établir un rapport. Oui ; il est évident que l'organisme matériel ne fait qu'établir un rapport, un moyen entre le principe qui l'anime et la fin qu'il remplit. Le tort radical de cette école est donc de concentrer toutes ses recherches et toute son activité sur l'étude des moyens ou instrumens, considérés indépendamment du principe par lequel ils sont et par lequel ils se meuvent, et de la fin pour laquelle ils sont, pour laquelle ils se meuvent et agissent.

Un tissu cellulaire, un fluide nourricier, et leurs capacités réciproques, constituent donc l'appareil du phénomène de la calorification vitale ou végétative.

Cet appareil ainsi formé et complété, essayons de le faire entrer en fonction, et voyons si les modifications physiologiques et morbides que peuvent subir et que subissent en effet, soit isolément, soit simultanément, les divers élémens dont il se compose, sont capables de nous expliquer les modifications normales ou pathologiques que présente et peut présenter la chaleur végétative des animaux.

Les fonctions vitales communes et le tissu cellulaire ou organe vital qui y préside donnent lieu à deux sortes de manifestations d'activité, dont l'intensité simultanée et parfaitement corrélative mesure celle de ces fonctions et de cet organe. Ces manifestations se réduisent essentiellement à deux ; qui sont *l'instinct plastique* et *la calorification végétative.* Les modifications de l'un de ces phénomènes supposent celles de l'autre. Elles sont intimement solidaires et se représentent mutuellement. La vie même ne se maintient qu'à la condition de cette solidarité. Ce groupe de phénomènes, quoique susceptible d'être analysé par l'esprit en ses actes constitutifs, ne l'est jamais par la nature. L'un n'existe pas indépendamment de l'autre sans le plus grand danger. Leur ataxie ou leur dissociation est un symptôme de mort imminente. C'est, à proprement parler, ce qui constitue la malignité dans les maladies.

Dans l'ordre physiologique, on n'observe guère une modification du stimulus ou du sang qui ne soit accompagnée d'une modification analogue dans le support ou tissu cellulaire; mais le degré de la capacité réciproque ne correspond pas toujours aux états congénitaux ou accidentels du support ou du stimulus, preuve de plus qu'il faut étudier à part cette troisième condition du phénomène, et comme si elle était indépendante des deux premières. On peut dire pourtant que dans cet état normal, le degré de la chaleur végétative est très généralement mesuré par l'activité des fonctions vitales communes, et que la force ou la faiblesse de l'une des trois conditions du phénomène annoncent celles des deux autres; qu'ainsi, l'orgasme, la tonicité, l'érection vitale énergiques du tissu cellulaire, se lient le plus ordinairement à un sang riche en fibrine, rutilant et abondamment hématosé, et qu'entre un support et un stimulus si bien conditionnés le principe de vie établit une affinité forte et puissante.

C'est donc une condition fondamentale pour l'accomplissement des fonctions vitales communes, que la corrélation la plus parfaite entre le tissu cellulaire, le sang et leur principe d'affinité réciproque, de même qu'entre l'activité de la force plastique et l'abondance de la chaleur vitale ou végétative.

Il suit de là que plus la nutrition est active, plus le mouvement de composition et de décomposition est énergique, plus aussi la chaleur végétative est élevée et capable de résistance;

et au contraire, que plus la nutrition languit, plus la force végétative et assimilatrice est paresseuse, plus aussi la chaleur qui y correspond est faible et peu capable de résister aux causes de refroidissement.

L'homme adulte, d'un tempérament sanguin, thoracique, artériel, avec un mélange du tempérament athlétique; d'un embonpoint médiocre, dont les digestions sont faciles et rapides, l'assimilation interstitielle ou nutritive prompte, la force plastique comme exubérante de produits, le sommeil profond et réparateur, la nervosité sensitive, intellectuelle et passionnelle peu développée, dont les poumons sont larges, qui s'exerce et travaille *sub die*, etc., nous offre le plus haut degré de la puissance de calorification végétative. Semblable à l'oiseau de haut vol, type de l'animal à sang chaud, cet homme vit avec une pyrexie physiologique continuelle. Et il est aisé de voir et de prouver que cette élévation et cette abondance de la chaleur n'est pas due directement dans ce cas à l'ampleur des poumons, à la quantité d'oxigène absorbé, au volume total de la masse du sang, à l'activité de la grande circulation, plutôt qu'à l'énergie des fonctions végétatives; car précédemment nous avons démontré à satiété que, *par elles-mêmes*, la circulation, la respiration, etc., étaient incapables de produire la chaleur qu'on leur attribuait.

De plus, nous ne craignons pas d'ajouter, pour sanctionner la démonstration expérimentale ou à *posteriori*, par la démonstration dogmatique ou *à priori*, que loin que la chaleur vitale et l'exercice des fonctions végétatives ou plastiques soient subordonnés aux fonctions spéciales digestives, respiratoires, circulatoires, loin que les premières soient déterminées, produites et dirigées par les secondes, tout au contraire la digestion, la respiration, la circulation, etc., dont les appareils ont été créés par celui de la calorification vitale, lui demeurent subordonnées, obéissent à son empire et en reçoivent la loi : de sorte que ce n'est pas parce que les digestions sont bonnes et actives, la respiration large et profonde, la circulation énergique, etc., que les fonctions plastiques et la calorification végétative ont de l'intensité ; mais bien plutôt parce que celles-ci jouissent d'une puissance d'action considérable, que celles-là sont entraînées dans un surcroît d'activité synergique et providentielle.

L'homme d'un tempérament lymphatique exagéré, à chairs molles et blafardes, à tissus comme infiltrés, à sang pâle et faiblement plastique, dont les digestions sont lentes, la respiration rare et peu profonde, la circulation sans vigueur, l'assimilation nutritive obscure et imparfaite, la force plastique lente à former des produits crus, des liquides mal élaborés, etc., l'habitant des vallées basses et humides, l'albinos, etc., nous offrent le plus bas degré de la puissance de calorification végétative. Semblables au reptile, type du vertébré à poumons et à sang rouge et froid, ces hommes vivent dans une torpeur, un engourdissement, une *apyrexie* physiologiques continuelles.

Ce n'est pas que, dans de tels organismes, les fonctions digestives, respiratoires, circulatoires, languissantes et sans énergie, produisent moins de chaleur et entraînent consécutivement l'inertie relative des fonctions végétatives et pyrétogénésiques ; mais c'est au contraire parce que celles ci, *primitivement* molles et affaiblies, n'ont sollicité les actions viscérales qu'en proportion de leur propre degré d'énergie ; ne leur ont pas demandé un liquide nourricier et des humeurs très animalisés, en un mot n'ont continué à provoquer et à nécessiter qu'un travail hématosique peu actif et en harmonie avec les faibles besoins des fonctions végétatives, elles-mêmes sans activité.

C'est un cercle, ou plutôt un mouvement circulaire qui continue à s'accomplir dans toute sa durée comme il a commencé, c'est à dire des fonctions vitales communes vers celles qui sont de plus en plus spéciales.

On demandait à Hippocrate une définition de la vie. Il traça un cercle sur le sable !... Le divin vieillard était digne de comprendre et de pressentir ce que, depuis lui, l'anatomie comparée, l'embryogénie et la pyréiologie se sont réunies pour nous apprendre, savoir, que la main de celui qui a tracé sur le globe et dans chaque organisme le cercle de la vie, l'a ouvert par les fonctions vitales communes, pour le fermer par les plus spéciales, celles dont l'homme seul a été doué (1).

La subordination par nous établie dans les deux exemples que nous venons de prendre comme types des extrêmes opposés de la puissance de calorification végétative chez l'homme, relève de la loi formu   plus haut (page 172), et où nous avons essayé d'assigner l'ordre suivant lequel les tissus, les organes et les appareils d'une économie animale s'influencent, se provoquent et s'associent pour concourir à une action physiologique ou pathologique. Privé de ce guide, il est bien difficile de marcher avec conscience de ce qu'on voit dans l'étude des affections pyrétiques générales et locales, et, par conséquent, de procéder *recto pede* et avec conscience de ce qu'on fait dans leur thérapeutique.

Toute erreur, quelque grave qu'elle soit, renferme une fraction de vérité, surtout lorsqu'elle est professée par des hommes éclairés et consciencieux. C'est pourquoi la théorie pneumato-chimique de la calorification, quoique erronée et

---

(1) La mousse et le chêne, la monade et l'homme, voilà sans doute les extrémités de deux lignes. Mais pour qu'il y eût cercle, c'est à dire indiscontinuité de ces lignes, il faudrait qu'un trait d'union en rapprochât les extrémités au point de les confondre. C'est ce que fait la mort.

La mort de l'individu profite au réservoir vital commun et à la vie générale. La mousse est ainsi liée au chêne lorsqu'elle naît de sa décomposition; la monade touche au plus élevé des mammifères, lorsque du sein d'un cadavre humain la vie s'élance de nouveau et vient préluder en elle.

C'est pour cela que le génie des anciens a donné pour emblème à la science de la vie, à la médecine, un serpent qui se mord la queue. On attache en général trop peu d'importance à ces symboles qui sont quelquefois l'épigraphe d'une science et en résumé l'essence et l'esprit. Il est vrai que l'école régnante qui, depuis plusieurs années, s'efforce de discréditer la science de la vie par l'exemple et le précepte, doit, pour être conséquente, en effacer le blason.

insuffisante d'une manière absolue, *fait partie* de la vérité, et s'appuie sur des observations dont il est important de tenir compte dans l'étude des causes prochaines de la chaleur vitale ou végétative ; car le lecteur doit commencer à entrevoir le rôle que jouent la respiration et l'absorption de l'oxigène par le sang veineux, dans la production de cette partie du phénomène général de la calorification chez l'homme que nous avons attribuée à l'exercice des fonctions vitales communes. Le sang artériel est une des conditions du phénomène étudié : seul il serait incapable de le produire. La réunion des trois élémens est indispensable. L'oxigénation du sang dans les poumons concourt pour sa part à imprimer au stimulus des qualités convenables. Elle le rend propre à exciter le support, à solliciter sa réaction en accroissant l'énergie du principe qui établit entre eux le rapport d'où résultent la chaleur et la vie. Le stimulus d'un phénomène n'en est pas la cause. La lumière, stimulus spécial du phénomène de la vision, n'est pas la cause de la vision. L'aliment, stimulus spécial du phénomène de la digestion stomacale, n'est pas la cause de cette fonction. Le sperme, stimulus spécial du phénomène de la fécondation, n'est pas la cause de la fécondation. *Le sang artériel, stimulus spécial du phénomène de la nutrition* (*et par conséquent de la calorification*), *n'est pas la cause de la nutrition.*

Mais la cause de tous ces phénomènes est dans la coopération et le concours simultanés et indissolubles de leurs supports, de leur stimulus et des capacités réciproques qui les font exister les uns pour les autres.

Le sang artériel, considéré isolément du travail d'assimilation que lui fait subir le tissu cellulaire au moyen de la force plastique dont il est doué, est aussi incapable de produire la chaleur végétative des animaux, que la lumière, considérée isolément de l'opération assimilatrice qu'elle subit de la part de l'œil vivant doué de sa force visuelle spéciale, est incapable de donner lieu au phénomène de la vision ; que l'aliment, considéré isolément du travail assimilateur que lui imprime l'estomac vivant et jouissant de sa force altérante spéciale, est incapable de donner lieu au phénomène de la chymification gastrique ; que le sperme enfin, considéré isolément de l'action assimilatrice que lui fait éprouver l'ovule vivant et pourvu de sa force embryogénique spéciale, est incapable de donner lieu au phénomène de la fécondation, etc...

Le stimulus spécial de notre phénomène, le sang, n'est pas un liquide qui soit tout à coup formé et pour ainsi dire improvisé par l'organisme. Pour arriver à l'état parfait et réunir toutes les qualités nécessaires aux usages qu'il remplit comme stimulus de la nutrition et de la calorification nutritive, il faut qu'il passe par plusieurs degrés d'élaboration, de transformations, ou plutôt de perfectionnemens successifs. Or, l'oxigénation pulmonaire, ou l'hématose proprement dite, constitue une de ces opérations les plus importantes.

Elle est le complément de toutes celles que le sang a subies préalablement ; car elle seule le caractérise sang *rouge et chaud*. L'asphyxie, c'est à dire l'état du sang qui nous fait en quelque sorte et presque redescendre à la condition de reptiles ou d'animaux pulmonaires à sang rouge et froid, l'asphyxie n'est autre chose que l'état résultant d'un obstacle quelconque à l'oxigénation pulmonaire du sang veineux dans la respiration. Considérée dans ses rapports avec l'abaissement de chaleur vitale qui l'accompagne ordinairement, l'asphyxie contribue à cet abaissement, en privant l'appareil du phénomène de l'une de ses conditions, du stimulus, ou en en affaiblissant la puissance ; de même que la vision est imparfaite ou nulle, à mesure qu'on diminue ou qu'on retire tout à fait l'une des conditions de ce phénomène, la lumière, qui en est le stimulus.

Mais une preuve que le sang artériel n'est pas plus la *cause* de la chaleur vitale que la lumière n'est la cause de la vision, ou l'aliment la cause de la digestion stomacale, c'est que, par le fait d'une influence plus énergique de la part du principe qui établit, entre le stimulus et le support, la capacité réciproque qui est l'ame de l'action qu'ils exercent l'un sur l'autre, la faiblesse dont l'asphyxie a frappé le stimulus peut être rachetée au point qu'une quantité de chaleur égale ou même plus considérable soit produite, comme nous l'avons démontré en citant des cas d'asphyxiés fébricitans, et que réciproquement, le stimulus ou le sang artériel restant le même, la capacité réciproque peut être modifiée au point qu'une très faible dose de calorique vital soit produit, comme nous le verrons en traitant des altérations morbides que peut éprouver l'appareil de la calorification végétative.

C'est ainsi que la force spéciale qui établit entre le support et le stimulus spécial de la vision, l'œil et la lumière, le rapport qui rend l'œil voyant, peut acquérir assez d'énergie pour que la vision ait la même intensité avec une quantité de lumière représentée par 10, qu'avec une quantité de lumière représentée par 30; et réciproquement perdre assez d'énergie, pour qu'un œil sain, pénétré par une quantité de rayons lumineux qui hier suffisait à la vision, aujourd'hui ne distingue les objets qu'avec confusion. Nous pourrions en dire autant d'une digestion parfaite avec un aliment donné, et qui le lendemain sera difficile et impossible avec le même aliment, ou avec un aliment beaucoup plus digestible, toutes les conditions appréciables du support ayant été les mêmes dans les deux cas.

Les défenseurs de la théorie chimique de la calorification n'ont donc vu qu'une partie, qu'un *tiers* des conditions de ce phénomène; et de même que si, dans l'étude des phénomènes de la vision, de la digestion stomacale ou de la fécondation sexuelle, ils n'avaient tenu compte que de la lumière, de l'aliment ou du sperme, ils auraient été dans l'impossibilité absolue de comprendre le mécanisme physiologique, les modifications pathologiques, en un mot les lois de ces fonctions : de même, n'ayant voulu considérer dans l'étude du phénomène de la calorification que le sang artériel, ils se sont interdit toute intelligence des lois de ce phénomène et se sont trouvés dans l'impuissance de rendre compte d'un seul des faits nombreux qu'il embrasse.

Nous entrevoyons pourtant une objection que nous ne voulons ni dissimuler ni affaiblir.

Ce n'est pas, nous dira-t-on, à l'action des parenchymes sur le sang, au mouvement incessant de végétation qui a lieu dans le vaste réseau du tissu cellulaire, qu'est due la production de la chaleur que vous appelez vitale. Les trois conditions que vous exigez pour constituer l'appareil de cette calorification sont parfaitement inutiles. Une d'elles suffit, et, pour expliquer le dégagement de la chaleur animale, c'est assez que ce que vous nommez le stimulus, c'est assez que le sang soit pourvu d'un degré de chaleur ssi élevé que celui que peut atteindre l'organisme. Or, après avoir subi l'action de l'oxigène dans les poumons, le sang marque de 32 à 33° R., et jamais la profondeur des parenchymes, dans l'état physiologique, n'a dépassé ce degré. Que si, par le fait d'une phlegmasie ou d'une fièvre, la température des tissus augmente, c'est consécutivement à l'augmentation de celle du sang, et quelles que soient les modifications en plus ou en moins que présente la température des premiers, elle n'est jamais que l'expression de celle du second et ne saurait la dépasser. Donc il n'est pas besoin de l'action vitale des parenchymes sur le sang pour produire et entretenir la chaleur animale.

Le sang qui arrive à l'oreillette gauche a toute la chaleur qu'il doit avoir, et, pourvu que le cœur le lance partout, qu'il n'y ait obstacle ni à la grande circulation ni à la circulation capillaire, ce liquide ira distribuer dans tous les points de l'économie ses 33° de chaleur.

Nos antagonistes paraissent confondre, sans s'en douter, la température actuelle du corps avec celle qu'il a en puissance; le fait produit avec la faculté qui peut le produire; la chaleur avec la calorification. De plus, ils ont peu réfléchi au rang qu'occupe l'hématose pulmonaire dans l'échelle ou le *processus* de l'hématose générale, c'est à dire dans la série des élaborations et des perfectionnemens par lesquels passe ce liquide pour arriver, de l'état de sang blanc et froid ou de lymphe organisable, à l'état de sang chaud, fibrineux et cruorique. Comme l'évolution des tissus, organes et appareils, ce progrès est parallèle dans l'embryogénie humaine et dans la série zoologique. Il n'en saurait être autrement. Le sang est le centre de la vie végétative, l'aliment commun et la source de toutes les formations organiques; le nombre de ses qualités ne doit-il pas se développer à mesure que l'exige la composition plus riche des solides, ou plutôt le perfectionnement du suc nourricier ne précède-t-il pas immédiatement celui du solide vivant, en tant que le renfermant virtuellement?

Au commencement, une force vive, *enormon*, *impetum faciens*, est venue imprimer le mouvement à une substance liquide prédisposée. Aussitôt celle ci a eu vie, a constitué un appareil vital rudimentaire bientôt formé de son support, de son stimulus et de leurs capacités réciproques, comme nous l'avons déjà déterminé.

Dès ce moment le support ou le solide vivant a réagi sur le stimulus et lui a communiqué des qualités plus avancées qui, à leur tour, ont enrichi la composition de la substance solide ou du tissu organisé. Celui-ci jouissant alors de plus d'énergie et de force assimilatrice, a formé un liquide plus plastique, plus fécond en matériaux pour des créations nouvelles, pour des substances spéciales plus animalisées et capables de manifestations d'activité, desquelles est résulté un fluide nourricier renfermant encore les germes de formations organiques supérieures, aptes à des actes plus puissans, etc., etc.

Ainsi, par cette réciprocité de perfectionnemens graduels, par ce progrès mutuel, a été dressée l'échelle des êtres vivant sur la terre, avec une laborieuse lenteur et des interruptions apparentes que la mort a comblées par sa fécondité muette; ainsi s'élève tous les jours dans le sein de la femme celle des tissus, organes et appareils, mais en un instant, sans interruptions et comme récapitulation rapide et tableau synoptique de la première.

Cherchons à y suivre en quelques regards sommaires le

développement progressif de l'hématose, et voyons quel rang y occupe l'influence de l'oxigénation pulmonaire. Nous l'examinerons ensuite brièvement dans l'être émancipé, et la part de la respiration sera ainsi faite avec rigueur et justice.

Disons d'abord qu'il y a une énorme différence entre admettre que le contact de l'air avec le fluide nourricier des animaux est nécessaire à l'entretien de *la vie* et de *la chaleur*, en fournissant au tissu assimilateur un suc stimulant et plastique, et admettre que la chaleur animale est produite *dans le fait même de l'oxigénation du liquide réparateur*, et résulte immédiatement de l'absorption du gaz par ce liquide, comme dans une combustion chimique. Nier ce dernier fait, n'est pas nier l'importance de l'oxigénation du sang pour la calorification végétative ; pas plus que ce ne serait nier la nécessité de l'absorption alimentaire pour l'entretien de la végétation de l'être, que de rejeter une théorie par laquelle on voudrait démontrer que la nutrition s'accomplit au moment où les aliments pénètrent dans les voies digestives.

Par les opérations de la digestion des premières voies et de la respiration, qui en est le complément indispensable, le fluide nourricier acquiert ce qu'il lui faut pour réaliser et dégager en quelque sorte dans la trame des parenchymes la plasticité et la chaleur.

Nous accorderons donc sans peine aux pneumato-chimistes que *la chaleur*, c'est à dire *la vie*, ou que *la vie*, pour ne pas dire *la chaleur*, ne s'entretient qu'au moyen d'une absorption alimentaire et gazeuse. Leurs prétentions peuvent donc se réduire à quelque chose comme ce qui suit : l'air est nécessaire pour vivre.

La respiration et la digestion, ou plutôt l'absorption alimentaire et l'absorption gazeuse, sont deux actes *faisant partie de la même fonction et concourant au même but*. Ils constituent le phénomène général de l'alimentation, c'est à dire de l'intussusception des matériaux de réparation. Cela est à ce point vrai, qu'au bas de l'échelle animale et végétale, les deux faits se confondent anatomiquement et physiologiquement. L'être plongé au sein d'un liquide contenant les matériaux *d'une alimentation complète*, y absorbe nourriture et oxigène, qui, combinés et confondus, pénètrent dans son corps par les mêmes voies. Ici, il y a fusion des deux appareils, des deux fonctions. Il n'y a pas *processus*, ni subordination. L'animal digère et respire simultanément.

On peut monter encore d'un et de deux degrés dans l'échelle, et malgré une spécialisation particulière d'organisation observable dans les êtres qui y sont rangés, on trouve des organes uniques pour l'absorption alimentaire et l'absorption gazeuse. Une portion de la surface de l'animal est rentrée, disposée en fourreau, en canal aveugle ou *cæcum*, et cette surface spéciale donne accès dans l'organisme à l'air et aux alimens combinés. Il semblerait que le premier soit pour ainsi dire l'assaisonnement des seconds, et que lui seul puisse les rendre digestibles, comme plus tard nous le verrons encore, lorsque les alimens, ayant besoin d'une élaboration considérable avant d'être offerts aux tissus chargés de les employer, il faudra que, comme complément des élaborations digestives, et postérieurement à elles, le fluide réparateur soit soumis au contact de l'air atmosphérique dans une cavité particulière et distincte, pour s'y imprégner d'une qualité stimulante, sans laquelle il serait indigeste pour les parenchymes.

Privé de cet élément d'incitation, de cette sorte de condiment physiologique et spécifique, le support des fonctions végétatives, le tissu cellulaire ne réagirait pas sur son stimulus, le sang; la force altérante ou plastique, comme stupéfiée, cesserait de s'exercer et il n'y aurait ni végétation ni chaleur produites. Ce serait l'asphyxie, c'est à dire la stupeur du support des fonctions vitales communes, ou, ce qui est équivalent, la suspension de l'instinct plastique et de la calorification végétative par défaut de qualité de leur stimulus ou par état négatif de ce stimulus. De même, la force digestive de l'estomac n'est pas sollicitée par un aliment lourd, fade, non assaisonné et insuffisamment stimulant, ce qui donne lieu à l'indigestion, c'est à dire à la stupeur du support de la force digestive par vice négatif de son stimulus.

Et il est si vraisemblable que c'est à ce titre que l'oxigène absorbé par le sang concourt à la calorification végétative, que dans l'état pathologique, ce gaz peut être en quelque manière remplacé dans son attribution d'élément incitateur des fonctions vitales et pyrétogénésiques, soit par quelque principe hétérogène mêlé au sang (miasmes, virus, effluves, liquides septiques, excrémentitiels, absorbés, résorbés, etc., en un mot, ce que les anciens humoristes appelaient d'une manière générale un hétérogène fébrifique), soit par l'animalisation exagérée de ce fluide, ou simplement par la prédominance et les propriétés plus excitantes de ses parties constitutives plastiques et organisables.

C'est ainsi que dans une péripneumonie très aiguë et très étendue, l'organisme produira un excès de chaleur qui constituera la fièvre, bien que moins d'oxigène soit absorbé dans la respiration et que le sang ne s'artérialise que très imparfaitement; mais parce que le stimulus physiologique, qui est en partie refusé à ce liquide par la respiration, est pour ainsi dire remplacé par un stimulus pathologique, que fournit dans ce cas la sérosité du sang devenue trop plastique et jusqu'à un certain point irritante (état inflammatoire du sang, diathèse, couenneuse, hémite, etc.).

C'est ainsi que dans une asphyxie ou plutôt une intoxication par le gaz acide carbonique, on observera souvent une fièvre très vive, une chaleur ardente et générale (assez semblable au premier coup d'œil à une fièvre typhoïde ou charbonneuse), etc., bien que les qualités asphyxiques et veineuses du sang artériel attestent l'insuffisance de son oxigénation. C'est que le gaz acide carbonique produit plutôt l'asphyxie positivement que négativement, c'est-à-dire en introduisant dans le sang un principe vénéneux et délétère, plutôt qu'en se bornant comme l'azote à substituer à l'air un gaz exclusivement nuisible par son état négatif, ou ce qui revient au même, privé de tout élément respirable et déterminant l'asphxyie de la même manière qu'un obstacle complet à la pénétration du gaz vital dans les poumons.

Qu'on détermine chez un animal une asphyxie incomplète en lui retirant la moitié ou plus de son contingent d'air atmosphérique, on verra cet animal se refroidir. Qu'on injecte alors dans ses veines un liquide excitant, un hétérogène fébrifique, pour me servir de l'expression de Quesnay, de l'eau alcoolisée camphrée, des matières putrides, etc...., l'animal sera pris de fièvre, c'est à dire que sa puissance de calorification végétative se ranimera sous l'influence du stimulus nouveau qui lui sera fourni. La chaleur fébrile dépassera même la chaleur physiologique; mais elle sera autre (*febris est calor præter naturam*, Galien) et ne lui ressemblera pas plus que la nutrition inflammatoire ne ressemble à la nutrition normale. Toutes deux pourtant seront produites selon le même mécanisme et subordonnées à des lois identiques. L'une des conditions de l'appareil phénoménal, le stimulus seul aura changé de qualité.

Un stimulus physiologique fourni au sang par le gaz vivifiant universel produirait une chaleur physiologique. Un stimulus pathologique fourni au sang par un gaz délétère, par une matière hétérogène et irritante, produira une chaleur morbide, *une fièvre*.

Hippocrate, s'il n'a pas tout vu, dit M. Récamier, a appris à tout bien voir. En effet, on trouve dans ce grand homme les germes de toutes les lois fondamentales de la physiologie et de la pathologie. Il n'y a qu'à les incuber pour les rendre féconds. Ainsi, le petit traité *De naturâ hominis* contient l'idée première qui, développée, donne la théorie de la calorification innée, car c'est par cette épithète profondément juste et pleine de sens qu'Hippocrate désignait la chaleur que nous avons appelée vitale ou végétative. *Corpus quodcumque* AUGESCIT ET ROBUR ACCIPIT, *necessariò calidum esse*, et plus loin : *Dùm corpus* ARESCERE *incipiet, defluens ad ruinam, frigidius efficiatur.*

Galien est l'homme auquel il a été le plus souvent donné d'incuber et de féconder les germes hippocratiques ; et Fernel, le plus grand peut-être des médecins français, partage à nos yeux la gloire de Galien pour l'habileté profonde avec laquelle il a éclairé et fait saillir les pensées de ce grand physiologiste.

Après avoir établi que tout corps vivant est doué d'une chaleur propre ou innée, *Quicquid vitam agit, salutari calore perfusum continetur et regitur*, il faut voir avec quelle supériorité de raisons physiologiques Galien et son commentateur démontrent que, dans l'homme, cette chaleur innée ne peut avoir pour support que le tissu cellulaire (1). *Itaque, si innatus calor vitæ opifex, par est utique hunc in stabili humido primigenio permanere*. Il regarde l'action vitale de ce tissu (qu'il appelle la *substance* ou le *siège* de la chaleur innée) et la production de la chaleur innée comme si étroitement liées, que dans sa définition de cette chaleur il désigne l'une pour l'autre, afin de montrer qu'elles se représentent mutuellement et qu'on ne

---

(1) Partem unam quamque similarem innato calido et proprio spiritu instructam esse quoad in vitâ sit animans, neque citrà opem illorum posse unquam consistere, perspicuum jam est et evidens.

Similares partes non uno eodemque omnes temperamento tenentur; sed os frigidius est aridiusque nervo, nervus uti et membrana carne frigidior atque siccior. Quoniam igitur compositæ rei temperamentum ex simplicium quibus constat permistione nascitur, fit necessariò, ut eæ substantiæ quas cuique parti similari datas esse meminimus, diversam in hâc atque illâ parte tum speciem, tum substantiam sortitæ sint, neque una temperamenti lex atque modus insit omnibus. Quare qui in osse inest spiritus ab eo distat qui in nervo, hic rursùm ab eo qui moderator est carnis. Sic humidum primigenium, ipsamque innati caloris substantiam aliam os adeptum est, aliam nervus, aliam caro uti et pars unaquæque similaris. Est autem in his varietas non modò ex substantiæ multitudine, sed ex primorum elementorum unde conditæ sunt temperatione profecta. (FERNEL, t. 2, p. 169.)

peut les séparer. *Calidum innatum est humidum primigenium insito spiritu et calore undique perfusum.*

Dans sa théorie de la chaleur innée des animaux, Galien a émis une idée de premier ordre et qui nous semble venir à l'appui du *processus* que nous voulons établir pour l'hématose générale considérée dans la série animale, l'évolution embryonnaire et le mammifère émancipé. Cette idée est celle-ci, que dans l'homme, le liquide réparateur et les différens tissus ont une échelle de chaleur directement proportionnée à leur vitalité, à leur degré d'animalisation, etc...; qu'ainsi la lymphe est moins chaude que le sang veineux, celui-ci moins que le sang artériel; l'os et le tendon, moins chauds que le tissu cellulaire; celui-ci moins chaud que le tissu nerveux, celui-ci que le musculaire, etc., etc.

Bichat, dont on n'a guère appliqué à la pathologie que les idées secondaires ou les erreurs (erreurs qu'il était bien fait pour reconnaître et désavouer plus tard), et dont les vues élevées et fécondes ont été généralement incomprises ou méprisées par l'école régnante, Bichat a de son côté renouvelé la proposition de Galien et de Fernel en lui donnant de lumineux développemens. De plus, il a répondu, dans le passage que nous allons citer, à une objection qu'on ne peut manquer d'adresser à cette théorie, objection dont la force sera encore affaiblie par l'exposition de notre manière de considérer et de dérouler les *processus* de l'hématose, des tissus organisés et de la chaleur végétative.

« Chaque système a son mode particulier de chaleur. Certainement il se sépare moins de calorique dans les cheveux, les ongles, l'épiderme, que dans tout autre système. Les organes blancs, comme les tendons, les aponévroses, les ligamens, les cartilages, etc., en fournissent aussi moins probablement que les muscles. Examinez les pattes des oiseaux, où il n'y a que ces parties blanches; elles sont bien moins chaudes que le reste du corps.

» 'On n'a pas analysé la différence de chaleur de chaque système situé à l'intérieur. Je suis persuadé que si on le faisait avec précision, en isolant ceux qui peuvent l'être, de manière à ce qu'ils communiquent par les vaisseaux, on observerait que chacun sépare une quantité différente de calorique, que par conséquent il y a autant de températures particulières dans la température générale qu'il y a de systèmes organisés.

» Je suis persuadé que les ligamens, les cartilages, etc., se rapprochent sous ce rapport des organes des animaux à sang froid, et que, si l'homme était composé d'organes analogues à ceux-là, il serait bien inférieur en température à ce qu'il est naturellement. Les systèmes qui dégagent le plus de calorique en communiquent à ceux qui en dégagent moins. Si les cheveux étaient au milieu du corps, ils seraient aussi chauds que les parties voisines, quoique leur température soit indépendante; ils restent toujours inférieurs à celle du corps, parce qu'ils sont isolés. Chaque système a donc son mode propre de chaleur, comme chaque glande a son mode propre de sécrétion, chaque surface exhalante son mode propre d'exhalation, chaque tissu son mode propre de nutrition; et tout cela dérive immédiatement des modifications que les propriétés vitales ont dans chaque partie.

» C'est en vertu de ce mode de chaleur particulier à chaque système que chacun fait naître, pour ainsi dire, un sentiment différent dans son inflammation. Comparez la chaleur âcre et mordicante de l'érysipèle à celle du phlegmon; certaines chaleurs sourdes, obtuses, avant-coureurs des affections organiques, aux chaleurs aiguës des inflammations diverses; appliquez la main sur la peau dans les différentes fièvres, vous verrez que chacune est presque marquée par un mode particulier de chaleur. Les corps animaux seuls présentent ces variétés de nature dans la chaleur; les minéraux n'offrent que des variétés d'intensité.

» On conçoit, d'après les principes exposés ci-dessus, non seulement les altérations locales de chaleur, mais encore le trouble général qui survient dans son dégagement par l'effet d'une foule de maladies, soit que ce dégagement augmente ou qu'il diminue, ou qu'il affecte des irrégularités, comme il le fait pendant ces paroxysmes et comme ingèrent certaines fièvres ataxiques, dans la phthisie, où la paume des mains et la face sont plus chaudes en certains cas, etc., etc., qu'indique un équilibre parfait. Ainsi, le tissu libreux qui par-

Qui ne sait que souvent, les extrémités étant glacées, le malade accuse, ou que de chaleur que le tissu musculaire, ne sent une chaleur intérieure extraordinaire ? Faut-il que les forces, du système capillaire soient différemment modifiées pour que la chaleur se modifie aussi différemment ?

« Remarquez en effet, que les altérations de la chaleur comptent une partie de leur casuistique, et qu'il fut ainsi réduit les maladies sont aussi fréquentes que celles des sécrétions à l'égard puissance pyrétogénésique. Les animaux parasites exhalations, et qu'elles offrent toujours, comme on le démontre, le corps de l'homme, les vers intestinaux, les hy- un trouble précurseur dans les forces vitales. Que les chimistes jouissent d'une température égale à la sienne; appliquent leurs théories à ces changemens morbides de la chaleur de ce foyer de chaleur, ils descendent, au degré trouveront nécessairement un défaut remarquable, propre à la classe d'animaux dont ils font partie.
Par exemple, jusqu'ici très à propos l'argument que nous ces changemens sont une conséquence nécessaire, et l'opinion de celle dont l'anatomie comparée pour créditer l'opinion des forces vitales se trouvent alors.

« L'organisme matériel d'un mammifère

On aperçoit quelle est l'objection à laquelle nous répondons, et rapidement en lui seul tous les tissus que la nature a successivement créés dans l'échelle zoologique et dans l'évolution, et que Buchat a secouée en passant. Faute de l'empreinte directe que suggère ce physiologiste, on peut en référer à l'embryogénie des animaux placés au-dessous de celle sûrement à l'anatomie comparée ; car d'elle-même, la nature parmi les tissus dont la réunion forme cet organisme, pris sont de multiplier autour de nous tous les faits qui vivi- il en est qui ne doivent produire par eux-mêmes que le degré secteur tenté de les lui arracher, en violant par une sorte de chaleur, végétative propre aux individus du règne animal, tentât, d'où la vérité ne sort que difforme et horriblement dont le corps n'est constitué que par un tissu ou des tissus ran-chargée.

Ces dans la même classe par l'anatomie générale, doués par « Certainement, et on est autorisé à l'affirmer par l'analogie et apportant d'une activité nutritive égale, et alimentées par un conséquent, les tissus du corps de l'homme sont, pour parler plus légitime, figurée, exactement au même degré d'animalisation comme Galien, chauds à des degrés différens, lesquels dépen-et les derniers mots de cette proposition, physiologique-dent de l'activité, plus ou moins grande, des mouvemens végéta-nous conduisent sans effort à la formule du processus de l'ac-tifs qui se passent en eux et de leur animalisation plus ou matière générale que nous cherchons, et qui doit assigner à moins avancée. C'est à dire de la rapidité plus ou moins l'organisation pulmonaire sa part d'influence dans l'opération considérable de leurs phénomènes d'assimilation chez l'homme si complexe et si successive de la sanguification, et de la qualité et de la quantité, ainsi que, notamment, chez tous les êtres organisés, le fluide nourricier, quelque dont ils sont composés. Que si le thermomètre, posant sur ce qui lui propre, est vivant, il y a, comme les pseudo-membranes de ces divers tissus, une quiétude sui, température en forme des, comme les productions amorphes quelconques qui s'en

on sent, de reste, que ce mode d'évaluation n'a rien de concluant, puisque ces parties étant contiguës et comme incorporées les unes aux autres, elles se prêtent une chaleur mutuelle d'où résulte un équilibre parfait. Ainsi, le tissu fibreux, qui paraît dégager autant de chaleur que le tissu musculaire, n'a qu'une température propre très inférieure à la sienne. Le surplus n'est qu'un emprunt dont il serait bientôt privé, s'il continuait à vivre, mais isolé des masses charnues qui lui communiquent une partie de leur calorique, et qu'il fût ainsi réduit à sa propre puissance pyrétogénésique. Les animaux parasites qui habitent le corps de l'homme, les vers intestinaux, les hydatides, etc..., y jouissent d'une température égale à la sienne; mais séparés de ce foyer de chaleur, ils descendent au degré inférieur propre à la classe d'animaux dont ils font partie.

Or, cet exemple justifie très à propos l'argument que nous demandons à l'anatomie comparée pour créditer l'opinion de Galien et de Bichat. L'organisme matériel d'un mammifère résumant et renfermant en lui seul tous les tissus que la nature a successivement créés dans l'échelle zoologique et dans l'évolution embryogénique des animaux placés au sommet de cette échelle, parmi les tissus dont la réunion forme cet organisme, il en est qui ne doivent produire *par eux-mêmes* que le degré de chaleur végétative propre aux individus du règne animal dont le corps n'est constitué que par un tissu ou des tissus rangés dans la même classe par l'anatomie générale, doués par conséquent d'une activité nutritive égale, et alimentés par *un liquide réparateur* au même degré d'animalisation.

Et les derniers mots de cette proposition physiologique nous conduisent sans effort à la formule du *processus* de l'hématose générale que nous cherchons, et qui doit assigner à l'oxigénation pulmonaire sa part d'influence dans l'opération si complexe et si successive de la sanguification chez l'homme.

Chez tous les êtres organisés, le fluide nourricier, quelque nom qu'il prenne, est vivant. Il a, comme les pseudo-membranes, comme les productions amorphes quelconques qui s'entent sur un organisme, il a, disons-nous, la vie par contiguité. Vivant, il est chaud ; c'est à dire que, par cela même qu'il a en lui un principe d'action dont ne rendent pas compte ses qualités anatomiques, principe étranger aux liquides inorganiques ou aux cadavres des fluides organiques, il doit être, comme nous l'avons déjà dit cent fois, simultanément et indivisiblement doué d'une température propre ou vitale, dont sont dépourvus aussi les liquides bruts. Mais cette *vie* et cette *chaleur*, il les possède à des degrés très différens, comme les divers tissus de l'homme, comme les divers êtres de l'échelle, comme l'embryon humain dans les phases successives de son développement.

Au point le plus inférieur et le plus rudimentaire de ces trois états, c'est à dire 1° dans les amorphozoaires ou animaux homogènes ; 2° dans le tissu *essentiel premier-né* (*primi genium*) ou tissu cellulaire, qui chez l'homme atteste le passage du mammifère par la phase amorphozoaire ; 3° enfin, dans le petit corps homogène et gélatineux que la trompe de Fallope vient de déposer sur la face utérine de la membrane caduque, et qui représente et constitue la phase dont il vient d'être question ; à ces trois points, disons-nous, le fluide nourricier, le sang, n'est qu'une lymphe ténue, une sorte de sérosité très peu plastique, ne chariant que des globules rares et à peine ébauchés. Il est vivant et chaud au premier degré.

Mais cette ébauche de sang subit bientôt dans les animaux rayonnés l'action d'une cavité digestive, puis plus tard de certains liquides préparés à cet effet dans des tissus spéciaux, des glandes. Chez l'homme puisé dans le tissu cellulaire et dans l'intestin grêle par les radicules absorbantes des veines lymphatiques, il s perfectionne et s'animalise dans ces vaisseaux et surtout dans les ganglions répandus sur leur trajet. Dans l'embryon il est digéré et élaboré dans les cavités particulières, la vésicule ombilicale et l'allantoïde, et c'est à ses dépens que cet embryon se nourrit et se développe, tandis qu'avant la formation de ces poches il empruntait ses matériaux d'accroissement au milieu humide dans lequel il était vaguement plongé. Le sang est alors vivant et chaud au second degré.

Puis, ainsi préparé à revêtir une crase plus riche et plus composée, ce liquide est chez les mollusques porté par des vaisseaux dans des organes affectés *spécialement* à l'absorption gazeuse qui tout à coup lui imprime des qualités très avancées. Chez l'homme, il prélude à cette importante gradation, en se mêlant au sang veineux qui constitue un degré intermédiaire à la lymphe et au sang artériel ; alors ils vont ensemble recevoir dans les poumons le complément de *vie et de chaleur* que doit leur communiquer l'action *vivifiante* de l'air atmosphérique. Dans l'embryon enfin, le placenta se forme ; c'est à dire qu'il s'établit, entre la mère et son produit, un ganglion vasculaire à sang rouge, dans lequel celui-ci puise plus directement des matériaux d'évolution en rapport avec ses besoins croissans, et pourvus de tout ce que les appareils hématosiques de la femelle viennent de leur acquérir. Le sang est vivant et chaud au troisième degré.

Si le sang des mammifères émancipés et adultes a plus de *vie et de chaleur* que celui du poisson et du fœtus nourri par les vaisseaux placentaires, cela ne tient qu'au développement plus parfait des organes hématosiques (appareils de l'absorption alimentaire et de l'absorption gazeuse avec leurs annexes), qui, plus actifs chez ces animaux, s'exercent sur des matériaux (alimens et air) plus nourrissans, contenant sous un volume donné plus d'élémens assimilables et ayant déjà fait partie d'autres animaux, etc..... Mais chez les seconds, comme chez les premiers, toutes les conditions organiques sont fondamentalement établies ; il ne s'en ajoutera pas d'autres ultérieurement ; seulement, plus tard, celles qui existent arriveront au *summum* de puissance et pour ainsi dire de maturité qui est leur destinée et leur fin.

La formation et l'organisation de la fausse membrane nous

présentent à observer quelque chose de très analogue aux trois *processus* que nous venons de tracer parallèlement.

Un flocon d'albumine plus ou moins épaissie et tendant à passer à l'état fibrineux est exhalé par une membrane séreuse enflammée. Cette matière, quoique rejetée par l'organisme, n'en est pas éliminée ; elle reste incarcérée dans une immense cellule du tissu végétatif et s'ente sur un point de cette surface qu'elle adopte pour matrice ; car une véritable évolution organique va s'opérer. Toute inflammation cesse, et il n'y a aucune communication directe de vaisseaux capillaires à sang rouge entre la fausse membrane rudimentaire et le point de la surface sur laquelle elle s'est greffée. Il n'y a même aucune communication directe, aucune inosculation immédiate entre les vaisseaux blancs qui exhalent la sérosité à la surface de la plèvre, et les vaisseaux blancs de la pseudo-membrane qui vit et s'accroît aux dépens de cette sérosité. Son côté adhérent offre un aspect tomenteux qui correspond à de pareilles villosités de la portion de plèvre à laquelle elle est collée, villosités qui ne sont que des vaisseaux intermédiaires aux deux surfaces, et représentent une sorte d'organe trophique ou de placenta développé entre cette matrice et cet embryon accidentels.

Néanmoins, un petit appareil circulatoire se forme de toutes pièces dans la fausse membrane. Comme une espèce de veine porte, il a des radicules implantées au point d'adhérence, radicules qui y puisent des matériaux réparateurs ne consistant qu'en une lymphe organisable ; ces vaisseaux afférens se réunissent en un tronc principal duquel partent en divergeant des rameaux excentriques ou efférens, qui vont rendre au torrent commun l'excédant et les débris de la nutrition. Ainsi se comportent la veine et l'artère ombilicales.

Mais à son tour cette fausse membrane peut s'enflammer, et quoique continuant à n'absorber que des fluides blancs, on peut voir cette lymphe devenir, sous l'aiguillon inflammatoire, d'abord plus plastique, puis prendre une teinte rosée, rouge pâle, rouge-vermeille, un sang fibrineux et cruorique être exé-

enfin par la force vitale et circuler dans cette espèce d'animal parasite.

Et pour rendre plus frappant l'argument que prête à notre opinion l'observation précédente, nous alléguerons les cas de fausses membranes *flottantes* dans la cavité d'une séreuse, lesquelles fausses membranes (semblables aux animaux homogènes qui ne vivent que dans l'eau) absorbent pour vivre et se développer la sérosité dont elles sont baignées, peuvent s'enflammer et créer, sous la seule influence d'un mouvement vital et d'un stimulus plus actifs, du sang chaud et rutilant. N'en est-il pas de même dans ces îlots inflammatoires à circulation rouge indépendante, développés au centre d'une surface articulaire, et entourés de *tous côtés* de tissus qui ne leur fournissent que des fluides blancs? N'a-t-on pas vu le placenta recouvert à sa face utérine par une sorte de test fibreux, de coque épaisse et comme cartilagineuse, fournir néanmoins au fœtus les matériaux d'un développement complet? Ne l'a-t-on pas vu aussi implanté sur un point de l'utérus frappé de dégénérescence fibreuse, et pourtant remplir assez bien ses fonctions d'organe nutritif du fœtus?

Dans tous ces cas, que voyons-nous? L'instinct plastique ou la force vitale primitive créer successivement dans le même individu un sang blanc et froid, un sang rouge et froid, un sang rouge et chaud. En un instant elle semble recommencer l'œuvre de la création. Oui, l'inflammation fait *sur place et de toutes pièces* du sang avec de la lymphe, et elle élève sans autre secours la température propre des liquides organiques et des tissus vivans. Elle y développe l'activité végétative, et inséparablement la chaleur de même nature.

On peut dire que le sang d'une personne anémique, par exemple, celui d'une jeune fille profondément chlorotique, est un sang descendu au degré *de vie et de chaleur* de celui des animaux pulmonaires à sang rouge et froid, des reptiles, par conséquent. Supposez, ce qui se voit souvent, que cette jeune fille soit prise d'une fièvre inflammatoire primitive ou consécutive. Qu'est-ce que cette fièvre ? Une surstimulation […] des fonctions vitales communes ou végétatives. Elle […] nisme entier ce que l'inflammation, que nous avons […] ment définie, est à une portion du tissu de cet […] Quel sera le caractère symptomatique essentiel de […] Nous le savons ; une lésion de la calorification […] par conséquent une modification en excès de […] (*or præter naturam*). Ouvrez la veine : le sang […] couenneux ; en deux jours, la force vitale a […] batracien au degré de *vie et de chaleur* de […] res. Ce degré a même été dépassé.

Il s'agit bien ici d'oxigène absorbé, d'a[…] halé, de combustion chimique, de matras et […]

Sans doute la force vitale a accompli tout […] élémens d'un liquide qui avait subi l'influence […] sorption gazeuse, comme il avait subi celle de […] mentaire. Le sang veineux, le chyle, la lymphe […] les poumons le complément définitif de la […] qui s'y ferme n'en sort plus *chaud* que parce […] *vivant*. Puis il va porter au tissu nutritif les […] *vie et de cette chaleur*, c'est-à-dire le stimulus […] fonctions ; et ce tissu les réalisera, si on peut […]

Mais, suivant que la capacité réciproque […] stimulus s'y prêtera plus ou moins, avec […] le même sang, peu ou beaucoup *de vie et* […] dégagées.

C'est ce qui nous a fait dire que les pneumato[…] fondaient la chaleur avec la calorification.

En effet, avec le sang d'une chlorotique, d'un […] d'un vieillard ; *sang qui sort des poumons* […] *dot pourvu d'un degré de chaleur égal à celui* […] *le sang d'un adulte vigoureux, et doué* […] *d'une force de calorification bien plus active que* […] *tures languissans*, la force vitale monte au ton […] de la phlegmasie va accroître la force de calorification […]

*pareils sujets, au point de lui faire dépasser de beaucoup celle de l'adulte sanguin et vigoureux.*

Nous le répétons, et c'est une observation souvent faite, le sang de tous les individus, qu'ils soient robustes ou débiles, sanguins ou anémiques, adultes ou vieux, chétifs ou athlétiques, gras ou maigres, *en hiver comme en été*, sort de leurs poumons pourvu d'un degré de température le même chez tous ou sans différence notable et proportionnée à ces divers états de l'organisme ou de l'atmosphère. Rien de plus identique à soi-même que le degré de chaleur du sang du même individu examiné à des époques différentes et le degré de chaleur du sang de plusieurs individus entre eux; rien de plus variable et de plus inégal que leur force de calorification et de résistance au froid, suivant mille circonstances dépendant et d'une disposition interne et d'influences extérieures.

On a fait grand bruit de la différence de température qui existe entre le sang contenu dans les cavités droites du cœur, et celui qui, revenant des poumons, remplit les cavités gauches. Mais a-t-on bien songé que cette différence n'est guère *que d'un tiers de degré* du thermomètre Réaumur en faveur du dernier? Comment croire qu'une si faible différence puisse rendre compte de l'énorme abaissement de température qui s'observe chez les individus qu'une cause quelconque a réduits à un état demi-asphyxique, comme les malades arrivés à la dernière période d'une affection organique du cœur? Entre la température du sang de ces malades et de celui d'un homme bien portant, il y a un tiers de degré de différence; entre leur force de calorification comparée, il y a la distance qui sépare quelque chose de chaud de quelque chose de froid. La main, appliquée successivement sur la peau de ces deux hommes, reçoit d'un côté une impression de chaud, de l'autre elle reçoit une impression de froid; et certes elle serait incapable de discerner une différence d'un tiers et même d'un demi-degré. Qu'on la plonge dans le sang de l'un et dans celui de l'autre, elle appréciera difficilement, on pourrait même dire qu'elle n'appréciera pas du tout la faible inégalité de température qui existe entre eux.

Quant à cette proposition axiomatique qu'on présente avec tant de présomption, et derrière laquelle on se retranche avec une si imperturbable sécurité, pour défendre contre toute attaque la théorie pneumato-chimique de la calorification animale, savoir: que, *quel que soit le degré de chaleur que présentent un tissu vivant ou les profondeurs des viscères, soit à l'état normal, soit lorsqu'ils sont affectés d'une phlegmasie, ou pendant une fièvre inflammatoire très vive, ce degré ne dépasse jamais celui du sang artériel pris dans les cavités gauches du cœur*, elle doit maintenant sembler bien peu redoutable, pour ne pas dire insignifiante et puérile. En effet, si le sang pris autour d'un foyer inflammatoire très actif, et celui qui circule dans les vaisseaux d'un fébricitant, sont aussi chauds que les tissus enflammés ou travaillés par le mouvement fébrile, c'est que par le fait de la surstimulation des fonctions végétatives ou *pyrétogénésiques*, dans ces deux cas, la force de calorification a été excitée et a communiqué au sang un plus haut degré de température. Il faut voir là un effet plutôt qu'une cause; de sorte que ce fait est très maladroitement invoqué contre nous, puisqu'il est inexplicable dans la théorie que nous combattons, tandis que, si nous en avions besoin, nous le ferions servir à imprimer à la nôtre un cachet frappant de vérité et de justesse.

Est-ce l'oxigénation pulmonaire qui, en pareille circonstance, a élevé la chaleur du sang? Nous sommes bien persuadés que nos antagonistes se refuseront à soutenir cette hérésie physiologique. Est-ce la fièvre, l'inflammation, qui ont produit ce résultat? Qui donc? Elles seules en sont capables. C'est là une de ces vérités de sens commun comme toutes celles qui font la base de la science de l'homme. Leur simplicité, leur universalité et leur perpétuité en forment le caractère le plus saillant. Elles sont larges et fécondes. L'instinct général des hommes sent ces vérités. Une observation primitive et naturelle les a déposées au fond de tous les esprits. Le malade ignorant en a doublement la conscience, en dépit des fables savantes de son docteur. La fausse science *a toujours eu pour objet* de les altérer, de les faire méconnaître et de leur substituer des hypothèses individuelles, résultats d'une observation superficielle. (Nous donnons ce caractère comme le plus constant et le plus sûr pour apprendre à distinguer une doctrine vicieuse et artificielle.) La vraie science les formule philosophiquement, les démontre avec méthode et apprend à continuer l'observation en les prenant pour guide, et en cherchant toujours à les vérifier et à les étendre. Tel a toujours été son objet, et ce caractère est le plus propre à la faire connaître. L'art trace les règles de leurs applications, réalise leur utilité, et met par la pratique le sceau à leur éternelle certitude.

Maintenant il se présente un fait qui, s'il a été bien observé, sanctionne hautement notre opinion sur l'échelle *de vie et de chaleur* que nous avons établie pour les divers tissus animaux et les degrés progressifs *de vie et de chaleur* que nous avons également attribués au liquide réparateur, suivant qu'on l'examine dans les phases successives de sa formation. Ce fait justifierait surtout notre manière d'interpréter la différence de température qui existe entre le sang veineux et le sang artériel, au profit de ce dernier.

Il s'agit des expériences de M. Davy, desquelles il résulterait que la température des cavités gauches du cœur (indépendamment du sang qu'elles contiennent) l'emporte d'un degré (Therm. Farenh.) sur celle des cavités droites de ce viscère. Les animaux qui ont servi à ces expériences avaient été tués par hémorrhagie, afin que les cavités du cœur fussent parfaitement vides quand on y introduirait le thermomètre.

Pourquoi les cavités gauches seraient-elles *plus chaudes* que les cavités droites, si ce n'est parce qu'elles sont *plus vivantes?* Elles reçoivent le même sang d'une même source : l'artère coronaire est impartiale. Mais les cavités aortiques devaient jouir, on sait pourquoi, d'un degré *de vie* supérieur à celui des cavités pulmonaires ; nécessairement alors *leur température* devait s'élever en proportion. Mais le sang artériel avait besoin d'un degré *de vie* de plus que le sang veineux ; il fallait donc que *sa chaleur* fût accrue d'autant.

Le degré *de chaleur* peut s'estimer en général par le degré *de vie*, comme le degré *de vie* par le degré de chaleur.

Le degré d'*une fièvre* peut s'estimer exactement par l'intensité de la lésion *de la calorification*, et le degré de celle-ci peut être aussi rigoureusement déterminé par l'intensité de la fièvre. Ainsi, la force du mouvement donne la mesure de la force impulsive, comme la force d'impulsion mesure exactement celle du mouvement.

Qu'est devenue la chimie? Nous l'avons laissée bien loin de nous......

Il n'est plus nécessaire d'insister sur ces faits péremptoires pour ruiner tout le crédit de la théorie pneumatique de la chaleur animale, et ne rien même laisser de spécieux à des idées que nous avons dû repousser avec d'autant plus de soin qu'elles s'opposaient plus invinciblement à la notion naturelle et véritable des maladies phlogistiques, et par suite à l'intelligence des méthodes thérapeutiques qui leur conviennent physiologiquement.

Nous l'avons déjà dit, et nous nous faisons un devoir de le répéter : le parallèle que nous avons établi plus haut entre les divers *processus* physiologiques de l'hématose générale dans la série zoologique, l'embryologie, le mammifère émancipé, et dans celui-ci entre les divers *processus* de l'hématose pathologique, sont la base et les prolégomènes essentiels de toute connaissance, et, partant, de toute thérapeutique éclairée des fièvres humorales. Or, cette classe de fièvres est la plus importante, la plus générale, puisqu'elle forme à elle seule la presque universalité des maladies aiguës.

Nous devrions maintenant, pour terminer ce qui regarde la calorification vitale ou végétative, examiner de quelle manière la chaleur vitale est troublée par suite de la lésion alternative ou isolée des trois conditions constitutives du phénomène dont elle est un produit, comme nous l'avons fait dans l'exemple pris plus haut, et où nous avons vu la digestion gastrique être troublée ou empêchée par les vices ou de son support ou de son stimulus, ou de leurs capacités réciproques. Mais cet examen sera mieux placé lorsque nous appliquerons les données physiologiques posées jusqu'ici à l'étude des fièvres vitales, et à la déduction des indications ou contr'indications qu'elles présentent pour la *Médication antiphlogistique*.

Il est temps que nous passions à l'étude de la seconde source de chaleur que nous avons signalée chez l'homme, et qui doit compléter les notions qui nous sont nécessaires pour embrasser toute la pyrétologie, c'est à dire pour bien comprendre tous les modes d'affections fébriles, et par conséquent être capables de tracer avec conscience scientifique les règles thérapeutiques qui font l'objet de ce travail.

On remarquera que, dans tout ce qui précède, il ne nous est pas arrivé de prononcer une seule fois le mot *système nerveux*. En faisant intervenir ce système dans le phénomène de la calorification vitale, nous aurions violé la loi formulée plus haut et que nous reproduisons ici : *un appareil, un organe, un tissu, quelconques, ne reçoivent jamais ni leur raison d'activité, ni leur aptitude fonctionnelle, d'un appareil, d'un organe ou d'un tissu, postérieurs à eux dans l'évolution embryogénique et dans l'échelle zoologique.*

Et si nous rappelons cette loi, c'est que de plus en plus elle nous apparaît grande, féconde, et, nous osons le dire, la clef de la physiologie et de la pathologie générales. Bientôt nous la ferons servir à la démonstration d'une autre proposition qui lui est subordonnée et que nous avons précédemment énoncée, savoir, le parallélisme de l'évolution fébrile et de l'évolution embryonnaire.

Autant dans l'étude de la chaleur végétative nous avons négligé l'influence du système nerveux, autant dans l'examen que nous allons faire de la chaleur par influx nous serons obligés d'avoir recours à l'appareil de l'innervation. C'est même à lui seul que nous devrons nous adresser. Nous n'avons plus rien à demander aux fonctions vitales communes, aux opérations plastiques qui se passent dans l'intimité des tissus. La production de la chaleur, dont nous venons de rechercher le mode et les lois de génération, se liait à l'exercice des actes qui produisent et entretiennent *immédiatement* la matière organisée; tandis que la production de celle qu'il nous faut maintenant étudier se lie à l'exercice de forces *spéciales*, dont les résultats sont purement dynamiques et immatériels, incapables d'altérer *directement* la matière organisée, de changer ses qualités et sa composition, puisqu'elles sont destinées seulement à lui imprimer des modifications de sensibilité et de mouvement plus ou moins évidentes. C'est d'elles que le solide vivant reçoit la faculté motrice et la faculté sensitive. Leur influence sur les fonctions vitales communes ou végétatives n'est que médiate et indirecte. Nous avons assez dit quels étaient l'instrument et le stimulus spéciaux et directs de ces dernières fonctions. L'action des forces que nous allons examiner commence là où cesse l'action des précédentes. Il est donc nécessaire que nous remontions l'échelle des organes et appareils dans la série, l'embryon et l'organisme émancipé, pour découvrir la seconde source de la chaleur animale.

Il suit déjà de là que tous les êtres vivans ne possèdent pas la chaleur dynamique ou par influx, tandis qu'on ne peut les concevoir sans la chaleur vitale ou végétative. C'est comme si nous disions que tous jouissent d'un tissu cellulaire, d'un fluide nourricier et des fonctions nutritives qui résultent immédiatement de l'action réciproque de l'un sur l'autre, tandis que tous ne sont pas pourvus d'un système d'influence motrice, sensitive et harmonisatrice, c'est à dire d'un système nerveux; vérité anatomique et incontestée.

Nous avons dit d'une manière générale, au commencement

de notre théorie de la calorification (page 156), que tous les actes qui concourent au développement et à la conservation de l'être, en tant que vivant, s'accompagnent d'un dégagement de chaleur et contribuent à produire et à maintenir la température propre de cet être, ainsi qu'à en régler les modifications d'intensité, de résistance et de répartition.

Si cette proposition générale est vraie et découle bien rigoureusement d'une observation complète, nous sommes tout d'abord, et sans qu'il soit besoin d'une autre démonstration, autorisés à admettre chez l'homme une autre source de chaleur que celle dont nous venons de nous occuper; car les fonctions vitales communes ou végétatives dans l'exercice desquelles nous avons placé le premier foyer de la température organique, ne constituent pas exclusivement et à elles seules les opérations qui président au développement et à la conservation de l'homme en tant que vivant. Nous aurons donc implicitement désigné l'appareil de la calorification *par influx*, au moment où nous sera connu celui qui s'ajoute aux fonctions plastiques pour compléter l'ensemble des opérations nécessaires au développement, à l'entretien et à la conservation de l'organisme humain *en tant que vivant*.

A l'appareil si simple de ces fonctions communes à tout ce qui vit se sont progressivement associés des centres d'actions spéciales nommées organes, et qui tous ont pour objet la préparation de deux liquides, l'un destiné à l'entretien de l'individu, c'est le sang; l'autre à l'entretien de l'espèce, c'est la semence. Puis, ces liquides formés, des instrumens de transport sont devenus nécessaires pour les faire parvenir aux parenchymes et les en exporter, enfin pour éconduire les matières qui ne sont pas ou ne sont plus propres à faire partie de l'agrégat vivant. De plus, du moment où l'être, ne se trouvant plus plongé dans un milieu liquide et offrant immédiatement à l'absorption l'aliment et le gaz vital combinés, a dû aller à leur recherche, se les approprier, leur faire subir des modifications préparatoires et réaliser lui-même dans une cavité intérieure particulière les conditions physiques de liquidité et de solubilité indispensables à l'absorption de la substance réparatrice, soin dont la nature s'était primitivement chargée en plaçant l'animal au sein d'un chyle tout formé et prêt pour l'assimilation nutritive ; du moment aussi où ne pouvant plus se reproduire isolément et en faisant en faveur de l'espèce le sacrifice d'une portion de sa substance propre à s'individualiser aussitôt ; du moment où les sexes se caractérisant il y a eu un mâle fécondant et une femelle fécondée, chargée de la gestation, etc., etc., des organes nouveaux sont venus en aide aux précédens, pour mettre l'animal en état d'être impressionné par des objets extérieurs à lui et de réagir sur les objets de ces impressions, pour aller à leur rencontre et en jouir, ou pour les fuir et les éloigner de lui. Il y a eu dès lors des instrumens de conservation pour l'intérieur et des instrumens de conservation pour l'extérieur.

Ainsi fut consommée l'œuvre *de la vie* et *de l'animalité*.

Les premiers de ces instrumens sont, comme nous l'avons dit plus haut, les organes chargés de composer le liquide destiné à l'entretien de l'individu et à celui de l'espèce : les appareils de l'intussusception alimentaire et gazeuse, des sécrétions, des excrétions, de la circulation et de la génération. Les seconds sont les organes chargés de procurer à l'animal les choses sur lesquelles doivent s'exercer les appareils précédens, savoir, des alimens ; puis au mâle, le support de la fécondation ou la femelle, et à celle-ci le stimulus de la fécondation ou le mâle. Ces organes servent en outre à l'animal pour exécuter tous les actes nécessaires à la protection de sa propre vie et de celle de sa famille, en un mot, pour présider aux actions providentielles très nombreuses qui constituent les instincts de conservation de l'individu et de la progéniture. Ce sont les appareils des sensations externes et de la locomotion, qui ont pour objet de mettre l'être en rapport avec toutes les choses extérieures qui intéressent sa conservation et celle de l'espèce, puis de lui permettre de réagir sur ces choses, pour les attirer à lui quand elles lui conviennent, et les repousser quand elles lui sont nuisibles.

Voilà bien, si nous ne nous trompons pas, l'animal pourvu de tout ce qui lui est nécessaire pour se développer et se conserver *en tant que vivant.* Or, à l'exercice de toutes ces actions dynamiques et instinctives, se lie la production de la chaleur que nous nommons *nerveuse* ou *par influx; nerveuse,* parce que c'est au moyen de l'appareil de ce nom que toutes ces actions sont exécutées; *par influx,* parce que la chaleur qui émane de cette source a pour caractère de sembler s'irradier et se transmettre comme l'action nerveuse d'un ou de plusieurs centres aux appareils qui en reçoivent l'influence. Nous l'appellerons aussi, indifféremment, *dynamique* ou *spéciale,* parce que la force *spéciale* à l'exercice de laquelle elle est liée n'a en puissance que des actes dynamiques et incapables par eux-mêmes d'altérer la matière organisée et de modifier profondément ses qualités chimiques.

Si nous avons toujours eu soin de limiter la production de la chaleur nerveuse à l'action de l'appareil nerveux qui préside au développement et à la conservation de l'animal *en tant que vivant,* et si nous avons constamment souligné ces dernières expressions, c'est qu'il est chez l'homme un autre appareil nerveux (celui des sensations réfléchies, de l'intelligence libre, du sens intime et de la parole), étranger à l'organisme *en tant que vivant,* et duquel il peut se passer pour vivre; c'est à dire que nous bornons la production de la chaleur par influx, chez l'homme, à l'action des appareils nerveux par lesquels il ne diffère en rien des animaux; des appareils nerveux qui donnent lieu aux actes instinctifs internes et externes, les règlent et les coordonnent. L'action de la volonté libre, de la pensée, du sens intime, est étrangère à la production de toute chaleur, comme le prouve l'observation, de même qu'elle est étrangère au développement et à la conservation de la vie. Tout acte, au contraire, qui concourt au développement et à la conservation de celle-ci, s'accompagne de la production d'une certaine quantité de chaleur. L'homme est plus qu'un être vivant, plus qu'un animal; il est intelligent et libre. Mais ce n'est pas pour mieux développer et conserver son organisme qu'il a été doué de ces deux attributs. Ce qui le prouve, c'est que les animaux qui en sont dépourvus se développent et se conservent, *en tant que vivans*, aussi bien et mieux que lui. Leurs instincts sont même plus sûrs et plus étendus que les siens (1).

Si on peut affirmer que les animaux cellulaires ou homogènes et amorphes sont dépourvus de *système nerveux*, ce serait se montrer trop uniquement anatomiste et trop peu physiologiste que de nier dans ces êtres la présence de *l'élément nerveux*. En effet, si la loupe et le scalpel ne découvrent là ni cordons, ni à plus forte raison de centres nerveux, la raison et l'analogie semblent légitimer la supposition de la pulpe nerveuse rudimentaire à l'état de fusion uniforme et de dissémination dans le parenchyme cellulaire ou organe nutritif. L'esprit ne se refuse pas à concevoir chaque cellule du parenchyme général animée par un globule médullaire, et tous deux isolés physiologiquement ou fonctionnellement de la cellule et du globule contigus à eux. Dans ce cas, la substance nerveuse, divisée à l'infini et sans centre d'action ni cordons conducteurs, se trouverait comme suspendue dans le tissu végétatif,

---

(1) Cette séparation est formellement consacrée dans la Genèse, et l'époque de la création de l'homme appartient à une époque postérieure à celle de la création des mammifères. Quelque chose de tout spécial est ajouté par le créateur, et ce quelque chose, qui n'est pas un simple degré en plus de ce qui existait chez les êtres créés dans l'époque précédente, est ce qui fait l'homme et le caractérise, en jetant entre l'animal et lui un abîme que rien ne peut combler.

*Dixit quoque Deus : Producat terra animam* viventem *in genere suo, jumenta et reptilia et bestias terræ, secundùm species suas. Factum estque ità.*

*Et ait : Faciamus hominem* ad imaginem et similitudinem nostram, *et præsit piscibus maris et volatilibus cœli et bestiis, universæque terræ omnique reptili quod movetur in terrâ.*

semblable, qu'on nous permette cette comparaison, à une substance insoluble suspendue dans une émulsion.

Une multitude de faits physiologiques et pathologiques se laissent mieux comprendre par cette hypothèse que par toute autre; hypothèse qui, pour résumer et formuler physiologiquement ce que nous venons de dire plus haut, consiste à considérer le tissu cellulaire dans les animaux qui en sont exclusivement formés, et dans l'homme où il joue le rôle d'organe nutritif général, comme unique et multiple, c'est à dire comme un grand réseau vivant, résultant de la réunion d'un nombre infini de molécules, vivant elles-mêmes de leur vie particulière, molécules toutes indépendantes fonctionnellement les unes des autres et n'étant assemblées que par des liens anatomiques et non physiologiques. Qu'on cherche à concevoir des myriades de monades venant à adhérer les unes aux autres, et on aura l'idée de cette théorie du tissu cellulaire. Les éponges viennent même réaliser cette supposition et la convertir en un fait, car M. de Blainville est porté à les considérer comme des agglomérations d'un certain nombre d'animaux plus ou moins atrophiés par la gêne qu'ils se causent réciproquement. (Hollard, *Précis d'anat. comp.*, p. 175.)

Ainsi envisagé, le tissu cellulaire exclut les actions sympathiques, les correspondances nerveuses auxquelles des observateurs peu attentifs ont voulu le soumettre, sans songer qu'ils violaient un principe mille fois proclamé par eux, savoir, qu'il est impossible de concevoir une sympathie, un consensus organique sans *système nerveux*. Or, ils savent aussi bien que nous que le tissu cellulaire manque d'un tel système, et qu'il ne peut en recevoir l'influence spéciale qui préside à ses fonctions spéciales, puisqu'il lui a préexisté.

Aucune fonction spéciale n'étant départie au tissu cellulaire, il n'avait pas besoin d'un système d'influence spéciale. Chaque molécule dont il se compose ne vit que pour elle-même et n'a pas d'autre objet. Toute sa vie est concentrée en elle, sans s'étendre au-delà. Elles reçoivent toutes individuellement leur contingent de fluide assimilable qu'elles élaborent, avec lequel elles se renouvellent, et, pour parler comme Stahl, se conservent les mêmes en changeant toujours. Mais elles n'empruntent ni ne prêtent la force à l'aide de laquelle elles remplissent ces actes. Il n'y a pas de centres d'influence, pas d'archées, pas de moyens de transmission. Chaque petit organisme agit et souffre par lui et pour lui. Tout là est idiopathique, rien n'est deutéropathique. Qu'une partie meure, les autres y sont indifférentes et n'en reçoivent aucun dommage. Aussi la division d'un seul être en fait deux, quatre, etc.... qui continuent à vivre séparément, car leurs intérêts, lorsqu'ils formaient en apparence un seul être, n'avaient pas plus de communauté que maintenant qu'en apparence ils sont distincts.

Le mode de génération de ces animaux ne laisse rien à désirer pour la confirmation décisive de notre opinion. En effet, cette reproduction dite fissipare a lieu non seulement sans fécondation sexuelle, mais même sans modification préalable et préparatoire d'une portion de la substance de l'animal, comme dans la génération gemmipare. Un morceau du tissu homogène se détache de la masse principale, et voilà d'emblée un nouvel être. On peut s'assurer de ce fait en divisant artificiellement un de ces animaux. « Coupez une de nos hydres d'eau douce, un polype quelconque, une actinie, un ténia et même une naïs, et vous obtiendrez autant de sujets nouveaux que vous aurez fait de fragmens du corps entier. » (Hollard, *Précis d'anat. comp.*, p. 174.)

Parler ici de sympathies est donc un étrange abus de mots et une fâcheuse confusion de choses.

Qui dit sympathie, dit solidarité, concours, dépendance, besoins réciproques entre des appareils dont les attributions particulières sont diverses, mais le but unique. L'objet des sympathies et de l'appareil au moyen duquel elles s'opèrent est précisément l'harmonisation, pour un but commun, d'instrumens ou d'organes, dont les fonctions sont différentes quand on les considère indépendamment du résultat unique auquel elles travaillent. Or, dans l'organe vital commun ou tissu cellulaire, toutes les actions particulières sont identiques. Elles peuvent donc se passer d'un lien *physiologique*, et n'ont besoin, pour remplir leur fin, dans l'être qu'elles constituent fondamentalement, que de liens anatomiques.

Il n'en est plus de même lorsqu'un organisme, au lieu d'être borné aux fonctions végétatives communes, accomplit des actes spéciaux plus ou moins immédiatement relatifs à ces fonctions, et surtout lorsqu'il est pourvu de tous les appareils qui complètent l'animalité.

En effet, l'anatomie comparée apprend que, dès l'instant où un animal remplit, indépendamment des fonctions vitales communes, une ou plusieurs fonctions spéciales, un petit système nerveux est formé pour présider à ces fonctions. Si cette fonction est unique, il y a un petit centre, d'où part un cordon, qui porte à l'organe la faculté spéciale à l'aide de laquelle il accomplit sa fonction spéciale. Si deux appareils et deux fonctions distinctes existent, il y a deux centres, des cordons de transmission doubles, qui alors communiquent entre eux par des anastomoses; car ces deux fonctions concourent à un résultat commun, et doivent être unies par des liens physiologiques. Ce lien est le rudiment d'un système nerveux sympathique.

Mais ces centres d'actions spéciales et ces cordons d'irradiation et de communications sympathiques ne sont pas directement relatifs aux fonctions vitales communes ou végétatives. Leur rôle se borne à transmettre par un double courant, des extrémités aux centres, l'appel viscéral, lequel provoque en sens contraire l'influx central animateur; et ces influx ne président qu'à l'accomplissement des fonctions spéciales digestives, respiratoires, sécrétoires, excrétoires, circulatoires, génératrices, sensitives et motrices. Encore une fois, l'organe nutritif général, le tissu cellulaire, exécute ses phénomènes végétatifs sans le secours immédiat de ces influences spéciales, et par la seule force vitale primitive dont il est doué.

Chez l'homme, les ganglions nerveux viscéraux, la moelle

épinière avec toutes ses dépendances et le nerf grand sympathique qui unit ces différens centres d'actions nerveuses viscérales, sensitives et locomotrices, en un mot, ce que nous convenons d'appeler *le cercle nerveux ganglio-rachidien*, constituent le support de la calorification nerveuse, dynamique ou par influx.

Avant d'analyser ce phénomène, en l'étudiant sous les trois points de vue de son support, du stimulus de ce support et de la capacité réciproque de ces deux élémens l'un pour l'autre, constatons expérimentalement, comme nous l'avons fait pour la calorification vitale avant d'en décomposer l'appareil, constatons qu'à l'exercice fonctionnel du cercle nerveux ganglio-rachidien se lie bien la production d'une certaine quantité de chaleur particulière et distincte de celle qui accompagne le travail des fonctions végétatives.

Afin de rendre plus évidens et de grossir en quelque sorte les faits qui conduisent à admettre chez l'homme une source de chaleur dans les actions nerveuses animales, instinctives ou conservatrices, choisissons, pour observer ces faits, les sujets chez lesquels les phénomènes de ce genre sont prédominans, instables, impétueux et tyranniques ; les personnes nerveuses, dont le tempérament ou la manière d'être est principalement caractérisée par la facilité et l'exagération avec lesquelles les mouvemens nerveux sont provoqués ; les individus, enfin, qui, tels que les femmes hystériques ou vaporeuses, présentent cette susceptibilité au point qu'elle constitue chez elles un état qui flotte constamment entre la santé et la maladie, qui n'est plus l'une et n'est pas encore l'autre, état qu'on a justement désigné sous le nom de mobilité nerveuse.

Sans cause extérieure appréciable ou sous l'influence de mille impressions diverses, ces personnes éprouvent brusquement, et par une soudaine irradiation du centre à la périphérie, ce qu'on appelle des bouffées de chaleur, *des vapeurs* ; puis, par un mouvement inverse et également instantané, des refroidissemens avec tremblemens, des frissons rapides et comme convulsifs. Cela s'accompagne ou ne s'accompagne pas, indifféremment, d'alternatives correspondantes de rougeur ou de pâleur, d'injection ou de vacuité capillaires.

Ou bien encore, ces chaleurs ou ces refroidissemens sont partiels et permanens, et ce fait est très commun chez les hystériques. Cependant tout cela a lieu à l'insu des fonctions végétatives qui continuent à s'accomplir imperturbablement dans les régions frappées de ces lésions de la température organique et où il ne se développe ni phlegmasies, ni sphacèles, ni modifications quelconques dans la nutrition. On sent très bien que si ces élévations ou si ces abaissemens de la température d'une partie dépendaient d'une activité ou d'une inertie excessives des fonctions végétatives, cela ne se passerait pas sans une altération proportionnée des phénomènes et des produits de ces fonctions, c'est à dire sans des hypertrophies ou des atrophies, des inflammations ou des gangrènes. Si donc ces modifications si sensibles de la température n'ont aucune influence sur les actions plastiques et de chimie vivante, il est nécessaire qu'elles se lient à l'exercice de quelque appareil qui n'ait en puissance que des phénomènes dynamiques et incapables de faire directement subir à la matière organisée des changemens intimes et moléculaires, comme ceux qui appartiennent à la force altérante. Or, le système nerveux, seul dans l'économie, peut revendiquer la faculté de produire et de distribuer cette sorte d'*électricité animale* (1) dont les phénomènes et les lois sont, comme on le verra bientôt, perpétuellement en conflit et en

---

(1) Nous ne prétendons certes pas assimiler les phénomènes nerveux aux phénomènes électriques. Sans doute, et il est difficile de n'en être pas frappé, quand on considère ces deux ordres de phénomènes sous leurs aspects les plus généraux, et quand on ne veut pas s'exagérer ce qu'ils ont de commun au point de les croire identiques, il est permis, si on veut à toute force des rapprochemens, de n'y voir qu'un seul agent, différencié et modifié seulement par les sphères d'action respectives où il manifeste sa puissance. Pourtant ces analogies si étroites en apparence ne tardent pas à s'effacer sous le nombre et l'importance des

antagonisme avec ceux de la faculté que nous avons si soigneusement étudiée précédemment comme source de la calorification vitale ou végétative.

Avant d'aller plus loin dans l'exposition des faits qui établissent la réalité d'une des sources de la chaleur animale dans les actions nerveuses, nous devons, pour mettre l'esprit du lecteur plus à l'aise, étendre son horizon et le placer à notre point de vue, nous devons nous entendre avec lui sur un fait physiologique capital, savoir, que les deux forces en question, nous voulons dire la force vitale ou plastique qui produit et dirige les fonctions végétatives (*vis insita, propria* ou *innata* des anciens auteurs, d'Hippocrate et de Galien en particulier) et la force nerveuse, spéciale ou motrice, qui produit et dirige les fonctions spéciales internes ou externes (*vis influa, errans, vaga*, etc.) de Galien), que ces deux forces sont en possession de toute notre économie animale dont elles se partagent l'empire. Les pères de l'art l'ont vu bien mieux que les physiologistes de notre époque. Les subdivisions stériles que Bichat a introduites dans ce sujet lui ont nui singulièrement. Nous préférons de beaucoup la manière grande, simple et féconde dont Grimaud, d'après Galien, a formulé cet important principe.

Nous avons dit ailleurs que, quoique le corps vivant soit pénétré d'un seul et même principe, et que l'unité rigoureuse et absolue de ce principe soit la véritable raison de l'ordre qui règne dans ses fonctions, ordre sans lequel son existence serait absolument impossible, nous pouvons cependant, pour la facilité de la méthode, distribuer ces fonctions en deux grandes

raisons contraires; et il ne reste plus de ce rapprochement que quelques traits généraux purement spéculatifs, et dont la science de la vie, et surtout les applications pratiques de cette science, ne retirent presque plus aucun fruit. Toutefois, il est intéressant de remarquer, et c'est là le but de cette note, qu'un dégagement de chaleur plus ou moins sensible se lie inséparablement à l'exercice de la puissance nerveuse et de la force électrique. C'est tout ce que nous voulons faire observer en passant.

classes, rapporter chacune de ces classes à une force particulière, et regarder dès lors ces deux forces comme les grands moyens, les grands instrumens de la nature vivante, et les deux fondemens sur lesquels roulent et s'exercent toutes ses opérations.

» L'une paraît extérieure : elle s'applique à mouvoir diversement la matière, et dispose de ses phénomènes de situation : c'est la force *motrice* ou la force de *locomotion*.

» L'autre est intérieure, pénétrante ; son activité embrasse, saisit la matière en plein, décide ses qualités constitutives, la fait ce qu'elle est, indépendamment d'aucun mouvement de locomotion, c'est à dire sans introduire de changement dans ses phénomènes de situation : c'est la force *digestive* ou *altérante*. » (Grimaud, *Cours de fièvres*, t. I, p. 76.)

Après cette division générale, Grimaud reprend la force motrice ou nerveuse, celle dont la connaissance nous intéresse plus particulièrement dans ce moment-ci, et la considère sous les deux points de vue suivans, qui en consomment admirablement la notion. La première de ces forces ou la force altérante (celle que nous avons jusqu'ici désignée sous le nom de végétative), ne demandait aucune subdivision, comme Bichat a voulu en introduire dans son étude ; tandis que la subdivision établie par Grimaud pour la force nerveuse ou motrice était indispensable pour l'intelligence des lois de cette force. On verra qu'elle est bien plus heureuse et bien plus naturelle que celle que Bichat a appliquée à la même force, sous la triple dénomination de contractilité organique sensible, contractilité et sensibilité animales.

« La force motrice dans les animaux peut être considérée sous deux aspects différens : ou dans ses rapports exclusifs avec le corps même, ou dans ses rapports avec les objets extérieurs.

» La force motrice qui se rapporte aux objets extérieurs dispose et ordonne le corps animal d'une manière convenable d'après les relations qu'il soutient avec les corps qui l'environnent ; et les actes de cette force sont subordonnés à l'action des organes des sens, c'est à dire que ce mouvement est réglé par les impulsions qui affectent les organes des sens proprement dits.

» La force motrice, considérée comme se rapportant au corps même, s'exerce dans chacune de ses parties, quoique à des degrés bien différens : c'est ce qu'on peut appeler force tonique. Sa fin principale et majeure est de distribuer sur toute l'étendue du corps les sucs nourriciers qui doivent réparer les pertes qu'il éprouve sans interruption ; elle contribue aussi très utilement à conserver les humeurs, en les présentant successivement aux différens organes sécrétoires qui les dépurent et les dépouillent des sucs hétérogènes et étrangers qui s'y développent assidument ; ces mouvemens toniques qui se passent dans l'intérieur du corps et qui s'y rapportent d'une manière exclusive sont subordonnés au sens vital intérieur, qui, comme nous le dirons dans la suite, paraît exister spécialement dans l'orifice supérieur de l'estomac ; en sorte que, comme on regarde assez communément le cerveau, ou plutôt la partie vraiment centrale du cerveau, comme le *sensorium commune* par rapport aux organes des sens proprement dits, on pourrait aussi regarder l'orifice supérieur de l'estomac comme le *sensorium commune* par rapport au sens vital intérieur, qui est appliqué à recevoir les impressions internes et à régler les mouvemens qui se passent dans l'intérieur du corps, etc., etc., etc. » (Grimaud, *ouv. cit.*, p. 80 *et suiv.*)

Ce dernier passage, et surtout la dernière idée qu'il consacre, nous seront d'une grande utilité dans l'étude de la calorification nerveuse ou par influx, comme on le verra dans la suite. Voilà de véritables services rendus à la physiologie ; et pourtant, étrange injustice, faites une mesquine et fausse application des sciences physiques ou chimiques à la science de la vie, mutilez un animal pour obtenir un résultat secondaire et stérile, votre nom sera dans toutes les bouches, vous courrez le risque d'être immortalisé, etc..., tandis que le nom de Grimaud n'est pas prononcé une seule fois dans nos cours et nos ouvrages de physiologie moderne !

Ces distinctions essentielles bien posées et bien senties, les phénomènes de la calorification par influx seront bien plus facilement compris, et leur opposition avec ceux de la calorification végétative n'étonneront pas l'esprit.

Les anciens physiologistes avaient si justement observé le rapport de développement et de concentration des actions nerveuses instinctives avec le développement ou l'affaiblissement d'une chaleur correspondante, qu'ils substituaient indistinctement la désignation de l'un de ces principes à l'autre, comme pour témoigner de leur identité ou plutôt de leur simultanéité. « Chacune des parties du corps et le corps entier leur paraissaient, d'après notre Grimaud, constamment agités de deux mouvemens qui s'alternent et se balancent sans interruption : d'un mouvement de chaleur ou d'expansion qui tend du centre vers la circonférence et qui dilate ces parties ; et d'un mouvement de froid qui tend de la circonférence vers le centre, et qui agit sans cesse sur les parties pour les resserrer, les condenser.» Mais en pathologie ils savaient à merveille distinguer cette chaleur de celle qui résultait de l'action de la force altérante ou digestive dans les maladies humorales.

D'après Galien, cette force nerveuse et cette chaleur prennent dans leur déploiement leur point d'appui sur *le centre épigastrique* qu'il nommait *l'hypomochlion* de ces forces. Il suffit d'observer ce qui se passe dans le jeu des diverses passions qui peuvent agiter l'homme, ainsi que dans les mouvemens de fièvre nerveuse, pour admirer le sens profond de ces expressions galéniques, qui n'ont vieilli que pour ceux qui confondent sans cesse le progrès avec la nouveauté.

Dans l'état normal, rien ne fait subir à la chaleur par influx des modifications aussi remarquables que les affections vives de l'ame, les sentimens instinctifs, les passions. C'est à un tel point, que quelques philosophes anciens avaient établi une division des passions prise de ce caractère, et avaient distingué les passions *chaudes* et les passions *froides*. D'autres plus modernes ont appelé les premières expansives, rayonnantes, thoraciques, etc.; et les secondes, concentratives, dépressives, abdominales, etc... Mais, de tous temps, les auteurs les plus distingués ont attribué aux centres nerveux viscéraux la force qui produit les actes caractéristiques relatifs aux affections de l'ame, aux sentimens, aux instincts, aux passions. Or, c'est de ces centres que paraît émaner la chaleur par influx; car, selon toute vraisemblance, c'est d'eux que les autres centres nerveux, agens spéciaux d'innervation pour les mouvemens extérieurs (moelle épinière avec toutes ses dépendances), reçoivent la détermination et l'injonction irrésistibles des mouvemens qu'ils transmettent aux instrumens immédiats de la locomotion (appareil musculaire de la vie de relation), *toutes les fois que l'animal doit exécuter des actions instinctives*.

Au contraire, lorsque les phénomènes de locomotion observés dans l'animal sont commandés et dirigés par le principe intelligent et libre, la détermination et la suggestion sous l'influence desquelles agit alors la moelle épinière, lui viennent du cerveau proprement dit. Dans ce cas, l'observation n'autorise pas à affirmer que l'innervation rachidienne, *en tant que déterminée par le centre pensant*, s'accompagne d'un dégagement de chaleur. Celle-ci n'émanerait donc, d'après ce qu'il nous est donné d'observer, que des centres nerveux viscéraux ou ganglionnaires, soit qu'ils se bornent à présider aux fonctions nutritives *spéciales*, soit qu'ils communiquent à la moelle épinière des impulsions invincibles, pour l'exécution des mouvemens relatifs aux instincts et aux passions, en un mot pour le développement et la conservation de l'animal *en tant que vivant*.

Et ici il devient indispensable d'esquisser en grand le rôle de la moelle épinière et de ses dépendances dans le système animal.

On trouve répandue çà et là, dans les ouvrages de Galien et dans ceux de quelques auteurs galénistes, tels que Sennert,

Ettmüller, Rivière, etc..., une idée juste mais confuse, plutôt sentie et appliquée que clairement professée, mais qui a été nettement et pittoresquement formulée par M. Dubois ( d'Amiens), dans son *Histoire philosophique de l'hypochondrie et de l'hystérie.*

Cet auteur limite de la manière suivante les attributions de la moelle épinière : « L'influx nerveux, agent unique des mouvemens, ne part pas du cerveau ; il ne lui appartient pas, il vient de la moelle alongée et de la moelle épinière ; encore une fois, les organes de la vie animale ne peuvent le puiser que dans ces parties. Je l'ai dit ailleurs, cet influx est donc comme un premier levier situé dans la moelle alongée et dans la moelle épinière. Il faut maintenant des puissances pour mouvoir ce levier, et il y en a deux : l'une est la *volonté* ou la puissance intellectuelle ; elle réside dans le cerveau, et lorsque les besoins de la vie animale l'exigent, lorsqu'elle a senti la possibilité de satisfaire ces besoins, elle agit sur ce premier levier ; l'influx part aussitôt, et les mouvemens volontaires ont lieu. L'autre est une puissance qui réside dans les centres nerveux de la vie organique, puissance que nous appelons vitale, parce qu'elle est commune à tout ce qui a vie dans la nature, tandis que l'autre n'appartient qu'aux classes les plus élevées.

» La puissance vitale peut aussi en quelque sorte agir sur ce levier, et elle le fait quelquefois sans aller chercher l'intermédiaire du cerveau, comme nous allons le prouver : elle le fait d'abord dans l'état de santé, nous l'avons dit ailleurs, et alors les mouvemens qu'elle détermine, reconnaissables à un certain cachet de spécialité, ne trompent personne ; on les appelle mouvemens instinctifs. » (*Ouvr. cit.*, p. 445.)

Voilà qui est incontestable et clairement exposé. Tout cela est vrai en soi, et les applications que M. Dubois (d'Amiens) a su en tirer pour établir une théorie de la névrose hystérique sont également justes et très satisfaisantes. Mais si cet auteur, pour l'usage qu'il avait à faire de ces principes physiologiques dans l'étude de l'hystérie, pouvait se contenter d'avoir atteint à ce degré de vérité, nous sentons le besoin, pour l'objet plus radical qui nous occupe, de pénétrer plus avant dans la question, sous peine de rester au dessous de notre tâche et de ne voir qu'un point de la vérité.

Nous avons à soutenir et à développer cette proposition physiologique énoncée plus haut, savoir, que la chaleur par influx a pour source l'action du système nerveux viscéral, et que si l'innervation rachidienne s'accompagne de la production d'une certaine quantité de chaleur par influx, c'est de cette source qu'elle la tire, et non du cerveau proprement dit.

Il a été dit plus haut, dans le passage cité, que la moelle était un levier placé entre deux puissances, le cerveau et les centres nerveux viscéraux, et qu'elle agissait toujours sous l'empire de l'une de ces deux puissances. Il n'y a là qu'une partie de la vérité, et cette proposition est trop exclusive. Oui, la moelle épinière est un levier placé entre l'impulsion cérébrale et l'impulsion viscérale, ou, si l'on veut, un centre d'innervation aux ordres de l'intelligence et des instincts. Mais s'il est vrai qu'elle entre quelquefois en action sous l'empire seul des centres nerveux viscéraux, comme dans l'exécution des mouvemens relatifs aux instincts et aux passions, il n'est pas exact de dire qu'elle puisse réciproquement entrer en action sous l'empire seul du cerveau ou du principe des volitions et de l'intelligence, indépendamment et sans le secours ou la participation des centres nerveux ganglionnaires. Voici comment.

Le système nerveux viscéral ou ganglionnaire a précédé dans son développement la moelle épinière qui elle-même a précédé le cerveau. Les faits fournis par l'anatomie comparée, l'embryologie et la tératologie sont unanimes pour affirmer ce fait. Il n'y a pas plus de moelle épinière sans ganglions nerveux viscéraux que de cerveau sans moelle épinière; tandis qu'on peut observer une moelle épinière sans cerveau et des ganglions viscéraux sans moelle épinière. Parcourez l'échelle zoologique, et vous trouverez sans peine les faits d'où découlent ces propositions. La tératologie viendra ensuite corroborer ces faits et sera corroborée par eux. Il y a des fœtus privés de cerveau ou acéphales. Il y en a qui sont privés de cerveau et de moelle épinière, c'est à dire qui sont anencéphales; et pourtant vivant, ayant exécuté des mouvemens dans le sein de la mère, d'ailleurs s'étant développés, et par conséquent ayant vécu. Mais il ne s'en est jamais présenté ayant un cerveau sans moelle épinière, tandis que le contraire s'est vu, savoir, une moelle épinière sans cerveau. Mais, de même que ce dernier organe n'a jamais été vu sans le premier, de même celui-ci n'a jamais été observé sans ganglions viscéraux. Au contraire, ceux-ci ont été observés sans moelle épinière et *à fortiori* sans cerveau.

Or, c'est ci le cas de rappeler la loi que nous avons établie précédemment, et en vertu de laquelle un appareil quelconque ne peut recevoir le principe de son action propre d'un appareil postérieur à lui dans l'évolution embryonnaire et dans l'échelle zoologique. Pour avoir tout son sens et toute sa portée, cette loi exige un complément qui est celui-ci : *un appareil quelconque reçoit toujours le principe de son action spéciale, de l'appareil immédiatement antérieur à lui dans l'évolution embryonnaire et dans la série zoologique.*

Ainsi formulée, cette loi est complète et susceptible d'applications aussi nombreuses qu'importantes; et, par exemple, si nous voulons l'appliquer à la question qui nous occupe, celle-ci va en recevoir aussitôt sa solution.

En effet, on voit clairement que la moelle épinière, ce levier placé entre deux puissances, pour continuer la comparaison très juste de M. Dubois (d'Amiens), ne peut recevoir le principe de son action que de celle de ces puissances qui l'a précédée dans l'évolution embryonnaire et qui apparaît avant elle dans la série animale. Or, nous venons de prouver que dans le fœtus les ganglions nerveux des viscères précèdent la moelle épinière dans leur évolution, puisqu'ils ont été vus sans elle et qu'elle n'a jamais été vue sans eux; que d'ailleurs il y a des animaux à système nerveux viscéral avant des animaux à système nerveux de relation. A plus forte raison, la moelle épinière ne tient-elle pas son principe d'action du cerveau puisque l'existence de celui-ci lui est postérieure, qu'elle se passe souvent de lui pour agir, que les exemples de fœtus nés avec une moelle et sans cerveau ne sont rien moins que rares, et qu'il serait absurde de faire préexister une conséquence à son principe.

En définitive, quel usage avons-nous plus haut attribué à l'appareil de l'innervation sensitive et locomotrice? Ces organes, avons-nous dit (page 208), sont chargés de procurer à l'animal les choses sur lesquelles doivent s'exercer les organes précédens (ceux des absorptions alimentaire et gazeuse, des sécrétions et excrétions, de la circulation et de la génération); puis au mâle, le support de la fécondation ou la femelle; et à celle-ci, le stimulus de la fécondation ou le mâle, etc., etc... Or, qui peut transmettre à la moelle épinière et à ses dépendances les impulsions nécessaires pour provoquer son action et *la forcer* à faire exécuter aux instrumens qui lui sont soumis les mouvemens relatifs à la satisfaction des besoins viscéraux? Il n'y a que le système nerveux ganglionnaire, lequel préside seul et d'une manière immédiate aux fonctions spéciales des viscères, et qui seul aussi communique avec la moelle épinière et ses dépendances au moyen du grand nerf sympathique et de la paire vague. Voilà pourquoi il n'y a jamais de moelle épinière sans système nerveux viscéral. S'il en était autrement, ce premier centre nerveux serait un agent ou un moyen sans principe ni sans but, c'est à dire une chose inutile et par conséquent une chose impossible.

Le système nerveux ganglionnaire est donc un appareil intermédiaire aux viscères dans lesquels il puise le principe de son activité, et à la moelle épinière qui tire de lui le sien propre. Le bon sens physiologique suffit, comme on le voit, pour reconnaître et sanctionner cette subordination des divers appareils; et celui qui se refuserait à admettre ces notions fondamentales consacrerait par là même une anarchie de fonctions incompatible avec la vie et le développement des êtres animés.

Encore une fois, je défie un esprit droit de concevoir une monstruosité telle que serait un organisme, s'il est possible de se servir ici de cette expression, formé des appareils de la vie de relation et manquant de ceux de la vie végétative ; un organisme dans lequel les premiers de ces appareils se seraient développés avant les seconds et leur fourniraient le principe et la raison de leur activité au lieu de les recevoir d'eux ; *un organisme, enfin, où la loi de subordination que nous avons établie pourrait être violée en un seul de ses points.* L'imagination la plus hardie recule devant une pareille conception.

Maintenant, on va voir que, comme nous l'avons énoncé, la chaleur par influx a bien sa source dans les centres nerveux viscéraux, et que celle que produit dans son exercice notre levier, la moelle épinière et ses dépendances, lui vient de la puissance vitale et non de la puissance intellectuelle ; qu'il tire du foyer essentiel de son action, et non pas d'un principe d'activité inutile au développement et à la conservation de l'être *en tant que vivant*. N'avons-nous pas assez répété que vie et chaleur étaient deux faits inséparables ? Or, la vie se traduit par deux sortes d'actes, comme nous l'avons déjà dit ; les uns relatifs aux fonctions végétatives communes et relevant de la force que Grimaud appelle digestive ou altérante ; les autres relatifs aux fonctions spéciales, soit internes, soit externes, et relevant de la force que Grimaud appelle tonique, motrice ou nerveuse. Si la force vitale se manifeste par des phénomènes relatifs aux fonctions végétatives, à l'instinct plastique, la chaleur qui les accompagnera aura tous les modes et suivra dans son développement toutes les lois caractéristiques de ce genre d'actes vitaux. Si, au contraire, la force vitale se manifeste par des phénomènes relatifs à la force motrice, tonique ou nerveuse, la chaleur qui se liera à ces phénomènes se reconnaîtra à ceci, qu'elle suivra dans ses modes, son développement, etc., etc..., toutes les manières d'être et toutes les lois propres à cet autre genre d'actes vitaux.

Cette proposition, déjà émise et développée en d'autres ter-

mes aux pages 157 et 158, sert de base à la distinction fonda
mentale des fièvres en fièvres *humorales* et en fièvres *nerveuses*
Sans elle, pas de thérapeutique des fièvres qui puisse êtr
philosophique et éclairée; sans elle, la *médication antiphlo
gistique* est pleine de mécomptes et de perfidie.

Si le raisonnement et l'induction portent à croire que l
chaleur qui se lie à l'innervation rachidienne a pour source le
appareils d'où la moelle épinière tire en même temps son prin
cipe d'activité essentielle ; que la chaleur spéciale que produi
son action spéciale doit lui venir d'où lui viennent et sa vie e
la raison de ses fonctions spéciales , c'est à dire des centre
nerveux viscéraux, l'observation directe et empirique des phé
nomènes de l'innervation ganglionnaire et céphalo-rachidienn
doit confirmer ce que font prévoir l'analyse et l'induction phy
siologiques; et c'est ce qui a lieu. En effet, si nous considéron
isolément l'action des centres nerveux viscéraux et celle d
centre pensant, nous verrons que la première est inséparabl
du dégagement de la chaleur par influx, tandis qu'il est im
possible d'attribuer la production de ce phénomène à l'action
quelque intense qu'elle soit , du centre pensant.

Ainsi, un homme est *immobile* et plongé dans une profond
méditation. L'exercice du centre pensant est porté au plus hau
degré de son activité. Cet homme va perdre de la chaleur pa
influx et se refroidir. Absorbé par l'objet purement intellectue
auquel il réfléchit, il pourra bien ne pas s'apercevoir du refroi
dissement qu'il éprouve ; mais qu'il soit tiré de sa méditatio
par quelque distraction extérieure, et il sentira cet abaissemen
de sa température propre. Ce n'est pas que l'action du centre
pensant soit par elle-même une cause de refroidissement ; mai
à la longue elle peut enchaîner et affaiblir l'exercice des fonctions viscérales, et plus tard celle des fonctions végétatives, au
point que la chaleur produite par l'action de ces deux ordres
de phénomènes vitaux en soit affaiblie.

Tout à coup l'objet *purement intellectuel*, qui avait stimulé
à un si haut degré l'activité du centre pensant, réveille chez

cet homme un sentiment, une passion. Aussitôt, en un instant indivisible comme le choc électrique, il ressent vers le *sensorium commune* du sens vital, le centre épigastrique, une impression indéfinissable qu'on appelle émotion, agréable ou pénible, joyeuse ou poignante, d'espoir ou de crainte, de courage ou de peur, d'orgueil ou de honte, etc., etc..... Une sensation rapide de chaleur semble rayonner de ce centre et, par un influx bienfaisant, inonder toute la périphérie, si l'impression a réveillé une passion expansive ou thoracique; si, au contraire, elle a réveillé une passion concentrative, triste ou abdominale, l'individu va sentir sa chaleur abandonner la périphérie, se retirer vers le centre épigastrique; il frissonnera, tremblera de froid, etc., comme au début d'une fièvre d'accès. Puis cette émotion dépressive peut faire place à un sentiment d'espoir ou de colère, etc.; et aussitôt, une chaleur expansive et excentrique viendra dilater, réchauffer la peau, dissiper le frisson et figurer le second stade d'une fièvre d'accès.

L'un est l'image parfaite de l'autre, car les phénomènes de l'un et de l'autre sont produits par la même force (tonique ou nerveuse) et relèvent des mêmes lois.

Que si nous supposons notre penseur tiré de ses méditations par une cause qui s'adresse aux instincts; que soudainement, par exemple, il se voie menacé d'un danger; les mêmes centres d'activité vont être impressionnés, et les mêmes modifications produites dans la chaleur nerveuse ou par influx. Si, dans ce cas, il est saisi d'un effroi profond, son centre pensant travaillera en vain pour lui montrer tous les moyens d'échapper au danger; ce centre aura beau entrer dans une activité extrême, si les centres nerveux viscéraux ou instinctifs ont été sidérés par l'impression terrible qui les a frappés, la moelle épinière ne recevra plus d'eux ni puissance d'agir ni chaleur, et l'individu restera glacé de froid et les pieds attachés au sol. Que s'il exécute des mouvemens, ce seront des frissons convulsifs ou des spasmes, signes de faiblesse et quelquefois d'agonie; car si la sidération des centres nerveux viscéraux est

portée trop loin, la moelle épinière, privée nécessairement [du]
principe de son action qu'elle puisait en eux, refusera l'inn[er-]
vation respiratoire à laquelle elle préside immédiatement, et [la]
vie s'éteindra. L'impression qui a réveillé les instincts et [les]
centres nerveux viscéraux pourra développer des phénomè[nes]
opposés, et donner lieu à des manifestations tout oppos[ées]
aussi dans la chaleur par influx et dans l'innervation locom[o-]
trice ; et cela, indépendamment de l'action du centre pensant
qui n'y aura pris aucune part. Ce qui le prouve, c'est que
par un effort de l'intelligence et de la raison, les phénomènes
instinctifs qui avaient produit un rayonnement de chaleur
sont retenus et comprimés, cette action du centre pensant
enrayer le développement de la chaleur nerveuse ou par infl[ux].

Une expérience journalière fait voir des membres paralys[és]
dont la nutrition s'opère sensiblement aussi bien qu'avant [la]
paralysie, n'être plus pourvus néanmoins de la même temp[é-]
rature ; ce qui ne peut s'attribuer qu'à l'absence de l'inner[va-]
tion. Ce fait est très commun chez les hémiplégiques, et s[ur-]
tout chez les paraplégiques. Ce n'est qu'après plusieurs ann[ées]
de ces affections qu'on commence à reconnaître une atrop[hie]
plus ou moins prononcée des membres ; et alors sans do[ute]
on est en droit de regarder l'activité moins énergique [des]
fonctions végétatives comme la cause de cet abaissement [de]
température. Mais nous parlons ici du refroidissement imm[é-]
diat et souvent considérable qui s'empare des parties paralys[ées]
et qui alors ne peut avoir pour cause que le manque d'infl[ux]
nerveux ; puisque la circulation artérielle et capillaire contin[ue]
à se faire comme antérieurement à la paralysie, et que pen[-]
dant long-temps on ne constate aucune inertie dans la fo[rce]
plastique. Et ce qui prouve qu'il en est ainsi, c'est que si ex[-]
périmentalement sur les animaux, ou accidentellement ch[ez]
l'homme, quelque nerf spinal d'un membre est coupé, et q[ue]
de cette manière la communication directe de la moelle épi[-]
nière avec les parties auxquelles ce nerf distribuait l'infl[ux]
nerveux se trouve interrompue, la température de ces part[ies]

baisse notablement, en même temps que les mouvemens et la sensibilité s'y éteignent, bien que ces parties conservent toute leur activité nutritive.

Mais dans un certain nombre de ces derniers cas, il arrive, probablement par des anastomoses nerveuses qui insensiblement rétablissent la communication des extrémités périphériques des nerfs avec leur centre principal, que la motilité et la sensibilité sont rendues aux muscles et à la peau paralysés, et que, peu de temps après, la chaleur par influx y renaît aussi graduellement. Les fonctions vitales communes des parties privées de l'innervation spinale n'ont en rien souffert pendant cette suspension de leurs fonctions spéciales motrices et sensitives.

Remarquez que toute chaleur n'a pas disparu des parties paralysées ou manquant d'influx nerveux. S'il en était ainsi, ces parties se sphacéleraient; car la gangrène n'est autre chose que l'extinction complète des fonctions et de la calorification vitales ou végétatives dans un tissu organisé. Non : ces parties ont perdu leur chaleur spéciale, nerveuse; mais elles ont conservé leur chaleur commune, propre ou vitale; elles ont continué à vivre, à végéter; elles ne se sont pas mises en équilibre de température avec l'atmosphère et les corps bruts ambians, et sont restées susceptibles de fièvre et d'inflammation; quelquefois même elles ont fébricité et se sont enflammées; car la fièvre vitale locale, ou la phlegmasie, n'a essentiellement rien de commun avec le système nerveux; et par conséquent la chaleur vitale commune et la chaleur nerveuse ou spéciale n'ont essentiellement rien de commun entre elles.

Ces faits sembleraient prouver que la moelle épinière, indépendamment des centres nerveux viscéraux, est une source de chaleur spéciale; mais ce n'est sans doute qu'une apparence, et nous croyons qu'en réalité il n'en est rien. Nous avons suffisamment démontré plus haut que la moelle épinière ne pouvait être conçue existante sans les centres nerveux des viscères. Or, si on ne peut sans eux la concevoir existante, sans eux on ne peut la concevoir agissante. Incessamment, elle leur soutire son principe d'action spéciale, et inséparablement la chaleur spéciale qu'elle envoie incessamment aux systèmes qui lui sont soumis. L'activité des centres nerveux viscéraux n'est pas intermittente ; elle ne saurait l'être. Le maintien de la vie est subordonné à leur influence constante et infatigable. Voilà pourquoi, *même dans l'état de repos*, les parties soumises à l'innervation spinale sont pourvues de la chaleur nerveuse ; et pourquoi, dans le même état de repos, elles en sont privées, dès que cette innervation cesse de leur être envoyée par suite de la lésion du nerf qui les faisait communiquer immédiatement avec la moelle épinière, et médiatement par elle avec les centres nerveux viscéraux. La moelle épinière, de même que tous les systèmes directement employés aux fonctions de relation, n'agit pas toujours. Elle est sujette aux intermittences d'action, à la fatigue, au repos, au sommeil. Mais les centres nerveux viscéraux échappent à cette loi : on sait pourquoi.

Telle est, nous le répétons, la raison pour laquelle les parties qui reçoivent de la moelle épinière leur innervation ne sont pas privées de la chaleur nerveuse, même dans leurs instans de repos ; car, encore une fois, la moelle établit entre elles et les centres nerveux viscéraux, un conducteur par lequel s'écoule sans cesse la chaleur spéciale ou dynamique que ceux-ci dégagent incessamment.

Mais cette chaleur leur est bien plus abondamment dispensée lorsqu'elles exercent leurs fonctions motrices ; et cela se conçoit parfaitement, puisque alors elles font un appel d'innervation beaucoup plus considérable.

Ces explications nous fournissent encore une réponse péremptoire à l'objection suivante qu'on pourrait nous adresser.

La moelle épinière, avez-vous dit, est un levier qui obéit à deux puissances, la volonté et les instincts. Or, quand ce levier agit sous l'influence de la première de ces puissances, il y a un accroissement sensible de la chaleur nerveuse ; la moelle épinière, et les nerfs des conducteurs irradient cette chaleur très abondamment; donc, l'action cérébrale est aussi un foyer de chaleur par influx.

Ceux qui croiraient ainsi nous faire une objection sérieuse prouveraient, par là, qu'ils n'ont pas une idée bien juste de l'influence du centre des volitions sur la moelle épinière, et par conséquent sur les mouvemens musculaires.

La volonté n'est pas la cause des mouvemens exécutés par son ordre. Elle n'en est que l'occasion; elle les provoque, mais ne les exécute pas. C'est dans la moelle que réside l'influx nerveux qui stimule les contractions musculaires, et nous avons assez dit d'où elle tire le principe de cette force. La volonté commande, et si cet ordre, par un obstacle invincible, une paralysie par exemple, reste sans exécution, il n'en résultera aucune irradiation ni de mouvement ni de chaleur. Mais que l'obstacle soit levé et l'ordre donné, exécuté, le mouvement et la chaleur par influx vont se manifester. Ni l'un ni l'autre n'émanent directement de la volonté.

Remarquons en outre, qu'à l'instinct appartient toujours, et quand même, la faculté de déterminer et de coordonner, avec son instantanéité et sa synergie caractéristiques, tous les mouvemens musculaires provoqués ou commandés par la volonté. Ainsi, cette dernière puissance veut tels ou tels mouvemens pour atteindre un but prévu et calculé : c'est l'instinct qui, aussitôt et avec une simultanéité et une coordination surprenantes, met en jeu le groupe de muscles qui seul peut remplir l'objet de la volonté; et il serait impossible à celle-ci de faire contracter isolément un des muscles de ce groupe synergique. Un danseur contracte tel ou tel groupe de muscles sans les connaître, et produit, malgré cette ignorance de la mécanique animale, des mouvemens admirables d'ensemble et de grace, lesquels se changeraient sans doute en mouvemens raides, calculés, décousus et disgracieux, s'il voulait les produire et les enchaîner d'après la connaissance des muscles, de leurs points d'attache et de leurs directions diverses. Rolando et Charles

Bell, après avoir laborieusement recherché les sources de l'innervation locomotrice et de l'équilibre des mouvemens; Borelli et Barthez, après avoir savamment discouru sur la contractilité musculaire et l'action de tels ou tels muscles dans l'exécution de tel ou tel genre de mouvemens, d'attitudes ou d'exercices gymnastiques, auraient été bien embarrassés de se mesurer avec le plus faible acrobate. M. Magendie a très bien compris et expliqué ces faits, et nous devons rapporter ici textuellement le passage de sa physiologie où il a professé les mêmes idées.

« A la suite d'une détermination de la volonté, un mouvement est produit; nul doute qu'elle n'ait été l'occasion du développement de celui-ci : mais tous les phénomènes qui se passent *pour la production même du mouvement ne sont plus* sous la puissance de la volonté. Je puis faire mouvoir mon bras ou ma main, mais il m'est impossible de faire contracter isolément ou en totalité les muscles de ces parties, si je n'ai pas l'idée d'un mouvement à produire. Il en est de même pour la contraction de tous les muscles, que l'on regarde comme entièrement soumis à la volonté. Comment s'y prendrait-on pour faire contracter isolément l'obturateur externe ou tout autre muscle qui ne produit pas à lui seul un mouvement déterminé? La chose serait impossible.

» On peut donc affirmer que la *cause déterminante* du mouvement est la volonté; mais *la production même de la contraction musculaire nécessaire pour qu'il se fasse* n'est pas sous la dépendance de cette action cérébrale : elle est purement instinctive. » (Magendie; *Précis élément. de physiol.*, t. 1, p. 358.)

Il résulte de toute cette discussion : 1° Qu'à l'action isolée des centres nerveux splanchniques se lie la production de la chaleur que nous désignons sous le nom de nerveuse ou par influx; 2° Qu'à l'action isolée du centre pensant n'appartient la production d'aucune chaleur de ce genre; 3° Que si la chaleur par influx se lie à l'exercice des fonctions de la moelle épinière et de ses dépendances, c'est que ce centre d'innervation puise son principe et sa raison d'activité dans les centres nerveux viscéraux, et qu'ainsi la chaleur spéciale qui résulte de son action lui vient d'où lui vient la vie, soit que la provocation à agir ait été forcée, irréfléchie, instinctive ou viscérale; soit qu'elle ait été libre, réfléchie, intelligente ou cérébrale; 4° Enfin que d'une manière générale et sommairement vraie le phénomène de la calorification nerveuse ou par influx a pour support, organe ou instrument chez l'homme le système nerveux par lequel son organisme se conserve et se développe *en tant que vivant*.

Nous pourrions continuer la citation des exemples qui établiraient purement et simplement par l'observation directe et l'expérience la réalité d'une source particulière de chaleur dans l'activité du système nerveux; mais ces faits justificatifs, tirés de la physiologie et de la pathologie, se trouveront répandus dans le cours de ce qui nous reste à dire pour compléter l'étude de la calorification nerveuse.

Le support essentiel et fondamental de ce phénomène étant placé dans le système nerveux, quel est le stimulus de ce support?

On sait que, dans l'appréciation de l'appareil d'un phénomène, le stimulus c'est ce qui fait entrer le support en action. Or, quel est le stimulus normal ou naturel du système nerveux; sous quelle influence spéciale ce support entre-t-il en action?

La réponse est toute faite. Elle est renfermée dans une proposition générale plusieurs fois énoncée précédemment. En effet, nous avons dit et répété souvent que la chaleur par influx avait pour foyer ou pour support le système nerveux présidant au développement et à la conservation de l'homme *en tant que vivant*, c'est à dire le système nerveux viscéral ou instinctif. Or, si cet appareil a pour objet le développement et la conservation de l'homme *en tant que vivant*, il est rigoureux d'affirmer qu'il entre en action sous l'influence immédiate de tout ce qui peut concourir à ce résultat. Ainsi nous arrivons à la détermination du stimulus cherché et nous disons :

Le stimulus du système nerveux, ou, ce qui est identique, le stimulus du support de la calorification nerveuse, est fourni à ce support par toutes les impressions immédiatement relatives au développement et à la conservation de l'homme *en tant qu'animal et que vivant.*

Mais cette détermination si générale et si abstraite, quoique ayant le mérite de résumer complétement les faits et la vérité ne révèle et ne désigne pas clairement les observations spéciales très cachées dont elle est l'expression fidèle. Il faut donc que nous l'analysions et que nous la décomposions en tous les élémens dont elle est formée, pour la recomposer ensuite, telle que nous venons de la formuler, et vérifier ainsi la synthèse par l'analyse, puis, définitivement et comme contre-preuve et pierre de touche, l'analyse par la synthèse. Nous tâcherons d'être aussi clairs que possible; et néanmoins nous sentons le besoin de réclamer toute l'attention du lecteur.

L'esprit qui observe et étudie ne voit d'abord les objets que successivement. Il est obligé, dans sa faiblesse, de les diviser en groupes secondaires, en parties plus ou moins étroites et finies, parce qu'il ne peut encore embrasser simultanément le tout. Ce dernier privilége caractérise la science avancée, la connaissance adulte, pleine, entière et capable de donner tous ses fruits. C'est l'apogée du travail intellectuel, le cachet spécifique du génie humain. C'est quelque chose du regard de Dieu.

Nous avons vu plus haut que l'illustre Bichat, dans sa division des fonctions, n'avait pas assez senti l'unité physiologique de l'homme, et que sa distinction des deux vies avait l'inconvénient de pouvoir être prise à la lettre, tandis que celle de Grimaud était plus naturelle et plus vraie, en ce sens qu'elle ne détruisait pas cette unité, et qu'elle laisait mieux voir la réalité et la nature à travers l'artifice philosophique ou la méthode.

Bichat, nous le répétons, a eu le tort de croire ou au moins de faire croire que sa distinction était l'ouvrage de la nature, lorsque au contraire elle ne fait que dérober la fin commune et immuable pour laquelle existent et travaillent tous les instruments auxquels il semble avoir assigné des destinations distinctes.

Sans doute, et c'est précisément là la cause de l'imperfection que nous reprochons à son plan, sans doute la fonction à laquelle préside tel ou tel organe est distincte en apparence de celle que tel autre exécute; les muscles des membres supérieurs, par exemple, ont un usage particulier bien différent de celui du foie ; la vision et la défécation, etc., etc...., considérées en elles-mêmes, ne peuvent souffrir d'être rapprochées et comparées ; et pour entrer dans la classification de Bichat, les fonctions appelées par lui *de relation* ne paraissent, ainsi étudiées, avoir aucun rapport avec les fonctions *organiques ;* cependant elles n'ont pas d'autre objet final que celles-ci. Envisagées les unes et les autres du point de vue de leur véritable et unique fin, elles y tendent chacune à leur manière invinciblement, par les mêmes procédés, en suivant les mêmes lois et animées par la même force. Le principe est un, la fin est une et identique, les moyens ou instruments seuls varient par leurs formes et leurs dispositions matérielles. Si Bichat s'était élevé à la notion absolue du principe et de la fin, il ne se serait pas laissé entraîner à une distinction fondamentale tirée de la différence des moyens ou instruments, et de leurs actions privées et individuelles. Jamais une observation basée sur l'apparente diversité des moyens ou supports, ainsi que sur celle de leurs fonctions prochaines et immédiates, soit dans l'état sain, soit dans l'état pathologique, jamais une pareille physiologie, jamais une pareille nosologie, ne seront vraies, suffisantes, et par conséquent pratiques.

Après avoir parcouru le domaine de la vie chez l'homme, à l'aide de cet itinéraire conventionnel, de ces repos arbitraires et de ces délimitations artificielles, Bichat aurait donc dû arracher ses jalons, effacer ses lignes, en un mot briser l'appareil

de l'étude en montrant que sa division des deux vies et leu[r]
subdivisions respectives étaient au système animal ce q[ue]
les cercles, les lignes si nombreuses et si compliquées av[ec]
lesquels les astronomes ont construit la sphère, sont à not[re]
système planétaire, c'est à dire des fictions nécessaires, d[es]
échafaudages élevés pour atteindre et embrasser un obje[t,]
mais qu'on renverse quand on y est parvenu, parce qu'alo[rs]
ils ne servent plus qu'à le masquer et l'obscurcir. — Mais [la]
mort ne lui en a pas laissé le temps.

Il n'est qu'une seule division naturelle et nécessaire qu'[on]
puisse et qu'on doive légitimement introduire dans un p[lan]
d'études de la science de l'homme, et c'est celle qui considè[re]
cet être, d'une part, comme vivant individuellement d'une v[ie]
purement physiologique, à titre du plus parfait et du plus éle[vé]
des mammifères, et sous l'empire seul de la force vitale que pa[r-]
tage avec lui tout le règne animal ; et d'autre part, comme [un]
être destiné à vivre en société et à concourir autant qu'il e[st]
en lui aux progrès et aux fins de l'humanité, possédant à c[e]
titre une puissance psychologique, une intelligence libre, au[x]
ordres de laquelle est soumis l'organisme physiologique, selo[n]
la belle définition de M. de Bonald : *L'homme est une intel[li-]
gence servie par des organes.*

Et encore, remarquez bien que cette distinction, quoiqu[e]
moins arbitraire et plus naturelle que celle que nous avons bl[â-]
mée, n'est toujours qu'un artifice, qu'une manière de voi[r ;]
mais ici, il faut le dire, un artifice et une manière de voir l[é-]
gitimes et utiles, puisqu'en nous il y a véritablement deux pri[n-]
cipes et deux êtres en quelque sorte. Chacun d'eux peut forme[r]
et forme le sujet d'une science bien limitée et très vaste, quo[i-]
que l'un ne puisse se manifester sans l'autre, et que nous [ne]
connaissions la puissance psychologique que par les actes qu'el[le]
accomplit au moyen de la puissance physiologique ou vitale [et]
par les instrumens qui sont l'ouvrage de celle-ci.

On ne peut pas en dire autant de la distinction des deux vi[es]
de Bichat ; car jamais l'ensemble des faits appartenant à la vi[e]

dite organique ne sera l'objet d'une science légitimement différente d'une autre science dont les faits et l'objet seraient pris dans les phénomènes de la vie dite de relation. Le principe et la fin de ces deux ordres de faits étant absolument les mêmes, toute séparation entre eux n'est juste qu'eu égard à la facilité de l'étude, que relativement à nous; mais elle reste fausse et trompeuse quant au fond et à la nature des choses. L'anatomie comparée et l'embryologie l'affirment unanimement.

L'unité de la force vitale, quels que soient le nombre, la variété et la complication des appareils que cette force fasse agir, est le premier et le plus important des faits de la physiologie : Bichat n'en était pas assez pénétré. Nous croyons néanmoins, que sa pensée était la nôtre; mais séduit et souvent égaré par ses belles recherches sur les tissus organisés, et ce qu'il appelle leurs *propriétés vitales*, il a souvent pris l'effet pour la cause, et a ainsi autorisé ceux qui n'ont pas su reconnaître cet écart, à regarder la vie comme un résultat ou une propriété de la matière arrangée et tissue d'une certaine façon, tandis qu'au contraire ce tissu ainsi fabriqué et organisé est le résultat, l'ouvrage et en quelque sorte une propriété de la vie. Ce qui est vrai, c'est qu'après avoir créé telle ou telle forme de tissu organisé, la force vitale opère dans ce tissu spécial des actes spéciaux, surajoutés aux actes généraux et communs, par lesquels ce tissu vit de la vie commune et générale. Chaque tissu spécial (nous appelons de ce nom tous les tissus autres que le tissu général ou cellulaire, ou, pour parler plus exactement, tous les tissus placés au dessus de lui dans l'échelle animale, et qui, indépendamment des fonctions végétatives, en remplissent d'autres, telles que des fonctions sécrétoires, motrices, sensitives, etc...., au moyen d'une organisation spéciale glanduleuse, musculaire, nerveuse, etc....), chaque tissu spécial sert ainsi de moyen de manifestations spéciales à la force vitale, sans être pour cela la cause de ces manifestations. Modifier un phénomène n'est pas le produire. Des corps différents, frappés par la lumière, modifient cette lumière de manière à donner lieu à des couleurs différentes, mais ils ne produisent pas ces couleurs. La lumière est une, ses manifestations sont infinies, suivant la diversité infinie des substances qu'elle éclaire. De même la force vitale est une, malgré ses manifestations diverses, subordonnées à la structure si variée des tissus organisés.

Voilà comment, les moyens, ou supports, ou conducteurs, étant confondus avec le principe ou la force, on est tombé dans un abîme sans fond d'erreurs, de scepticisme et d'imperfectibilité; situation d'autant plus déplorable, qu'on n'en a pas la conscience, que la lumière qui doit découvrir cette fausse voie n'a pas encore brillé, et que les chefs de tant d'aveugles travailleurs creusent de plus en plus l'abîme, en chantant l'hymne du progrès.

Laissant de côté, autant que cela est possible, l'homme psychologique et social pour ne nous occuper que de l'homme physiologique ou individuel, c'est à dire de l'organisme animal, nous voyons cet organisme formé d'un assemblage d'appareils exclusivement destinés, les uns au développement et à la conservation de l'individu, les autres à sa reproduction. Composer du sang pour l'entretien de l'être existant, et de la semence pour la formation de l'être à exister; être irrésistiblement porté à exécuter tous les actes nécessaires pour renouveler sans cesse la première de ces humeurs et dépenser la seconde; perpétuer l'une par l'autre au moyen de la synthèse séminale opérée par le mâle et de l'analyse embryogénésique confiée à la femelle; en un mot, se conserver vivant pendant un certain temps et ne cesser de vivre qu'après avoir payé son tribut à la perpétuation de l'espèce, telle est la double destination de l'homme restreint à l'animalité.

Envisagé sous le premier point de vue, c'est à dire comme pourvoyant à son développement et à la conservation de son organisme, nous voyons l'homme exécutant une série d'actes ou de fonctions ayant toutes 1° pour but l'assimilation interstitielle, l'entretien des fonctions végétatives dont nous nous sommes déjà si longuement occupés; 2° pour supports ou instrumens, tout le système des appareils de la vie de relation et de la vie organique jusqu'aux parenchymes, appareils spéciaux accomplissant leurs fonctions spéciales sous l'influence de leurs nerfs et de leurs centres nerveux respectifs ; 3° pour stimulus enfin, l'aliment dans toutes ses transformations et ses assimilations successives, depuis l'instant où, encore placé hors de l'animal, il est découvert, saisi et ingéré par lui, jusqu'à celui où, converti en chair coulante, en sang, il est propre à remplacer ici du tissu cellulaire, là du tissu muqueux, plus loin à devenir substance parotidienne pour sécréter de la salive, hépatique pour sécréter de la bile, nerveuse pour percevoir les impressions et conduire les sensations, musculaire enfin, pour se mouvoir en conséquence.

Les alimens proprement dits (*ingesta*) ne sont pas le seul stimulus de l'organisme animal en tant que vivant et se conservant ; il faut y ajouter un gaz respirable, l'air atmosphérique. Nous avons déjà dit que l'alimentation complète embrassait l'absorption alimentaire et l'absorption gazeuse, confondues dans les organismes inférieurs, mais dont les appareils sont distincts dans les rangs supérieurs de l'échelle, pour des raisons qu'il n'est pas besoin de développer ici. Quand nous disons que les alimens sont le stimulus de l'organisme en tant que vivant, il est donc entendu que nous désignons sous ce seul titre les substances alimentaires à proprement parler et l'air atmosphérique.

Mais il est pour cet organisme des stimulus antérieurs aux précédens, et plus rigoureusement indispensables qu'eux, c'est à dire qui sont la première condition de viabilité, et sans l'influence préalable desquels l'air et les alimens seraient inutiles ; il est question des stimulus qu'on peut appeler météorologiques, savoir, une certaine mesure dans l'état thermométrique, hygrométrique et électrométrique de l'atmosphère, un degré déterminé de calorique, d'humidité et d'électricité, degré compris dans une latitude dont les limites, assez distantes les unes des autres, s'éloignent ou se rapprochent en raison des âges, des constitutions, etc....., et qui ne souffrent pas d'être dépa[s]sées, sans que l'organisme succombe sous un excès de s[ti]mulation lorsque la chaleur s'élève trop haut, de tonificati[on] ou de dessiccation, lorsque l'électricité est accumulée ou l'h[u]midité soustraite au delà de la mesure; et réciproquement, so[us] un excès de sédation lorsque la chaleur ou la température s[e] baissent excessivement; d'atonification, de ramollissement [et] de putréfaction, lorsque l'électricité est soustraite en excès [et] l'humidité trop considérable.

Tels sont les stimulus dont nous nous étions proposé la re[cherche] et qui font entrer en exercice le support de la vie ph[y]siologique, et par conséquent de la calorification par influ[x]. Nous en exceptons le tissu cellulaire ou le support des fon[c]tions végétatives et communes, dont nous avons achevé l'étud[e] sous le rapport de la part qu'il prend au phénomène de calorification animale.

Les premiers de ces stimulus, c'est à dire les alimens, fo[nt] entrer successivement en action tous les appareils de la vie [de] relation et ensuite tous ceux de la vie organique. Les second[s] c'est à dire le calorique et les autres stimulus météorologique[s] agissent primitivement et exclusivement sur le tact généra[l] espèce de sens générique et répandu partout, racine et co[n]dition fondamentale de tous les sens spéciaux, et qui, suiva[nt] M. le professeur Récamier, ne fait de l'organisme entier qu'u[n] seul sens pour le plaisir ou la douleur.

L'homme animal vit par ces stimulus et ne vit que par eu[x]. Toutes les actions qu'il exécute ont pour but de rechercher, d[e] s'approprier et de s'assimiler ces agens; car se procurer de[s] alimens et s'en nourrir, s'assurer, au moyen des vêtemens [et] des habitations, une influence régulière et normale de la pa[rt] des stimulus météorologiques, constitue, avec les actes qu[i] ont pour but de repousser l'agression des choses nuisibles, dé[lé]tères et menaçantes, l'universalité des opérations destinée[s] au développement et à la conservation de l'être en tant qu[e] vivant.

Tout ceci se réduit donc à une assimilation et à une désassimilation continuelles, dont l'organisme entier est l'appareil. Or, remarquons que plus les opérations qui concourent à cette longue élaboration des substances alibiles, laquelle commence à la recherche de l'aliment placé hors de l'animal, et finit dans l'intimité des parenchymes, que plus cette grande fonction est à son début, plus elle s'accomplit à l'aide de la sensibilité cérébrale et des mouvemens à progrès sensible, dont la détermination part des centres nerveux encéphaliques. Les stimulus ne sont d'abord modifiés que sous le rapport de leur situation et de leurs formes extérieures. Ils subissent, de la part des organes, des changemens qui ne portent encore que sur leurs propriétés physiques. Ils sont déplacés, rapprochés de l'individu, divisés, préparés à recevoir des changemens plus intimes ; en un mot, toutes les actions mises en jeu, les choses auxquelles elles s'appliquent et leurs résultats, sont du domaine de la mécanique animale, c'est à dire que la force vitale fait mouvoir dans ce cas des instrumens de l'ordre mécanique pour produire des effets immédiats, mécaniques aussi. Voilà pourquoi tous ces actes s'accompagnent de mouvemens visibles, que l'œil suit dans l'espace, grossiers, pour ainsi dire, et du ressort de la contractilité locomotrice. Les choses sur lesquelles s'exercent ces appareils des premiers mouvemens de l'assimilation étant situées hors de l'individu, et à une distance plus ou moins éloignée de son corps, il fallait, pour les découvrir, les reconnaître, apprécier leurs qualités et constater leur nature alibile et salutaire, ou non alibile et nuisible, il fallait, disons-nous, que la sensibilité chargée de ce soin fût perceptive ou animale, comme disait Bichat, c'est à dire qu'il était nécessaire que la sensation éprouvée fût transmise à un centre percevant, à un *sensorium commune* capable de *la distinguer* et d'agir en même temps sur les organes de la locomotion, pour s'emparer des objets ou s'en éloigner, les assimiler ou les repousser (1).

(1) Ce que nous venons de dire sur la nécessité d'une sensibilité *per-*

Si, au contraire, nous considérons le stimulus parvenu au terme de ses nombreuses élaborations, nous le voyons soumis à des mouvemens imperceptibles, à des actions intimes, moléculaires et de l'ordre chimique. Au point de départ, les actions s'exerçaient sur les masses, maintenant elles portent sur les molécules. Au lieu d'être, comme tout à l'heure, modifiée dans ses formes, sa situation, ses dispositions extérieures, par des appareils de mécanique, la matière ou le stimulus est travaillé dans sa composition chimique, altéré par une force pénétrante et diffuse dont les mouvemens sont cachés mais réels, obscurs mais incessans.

Nul besoin n'est ici d'une sensibilité réfléchie, accumulée et pour ainsi dire condensée dans un centre commun de perception, pas plus que d'un réservoir commun d'influence motrice à irradier aux parties contractiles pour l'exécution de leurs mouvemens. Ici point d'influx, de correspondances. Chaque fibre animée est touchée par une molécule de son stimulus,

*ceptive* pour l'accomplissement des fonctions de relation, et ce que nous pourrons dire plus bas sur la nécessité d'une sensibilité *non perceptive* pour l'accomplissement des fonctions organiques et végétatives, semblera sans doute une espèce de pléonasme et de simplicité, ou de contradiction et d'incompatibilité dans les termes. Le fait général de la *sensibilité* embrasse toute l'étude du système nerveux, et rien jusqu'ici n'a été publié ou professé sur ce phénomène radical envisagé d'une manière absolue. On a ri du mot *sensibilité organique* de Bichat, et pourtant cette dénomination renferme un sens juste et profond, une sorte de secret physiologique que personne n'a essayé de pénétrer et n'a même soupçonné. Ce n'est pas le moment d'oser mettre le pied sur ce terrain encore vierge de la science de l'homme; mais, si toutefois ce n'est pas trop présumer de nos forces, nous le ferons plus tard dans un travail particulier.

Trop souvent, dans cet essai sur la calorification, nous sommes réduits à de simples énoncés, parce que nous sentons que bien des développemens nous sont interdits, que nous dépassons notre mission, puisque au bout du compte nous n'écrivons pas un traité de physiologie. Mais le lecteur nous absoudra de nos longueurs et de nos apparens hors-d'œuvre, s'ils peuvent lui suggérer quelques idées et le porter à réfléchir.

qu'elle travaille et s'assimile par sa propre puissance. Elle a en elle tout ce qu'il lui faut : sensibilité, contractilité, qui, s'appliquant normalement à un stimulus normal, engendrent *caloricité* et plasticité ou assimilation. Telle est notre calorification végétative produite à l'extrémité finale de la longue série des fonctions assimilatrices, dont l'extrémité initiale se trouve, comme on l'a vu plus haut, dans les fonctions de relation extérieure exécutées par des instrumens qui ont hors d'eux-mêmes des foyers dans lesquels la sensation s'amasse et se concentre, et desquels le mouvement part et s'irradie pour donner lieu en définitive, comme à l'extrémité opposée, à des actes de sensibilité et de contractilité, qui, s'appliquant à des stimulus normaux, produisent *caloricité*, ou assimilation. Telle est la calorification *par influx* et qui, on le voit maintenant, mérite cette désignation en raison du mode spécial suivant lequel est dégagée la chaleur qui accompagne l'exercice des fonctions spéciales dont l'accomplissement est confié à *l'influence* du système nerveux.

Cette *influence*, comme le mot seul l'indique, est *dégagée* et transmise par des centres nerveux aux parties qui communiquent avec eux au moyen de certains conducteurs, les nerfs; et simultanément se dégage aussi la chaleur qui, comme nous le savons, en est inséparable.

On voit donc que le procédé de la calorification animale *est essentiellement un*, et que son produit, la chaleur organique, fait partie des quatre manifestations d'activité dont l'association synergique est nécessaire à la production de toute fonction, de tout phénomène physiologique, savoir, comme nous venons déjà de le dire, *sensation*, *contraction*, *calorification*, *assimilation* ( *ou désassimilation* ). Mais tandis que, au terme de la grande fonction assimilatrice, ce groupe d'actes synergiques se passe, si nous pouvons nous exprimer ainsi, de molécule à molécule et à l'aide des instrumens et des lois de *la chimie vivante*, pour produire la nutrition interstitielle, les phénomènes végétatifs et intimes de l'économie, et simultanément la chaleur de même ordre ; on voit, au début de cette grande fonction, le même groupe d'actes synergiques, se passer de masse à masse et à l'aide des instrumens, et des lois de la *mécanique vivante*, pour produire les mouvemens visibles de relation, d'assimilation extérieure, grossière et préparatoire ; les phénomènes de locomotion, de préhension, etc., *soumis à l'action de foyers influens*, et simultanément la chaleur de même ordre.

Mais entre ces deux points extrêmes, commencement et fin de l'assimilation, se déroulent des fonctions nombreuses, régulièrement subordonnées les unes aux autres et qui toutes ont invariablement pour objet la transformation successive des divers alimens en un suc nourricier identique.

En effet, à quelles élaborations ne faut-il pas que soit soumise cette matière qui vient d'être découverte, saisie et préparée par les instrumens de la vie de relation ou d'assimilation extérieure, avant de devenir cet aliment homogène, fluide vivant qu'on nomme sang, et qui n'a plus qu'une transfiguration à subir pour s'appeler pulpe nerveuse ou fibre musculaire, sentir ou se mouvoir ? Il est inutile de parcourir et d'analyser tous les appareils d'assimilation placés entre la cavité digestive, et la cellule organique, où s'accomplit le dernier phénomène de la plasticité. Disons seulement que, plus ces appareils sont rapprochés de ceux de relation, plus ils en conservent les caractères ; qu'ainsi, plus leur sensibilité est distincte, plus leur contractilité est évidente, plus leur *caloricité* est nerveuse ou par influx ; parce que la force qui produit ces actes simples et radicaux émane de centres d'innervation, de foyers de sensibilité et de mouvement, d'*archées*, suivant l'expression poétique de Van Helmont. Ajoutons qu'au contraire plus ils s'approchent des appareils de végétation intime et parenchymateuse, plus aussi ils en revêtent les caractères ; plus, par conséquent, leur sensibilité est confuse, leur contractilité obscure, leur *caloricité* intime et fermentative ; parce que la force qui produit ces opérations n'émane plus de foyers de sensibilité et de mouvement, ce qui, ici, aurait été aussi inutile qu'indispensable tout à l'heure, à cause, dans le premier cas, de la faiblesse et de l'obscurité des mouvemens à exécuter, et, dans le second, à cause de leur force et de leur étendue, proportionnées dans tous deux au volume et à l'homogénéité plus ou moins avancée des matériaux à élaborer.

C'est comme si nous disions qu'une certaine quantité de calorique se dégage *par influx* avec des torrens d'électricité de nos batteries et de nos machines, au moyen de conducteurs appropriés, pour mouvoir de grandes masses, et produire les phénomènes à progrès sensible qui s'accomplissent dans l'espace sous l'influence de cette force, et que, d'un autre côté, on voit aussi du calorique se dégager d'une combinaison chimique, en l'absence de centres ou de foyers, condensateurs d'où émane cette force d'affinité. Ici et là, pourtant, les causes et les phénomènes sont essentiellement les mêmes. L'appareil seul des moyens est changé.

Le mode suivant lequel est produite la chaleur animale dans l'état physiologique ne diffère donc pas de lui-même, et nous ne saurions trop le redire, de peur qu'on ne suppose que nous avons attribué à ce phénomène deux origines, et par conséquent deux natures distinctes. Si nous avons procédé à son étude sous des chefs différens, c'est, non pas pour indiquer une différence naturelle, mais par rapport à la facilité d'examen. C'est aussi parce que l'esprit aperçoit d'abord dans ce grand fait de la calorification deux modes distincts de manifestation, en raison des centres nerveux qui existent, d'une part, et impriment aux phénomènes de leur activité des caractères particuliers que nous avons assez signalés; au lieu que de l'autre, les opérations qui s'exécutent indépendamment de cette influence, et par la seule force vitale inhérente aux tissus organisés, ont un aspect et une phénoménisation très tranchés qui ont frappé tous les physiologistes, et servi de base à toutes les classifications de fonctions.

Nous ne nous arrêterons pas plus longtemps sur ce fait de

premier ordre, savoir, l'absence indispensable, pour les appareils des fonctions vitales communes ou végétatives, de foyers d'activité, de centres nerveux où soient tenues comme en réserve leurs forces sensitive, motrice et pyrétogénésique, et au contraire la nécessité indispensable de l'existence de ces centres d'activité pour les appareils des fonctions vitales spéciales, d'autant plus qu'elles se rapprochent davantage des fonctions les plus extérieures, et d'autant moins qu'elles sont plus voisines des fonctions vitales communes, etc., etc...

Nous engageons seulement les lecteurs à ne pas perdre de vue ce fait culminant qui domine toute l'étude du système nerveux ; car c'est dans ce fait qu'ils trouveront la raison d'une foule d'anomalies pathologiques dont jusqu'ici on ne s'est nullement rendu compte. Ainsi, pour ne prendre qu'un exemple, ce qu'on nomme l'incohérence fonctionnelle, l'ataxie, est considérablement plus fréquente dans les appareils de la vie de relation que dans ceux de la vie organique; et elle le devient d'autant plus qu'on s'élève davantage de celles-ci aux premières; c'est à dire que plus un appareil est spécial, plus l'ataxie y est fréquente, et qu'elle l'est d'autant moins qu'il est plus voisin des fonctions vitales communes. Cela se conçoit maintenant très bien, puisque les appareils des fonctions spéciales n'ont pas en eux-mêmes la force spéciale sous l'influence de laquelle ils agissent; que cette force est placée hors d'eux, dans des foyers plus ou moins concentrés et distincts, et qu'ainsi l'ensemble et l'harmonie des actes constitutifs de la fonction, c'est à dire la synergie, est bien moins garantie, bien plus susceptible d'être rompue que dans des appareils tels que ceux des fonctions végétatives, qui ont en eux toute la vitalité qui leur est nécessaire, et ne sont pas obligés de l'emprunter à des centres d'activité placés hors d'eux-mêmes. Il nous paraît très vraisemblable que, d'un côté, cette séparation et cette différence anatomiques entre l'instrument qui exécute immédiatement la fonction et l'appareil central et animateur duquel cet instrument reçoit l'influence nécessaire à son action, doivent entraîner l'incohérence fonctionnelle ou l'ataxie ; et que, de l'autre, l'identification anatomique de tous les élémens organiques doit être une garantie de l'unité fonctionnelle ou de la synergie. Il y a encore, comme causes de cette anomalie pathologique, des conditions autres que celles-là, mais elles sont du ressort psychologique et ne doivent pas nous occuper ici. Ce qu'il y a de certain, c'est que le fait existe, et que l'étude anatomique et physiologique du système nerveux en fournit la raison et l'explication pour ainsi dire toute faite (1).

Arrivés au terme de notre étude physiologique de la calorification animale, si nous voulons jeter un coup d'œil en arrière et résumer rapidement les développemens peut-être trop étendus dans lesquels nous nous sommes crus obligés d'entrer, nous voyons, 1° que le phénomène de la calorification végétative a pour support l'organe vital essentiel, le tissu cellulaire ; pour stimulus le liquide nourricier, le sang ; pour force de capacité réciproque, le principe vital ; 2° que le phénomène de la calorification nerveuse ou par influx a pour support l'ensemble du système nerveux, le cercle encéphalo-ganglionnaire et tous les appareils spéciaux que ce grand système ou plutôt cette réunion solidaire de petits systèmes nerveux anime de son influence spéciale ; pour stimulus l'aliment (proprement dit et l'air atmosphérique) dans toute la suite des transformations qu'il subit, depuis les appareils les plus spéciaux de la vie de relation, jusqu'aux plus rapprochés des fonctions végétatives, ainsi les vaisseaux capillaires inclusivement ; pour force de capacité réciproque enfin, la puissance spéciale fournie aux appareils de l'innervation par ceux des fonctions vitales communes, d'après notre loi de subordination tirée de l'anatomie comparée et de l'embryogénie, formulée définitivement à la

(1) Cette observation pathologique avait été faite il y a plusieurs années par l'auteur de ce travail, dans sa thèse inaugurale (*Essai sur les lois de la force médicatrice.* — Paris, 1835 [n° 36], p. 30); mais il n'avait pas vu la loi physiologique à laquelle ce fait semble se rattacher si naturellement.

page 223, et de laquelle nous aurons bientôt les plus importantes applications à faire à la pathologie et à la thérapeutique des maladies fébriles en général.

Maintenant nous sommes maîtres de rejeter notre division, d'embrasser simultanément et de dominer le sujet, de justifier enfin cette proposition générale, par laquelle nous avons ouvert l'exposé de notre théorie (page 157) : tous les actes qui concourent au développement et à la conservation de l'être en tant que vivant s'accompagnent d'un dégagement de chaleur, et contribuent à produire et à entretenir la température propre de cet être, etc....

Qu'il nous soit donc permis de représenter en quelques lignes tout ce qui précède, et de dire :

La chaleur organique se lie dans l'état physiologique à l'exercice de toutes les actions vitales. Ce phénomène a donc pour support ou appareil tout l'organisme, et pour stimulus tous les agens extérieurs que l'être doit s'assimiler pour son développement et sa conservation. (Nous omettons à dessein les stimulus venant de la puissance psychologique, parce qu'ils appartiennent à l'homme social, et ne sont pas relatifs à l'homme simplement physiologique auquel nous désirons nous borner autant que possible dans ce travail.)

La caloricité fait partie indivisible des quatre manifestations d'activité vitale au moyen desquelles toute action s'opère, toute fonction s'accomplit. Ces quatre manifestations radicales et constitutives sont, la sensibilité, la contractilité, *la caloricité* et la plasticité. La dernière est le résultat de l'action synergique des trois premières sur un stimulus à assimiler.

Ceux-ci sont d'abord des corps étrangers, des choses extérieures à l'individu et répandues çà et là sur la surface du globe. L'air atmosphérique seul entoure immédiatement l'animal et devait être sans cesse prêt pour l'intussusception qui s'en renouvelle si fréquemment. Quant aux autres stimulus matériels, tels que les alimens, par exemple, leur assimilation complète exige une longue suite d'opérations exécutées par un système d'appareils concourant tous au même résultat, par des actions essentiellement les mêmes, quoique en apparence différentes, à cause de l'espèce de modifications qu'elles doivent imprimer à la chose à assimiler. La loi de ces divers appareils et de leurs opérations est à peu près celle-ci.

Lorsque les stimulus à assimiler sont encore étrangers à l'individu et placés hors de lui, les appareils destinés à agir sur eux et à commencer leur assimilation sont animés par des foyers d'activité distincts des instrumens immédiats de la fonction, et qui dispensent à ceux-ci la sensibilité, la contractilité et *la caloricité* nécessaires pour consommer l'acte particulier d'assimilation dont ils sont chargés. Ces forces ainsi accumulées et transmises sont énergiques, mobiles, impétueuses et sujettes à l'intermittence d'action, à des intervalles de repos nécessaires à leur reconstitution. Alors la chaleur est dite *nerveuse* ou *par influx*, parce qu'elle est, comme on le voit, irradiée et transmise par les nerfs, d'un foyer d'activité aux parties qui lui sont soumises. C'est là le *summum* et le type de ce mode de la calorification organique.

Lorsque le stimulus, après avoir subi l'action de tous les viscères assimilateurs, n'a plus qu'un degré d'assimilation à éprouver pour faire partie des solides vivans, les appareils chargés de l'identifier ainsi avec eux-mêmes n'empruntent pas la sensibilité, la contractilité et *la caloricité* dont ils ont besoin, à des foyers d'activité situés en dehors d'eux. Ces facultés leur sont essentiellement inhérentes. Toute fibre vivante les possède pour son entretien particulier, et cette restauration incessante du solide organisé est précisément l'objet des fonctions vitales communes ou végétatives. Disséminées ainsi dans tous les parenchymes, sans foyers d'activité où elles s'accumulent et d'où elles puissent émaner, les forces en question sont faibles, obscures, mais fixes, opiniâtres en quelque sorte, et ne sont pas sujettes à l'intermittence d'action, à des intervalles de repos qui leur auraient été inutiles et auraient immédiatement compromis la vie qui repose en entier sur elles. La chaleur produite par l'exercice de ces fonctions est dite *vitale* ou *végétative*, et on voit assez pourquoi. C'est là le *summum* et le type de cet autre mode de la calorification organique.

Quant aux fonctions assimilatrices intermédiaires à ces deux termes, la chaleur liée à leur exercice a d'autant plus les caractères de la chaleur par influx qu'elles sont plus extérieures et avoisinent davantage les appareils de relation ; réciproquement, cette chaleur a d'autant plus les caractères de la chaleur végétative, que les fonctions auxquelles sa production se lie s'approchent davantage de celles qui accomplissent dans la trame générale des parenchymes les derniers phénomènes de la nutrition et de la plasticité.

La centralisation ou la spécialisation de la matière nerveuse pour constituer des foyers de sensibilité, de contractilité et *de caloricité*, est en raison directe de l'*hétérogénéité* des stimulus sur lesquels doivent agir les appareils d'assimilation soumis à l'influence de ces foyers. Les actions animales sont aussi de l'ordre de la physique et de la mécanique vivante, *la chaleur organique est de même nerveuse ou par influx*, en raison directe de cette condition.

La centralisation ou la spécialisation de la matière nerveuse pour constituer des foyers de sensibilité, de contractilité et *de caloricité*, est en raison inverse de l'*homogénéité* des stimulus à assimiler par les différens appareils viscéraux, depuis les organes de la digestion, de la respiration, etc..., qui sont encore sous l'influence de centres nerveux, de moins en moins spécialisés, à mesure qu'on s'approche du terme définitif de l'assimilation, jusqu'à la trame générale des parenchymes, où ces foyers disparaissent, et où la matière nerveuse est disséminée et fondue dans la substance même des tissus. Les actions animales relèvent aussi des lois de la chimie vivante, *la chaleur organique est de même vitale ou végétative*, en raison directe de cette condition, c'est à dire de l'homogénéité du stimulus à assimiler.

Nous n'avons examiné que l'assimilation. On sent que les appareils et les fonctions qui président aux différens actes de désassimilation ou de décomposition s'accompagnent aussi, dans leur exercice, d'une certaine production de chaleur. Seulement l'ordre des phénomènes est inverse, c'est à dire, qu'au lieu de commencer comme l'assimilation aux fonctions de relation dirigées par des centres nerveux et produisant la chaleur par influx, pour finir aux fonctions vitales communes, en l'absence de centres nerveux et en produisant la chaleur végétative ; la fonction de décomposition commence par celles-ci pour se terminer aux premières, en suivant du reste les mêmes lois générales.

Les fonctions reproductives nous resteraient aussi à étudier comme sources et moyens de la calorification animale ; mais nous nous en abstiendrons, car il ne faudrait rien moins que passer en revue toute cette face de la physiologie de l'homme, depuis l'époque de la formation de la puberté dans les deux sexes, jusqu'à l'union sexuelle, la fécondation, la gestation, l'accouchement, la fièvre de lait, l'allaitement et la ménopause. Ce que nous venons de dire de la loi suivant laquelle s'accomplissent les fonctions de désassimilation peut d'ailleurs s'appliquer en grande partie aux divers actes dont se compose la vie de reproduction, puisqu'en définitive les fonctions qui constituent cette partie de notre être ne diffèrent de celles de la désassimilation qu'en ce que, par les premières, l'homme se sépare immédiatement, pour perpétuer son espèce, de ce qu'il y a en lui de plus vivant et de plus fécond, tandis que par les dernières il rejette, au profit du réservoir commun de tous les règnes, ce qu'il y a en lui de plus mort et de plus stérile.

Terminons par un exemple dans lequel on puisse successivement observer les deux modes de production de la chaleur animale, et s'en faire une idée favorable à l'intelligence ultérieure de ces phénomènes dans l'état pathologique, et surtout dans les fièvres.

Suivons un peu les procédés de la calorification chez un homme qui, affaibli par un jour d'abstinence, et par conséquent *frileux*, va enfin satisfaire au besoin de la réparation alimentaire.

A la vue seule des alimens, cet homme va éprouver un rayonnement de vie, de force, de chaleur, et cela *soudainement*. Il aura presque le sentiment de la refocillation. S'emparer de ces stimulus, les ingérer, leur faire subir dans la bouche le premier degré d'assimilation digestive, puis les avaler; voilà une série d'actes exécutés sous l'influence des centres nerveux encéphaliques, par les instrumens de la locomotion, et qu'accompagnera nécessairement le dégagement plus ou moins abondant de chaleur par influx.

Mais le bol alimentaire a franchi le cardia; il est reçu dans l'estomac qui commence aussitôt à réagir sur lui. Désormais et jusqu'aux fonctions d'excrétion, le stimulus est soustrait à l'influence encéphalique, pour rester soumis à celle du système nerveux ganglionnaire. C'est alors surtout que la chaleur par influx se répand en un instant à toutes les parties; qu'elle anime, vivifie et réchauffe toute la périphérie. L'individu a la sensation trompeuse de sa restauration, par la stimulation qui vient d'être imprimée au support de la calorification par influx, c'est à dire à tout son système nerveux, au moyen des sympathies normales de l'estomac. Il est saisi, qu'on nous permette, cette expression, d'une sorte de fièvre nerveuse physiologique, idée très juste, car tel est le type et le procédé général d'un certain ordre de pyrexies nerveuses. C'est là, avons-nous dit, une fausse sensation de restauration; et en effet, bien que l'individu se sente reconforté, que sa puissance de calorification se soit réveillée, cette force et cette chaleur, spécieuses pour ainsi dire, feraient bientôt place à un nouvel affaiblissement de l'énergie vitale et de la calorification, si l'absorption chyleuse ne pouvait se faire, et si les appareils des fonctions végétatives ne pouvaient s'exercer sur un sang enrichi et renouvelé par le mélange du chyle qui se prépare. Il n'y a jusqu'ici d'excité et de fortifié que le système nerveux, et encore ne l'est-il que par *consensus*; que par les sympathies nombreuses et puissantes qu'il entretient avec l'appareil gastrique, et non pas, comme il le sera tout à l'heure, par la réparation végétative de la matière nerveuse dont il est formé. La chaleur qui s'est répandue dans toute l'économie a été produite rapidement par des mouvemens instantanés d'irradiation, caractères auxquels nous reconnaissons la calorification nerveuse ou par influx.

Si, maintenant que la digestion gastrique est consommée, on veut observer ce qui va se passer, on trouvera le mode de la refocillation et de la calorification bien changé.

L'individu va sentir un frissonnement léger, mais profond, intime, vague, successif, pénétrant, comme si toutes les molécules de son corps étaient individuellement atteintes de refroidissement. Ce n'est plus, comme on aurait pu en observer lors des premiers actes de l'assimilation extérieure et gastrique, de ces frissons rapides, électriques, glaçant tout à coup la périphérie avec tremblement, horripilation convulsive, puis cessant brusquement, revenant de même, comme des soubresauts, et appartenant évidemment à des modifications de la calorification nerveuse soumises à des modifications correspondantes dans les foyers d'innervation ; mais, au contraire, nous le répétons, une action, une impression s'établissant insensiblement, pénétrant intimement tout le corps, travaillant et remuant la matière *en plein*, suivant l'expression de Grimaud ; ce sera une modification *totius substantiæ*.

Puis à ces phénomènes passagers de dépression succède une chaleur douce, intime, pénétrant successivement toute la substance et semblant se dégager de toutes les molécules vivantes comme avait fait le froid précédent. Ce n'est plus cette chaleur s'élançant avec l'innervation du centre à la circonférence et ayant tous les caractères des phénomènes nerveux, c'est à dire l'impétuosité, la mobilité, la durée passagère et la superficialité, si l'on peut ainsi dire ; celle-là, au contraire, se forme lentement, elle est stable, fixe et profonde. Elle s'accompagne d'une énergie réelle, d'un sentiment vrai de restauration. L'individu se sent porté au sommeil, ses tissus lui semblent pleins, turgides, repus, son économie est satisfaite. Son pouls, moins vif et moins fréquent que dans la période de calorification nerveuse, est en revanche plus plein et plus grand; sa face se colore, la peau se dispose à une légère moiteur; les urines sont plus chargées, etc., etc.; il semble saisi, qu'on nous permette cette expression, d'une sorte de fièvre humorale physiologique; idée très juste; car tel est le type et le procédé général d'un certain ordre de pyrexies humorales.

Ici la calorification nerveuse s'est apaisée et a été dominée par la calorification végétative; et lorsque celle-ci sera moins active par suite de l'appauvrissement de son stimulus, la première reprendra le dessus en même temps que les centres nerveux de relation, et ainsi alternativement. Voilà donc que nous retrouvons dans l'étude de la chaleur animale la loi hippocratique : *sanguis moderator nervorum*, qui, appliquée à la pathologie, donne le *febris spasmos solvit*, deux faits généraux d'une fécondité immense, et dont nous nous sommes déjà appliqués à tirer parti dans notre *Médication tonique* (voir t. II, p. 337 et suiv., et t. I, à la *Médication antispasmodique*, pag. 115 et suiv.).

Ce n'est plus, dans ce dernier cas, le système nerveux qui a été le foyer et le propagateur de la chaleur animale. C'est un sang plus riche et plus excitant qui a porté à chaque fibre animée le stimulus de la calorification; et si on veut bien se rappeler ce que nous avons dit (pages 210 et suiv. de ce chapitre, de l'absence des sympathies dans les parenchymes, de l'individualisme, qu'on nous permette l'expression, de chaque aréole vivante du tissu cellulaire, on comprendra parfaitement pourquoi la chaleur végétative a les caractères que nous venons de lui reconnaître dans la seconde fièvre de digestion, qui, pour anticiper un instant sur la pathologie, nous représente les fièvres humorales, tandis que l'espèce de fièvre physiologique que nous avons vue accompagner la chymification est la racine physiologique des fièvres gastriques ou saburrales, etc., etc.

Si l'illustre professeur de pathologie générale de la Faculté de Paris avait analysé, comme nous venons de le faire, la fonction de calorification, il n'aurait pas vu se produire et se propager par voie *de sympathie* toutes les inflammations et les fièvres humorales, faussé ainsi toute sa pathologie, et bâti un système de thérapeutique frappé de vice et d'étroitesse. De plus, de quelle physiologie est née une pareille pathologie? M. Broussais ne s'en doute guère. Nous allons en deux mots la faire entrevoir à ses partisans. Eh bien! une physiologie comme celle-là, quand on est fidèle aux principes fondamentaux qu'elle proclame, ne mène à rien moins qu'à soutenir qu'un homme peut se nourrir par des sensations, par des stimulations exercées sur son système nerveux! Oui : admettez un instant que les phlegmasies peuvent se produire et se reproduire ou se propager par le moyen du système nerveux, par voie de sympathie, que les fièvres (à l'exception des fièvres nerveuses) sont aussi soumises au même mode de génération, et nous allons vous forcer à admettre, comme conséquence inévitable de ces dogmes, que le sang n'est pas nécessaire à la réparation des tissus organisés, qu'il n'est pas le stimulus des fonctions végétatives, et qu'on peut lui substituer des stimulations exercées sur les yeux par la lumière, sur l'oreille par les sons, sur l'odorat par des miasmes, sur la peau par des sinapismes ou des coups de fouet, sur le tube digestif par de l'alcool, de l'eau chaude, etc., etc...!

Toutes ces hérésies sont pourtant implicitement contenues dans la physiologie de la doctrine *de l'irritation*. On n'a pas osé s'avouer de si étranges conséquences. Brown a été plus franc et plus logique; car ces incroyables assertions sont presque aussi nettement formulées dans ses fameux *Élémens*, que nous venons de le faire ici.

Mais ne devançons pas l'ordre dans lequel doivent se produire ces déductions dont nous sommes encore séparés par des notions physiologiques capitales.

Car c'est bien véritablement dans la physiologie que sont enfermés les prolégomènes de la pathologie; c'est bien la

science de l'homme en santé qui doit ouvrir l'entrée de [la]
science de l'homme malade et éclairer la clinique ; c'est [...]
l'hygiène qui conduit à l'étiologie. La physiologie........ q[ue]
tout prosecteur d'anatomie ou de vivisections traite en vassa[l]
dès qu'il connaît tant bien que mal le mécanisme individ[uel]
des instrumens de la vie, sans plus s'occuper de leur princi[pe]
et de leur fin que les soldats qui se battent ne s'inquiètent [de]
la cause et du but de la guerre qu'ils font. L'hygiène.......
que se croit appelé à régenter tout physicien qui a appris [le]
poids et la composition de l'air, de l'eau, des alimens, des g[az,]
des poussières ; les lois du calorique, de l'électricité ; les tab[les]
de mortalité des diverses professions, la direction des vents,
sophistication des denrées, la meilleure construction des foss[es]
d'aisance, la théorie du maillot et de l'inhumation, etc., etc.,
sans songer que ce n'est pas tout que de connaître les agens h[y]
giéniques, les six choses non naturelles de Hallé, et que l'h[y]
giène, comme la physiologie, comme la pathologie, comme [la]
thérapeutique, se compose de trois parties *indivisibles* et qu['il]
faut considérer simultanément dans leur action mutuelle [les]
unes sur les autres, savoir, l'étude des stimulus, celle de leu[rs]
supports ou instrumens, et celle enfin de leurs capacités ré[ci]
proques ; ou, pour appliquer à l'hygiène ces expressions g[é]
nérales, que cette science embrasse 1° l'étude des six choses n[on]
naturelles ; 2° celle de l'organisme humain ; 3° celle de la vit[a]
lité. Or, nous en attestons les lecteurs, l'hygiène d'aujou[r]
d'hui ne se renferme-t-elle pas obstinément et infructueus[e]
ment dans l'étude isolée des stimulus ? Pour être physiologis[te]
ou hygiéniste, il faut avant tout être médecin, c'est à dire êt[re]
versé dans la science de l'homme, puis, si on le peut, être ph[y]
sicien et chimiste, mais dans de certaines limites, de peur qu[e]
l'un ou l'autre de ces deux savans, ne chasse le physiologiste [et]
le médecin.

Que voulez-vous que pensent les disciples, quand ils s'ape[r]
çoivent que la physiologie qu'on leur apprend n'éclaire en rie[n]
la pathologie qu'ils vont lire ou écouter un instant après ; qu[e]

l'hygiène, dont ce soir ils recueillent les leçons, ne profite pas à la clinique du lendemain ; quand la thérapeutique enfin se pose à part, comme une étude distincte et indépendante de toutes les précédentes, et quand, en la professant, on ne leur rappelle pas plus les principes de la science de l'homme sain et malade que ceux de l'astronomie et bien moins que ceux de la chimie?... Pauvre enseignement! pauvres élèves!

Si nous avons dit vrai au commencement de ce travail (page 136), en affirmant qu'une théorie de calorification animale d'où ne découlerait pas immédiatement et de soi-même une bonne théorie de la fièvre et des fièvres, devrait être, sans plus d'examen, rejetée comme erronée et insuffisante, et réciproquement ; nous sommes obligés maintenant de justifier cette proposition, et de déduire des faits et des principes que vient de nous fournir la physiologie, la notion de la fièvre et la classification naturelle de ses divers genres et espèces.

Ce n'est pas, comme tant de systématiques l'ont cru et professé, que les maladies ne consistent qu'en des actions organiques exaltées ou déprimées, et qu'il suffise, pour avoir une idée de la fièvre, par exemple, de supposer la calorification physiologique simplement en excès. Cette intensité accrue dans la force de calorification n'est pas plus la fièvre, qu'un surcroît d'activité dans la nutrition d'un organe, ou d'une portion d'organe, ne constitue une inflammation. Car voilà encore un des vices fondamentaux et le plus grossier peut-être de toute la doctrine dite physiologique. Soyez, en effet, conséquent avec vous-même ; et si vous acceptez les premières propositions de ce système, vous êtes irrésistiblement entraîné dans cette erreur, que l'inflammation n'est autre chose qu'un surcroît d'activité de la nutrition ou de l'assimilation interstitielle d'une partie. Dans cette doctrine, le mot irritation fait partie du vocabulaire de la physiologie, et est rendu synonyme de force, d'activité, d'énergie vitale, etc... Nous verrons bientôt ce que c'est que l'irritation, ce mot si vague et si banalement employé, et quelle idée limitée et rigoureuse il faut dorénavant y attacher.

Un homme qui vient de se livrer à un exercice violent, qui dégage une chaleur abondante, dont le corps est couvert de sueur, la peau injectée, le pouls fort, plein et fréquent, cet homme a-t-il bien, comme Huxham l'a prétendu, une fièvre passagère? Non; cet homme n'est pas malade et n'a pas plus la fièvre qu'un homme qui digère rapidement n'a une fièvre gastrique ou saburrale, qu'un homme qui conçoit vivement et s'exprime de même n'est affecté de manie aiguë, et que le priapisme provoqué par l'action des cantharides n'est l'érection et l'érotisme légitimes, excités par un sperme mûr et abondant.

Dans l'état physiologique, le stimulus, le support et la capacité réciproque d'un phénomène jouissent tous trois de leurs conditions normales, et concourent avec harmonie à la fonction de l'appareil que constitue leur réunion. Dans l'état pathologique, l'un de ces trois élémens constitutifs du phénomène est altéré, anormal; de sorte qu'on pourrait définir la maladie une lésion de l'un des trois élémens de toute action organique. En effet, il n'est pas une maladie qui ne puisse être comprise dans cette définition, et la nosologie la plus naturelle et la plus capable de tout embrasser sans confusion serait bien celle où les maladies seraient divisées et classées 1° en maladies par lésion primitive des suppports (*partes moventes* ou *continentia* d'Hippocrate; 2° maladies par lésion primitive des stimulus (*partes motæ* ou *contenta*); 3° maladies par lésion primitive des capacités réciproques (*spiritus influi* ou *enormonta*).

Mais, quelle que soit la lésion d'un ou de plusieurs de ces élémens constitutifs de tout phénomène, les lois qui président aux actions morbides sont les mêmes que celles par lesquelles s'accomplissent les actions physiologiques. Les procédés de la nature sont fondamentalement identiques dans l'un et l'autre cas; seulement, ces lois et ces procédés régissent et modifient des sujets différens dans l'état de santé et dans l'état de maladie, d'où la différence des phénomènes et des modifications dans ces deux états. Ainsi, les lois de la combustion restent les mêmes, malgré les différences que peuvent offrir, soit le corps combustible, soit le corps comburant ou le gaz, stimulus de la combustion, soit leur force de capacité réciproque. Et voilà précisément en quoi la physiologie éclaire la pathologie, et comment celle-ci est inintelligible sans la première, laquelle nous donne la connaissance des lois vitales, lois immuables, malgré les nombreuses et variables altérations dont la vie ou *ses milieux* sont susceptibles dans les maladies.

C'est comme si nous disions que les lois politiques qui régissent un pays ou un gouvernement vivant sous le principe de la monarchie absolue restent les mêmes pendant la guerre que durant la paix, et ne changent pas malgré mille circonstances qui font varier considérablement les agens de ce royaume et les phénomènes de son activité sociale ; malgré, en un mot, les mesures accidentelles que peuvent provoquer une foule d'événemens insolites, etc.... Ainsi, les agens ou instrumens de ce gouvernement peuvent être modifiés ; les stimulus ou les circonstances intérieures et extérieures peuvent varier aussi et devenir extraordinaires, anormales ; les rapports ou capacités réciproques qui existent entre les hommes et les circonstances sont de même susceptibles d'être détruits ou altérés par les temps, les progrès, la diversité du but d'activité, etc... ; et pourtant, ce sera toujours un pays gouverné par une monarchie absolue. On nous pardonnera cette comparaison en faveur de son incontestable et rigoureuse justesse.

Connaissons donc les principes généraux et absolus qui dominent et caractérisent la science de la vie, avant de pénétrer dans les parties de cette science où l'organisme humain est considéré dans les modifications que lui font éprouver les causes morbides ; qu'ainsi, la pathologie, d'abord empirique, s'élève par la physiologie à la hauteur d'une science, c'est à dire à l'autorité de l'*à priori* et de la prévision ; qu'ainsi, la thérapeutique, d'abord empirique, s'élève par la physiologie et la pathologie à la hauteur d'une science qui les résume, les étende et les utilise toutes deux, c'est à dire qu'elle acquière le droit de l'*à priori* et de la prévision, deux résultats car[acté]ristiques d'une science et que le *numérisme* n'atteindra [ja]mais, parce qu'il confond l'analyse avec l'énumération; que [la] synthèse lui est interdite par cela même, et qu'il prend s[ans] cesse pour des *observations* les impressions que ses cinq s[ens] reçoivent dans une salle d'hôpital ou dans un amphithéâtre [de] nécropsie, toujours en vertu de sa fidèle épigraphe : *La vé[rité] est dans les choses et non dans l'esprit qui les juge !!*

Or, pour aborder l'étude de la thérapeutique des fièvres, [il] nous manque encore une donnée physiologique dont l'ignora[nce] nous laisserait dans une obscurité et une incertitude profon[de] au milieu de la médication antiphlogistique et des malad[ies] auxquelles elle est spécialement applicable. Nous allons do[nc] terminer, aussi rapidement que possible, l'exposition des pri[n]cipes de physiologie de la plus haute importance qui doive[nt] diriger notre marche ultérieure.

Dans tout le cours de ce travail, afin d'échapper au défa[ut] de la plupart des conceptions scientifiques qu'on appelle *syst[è]mes*, défaut qui consiste en ce que ces sortes de généralisatio[ns] laissent en dehors de l'enceinte qu'elles tracent une plus [ou] moins grande partie des faits constitutifs de la science, no[us] avons pris pour guide et *criterium* cette loi philosophique un[i]verselle, que toute chose, tout ensemble, tout phénomène [se] compose d'un principe, d'un moyen et d'une fin, et exige[nt] pour être complétement conçu et analysé, qu'on considè[re] successivement en lui ces trois conditions dont le concours [et] la simultanéité d'action le caractérisent dans son état norma[l]. Nous avons appliqué cette formule générale aux faits physiolo[o]giques, lorsque nous avons dit que tout appareil organiqu[e] fonctionnant était composé d'un stimulus, d'un support et d'un[e] force de capacité réciproque. Cette seconde formule, dont le[s] termes diffèrent de la première, est pourtant par le fond identique avec elle, et il est facile de voir que le stimulus représente le principe, le support le moyen, et la force de capacité réciproque la fin ou le but.

D'un autre côté, nous avons précédemment essayé d'établir une loi physiologique dont l'autorité nous a déjà été utile dans la solution de questions spéciales fort importantes, loi que nous allons reproduire plus formellement, parce que, telle que nous l'avons plusieurs fois énoncée, elle manque du complément nécessaire à la réalisation de toutes les conséquences et applications qu'elle renferme et que nous voulons en tirer maintenant au profit de la médication antiphlogistique.

D'abord, nous avons formulé cette loi de la manière suivante, parce qu'alors nous n'avions besoin d'elle que jusqu'à concurrence, pour ainsi dire, du fait négatif qu'elle exprime ainsi :

*Un appareil quelconque ne reçoit jamais son aptitude fonctionnelle ou sa raison d'activité d'un appareil postérieur à lui dans l'évolution embryogénique et dans l'échelle zoologique.*

Plus tard, et parce que la question que nous voulions décider alors à l'aide de ce principe exigeait qu'il fût affirmatif et plus exprès, nous l'énonçâmes ainsi : *Un appareil quelconque reçoit toujours son aptitude fonctionnelle ou sa raison d'activité de l'appareil qui lui est immédiatement antérieur dans l'évolution embryogénique et dans l'échelle zoologique.*

Maintenant il devient nécessaire que nous ajoutions à la formule précédente son complément, et que nous disions : *Un appareil quelconque reçoit toujours son stimulus de l'appareil qui lui est immédiatement postérieur dans l'évolution embryogénique et dans l'échelle zoologique.*

Il résulte de là que tout appareil fonctionnant physiologiquement suppose trois conditions indivisibles et nécessaires qui sont : 1° l'existence d'un organe ou instrument qui exécute immédiatement la fonction ; 2° d'un second organe ou instrument qui lui soit antérieur en existence dans l'échelle des animaux et dans l'évolution embryogénique, et d'où le premier tire sa raison d'activité, son aptitude fonctionnelle ou sa force de capacité réciproque ; 3° enfin, d'un dernier organe ou instrument qui ait suivi le premier dans l'échelle des animaux et dans l'évolution embryogénique, et qui soit destiné à lui fournir, à lui préparer le stimulus sous l'influence duquel il entrera en action à l'aide de la force de capacité réciproque qu'il tient, comme nous l'avons dit, de l'organe antérieur en existence. Tout organe en exercice se trouve donc placé entre un organe antérieur à lui en existence et duquel il reçoit sa raison d'activité, sa force de capacité fonctionnelle, et un autre organe postérieur à lui en existence et duquel il reçoit son stimulus, c'est à dire ce qui le fait entrer en action, ce qui doit être assimilé par lui. Par tout ce qui précède, le lecteur doit être familiarisé avec ces idées et ces expressions.

Qui ne reconnaît ici dans l'organe ou instrument, agent immédiat de la fonction, notre support ou moyen? dans l'organe postérieur en existence au précédent, notre principe ou notre stimulus, c'est à dire l'organe qui fournit et prépare ce principe ou stimulus? enfin, dans l'organe antérieur en existence, celui d'où dérive notre force de capacité réciproque, laquelle résulte en même temps de la fin ou du but de la fonction?

Un exemple va aussitôt rendre tout ceci sensible et incontestable.

Prenons-le dans l'appareil et la fonction de l'assimilation digestive. Cet appareil se compose de trois parties bien distinctes par les actes qu'elles exécutent : ce sont les organes de la mastication, de l'insalivation et de la déglutition qui s'étendent des lèvres à l'orifice supérieur de l'estomac; ceux de la chymification, comprenant l'estomac; ceux enfin de la chylification et de l'absorption du chyle, c'est à dire le duodénum et l'intestin grêle proprement dit. Examinons d'abord la chymification.

L'appareil de cette fonction doit se composer, d'après ce que nous avons dit :

1° D'un instrument, support ou moyen, qui soit l'agent immédiat de la fonction, c'est l'estomac; -

2° D'un autre organe dont le développement ou l'existence soient antérieurs au précédent, dans l'échelle zoologique et l'évolution embryogénique; dans la fonction duquel l'action du moyen ou de l'estomac, c'est à dire la chymification, trouve son but et sa fin, et duquel agent cet estomac reçoive son aptitude fonctionnelle, sa raison d'activité ou sa force de capacité réciproque. On voit que ce second organe est l'intestin grêle qui a tous les caractères exigés, savoir, d'avoir précédé en existence l'estomac, et d'exercer une fonction qui est la fin ou le but de la chymification.

De plus, il est évident que c'est de la fin ou but d'un moyen que celui-ci tire sa raison d'activité ou son aptitude à agir. Il n'agirait pas en l'absence d'un but; et si c'est parce qu'il a un but qu'il agit, c'est de ce but qu'il reçoit sa force de capacité fonctionnelle, c'est par ce but qu'il est déterminé à agir, et la preuve, c'est que, lorsque cette fin est remplie, ce but satisfait, son action cesse, et il refuse de réagir sur son stimulus, celui-ci n'ayant plus d'objet.

Ici, l'action de notre moyen, l'estomac, c'est la chymification qui a clairement pour but la fonction dont est chargé l'intestin grêle, savoir, la chylification et l'absorption du chyle. C'est parce qu'il faut à cet intestin du chyle à absorber, que l'estomac confectionne du chyme; et dès que l'organe de l'absorption chyleuse est satisfait, la chymification ne s'opère plus; sa force de capacité réciproque abandonne notre support ou moyen, l'estomac. C'est donc bien de l'intestin grêle, lequel a précédé l'estomac dans l'échelle zoologique et l'évolution embryogénique, dont la fonction enfin détermine celle de l'estomac, que celui-ci reçoit son aptitude à agir, sa force de capacité réciproque.

Notre rôle n'est pas de prouver ici que l'organe de l'absorption du chyle, l'intestin grêle, a précédé, dans l'évolution des animaux et dans celle de l'embryon, l'organe de la chymification ou l'estomac, pas plus que nous ne prendrons la peine de démontrer qu'un but préexiste au moyen qui doit l'atteindre. L'anatomie comparée et l'embryogénie n'affirmeraient pas la première de ces propositions, que les lumières seules du sens commun pourraient la mettre hors de doute. Avant qu'il existe un organe pour composer du chyle, il faut qu'il y en ait un pour l'absorber; autrement ce premier organe n'aurait point d'objet. Sans but il n'agirait pas, il ne serait même pas. Or, c'est l'estomac qui prépare la masse alimentaire à la chylification, qui accomplit même en grande partie ce résultat. De plus, ne voyons-nous pas des animaux pourvus d'une cavité digestive, simple et unique, dans laquelle pénètre immédiatement le liquide au milieu duquel est plongé et vit l'animal, liquide nutritif aussitôt absorbé à la surface de ce sac alimentaire qui représente parfaitement un intestin grêle, en tant qu'organe de l'absorption chyleuse? Là, il n'y a pas d'estomac; pas de chymification, puisqu'un chyle, pour ainsi dire tout préparé par la nature, est immédiatement reçu dans une cavité d'où il va circuler aussitôt dans les aréoles communicantes du tissu homogène de l'animal pour pourvoir à sa nutrition. Voilà donc un appareil d'absorption alimentaire représentant notre intestin grêle, sans un appareil de chymification ou sans estomac. Ce fait est péremptoire, autant qu'il tombe sous le sens qu'un but doit préexister, comme nous l'avons dit plus haut, au moyen ou à l'agent destiné à le remplir.

3° L'appareil de la chymification ainsi pourvu de son moyen, l'estomac; de sa raison d'activité ou force de capacité réciproque qu'il reçoit de l'intestin grêle, dont la fonction, l'absorption du chyle, renferme son but ou sa fin : cet appareil manque encore d'une condition pour entrer en action, savoir, d'un principe qui provoque son aptitude fonctionnelle et lui fournisse une occasion de s'exercer, c'est à dire qu'il manque encore d'un stimulus.

Nous avons dit que le principe ou le stimulus d'une fonction était toujours fourni au moyen ou agent de cette fonction par l'appareil dont le développement suivait immédiatement le sien dans l'échelle zoologique, etc.... Or, cet appareil est celui de la mastication, de l'insalivation, de la déglutition, etc..., lequel est bien, en effet, postérieur en existence à l'estomac, et transmet bien à celui-ci le stimulus normal, sous l'influence duquel il entre en action, et qu'il doit assimiler, savoir, le bol alimentaire, ou l'aliment broyé et insalivé.

Que cet appareil soit formé après celui de la chymification, c'est là un fait incontesté d'anatomie comparée. A quoi bon, par exemple, un appareil de mastication (ce qui suppose une alimentation solide) sans un estomac existant préalablement pour recevoir et élaborer le bol alimentaire préparé par cet appareil? D'ailleurs, ne voyons-nous pas l'enfant n'avoir des dents que lorsque son estomac est capable de digérer des alimens solides, et devant par conséquent être broyés?

Notre fonction de la chymification peut désormais s'accomplir. La voilà composée de ses trois conditions d'existence, c'est à dire 1° de son support ou moyen, organe intermédiaire et exécutant immédiatement la fonction, l'estomac; 2° de ce que nous appelons indifféremment son aptitude fonctionnelle, sa raison d'activité, sa force de capacité réciproque ou sa cause finale, renfermée dans l'appareil antérieur en existence, l'intestin grêle; 3° enfin, de son principe, stimulus ou cause déterminante, fournie par l'appareil postérieur en existence, la portion sus-diaphragmatique du tube digestif.

Si maintenant on veut que nous placions la cause finale ou la force de capacité réciproque dans l'estomac, organe, comme nous venons de le dire, préexistant à la portion sus-diaphragmatique du tube digestif, nous aurons pour support, moyen ou organe intermédiaire, cette portion sus-diaphragmatique, et pour appareil postérieur en existence et fournissant le principe ou stimulus, les organes de la vie de relation, qui servent à l'animal à rechercher, saisir et ingérer ses alimens.

Changeons encore le rôle des appareils en descendant plus bas dans la grande fonction d'assimilation, et nous aurons pour support, moyen ou organe intermédiaire, l'intestin grêle; pour appareil antérieur en existence et renfermant la cause finale, la raison d'activité ou force de capacité réciproque, l'appareil des fonctions végétatives, l'organe général de la nutrition interstitielle; pour organe postérieur en existence au moyen et fournissant le principe ou stimulus ; l'estomac qui prépare à l'intestin grêle le sujet de son action.

Passant ainsi en revue, les unes après les autres, toutes les fonctions, soit subdivisées de cette manière, soit considérées dans leur ensemble, nous pourrions les décomposer exactement comme les précédentes. Ainsi la respiration, la circulation, les sécrétions, puis tous les appareils servant à la désassimilation, à la reproduction, aux relations extérieures de l'individu, etc., sont susceptibles de la même analyse philosophique.

En considérant l'organisme entier, en tant que vivant, se développant et se conservant, comme un grand appareil d'assimilation, ce qu'il est en effet, nous le voyons divisé par Grimaud en appareils soumis à la force qu'il appelle altérante ou digestive ; en appareils soumis à la force motrice interne ou force tonique ; et enfin, en un troisième genre d'appareils soumis à la force motrice interne. Nous avons vu plus haut aussi, comment Grimaud avait très bien spécifié ces trois ordres de fonctions et d'appareils, et nous avons trouvé sa classification très légitime et très naturelle. C'est qu'en effet elle se prête merveilleusement à l'application de notre analyse physiologique. Cela se juge au premier coup d'œil. La triple division est faite. Il ne reste qu'à la subordonner à notre loi générale, ce qui nous donne 1° pour support, moyen ou appareil intermédiaire, l'ensemble des viscères assimilateurs et désassimilateurs soumis à la force motrice interne. On voit assez que ce sont les appareils de la digestion, de la respiration, de la circulation, des sécrétions et dépurations diverses, etc... 2° Pour appareil antérieur en existence, renfermant la cause finale des fonctions du premier ou la raison de son activité fonctionnelle, nous avons la trame générale des parenchymes, exerçant les fonctions vitales communes, et soumise à la force que Grimaud désigne sous le nom d'altérante et nous sous celui de végétative ou plastique. 3° Enfin, pour appareil postérieur en existence, et fournissant au support, le sujet de son action, son stimulus à assimiler, son principe, il nous reste l'ensemble des organes le la vie de relation, soumis à la force motrice externe de Grimaud.

Car il est plus qu'évident que l'appareil des fonctions vitales communes, c'est à dire de la nutrition interstitielle, a préexisté aux appareils viscéraux tels que ceux de la circulation, de la digestion, de la respiration, etc...; et que les fonctions végétatives ou plastiques sont la cause finale ou le but de l'action des viscères en question. Le tissu cellulaire a précédé, dans l'échelle des êtres, les vaisseaux capillaires, ceux-ci les rameaux vasculaires, ceux-ci les troncs et ceux-ci le cœur. Le cœur a sa raison d'activité, la cause finale de ses mouvemens à l'extrémité périphérique ou capillaire de l'arbre artériel, de même que les centres nerveux l'ont aux extrémités périphériques des nerfs. Il n'est pas moins certain que les viscères assimilateurs et les centres nerveux qui président à leurs actions ont précédé, dans l'échelle des animaux, les organes des sens et de la locomotion ; que les centres nerveux splanchniques ou ganglionnaires ont préexisté aux ganglions nerveux encéphaliques, et que tous ces appareils de relation ont pour fonction de fournir au support les stimulus qu'il doit élaborer pour l'entretien des fonctions végétatives.

Voilà la classification de Grimaud rendue aussi naturelle que possible, à l'aide de cette loi universelle qui semble en effet le calque le plus fidèle des procédés de la nature.

Le lecteur nous pardonnera de pousser plus loin encore l'application de cette formule à l'étude de l'homme.

Mais quoi ! l'entendons-nous nous répondre, n'êtes-vous pas arrivés aux limites de ce sujet, du moment où vous avez embrassé dans votre analyse tous les appareils et toutes les fonctions de l'organisme humain ? Organicistes, il est vrai que nous n'aurions plus rien à ajouter. Vitalistes, et de plus spiritualistes, l'homme, pour nous, ne finit pas là.

Il faut maintenant que nous prenions pour support ou moyen l'appareil des fonctions plastiques ou végétatives, et que nous recherchions ce qui est antérieur à lui, la cause finale ou le but d'où il reçoit sa raison d'activité fonctionnelle.

Cette puissance, nous la trouverons dans *la force vitale*, antérieure à tout organisme ou à tout instrument de manifestation, et qui a pour but ou fin la formation des appareils de la vie extérieure, le système nerveux encéphalique et toutes ses dépendances.

Tout le règne animal n'est donc que la série progressive des créations de plus en plus avancées par lesquelles le principe vital est passé et a préludé, pour ainsi dire, avant d'arriver à la formation parfaite et finale du système nerveux encéphalique et de ses dépendances chez l'homme.

Cette proposition ainsi que les deux suivantes ne peut effrayer que les matérialistes. Elle ne fera sourire d'une incrédulité moqueuse que cette école organiciste dont la fatuité seule égale l'ignorance, et qui professe naïvement que le principe et la fin sont renfermés dans le moyen, c'est à dire que l'homme, comme l'animal, vit pour vivre, et meurt pour mourir.

Continuant donc l'application de notre formule, nous avons désormais à envisager, non plus l'homme physiologique et individuel, nous venons de le former; mais l'homme psychologique et social. Notre support ou moyen est actuellement l'homme physiologique complet, doué des appareils nerveux de relation et de leurs dépendances. Le stimulus de ce support, l'agent qui le fait entrer en action et détermine ses nouvelles fonctions, c'est l'ame ou la puissance psychologique, le principe pensant et libre, postérieur en existence dans la création au principe vital et aux organismes, et que ne possèdent pas les animaux les plus élevés dans l'échelle, par une raison bien simple, c'est qu'ils n'ont aucun but d'activité qui exige l'intervention d'un pareil principe. Ce but d'activité qui existe pour l'homme seul, c'est la vie sociale, *la nécessité* pour lui de vivre en société et de perfectionner indéfiniment son intelligence; car son état naturel et obligé, c'est l'état social, sans lequel il serait au dessous de la brute, qui, en tant qu'être simplement vivant, a, pour s'assurer ce résultat, des organes, des aptitudes et des instincts bien supérieurs à ceux de l'homme dont le but est, nous le répétons, la perfectibilité sociale, tandis que le caractère le plus frappant de l'animal, c'est l'imperfectibilité.

N'est-il pas incontestable que le but ou la cause finale de l'homme, c'est la société, la perfectibilité humaine, le progrès moral et intellectuel? N'est-il pas de même évident que c'est de ce but qu'il tire la raison de son activité psychologique? Est-il moins certain que cette puissance ne lui a été donnée que pour atteindre ce but; puisque, s'il eût dû vivre individuellement et sous le seul rapport physiologique, ce principe intellectuel libre et perfectible lui aurait été parfaitement inutile, comme cela nous est démontré par l'exemple des animaux (1)?

Nous venons, en quelques pages, de tracer le tableau général de toute la physiologie de l'homme. Nous n'avons eu besoin pour cela que d'un principe philosophique et de l'anatomie comparée. Cette dernière science n'a jusqu'ici été pour la physiologie que d'une utilité très secondaire, partielle et de détail. On n'a pas même soupçonné la possibilité de son applica-

(1) Là s'arrêtent nos besoins; mais le médecin doit aller jusqu'à ce degré dans la connaissance du sujet de son étude, puisque le stimulus de l'homme social, ou l'exercice de la puissance psychologique, est susceptible de lésions, d'aberrations, etc., et par suite d'une influence anormale et morbifique sur l'organisme — et réciproquement.

Il serait déplacé, dans un ouvrage du genre de celui-ci, de poursuivre encore l'application de notre loi au-delà de ce qui, dans l'étude de l'homme, intéresse le physiologiste et le médecin. Qu'il nous soit néanmoins permis, à la faveur d'une note et sans nuire à la continuité et à l'enchaînement des idées du texte, de terminer par une dernière formule la hiérarchie des faits généraux que nous avons conduite jusqu'ici.

L'homme, avons-nous dit, vit et doit vivre en société dans un but de perfectibilité et de progrès, et c'est de ce but, avons-nous ajouté, qu'il tire sa raison d'activité morale et intellectuelle. Or, prenons à présent pour support ou moyen cette société, c'est à dire cette réunion d'hommes; pour stimulus, le concours de toutes ces intelligences perfectibles. Où sera le but, la cause finale, la raison d'activité de ce grand appareil de

tion à la pathologie. Nous croyons avoir montré, dans ce qui précède, de quelle lumière elle peut entourer la science de l'homme en santé. On verra bientôt que la science de l'homme malade n'attend pas moins d'elle.

Les données physiologiques qui précèdent étant admises et surtout comprises et bien senties, nous allons par degrés, et sans quitter le terrain sur lequel nous sommes placés, nous approcher de la pathologie.

Toutes les fois qu'un appareil organique quelconque sera complet, c'est à dire réunira la triple condition d'un agent ou support intermédiaire ; d'un organe antérieur en existence et dont la fonction soit sa cause finale ; d'un troisième postérieur en existence et qui lui fournisse un stimulus normal à assimiler ; toutes les fois, disons-nous, qu'un appareil ainsi complet agira sur son stimulus propre et normal, il y aura *synergie physiologique*, il y aura *fonction* ou action *vitale*; car une fonction n'est autre chose qu'une action ou une réunion d'actions tendant à un but. Il n'y a pas fonction là où il n'y a pas principe, moyen et fin. Une action organique qui manque de but ou qui ne s'accomplit pas sous l'influence de son stimulus normal est une action pathologique.

l'humanité?... Cherchez... Cette source universelle doit, d'après notre formule, avoir préexisté. Qui donc est antérieur à l'humanité? Qui a-t-elle pour principe et pour fin; car ici le principe et la fin se confondent pour fermer le grand cercle de la création? Vous l'avez nommé DIEU! — Et de quel droit a-t-on banni ce nom de nos ouvrages modernes de physiologie et de médecine? J'ouvre les œuvres de tous les grands hommes qui ont illustré par des monumens impérissables ces deux sciences, et je trouve ce nom au commencement et à la fin... Serait-ce là le secret de la grandeur et de la durée de ces œuvres?... Est-ce donc un mot anti-scientifique? Bacon, ce philosophe par qui vous jurez si imprudemment, a dit que peu de science éloignait de Dieu, et qu'une science plus avancée en rapprochait. Qu'en pensez-vous? C'est pourtant un fait d'observation que le numérisme lui-même serait obligé d'avouer.

Quant à nous, nous vous dirons avec le docteur Hollard (préface de son *Précis d'Anat. comp.*) : « Dieu est aussi nécessaire à la science de la nature qu'à la nature elle-même. »

Souvenons-nous, en outre, que toute action physiologique se traduit par les quatre manifestations suivantes : sensibilité, contractilité, caloricité et plasticité ( assimilation ou désassimilation ). Ces quatre manifestations primitives sont inséparables chaque fois qu'une *fonction* est exécutée. Ainsi, le caractère le plus sûr d'une action vitale synergique ou finale, c'est qu'elle s'accompagne de ces quatre phénomènes confondus en un seul, pour ainsi dire. S'il arrive qu'ils se dissocient, il n'y a plus synergie, il n'y a plus fonction, mais action déréglée, sans but, sans lois ; on observe des phénomènes spasmodiques, selon la définition que nous avons déjà donnée du spasme en général, dans notre *Médication tonique,* savoir : *le spasme est un mouvement sans but.*

Voilà ce qui constitue la transition la plus simple de l'état physiologique à l'état pathologique : c'est le cas où une action organique a lieu vainement, sans un but d'assimilation ou de désassimilation ; le cas où un appareil agit indépendamment d'un stimulus, à modifier, à travailler, et agit par conséquent sans tendance finale, puisque étant destiné à assimiler, il n'assimile rien, s'épuise en une action inutile et ne remplit pas sa fin. Un exemple rendra ceci plus sensible que toutes les définitions. Servons-nous toujours de l'appareil digestif.

Un homme commence à sentir le besoin de l'alimentation. Jusque-là cette sensation est physiologique, puisqu'elle résulte de l'inanition des parenchymes résumée dans la région épigastrique, sensation *sui generis*, sur la nature de laquelle personne ne se trompe, qui cesse lorsque le besoin est satisfait, etc...; mais supposons que, dans ce cas, il ne le soit pas, et que l'individu reste en proie à la faim. Le sentiment physiologique et d'abord agréable de ce besoin va devenir pénible et douloureux ; l'estomac se contractera, entrera en action, mais à vide : nous touchons à l'état pathologique ; car voilà la racine des névroses, des maladies *sine materiâ* : nous avons une névralgie et un spasme. Cet état pourra s'étendre à beaucoup d'autres appareils. Les spasmes et les douleurs se multiplie-

ront; des lésions de tout genre dans la sensibilité, la contractilité et la caloricité seront produites. Mais rien ne sera synergique. Ces trois actes vitaux n'ayant plus de tendance finale, c
but, de fonction, se sépareront, se manifesteront individuellement pour produire, comme nous venons de le dire, des spasmes, des douleurs, des fièvres locales, et cela sans enchaînement, sans simultanéité, sans règle et surtout sans résulta
Une fièvre générale pourra s'allumer. Mais confondrez-vou
cette surstimulation *spontanée* de la calorification avec cel
qui serait déterminée par la présence et la nécessité d'un stimulus à assimiler?

Ces douleurs, ces spasmes, ces lésions de la calorificatio
nous donnent le type et l'idée la plus simple des affection
dites *spontanées*, c'est à dire des maladies produites par une lésion primitive de la vitalité, et indépendamment de toute provocation de la part des stimulus propres des organes, ou o
stimulus anormaux et morbifiques. Que voit-on, en effet, dan
les phénomènes spasmodiques que nous venons de constate
chez l'individu en proie à l'inanition? Un appareil dont l'ap
tude fonctionnelle, la force de capacité réciproque, la vitali
spéciale, en un mot, est présente, vivace, pleine de virtualit
c'est à dire d'énergie en puissance; énergie puisée dans un b
d'activité impérieux, le besoin de la réparation alimentaire
énergie en vertu de laquelle l'estomac agit, c'est vrai, ma
agit en l'absence de son stimulus normal, l'aliment, et n
donne lieu qu'à des phénomènes soit de sensibilité morbid
malaises ou douleurs; soit de contractilité anormale, spasmes
soit de caloricité insolite et inutile, vapeurs.

Nous disons que ces phénomènes morbides sont *spontané*
parce que nous ne voyons pas qu'ils aient été provoqués pa
le contact ou l'influence d'un stimulus, soit normal, soit ano
mal. Ils dérivent de la *spontanéité* de la force vitale. Il n'y
ici pour les déterminer ni modificateurs externes ni modifica
teurs internes. Telle est, il faut le répéter, la notion simple e
fondamentale des maladies *sine materiâ*; des maladies que dan

que dans l'école de Montpellier, on appelle affectives, à l'exemple de Galien.

C'est à bon droit, comme on le voit, qu'elles ont été nommées maladies *sans matière*, puisque effectivement il n'y a pas là de stimulus, de matière à élaborer, à assimiler ou à éliminer. Ces maladies ne sont donc jamais synergiques, car on n'y observe pas l'action simultanée de la triple condition de toute fonction, de tout appareil complet et ayant une fin à remplir. Les trois phénomènes radicaux de tout acte vital ne s'y associent pas pour produire le quatrième, puisque la condition essentielle de cette résultante est la présence d'un stimulus à assimiler. Ainsi donc, quand dans un appareil le support ou le moyen, en vertu de sa cause finale ou de l'aptitude fonctionnelle qu'il possède et dont la raison réside dans l'organe antérieur à lui en existence agit seul et sans le concours de l'organe postérieur en existence, qui devait lui fournir son stimulus ou le sujet de son action, il n'y a plus synergie; la sensibilité, la contractilité et la caloricité qui se développent simultanément ou isolément ne s'appliquant plus à un stimulus et n'ayant plus pour but son assimilation, l'harmonie fonctionnelle est rompue; les manifestations d'activité vitale sont insolites, anormales, irrégulières; sans principe, elles ne tendent à aucune fin, et revêtent dès lors le caractère du spasme, de la douleur ou des vapeurs, des névroses en un mot, c'est à dire de maladies *non synergiques* et *non critiques*. Telle est la notion précise et caractéristique sur laquelle doit reposer l'étude de toute une classe de maladies, la classe des maladies sans matière ou des névroses.

Mais qu'on n'étende pas abusivement le sens et l'intention véritables de ce que nous venons de dire sur la nature et le caractère pathognomonique des névroses ou maladies *sans matière*. Et c'est ce que ferait celui qui des propositions précédentes conclurait que, pour nous, les spasmes, les douleurs, les vapeurs, les névroses enfin, ont toujours, comme condition d'existence, l'aptitude fonctionnelle d'un organe faisant entrer cet organe en action en l'absence de son stimulus normal. Qu'on ne nous suppose pas une semblable opinion, car ce n'est pas là ce que nous avons voulu dire.

Comment pourrait-on soutenir, en effet, qu'une gastralgie, qu'une sciatique, qu'une attaque d'hystérie, qu'une crampe d'estomac, qu'une colique, etc..., viennent de ce que l'organe en souffrance entre en action, parce que son stimulus normal lui est refusé ; et que les phénomènes morbides qu'on observe ne sont autre chose que la vitalité physiologique, l'aptitude fonctionnelle d'une partie suscitant dans cette partie des actes vitaux, en l'absence de son stimulus propre ? Certainement qu'en pareille circonstance, le spasme, la douleur, ne sont pas produits par l'aptitude physiologique de la partie frustrée de son stimulus normal. Nous ne disons pas que toutes les névroses de l'estomac sont dues à l'abstinence. Seulement, comme nous avons eu soin de l'exprimer, on trouve dans la physiologie la racine et la loi des névroses, en ce sens que ces sortes d'affections sont toujours et invariablement caractérisées par un acte vital sans but, une manifestation de la vitalité sans stimulus à assimiler ou à éliminer.

Dans le cas que nous avons pris pour exemple, de l'individu à jeun, les spasmes sont pour ainsi dire physiologiques. Ils sont déterminés par une cause de cet ordre. Ces manifestations vitales non synergiques résultent de l'exercice d'une aptitude fonctionnelle physiologique en l'absence des stimulus normaux qu'elle est destinée à modifier. Ces stimulus lui manquent ; et à leur défaut, la sensibilité, la contractilité, la caloricité de l'organe opèrent des phénomènes, mais sans but, sans fruit et sans synergie. Si le stimulus normal de l'organe continue à lui être refusé, ces spasmes pourront devenir pathologiques, sans doute ; mais ce n'est pas là la question.

Maintenant, quelle que soit en pathologie la modification de la vitalité qui suscite des manifestations non synergiques et donne lieu à une névrose, la loi n'en sera pas moins la même, et ce sera toujours un acte de contractilité, de sensibilité ou de caloricité sans but; car, de même qu'il y a des fonctions physiologiques, il y a des fonctions pathologiques, et l'idée de la synergie se retrouve dans la science de l'homme malade comme dans celle de l'homme en santé. Nous n'avons pas prétendu que les névroses n'étaient que des aptitudes fonctionnelles de l'ordre physiologique simplement exaltées et perverties par la privation intempestive des stimulus normaux des organes. On sait assez, et nous avons bien pris soin de le déclarer, que nous ne regardons pas les maladies comme des modifications en plus ou en moins de l'état physiologique; ce qui n'empêche pas de reconnaître et de signaler tous les types des maladies dans les procédés de la nature chez l'individu non malade, puisque les phénomènes seuls sont changés, les lois restant les mêmes dans l'un et l'autre état.

Qu'il nous suffise donc de savoir que dans l'ordre physiologique, en l'absence de son stimulus normal, un organe manifeste *spontanément* des phénomènes de sensibilité, de contractilité et de caloricité (simultanément ou isolément) sans fin et sans synergie; et que ce fait physiologique nous révèle le mode de développement et la loi des maladies *sine materiâ* ou *des névroses*, qui sont aussi, *dans l'ordre pathologique*, des manifestations *spontanées* d'activité vitale sans but et sans synergie.

Quant à la cause prochaine qui peut changer et rendre pathologique un phénomène de spontanéité vitale, il est inutile, en ce moment, que nous la recherchions. En ne faisant qu'énoncer notre opinion sur ce point, nous craindrions de n'être point compris et d'être mal jugés. Pour la développer et découvrir les faits où elle s'est formée, ainsi que les inductions tirées de ces faits et dont elle est née, il nous faudrait entrer dans de très longues et très difficiles controverses, traiter l'importante et vaste question de la force médicatrice, et c'est ce que nous tâchons d'éviter, toutes les fois qu'il ne peut pas en résulter un profit évident pour l'intelligence de la médication antiphlogistique. Si, dans l'occasion, il devenait utile de pénétrer un peu au sein de ce sujet neuf et ardu, nous le ferions accessoirement et en quelques lignes.

Nous avons fait le premier pas dans la pathologie, et nous voulons ne plus en sortir; mais nous prions le lecteur de ne pas oublier le chemin qu'il vient de parcourir avec nous. Sans cela, il serait exposé à se trouver sans guide au milieu d'un pays inconnu.

Si, après avoir considéré un appareil agissant en l'absence de son stimulus normal, nous observons son aptitude fonctionnelle s'appliquant à élaborer, à assimiler ou à désassimiler un stimulus anormal ou morbifique, la scène va changer, et nous voici en plein dans la pathologie. Si un appareil qui réagit sur son stimulus normal constitue une synergie physiologique, cette synergie ne fera que changer de nature ou plutôt d'objet, le stimulus étant devenu anormal; ce sera une synergie pathologique. Les fièvres et les phlegmasies sont devant nous.

L'appareil d'une fièvre vraie ou vitale et d'une phlegmasie est toujours complet, toujours formé d'un stimulus à assimiler, d'un support assimilateur et d'une raison d'activité, d'une force de capacité réciproque qui rend le support apte à assimiler le stimulus. Ces deux actes pathologiques ont donc le caractère d'une fonction ou d'une synergie. Le stimulus seul a changé, et cette simple circonstance a suffi pour modifier profondément les manifestations d'activité vitale généralement ou localement. Des hippocratistes plus zélés qu'attentifs ont dit que tout acte morbide était une fonction pathologique. S'ils avaient borné cette définition aux fièvres vitales et aux phlegmasies, ils n'auraient fait qu'exprimer une idée bien juste et bien féconde en thérapeutique; mais ils l'ont faussée en l'appliquant à tous les états morbides, puisque nous avons vu un certain ordre d'affections caractérisées par l'absence de synergie et de tendances finales en raison de l'absence d'une des conditions de l'appareil pathologique, à savoir, d'un stimulus qui servît d'objet aux manifestations anormales de l'activité de la partie lésée.

La pathologie embrasse donc deux grandes classes de phénomènes ou de maladies : 1° celles où l'appareil pathologique est complet, et produit des phénomènes synergiques. Ces maladies ont un principe, un moyen et une fin ; ce sont bien de véritables fonctions morbides. Telles sont toutes les maladies critiques *et avec matière*, où la force médicatrice de la nature déploie toute sa puissance, et où il n'y a de différent de l'état physiologique que le stimulus, c'est à dire la chose à assimiler, qui est un principe morbifique, lequel suscite une réaction en rapport avec sa nature, réaction au moyen de laquelle il est élaboré, assimilé ou éliminé selon la définition de tous les médecins hippocratiques, nous osons dire de tous les grands médecins : *Naturæ conamen materiæ morbificæ exterminationem; in ægri salutem omni ope molientis* ( Sydenham ). 2° Maladies dont l'appareil est incomplet, manque de l'une de ses conditions et où il n'y a pas de stimulus à assimiler, pas par conséquent de but, de synergie, de crises, de puissance médicatrice, de périodes enchaînées les unes aux autres, de solution calculable et régulière, etc.... On ne peut pas les appeler des fonctions pathologiques.

Les premières sont les maladies réactives ou avec matière ; les secondes les maladies spontanées ou sans matière; celles-ci non synergiques, les premières synergiques, etc......

Il est juste et indispensable de diviser en deux sous-classes les maladies sans matière et non synergiques, car elles ne rentrent pas toutes dans celles que nous nommons *spontanées*. Celles-ci, pour appliquer à la pathologie la donnée physiologique d'où nous avons tiré leur notion, traduisent une aptitude fonctionnelle morbide s'exerçant en l'absence d'un stimulus de même nature à assimiler ou à éliminer, comme nous avons vu que les spasmes de l'estomac d'un individu dans l'inanition traduisaient une aptitude fonctionnelle physiologique s'exerçant en l'absence d'un stimulus de même nature à élaborer ou à assimiler. Mais toutes les maladies nerveuses, spasmodiques ou sans matière ne sont pas produites ainsi. Il en est d'autres qu'il faut attribuer à deux causes ou conditions différentes, savoir,

l'éréthisme et la sympathie. En traitant de la *Médication to-*
*nique*, nous nous sommes assez étendus sur le premier de ce[s]
états pour n'être pas obligés d'y revenir ici. Quant à la sympa[-]
thie comme cause de certaines affections spasmodiques, no[n]
synergiques ou sans matière, elle consiste en ce qu'un organ[e]
entre en action, non pas spontanément comme dans la pre[-]
mière sous-classe, non pas sous l'influence d'un stimulus à éla[-]
borer comme dans les maladies synergiques, critiques ou ave[c]
matière, mais sous l'impression d'une stimulation quelconqu[e]
exercée directement sur une autre partie du corps et transmis[e]
par voie de *consensus* pathologique ou de *sympathie* à une par[-]
tie différente.

On conçoit très bien que cette stimulation sympathiquemen[t]
communiquée et ressentie ne produise toujours que des mani[-]
festations d'activité non synergiques, vaines et sans matière
puisqu'une pareille provocation est toute dynamique, ner[-]
veuse et incapable de faire entrer l'organe souffrant en *fonc[-]
tion* pathologique; ainsi, dans ce cas, la maladie, quoique pro[-]
voquée, et non spontanée par conséquent, n'en est pas moin[s]
une maladie spasmodique et sans matière, une maladie san[s]
fin, sans raison d'activité; car elle n'est que le résultat passif e[t]
nécessaire du consensus qui lie entre elles toutes les partie[s]
d'un organisme.

La sympathie est donc essentiellement un phénomène d[e]
l'ordre pathologique et bien différent de la synergie. C'es[t]
l'opinion de Bichat. « Pour peu qu'on réfléchisse aux phéno[-]
mènes sympathiques, dit-il dans les considérations prélimi[-]
naires de son *Anatomie générale*, il est évident que tous n[e]
sont que des développemens contre nature des forces vitale[s]
qui se mettent en jeu dans un organe par l'influence que c[et]
organe reçoit des autres qui ont été excités directement. »

Jamais un phénomène sympathique n'a de raison d'activité
de but. C'est un retentissement inutile et toujours plus o[u]
moins fâcheux, parce qu'il ne concourt à rien et ne fait pa[s]
partie de la fonction pathologique. La synergie a des carac[-]

tères tout opposés. Elle appartient à l'ordre pathologique comme à l'ordre physiologique. Cela suffit pour faire discerner ces deux genres de phénomènes trop souvent confondus ; confusion des plus déplorables, et qui, nous sommes en droit de le dire, est la plus fréquente et la plus funeste des causes d'erreurs thérapeutiques. Barthez le premier a bien séparé les synergies des sympathies. C'est peut-être le plus grand service que cet homme illustre ait rendu à la science médicale. Personne pourtant ne lui en tient compte, et notre époque est si étrangement fourvoyée, que l'auteur d'une distinction entre le bruit de souffle du cœur et le bruit de frottement du péricarde est bien plus assuré aujourd'hui de l'immortalité que l'auteur des *Élémens de la science de l'homme*. Nous espérons et nous sommes certains que le temps n'est pas éloigné où de si ineptes jugemens seront ignominieusement cassés (1).

(1) Nous croyons devoir mettre sous les yeux du lecteur quelques uns des passages où Barthez a fondé cette importante distinction. Les expressions et les formules par lesquelles un homme de génie émet un principe fondamental, un fait général ignoré ou inaperçu avant lui, ont quelque chose d'original, de fort, de lucide et de sacramentel, que rien ne remplace, que le commentaire obscurcit ou affaiblit trop souvent, et qu'on doit respecter comme les anciens monumens.

« Mais la principale voie d'exclusion par laquelle il faut reconnaître si un fait doit être regardé comme relatif à la sympathie particulière de deux organes, c'est de s'assurer qu'il ne puisse être rapporté à une *synergie* des forces de ces organes.

» Je désigne par ce mot de synergie un concours d'actions simultanées ou successives des forces des divers organes, concours tel, que ces actions constituent par leur ordre d'harmonie ou de succession la forme propre d'une fonction de la santé ou d'un genre de maladie, comme par exemple la forme générique d'une excrétion ou d'une inflammation.

» Dans toute excrétion ou dans toute inflammation, la nature fait concourir à produire ces affections des organes distincts de l'organe excrétoire ou enflammé. Ce concours peut exister indépendamment des sympathies proprement dites de ces organes, puisqu'il est dans l'ordre générique de ces affections du corps vivant.

» Cependant les mouvemens des organes dont la synergie est constitutive d'un genre de fonction ou d'affection particulière peuvent, sans

Pour nous résumer sur ce point, on voit que l'appareil d'un phénomène sympathique paraît être formé d'un principe, d'un moyen et d'une fin, et pouvoir, sous ce rapport, être rangé parmi les affections synergiques ou finales, les fonctions patho logiques, enfin ; mais ce n'est qu'une apparence, et en réalit il n'y a dans tout phénomène de ce genre qu'un organe dont l vitalité entre en action en l'absence d'un stimulus.

En effet, nous avons assez caractérisé l'essence de tout sti mulus, en disant à plusieurs reprises qu'un stimulus était ce qu doit être assimilé par le support, le moyen ou l'organe inter

doute, dans divers cas de ce genre, être adjoints à des effets de sym pathies qu'ils occasionnent ou qui surviennent dans ces organes. Mai ces ensembles de mouvemens synergiques sont toujours produits par de impulsions directes de la nature, qui suit des plans généraux dans le fonctions de la santé et dans les maladies.

» C'est ainsi qu'une douleur vers l'épaule droite peut survenir par un véritable sympathie à une inflammation du foie, dont elle n'est pas u symptôme constitutif.

» On doit regarder comme un phénomène relatif à la sympathie d rein avec l'estomac le vomissement qui est causé, souvent et non tou jours, lorsque l'inflammation du rein a lieu, d'autant que la forme ge nérique de cette action inflammatoire n'a point pour un de ses élémen le mouvement anti-péristaltique de l'estomac.

» Les auteurs qui ont écrit sur les sympathies des organes les on confondues avec les synergies.

» Cependant il est des médecins éclairés qui paraissent avoir quelque fois pressenti cette distinction, quoiqu'ils ne l'aient pas exprimée.

» Duret et d'autres anciens ont dit que les symptômes qui surviennen dans les maladies par sympathie, et non par succession sensible (*pe transitum*), n'opèrent jamais la guérison. » Etc., etc., etc.

Nous aurions bien à examiner la question du type ou de la racin physiologique des sympathies ; mais il suffit à notre objet d'avoir indi qué que ces phénomènes morbides sont, pour la partie qui les éprouve de fausses stimulations qui provoquent des manifestations d'activit inutiles, irrégulières et non synergiques, circonstances capitales et don l'intelligence a une très heureuse influence sur la thérapeutique des af fections de ce genre. Il est aussi fort essentiel dans le traitement de maladies sans matière de bien distinguer celles qui sont spontanées de celles qui dépendent de l'éréthisme ou des sympathies.

médiaire de la fonction, tant dans l'ordre physiologique que dans l'ordre pathologique. Si cette définition du stimulus est exacte, et on ne saurait la contester, il s'ensuit que tout stimulus doit être, avant son assimilation, étranger à l'organisme ou à l'organe fonctionnant, puisque toute chose qui n'a pas cette condition fait partie de l'organisme, et n'a par conséquent pas besoin d'être assimilée. Or, le principe ou la stimulation sous l'influence de laquelle un organe entre en action de sympathie n'est pas une chose distincte de l'organisme ni qui lui soit étrangère; ce n'est autre chose qu'une stimulation ressentie secondairement par un organe à l'occasion d'une stimulation exercée directement et primitivement sur une autre partie. Cette répétition de stimulation s'est opérée par l'intermédiaire de la puissance vitale, puissance qui, en raison de son unité et de son indivisibilité, est, pour ainsi dire, partout présente et fait merveilleusement communiquer entre elles toutes les parties d'une économie vivante. Ici, par conséquent, la cause sous l'influence de laquelle le support est entré en action n'est pas distincte de l'organisme ni de l'aptitude fonctionnelle mise en jeu, puisqu'elle n'est elle-même qu'une manifestation d'activité qui, au moyen de l'unité de la force vitale, a le pouvoir de retentir dans un lieu plus ou moins éloigné. Ce n'est donc pas un stimulus, une chose à assimiler. Il n'y a donc pas lieu à fonction, à opération synergique, puisqu'est absente une des conditions de l'appareil pathologique, savoir, un stimulus à assimiler. La sympathie, qu'on nous permette cette comparaison, est une sorte d'écho vital; et, ainsi qu'une cloche en repos placée dans la même tour à côté d'une cloche qu'on sonne, vibre sans être directement ébranlée sous les coups du marteau et retentit au moyen du frémissement dont est agitée la couche d'air ambiante et conductrice des ondes sonores à cause de sa continuité et de son unité, ou plutôt de sa qualité homogène; ainsi plusieurs organes placés dans la même sphère d'activité vitale sont impressionnés l'un après l'autre, mais presque simultanément, au moyen de l'unité et de l'homogénéité du principe d'activité qui leur est commun, tandis qu'un seul d'entre eux est réellement entré en action sous l'impression d'un stimulus. Le principe de formation et de transmission des sons, savoir l'air atmosphérique, était de même commun aux deux cloches, tandis que l'une d'entre elles seulement est entrée en action sous l'impression d'un stimulus réel.

Dans l'appareil d'une affection sympathique, il n'y a donc pas véritablement de stimulus ou de principe ; partant, ni fonction pathologique, ni synergie ; puisqu'en définitive la force vitale n'est pas différente d'elle-même et ne peut pas être assimilée par la force vitale ; et que, dans toute fonction, le principe et la fin doivent être distincts l'un de l'autre, et tous deux distincts du moyen.

On ne tardera pas à s'apercevoir combien est légitime et fondé le soin, en apparence minutieux et déplacé, avec lequel nous avons voulu tirer une ligne de démarcation bien profonde entre les maladies synergiques ou avec matière et les maladies non synergiques ou sans matière, et dans ces dernières, entre celles qui sont spontanées, celles qui sont sympathiques et celles par éréthisme. Les indications thérapeutiques qu'elles présentent étant toujours différentes et très souvent opposées, la médication antiphlogistique qui peut convenir dans les unes est ordinairement si funeste aux autres, que cette distinction est la plus fondamentale de la médecine pratique. C'est sur elle que repose l'art hippocratique tout entier.

C'est elle aussi qui nous servira de guide et de point de repère dans l'étude des indications et contr'indications de la médication antiphlogistique. Cette méthode curative si principale est surtout importante à considérer dans les indications que présentent pour elle les maladies comprises dans la classe des synergiques ou avec matière, nous voulons dire les fièvres et les phlegmasies. Quant aux affections non synergiques ou sans matière, les névroses, elles forment pour ainsi dire le chapitre des contr'indications dans l'étude de la médication antiphlogistique.

La lésion de la calorification animale accompagnant et caractérisant tous les états morbides dont nous avons à nous occuper, soit qu'ils appartiennent à notre première classe de maladies, soit qu'ils fassent partie de la seconde, la dénomination de fièvres ou affections fébriles leur conviendrait à toutes. Si on veut faire dériver le mot *fièvre* de *fervere*, il faut l'appliquer indistinctement à toutes les maladies où la calorification animale est pathologiquement surstimulée, que ces maladies soient humorales ou nerveuses, avec ou sans matière, critiques ou non critiques ; mais si, à l'exemple de plusieurs auteurs, on veut faire signifier à ce mot *fièvre* une opération morbide dépuratoire, critique, un travail de la nature salutaire et purificateur quant à son but, du mot latin *februare*, alors il est évident qu'il ne faut l'employer que pour désigner les maladies de la première classe, les maladies synergiques et avec matière, c'est à dire les fièvres humorales et les inflammations. Nous conserverons néanmoins cette dénomination pour les maladies de l'autre classe dans lesquelles la calorification est lésée ; seulement nous les appellerons indistinctement fièvres nerveuses, fausses, spasmodiques ou non synergiques, par rapport aux premières, que nous nommerons indifféremment fièvres humorales, vraies, critiques ou synergiques. Ce qu'il était essentiel de rappeler, c'est que la lésion de calorification formera toujours le caractère pathognomonique des affections dans le traitement desquelles il sera important de discuter le plus ou moins d'opportunité de la médication antiphlogistique.

On peut dire que les premières maladies dont nous allons nous occuper forment presque à elles seules le domaine des maladies aiguës. Les fièvres vraies et les inflammations aiguës, si rarement séparées, résument pour ainsi dire toute cette classe d'affections. La fièvre et les phlegmasies, celles-ci surtout, se retrouvent bien encore dans les maladies chroniques ; mais l'étiologie, la symptomatologie, le pronostic et le traitement des inflammations passées à cet état ou l'ayant primitivement revêtu, n'ont presque plus aucune analogie avec les mêmes affections à l'état aigu, comme on le verra par la suite.

Les fièvres synergiques et les inflammations aiguës sont donc des fonctions pathologiques, parce que toutes sont accomplies par un appareil complet. Toujours elles sont constituées par une raison d'activité ou une cause finale; par un moyen, support ou agent intermédiaire et fontionnant, et un stimulus ou principe à assimiler ou à éliminer. La cause finale, le but ou la raison d'activité, sont précisément l'assimilation ou l'élimination de ce stimulus hétérogène, mobile de tous les phénomènes fébriles opérés par l'organisme ou une de ses parties. On voit qu'invinciblement et par la force suprême de la logique et de la philosophie générale, nous sommes, pour ainsi dire à notre insu, ramenés à la définition de la fièvre telle qu'elle est donnée depuis plus de deux mille ans par tous les médecins hippocratistes, et telle qu'on peut la résumer dans celle du grand Sydenham : *Primò quidem adverto, inordinatam illam massæ sanguineæ commotionem, febris hujus seu causam, seu comitem, à naturâ concitari, vel ut heterogenea quædam materia in eâdem conclusa ac ipsi inimica secernatur; vel ut sanguis in novam aliquam diathesim immutetur.*

Les définitions des autres médecins hippocratistes sont, par le fond, identiques à celle-là, toutes les fois que ces médecins n'ont pas fait contracter aux dogmes hippocratiques des mésalliances avec le mécanicisme, le chimisme, le pneumatisme l'animisme, etc........ Dans ces derniers cas, on voit bien toujours qu'ils ont fait reposer la définition principalement sur la raison d'activité de la fièvre; mais alors ils y ont mélangé des suppositions favorables à leurs hypothèses artificielles. Ainsi Willis, tout à la fois iatro-chimiste et iatro-pneumatiste, donne-t-il la définition suivante : *Videtur enim quòd febris sit tantùm fermentatio seu effervescentia immodica sanguini et humoribus inducta. Hujus nomen à februo ( seu purgamento, quòd etiam à ferveo derivatur ) ortum ducit : quæ quidem vox commodè omninò febri imponitur, eò quòd sanguis in hoc morbo effervescit, et insuper fervore suo, velut mustum efflorescens, à sor-*

*dibus purgatur.* Pour un iatro-mécanicien, comme Bellini, Pitcairn, Boerhaave, Hecquet, ce sera un effort destiné à vaincre quelque obstacle et à rétablir, d'après les lois de l'hydraulique, la circulation obstruée en quelque point. L'animiste y verra une prévoyance de l'ame occupée à ramener l'ordre troublé. L'école solidiste et hippocratiste tout ensemble, représentée par Hoffmann, Todius, Cullen, etc...... trouvera toujours dans l'étude de la fièvre quelque raison de démontrer que son objet, sa raison d'activité, sont la nécessité de résoudre un spasme, de relâcher un *strictum*, de restituer à la peau, au moyen d'efforts expansifs et du rétablissement de la diaphorèse, ses fonctions troublées ou empêchées par l'oblitération spasmodique des orifices exhalans, etc., etc.......... Quant aux médecins de l'école organiciste, physiologique, ils n'ont jamais donné de définition de la fièvre, quoiqu'ils s'y soient essayés souvent ; mais ils ont pris des descriptions pour des définitions, et encore leurs descriptions n'ont-elles jamais été complètes. Une définition doit embrasser l'indication du principe, du moyen et de la fin de la chose définie. Les médecins modernes n'ont pas senti cela. Voyez celle des médecins hippocratistes résumée dans celle de Sydenham, vous y trouverez l'idée de ces trois choses : celles des médecins qui ont sophistiqué l'hippocratisme avec de la chimie, de la physique, de la physiologie anatomique et du surnaturalisme, vous offriront aussi la notion du principe, du moyen et de la raison d'activité de la fièvre ; seulement ces médecins ont eu le plus souvent des idées très fausses sur les moyens par l'intermédiaire desquels ce but était atteint et sur la nature des opérations instrumentales de la fièvre, cela parce qu'ils ont demandé aux sciences dites exactes des lumières qu'il ne faut chercher que dans l'étude de la vie elle-même, que dans l'observation philosophique des phénomènes de l'organisation vus sous toutes leurs faces, examinés et comparés dans toutes les circonstances et dans toutes les phases de leur durée, sous toutes les formes de leur activité, etc.....

Mais ce qu'il y a de fort remarquable, c'est que tous les auteurs qui n'ont pas fait reposer leurs définitions de la fièvre sur la raison d'activité, et la cause finale de cet état des corps organisés, n'en ont vraiment pas donné de définition véritable et sérieuse. Qu'on nous en montre une seule dans les ouvrages publiés depuis quarante ans par l'école de Paris! Comme nous l'avons dit plus haut, on a eu l'ingénuité de donner pour telles des énumérations plus ou moins étriquées, ou bien des explications phénoménales de second ordre empruntées à la physiologie anatomique, explications qui n'expliquent rien, n'ont jamais suffi pour caractériser la fièvre, et consistent par exemple en des naïvetés comme celle-ci : la fièvre est une surexcitation de l'appareil circulatoire, etc.... ; au surplus, dans cette école, on n'a jamais rien défini, par la raison que nous disions tout à l'heure. Les chefs ne savent pas d'où ils viennent, où ils sont ni où ils vont. Comment définir quelque chose dans cette situation ténébreuse? Comment surtout oser parler de *progrès*

Toutes ces choses, tellement simples qu'il n'a rien moins fallu que trente ans d'aberration et de sophismes pour les rendre étranges, insolites et pour quelques uns ridicules, nous conduisent très naturellement à nous demander si on ne se serait pas trop pressé de *désessentialiser* les fièvres, pour nous servir d'une expression créée par le fanatisme *physiologique*.

Qu'est-ce donc qu'une fièvre essentielle, cette sorte d'énormité scandaleuse et proscrite dont on se lave les mains avec un scrupule presque superstitieux ; cette entité chimérique et surannée avec laquelle on fait rire la foule irréfléchie et immobilisée des adeptes ; ombre qu'on évoque comme pour effrayer les élèves qui n'ont pas encore osé mettre en doute la parole qui tombe d'une chaire officielle? Il est fort incertain que ceux-là mêmes qui depuis si longtemps se déchaînent contre l'essentialité des fièvres aient une idée exacte de la chose qu'ils méprisent ou qu'ils attaquent. Ce qu'il y a de très sûr c'est qu'on chercherait en vain dans leurs paroles et dans leurs écrits une réponse précise à la question que nous venons de nous faire : Qu'est-ce qu'une fièvre essentielle? Ils ont dit à satiété, avec le vague oiseux d'une critique plus facile que consciencieuse, que la fièvre essentielle était pour les anciens un être de raison, une conception abstraite et purement nominale de la vieille ontologie, une maladie sans corps, sans siége, sans support, une essence existant par elle-même et indépendamment de l'organisme ou des tissus vivans, quelque chose de métaphysique et d'idéal, un principe surnaturel et distinct de l'économie, que sais-je encore? Nous avons entendu un médecin entouré d'un nombreux auditoire dire, avec satisfaction, que la fièvre n'était qu'un mot, et que traiter une fièvre, c'était tout simplement traiter un mot ; qu'il fallait donner un siége à la fièvre, la rattacher à un organe ou à un appareil, l'appeler désormais une cardo-artérite aiguë ; que, dès-lors, on savait à quoi s'attaquer, qu'on ne traitait plus un mot, mais une chose, savoir, la membrane interne de l'appareil circulatoire enflammée, etc., etc.!.....

C'est peut-être de cette manière qu'on plaît et qu'on se fait lire par un grand nombre d'esprits crédules et paresseux ; mais à coup sûr ce n'est pas ainsi qu'on témoigne de son amour pour le vrai.

Qui ne sent que nous aurions les mêmes droits que nos adversaires à dire de l'irritation et de l'inflammation ce qu'ils disent de la fièvre et des fièvres essentielles ? Nous nous en garderons bien ; car ces mots expriment des choses très réelles, des modifications particulières et bien caractérisées des tissus vivans, comme le mot *fièvre* exprime un état particulier et parfaitement caractérisé des organismes vivans ; état dont la notion et l'idée sont distinctes de tout autre, à ce point que nous défions les médecins organicistes de substituer à ce mot une dénomination équivalente qui soit acceptée, qui devienne universelle comme celle de *fièvre*, qui rende la même idée, qui ne soit pas incomplète et fausse. Bien plus, nous les défions de se servir en public de ces expressions concrètes et extrêmement intelligibles qu'ils ont inventées pour remplacer l'abstraction

288   MÉDICATION ANTIPHLOGISTIQUE.

qui les offusque et pourtant les satisfait plus que la spécieuse précision de leurs néologismes? Nous allons plus loin encore et nous les conjurons de nous dire franchement si jamais ils ne sont surpris à se servir avec eux-mêmes des dénominations plus ou moins insuffisantes par lesquelles ils ont voulu pallier leurs rêves de matérialisme ou de prétendu positivisme, faute que le mot fièvre? Ils auront instinctivement senti que quelque chose étaient comme incorporées à l'expression; ici, et jamais, éprouvant le malaise fébrile si spécial, cette lésion si caractéristique de la calorification et de la vie qui précèdent les orages de la grande circulation ou..., auraient-ils pu se défendre de se dire: Voilà au-delà de laquelle il ne se trouve pas la raison d'activité morbide dont ils ne rendent pas compris eux-mêmes.

Tout ceci est plus sérieux qu'on ne pense, et prouve à la manière combien sont inébranlables, consistants et constants ces principes et ces idées qu'on traite de chimères et qu'on voudrait effacer de la médecine pour faire place à des innovations rétrécies et stériles qui ne rendent pas plus compte des faits de la science de l'homme malade que l'anatomie toute seule ne rend raison des faits de la science de l'homme en santé.

Si au lieu de ce dénigrement et de cette critique si commodes, on eût examiné de plus près ce dogme des fièvres essentielles, si on avait eu, comme on le devait, une idée bien exacte du fait ou des faits que ce dogme représente, on se serait bientôt aperçu des raisons de sa pérennité, on aurait pu dès lors à comprendre à quelle hauteur scientifique ont su s'élever ceux qui l'ont établie, et à quelle distance de ce point didactique superficielle où l'on a toujours essayé de l'atteindre, une fièvre qui avait en elle-même et sans sortir d'elle-même et de l'art hippocratique laisse derrière lui la critique superficielle où l'on a toujours essayé de l'atteindre, une fièvre qui avait en elle-même et sans sortir d'elle-même sa raison suffisante, à été d'abord un tourment pour les rigoureux d'incarnation? C'est une fièvre qui existe par elle-même, qui a en soi la raison suffisante de son existence, des manifestations d'activité ou des phénomènes qui la constituent. Expliquons-nous, car en disant prompt qui caractérise la fièvre essentielle, c'est d'être ce qu'elle est par elle-même, et de se manifester comme telle primitivement, on pourrait croire que nous la concevons comme un effet sans cause.

Une fièvre essentielle est une fonction morbide, une synergie pathologique, c'est à dire qu'on y retrouve toujours trois conditions que l'esprit peut considérer à part ou abstraire par l'analyse pour mieux étudier l'appareil qu'elles forment, mais qui, dans le fait, coexistent indivisiblement. Toujours elle se compose d'un principe, d'un moyen et d'une fin : d'un principe qui est un stimulus anormal, *une matière morbifique* à assimiler ou à éliminer; d'un moyen, instrument ou support, qui est l'organisme ou l'appareil organique fébricitant; d'une fin, qui est la raison d'activité du mouvement fébrile, le but ou la cause finale des manifestations d'activité pathologique qui constituent la fièvre, raison d'activité, cause finale ou but qui ont préexisté à l'appareil fébrile et ne sont autres que l'assimilation ou l'élimination du stimulus anormal, de la *matière morbifique*.

Toute fièvre essentielle exige donc, pour se développer et s'accomplir, trois conditions indispensables, savoir : 1° un appareil ou un organisme vivant; 2° une matière morbifique ou cause déterminante; 3° enfin une cause finale ou raison d'activité qui soit l'élaboration assimilatrice ou le travail éliminateur de cette matière morbifique. Ainsi, toutes les fois qu'un appareil organique ou l'organisme entier entreront en action pathologique ou anormale, *pour* assimiler ou expulser un agent pathologique ou anormal, il y aura fièvre essentielle, locale dans le premier cas, générale dans le second.

Voilà pourquoi nous avons dit qu'une fièvre essentielle était une fièvre qui avait en elle-même et sans sortir, pour ainsi dire, de l'appareil qui la représente et la phénoménise, la raison entière et suffisante de son existence. En effet, avant elle, rien n'existe; et pourquoi pas? Il faut bien que toute maladie commence une fois. En vertu de quelle loi, la fièvre seule ne serait-elle pas dans ce cas? On veut qu'elle soit toujours symptomatique, c'est à dire l'effet d'une autre maladie préexistante que constamment elle soit consécutive à une inflammation. Mais sur quelle loi physiologique cette proposition fondamentale du physiologisme est-elle appuyée? Si, forts de ce principe inouï et arbitraire, nous contestions à l'inflammation le privilège qu'on refuse à la fièvre générale, qu'aurait-on à nous répondre? Nous ne ferions pourtant qu'user rigoureusement de la philosophie de la célèbre doctrine ; car l'inflammation est une fièvre locale qu'on ne devrait pas plus facilement concevoir primitive et essentielle que la fièvre de ce nom.

L'inflammation, tout comme nous venons de le faire plus haut pour la fièvre générale essentielle, exige pour son développement et son accomplissement la triple condition du principe, du moyen et de la fin. Elle n'existe, ainsi qu'on peut le pressentir en se rappelant notre étude du phénomène de la calorification végétative, qu'en vertu d'une matière morbifique ou d'un stimulus irritant; d'un support, consistant en une portion plus ou moins considérable de tissu cellulaire irrité ; et enfin d'une raison d'activité ou d'une cause finale, d'où le support tire son aptitude fonctionnelle morbide, pour l'assimilation ou l'élimination du stimulus ou de la matière pathogénique et la réparation de la portion de tissu détruite par l'action du stimulus quand cette destruction a été opérée, circonstance qui se rencontre toujours dans les phlegmasies qui parcourent toutes leurs périodes, ce qui caractérise l'inflammation dite phlegmoneuse, comme on le verra plus bas.

Ainsi donc, en suivant les erremens de la doctrine dite physiologique, c'est à dire si on nie l'existence des fièvres essentielles, on est forcément amené à nier celle des inflammations primitives, qui, sous le rapport de la question qui nous occupe, ne diffèrent des fièvres essentielles générales, qu'en ce que dans celles-ci tout l'organisme est anormalement surstimulé *par* la présence d'un agent morbifique, et *pour* l'assimilation ou l'élimination de cet agent ; tandis que dans les premières, on n'observe qu'une portion de tissu vivant anormalement surstimulée *par* un agent morbifique, et *pour* l'assimilation ou l'expulsion de cet agent.

Qui donc empêcherait d'admettre l'essentialité des unes comme celle des autres ? Serait-ce la difficulté de concevoir un stimulus, une matière morbifique agissant sur tout l'organisme pour le surstimuler et provoquer un travail d'assimilation et d'élimination ? La physiologie nous a pourtant présenté ce fait dans la surstimulation normale que développe la pénétration du chyle dans les secondes voies après la digestion stomacale, par sa diffusion moléculaire dans la trame générale des parenchymes, au moyen du sang auquel il est mélangé. Ce liquide n'est-il pas l'excitant normal de tous les tissus ? Où sont ceux qui échappent à son contact vivifiant, réparateur et pyrétogénésique ? Est-ce sympathiquement ou consécutivement à d'autres, que des portions de la trame générale reçoivent cette influence ? Le liquide nourricier n'est-il pas simultanément partout, et la stimulation qu'il exerce partout n'est-elle pas simultanée ? Toutes les parties de l'organisme, toutes les parties de ces parties, toutes les molécules de ces parties ne doivent-elles pas réagir particulièrement et simultanément ? Or, cette réaction simultanée et primitive de toute fibre sensible et contractile, ce travail général de la plasticité, de l'assimilation, de la désassimilation et de la calorification, qui résulte du travail individuel de plasticité, d'assimilation, de désassimilation et de calorification de chaque aréole vivante, excitée par son stimulus normal, le sang, voilà la fièvre générale essentielle.

Non seulement il n'est pas besoin, pour qu'elle se développe, de l'existence antérieure d'une phlegmasie dans un point de l'organisme, phlegmasie qui, selon vous, agissant sympathiquement sur les centres nerveux encéphaliques, et par eux sur le cœur, imprime à ce viscère des mouvemens plus énergiques et plus rapides, ce qui paraît vous suffire pour constituer la fièvre; et il n'en est pas besoin pour plusieurs raisons, toutes plus exclusives les unes que les autres de votre inconcevable supposition. D'abord, comme nous l'avons surabondamment démontré

en traitant de la calorification, parce qu'il ne suffit pas d'une v
locité accrue dans les mouvemens du centre circulatoire, d'un
vitesse plus grande imprimée au cours du sang, pour accroît
et modifier la force de calorification. Ensuite, parce que l'in
flammation primitive, que vous invoquez envers et contre tou
observation clinique, est aussi inconcevable, en raisonna
comme vous le faites, que la fièvre primitive qu'il ne vous co
vient pas d'accepter. Enfin, pour passer sous silence toutes l
autres impossibilités de votre hypothèse, parce qu'un retenti
sement sympathique n'est pas un stimulus ; puisqu'un stimul
c'est ce qui doit être assimilé par un organe ou par l'organism
et qu'une action vitale ne saurait être assimilée ; parce qu
tout ce qui a une fin, une raison d'activité (et une fièvre esse
tielle, une phlegmasie, sont dans ce cas), doit avoir un pri
cipe, et que le principe et la fin d'une fonction quelconqu
sont toujours en dehors d'elle et du moyen ou de l'instrume
qui l'exécute.

Quoi de plus facile à acquérir que la notion mère d'une fiè
vre essentielle? Interrogez-vous vous-même. Vos tissus so
chauds ; des phénomènes de végétation, d'assimilation et d
désassimilation s'y opèrent sans cesse ; votre cœur bat, etc...
Vous vivez par une fièvre physiologique continuelle. Cette fiè
vre physiologique *essentielle* ou cette vie sont-elles sympathi
ques, ou, si vous voulez, n'existent-elles pas par elles-mêmes
et sans avoir reçu leur impulsion d'un point de l'organisme sti
mulé et vivant avant le reste ? Le principe, le moyen et la fi
ne sont-ils pas de même date et antérieurs à tout autre phéno
mène ? Médecins physiologistes, vous devriez retrouver dans l
science de l'homme en santé la racine et le type de tous le
faits de la science de l'homme malade. Essayez de chercher dan
la physiologie le type et la raison de vos fièvres symptomatique
mises à la place des fièvres essentielles! Ce n'est pas que nou
rejetions l'existence des fièvres symptomatiques; mais leur no
tion est très distincte de celle des fièvres primitives et synergi
ques, comme nous le montrerons dans un instant, et comme i

est facile de le prévoir, d'après ce que nous avons dit (page 280) de la nature et des lois des actions sympathiques.

Comment, en vertu de quoi, à quelles conditions existe et s'entretient la fièvre physiologique essentielle ou la vie que nous venons de constater et d'observer tout à l'heure, dans l'unique intention de nous initier plus méthodiquement et plus scientifiquement à la connaissance du mécanisme des fièvres générales essentielles? On sait quels sont ses stimulus : nous l'avons assez dit. Faisons abstraction de ces stimulus avant leur conversion en fluide nourricier, en sang, et ne considérons que celui-ci comme cause déterminante, ou agent normal devant être assimilé, et provoquant dans ce but tous les phénomènes de la composition et de la décomposition nutritives. Le support ou moyen sera conséquemment la trame générale des parenchymes, les glandes, les vaisseaux capillaires exhalans et absorbans, et l'appareil de la grande circulation. La raison d'activité ou cause finale des phénomènes exécutés par les organes et les tissus précédents sera, comme nous l'avons dit, l'assimilation et la désassimilation incessantes du stimulus, et en définitive la conservation de l'organisme, et sa préservation contre la putréfaction à laquelle il est si éminemment disposé par sa compotion, ou ce qui revient au même, le maintien de la vie, suivant la définition qu'en donne Sthal : *Vita, quatenùs de corpore dicitun, propriissimè est conservatio corporis in plenâ suâ potentiâ corruptibilitatis.*

Telle est, nous le répétons, l'idée ou plutôt la donnée d'une fièvre générale essentielle tirée de la physiologie. Certes, ici, l'appareil que nous venons d'analyser se suffit bien à lui-même pour entretenir et motiver ce cercle d'opérations synergiques qui nous présente l'image la plus naturelle de l'état pathologique que nous étudions. Pour que ces fonctions végétatives, plastiques, pyrétogénésiques, sécrétoires et circulatoires physiologiques et *essentielles*, revêtent le mode pathologique et deviennent proprement fébriles, pour que la synergie du type normal passe au type morbide, que faut-il maintenant? Une seule chose : que son but d'activité soit changé. Comment peut-il l'être ? Et d'abord, rappelons-nous ce qu'il était, l'assimilation continuelle d'un stimulus, d'une matière physiologique, d'un sang normal. La désassimilation continuelle aussi de la matière organique suranimalisée, inassimilable et désormais impropre et nuisible, et par ce double mouvement incessant, la conservation du corps vivant. Tant que ce stimulus, ce sang, sera normal et physiologique, il n'y aura pas lieu à ce que le but d'activité en question soit autre. Mais qu'il s'altère, et on ne nous fera pas difficulté d'admettre cette altération, soit par des principes étrangers, inassimilables et nuisibles venus du dehors, soit par l'absorption de principes inassimilables, suranimalisés, excrémentitiels puisés dans l'organisme même, cela primitivement et d'emblée pour les premiers, et pour les seconds sans qu'il soit besoin nécessairement d'une phlegmasie pour les engendrer et compliquer la situation, etc.... ; voilà un stimulus anormal, une matière nutritive devenue morbifique, ou à laquelle sont incorporées des matières morbifiques, impropres, délétères, et dont le contact avec les tissus vivans ne peut plus déterminer des réactions physiologiques, une assimilation physiologique, une désassimilation physiologique. Le but d'activité n'est donc plus le même, ne peut, ne doit plus être le même. Quel est-il, quel doit-il être désormais? L'élaboration, la *coction* (*pepsis*, πεπασμος. Hippoc.), la digestion, puis l'élimination de cette matière morbifique, de cet hétérogène fébrifique mêlé au sang, où la reconstitution de la crase de ce sang altéré, *ut sanguis in novam diathesim immutetur* (*Syden.*), et en définitive la conservation du corps vivant.

Cette seule modification du principe ou stimulus a suffi pour modifier profondément la fin ou le but d'activité, ainsi que les phénomènes vitaux exécutés par le support ou l'organisme, en raison de la nouvelle fonction dont il est chargé.

Et maintenant interrogez-vous! sentez-vous vivre : assistez à la nouvelle existence qui vient pour ainsi dire de se développer en vous ! Vous n'êtes plus, comme tout à l'heure, *une intelli-*

*gence servie par des organes*. Votre système nerveux encéphalique, cet instrument et ce moyen de manifestation de l'ame, ne se prête plus à l'exercice de l'intelligence et de la pensée. Le but nouveau et insolite d'activité absorbe tout l'organisme. La nature, la vie seules règnent sur votre économie : *unico natura incumbit labori*. Si vous êtes une intelligence supérieure, un esprit au dessus du vulgaire, peu importe : la fièvre a nivelé votre organisme; elle l'a salutairement égalé à tous les êtres de votre rang zoologique. Vous n'êtes plus qu'un homme vivant et individuel, mais apte à redevenir pensant et social ; car l'intelligence seule est perfectible : il est dans l'essence du principe de vie de ne l'être pas. — Mais remarquez bien que si l'intelligence se tait, c'est par une loi admirablement providentielle et bienfaisante; on sait combien les préoccupations de la pensée, les affections morales, enraient et troublent fâcheusement la synergie fébrile. D'ailleurs, le but d'activité de l'organisme fébricitant n'étant plus le progrès moral et intellectuel de l'individu, mais son salut et sa conservation purement physiologiques, toute manifestation, tout phénomène d'un ordre autre et supérieur devenait inutile et par cela même nuisible, car c'est la loi de la nature. Tout ce qui dans l'économie pouvait concourir à l'accomplissement de la fin pathologique devait entrer en action, mais rien de ce qui n'avait pas ce caractère; car, encore une fois, dans l'organisme, l'inutile touche au nuisible. C'est pourquoi nous verrons dans la fièvre toutes les fonctions au service de l'intelligence être réduites au silence et à l'inertie; preuve de plus que c'est de sa fin qu'un appareil organique tire son aptitude fonctionnelle.

1° Des instincts et des mouvements nouveaux surgissent, appropriés à vos nouvelles fonctions. D'abord c'est un malaise général, intime, indéfinissable, un sentiment de faiblesse extraordinaire qui n'émane d'aucune partie pour se communiquer aux autres, mais qui existe simultanément partout, accompagné d'une sorte d'endolorissement contusif des membres et du tronc ; *lassitudines sponte obortæ morbos denuntiant* ( Hipp. ).

Les aptitudes fonctionnelles physiologiques s'engourdissent et s'éteignent. L'influence des agens hygiéniques et des stimulus internes n'est plus sentie comme d'habitude ; elle est pénible et impatiemment supportée. Le sommeil est nul et imparfait, troublé et non réparateur ; tous les appétits languissent, etc. L'organisme est sur le point de ne vivre plus de sa vie normale, et il prélude à cette période d'activité extraordinaire en ne plus sentant comme il sentait, parce qu'il ne va plus, temporairement, se mouvoir et réagir comme il se mouvait et réagissait ( aussi, avons-nous placé la sensibilité en tête des trois phénomènes qui concourent simultanément à tout acte d'assimilation ou de désassimilation ) : il semble, en un mot, se préparer à un nouveau mode d'existence. C'est la période d'*opportunité fébrile*.

2° La fonction pathologique débute par un phénomène de dépression et d'atteinte portée au principe de vie. La force de calorification vitale ou végétative est frappée d'une débilitation plus ou moins profonde. C'est, du reste, ce qui a lieu toutes les fois qu'un agent hétérogène pénètre dans l'organisme et surtout dans les secondes voies. Le chyle lui-même n'est pas exempt de causer cette impression, quoiqu'il soit la matière la plus homogène possible avec le sang. Que sera-ce donc lorsque cette matière sera un principe inassimilable, anti-vital, délétère? Aussi le frisson est-il quelquefois d'une intensité et d'une durée considérables au commencement des fièvres humorales ou générales et essentielles ; et ce n'est pas là un froid ordinaire tel que celui qui est produit par l'abaissement de la température atmosphérique chez un sujet bien portant. C'est un froid étrange, plus incommode que vif, plus pénible par sa qualité et par sa nature que par sa violence. La chaleur extérieure le dissipe difficilement. Est-ce que les pneumato-chimistes, que nous avons combattus, oseraient attribuer une pareille réfrigération à l'abondance de l'évaporation cutanée et pulmonaire ? Nous leur ferions observer que dans ce cas la peau est sèche et sans perspiration, la respiration brève et imparfaite.

Mais à la dépression et au froid succèdent bientôt la réaction et la chaleur. La fièvre proprement dite s'allume, absorbe et résout tous les spasmes, tout l'éréthisme, toutes les inquiétudes du stade d'opportunité. C'est une chaleur qui non seulement est plus élevée que celle de l'état physiologique, mais qui, de plus, est autre, et n'est pas plus un excès de la chaleur normale que le sang alors n'est un sang plus riche, et que le but d'activité qui détermine cette fièvre n'est le besoin d'une nutrition plus énergique, et plus prompte. L'appareil de la grande circulation est animé d'une surstimulation extrême, et les modifications survenues dans les mouvemens de systole et de diastole des artères qui constituent le pouls annoncent que, de même que la fonction de calorification, la fonction circulatoire est tout ensemble plus énergique et autrement énergique.

Tous les tissus sont turgides et injectés, les membranes exhalantes et les glandes sont comme taries. Le désir des alimens est aboli; au contraire, celui des boissons, qui délaient et tempèrent, est impérieusement accru. Les surfaces sensitives générales et spéciales ne perçoivent plus que bizarrement et avec fatigue ou répugnance leurs stimulus physiologiques; elles sont fréquemment hallucinées. Les organes de la locomotion sont plongés dans la torpeur, la prostration, l'impuissance, signes auxquels quelques pathologistes, ou plutôt quelques *nosographes*, qui comme Pinel étaient tout, excepté observateurs et médecins, ont cru reconnaître une faiblesse, une adynamie générales proportionnées et indiquant des moyens thérapeutiques de la classe des excitans et des toniques. Le centre sensible et pensant, enfin, et tous ses phénomènes d'activité intime et extérieure, sont opprimés et enchaînés, ou pervertis et délirans.

Ici deux choses se présentent à observer : premièrement, comme nous l'avons fait pressentir plus haut, l'activité et le travail extraordinaires de tous les organes, de tous les appareils qui peuvent coopérer aux fins nouvelles et insolites de l'économie; et réciproquement la lenteur et l'oppression de tous les organes et appareils qui ne sauraient concourir à cette fin et ne pourraient au contraire que suspendre et romp[re] l'harmonie des premiers. Ensuite, l'ordre ascendant dans l[e]quel les organes et appareils ont pris part au mouvement fébril[e] à commencer par les fonctions les plus rapprochées de cell[es] que nous avons nommées végétatives ou vitales commune[s] pour finir à celles qui en sont le plus éloignées, après av[oir] suivi entre ces deux termes la hiérarchie de leur évolution da[ns] l'échelle zoologique et le développement embryonnaire. Et [si] l'on veut bien se rappeler notre première loi de la subordin[a]tion des appareils organiques, tirée de l'anatomie comparée [et] de l'embryogénie, laquelle loi enseigne que tout appareil [ne] peut recevoir *son aptitude fonctionnelle* que de l'appareil q[ui] *l'a précédé* dans l'échelle animale, et jamais de celui dont la fo[r]mation a suivi la sienne dans cette même échelle, on se co[n]vaincra bientôt que non seulement ce que nous venons de di[re] de l'ordre selon lequel s'accomplit l'évolution fébrile est te[l], mais ne saurait être autre. Nous laissons au lecteur le soin [de] constater la justesse de cette application, à l'aide du critériu[m] et du principe que nous lui avons fournis pour procéder à [la] vérification.

Pendant un temps plus ou moins long, suivant la quanti[té] plus ou moins considérable et la qualité plus ou moins hétér[o]gène du stimulus ou de la matière morbifique, l'appareil ph[é]noménal dont nous venons de tracer en grand le tableau [se] développe et prend de l'accroissement. La longueur de ce temp[s] varie aussi en raison de la constitution plus ou moins sthéniq[ue] ou asthénique du fébricitant. Cet intervalle comprend les p[é]riodes d'*invasion*, d'*augment*, et d'*irritation* ou *de crudité*.

3° Après s'être graduellement élevée jusqu'à une certai[ne] mesure, cette réaction synergique reste stationnaire; la ch[a]leur est encore très abondante, mais elle est plus supportab[le] et moins âcre; le sentiment de *strictum* et de tonicité fibrillai[re] qui semblait tenir tous les tissus dans un état de tension [et] d'effort incommode et pénible, se modère et fait place peu [à] peu à un commencement de détente générale et quelquefo[is] de sensation gravative dans un point particulier correspondant à une surface exhalante ou à quelque organe de dépuration. La peau et les membranes muqueuses deviennent de moins en moins arides; les enduits spéciaux dont celles-ci ont pu se recouvrir, s'humectent et ne sont plus aussi adhérens. Les instincts et les habitudes organiques de l'individu reprennent leurs droits. Ainsi les pandiculations, les attitudes ordinaires du coucher; le bâillement, l'éternument, les préoccupations sociales, le souci des affaires domestiques, etc..., renaissent chez le fébricitant qui n'est plus, comme hier, passif et indifférent, mais veut s'occuper de lui-même et des autres.

La matière morbifique est atténuée ou digérée. Ses qualités ne sont plus irritantes; elles ont été rendues *douces et homogènes* par le travail altérant dont nous venons de suivre la marche. *Les humeurs* ou les liquides excrémentitiels, résultat du travail de digestion des secondes voies et des parenchymes, sont *mobiles*, c'est à dire prêtes à être évacuées. C'est la période d'état et de *maturation* ou de *coction*.

4° Cette coction est opérée. L'absorption récrémentitielle et décomposante entre dans une activité considérable; les parenchymes, surtout celui qui sécrète la graisse, se sont plus ou moins atrophiés, l'individu a maigri; et soit par des sueurs générales, soit par la sécrétion plus abondante, plus animalisée et plus dense d'un liquide de sécrétion glanduleuse, soit par une exhalation de matières et de mucosités épaisses, homogènes, bien liées, opaques, cuites, douces, se faisant sur une plus ou moins grande étendue des membranes muqueuses, pendant un temps plus ou moins long, etc., etc...., ce qui nuisait est peu à peu éliminé (*lysis*), ou rejeté en masse (*crisis*). C'est la période de *résolution*, d'*évacuation* ou *critique*.

Très souvent, une ou plusieurs phlegmasies critiques se développent sur le tégument interne ou externe, et remplacent les crises humorales. Mais alors ces phlegmasies, espèces de fièvres locales, doivent passer, pour se terminer, par toutes les périodes que vient de traverser l'organisme par le mouvement fébrile. Elles ont une période d'irritation ou de crudité, de maturité ou de coction, d'évacuation ou de crise, quand des produits se sont formés, ou de résolution pure et simple en l'absence de cette dernière circonstance.

5° Enfin, l'élimination est sur le point d'être accomplie entièrement. La fonction pathologique est consommée. La fièvre (*februatio*) n'a plus de motifs. Le but de son activité vitale naturelle est restitué à l'économie. Les forces sensitives e locomotrices demandent et cherchent des occasions de s'exercer, sont avides d'être rendues à leurs stimulus physiologiques. L'intelligence retrouve la pensée et se montre impatiente d reprendre la série de ses travaux suspendus au profit de la vie Le désir des alimens reparaît impérieusement, et une sort d'aversion pour les boissons délayantes et inertes ramène in stinctivement l'appétence de liquides plus sapides et plus for tifians. L'absorption chyleuse redevient des plus promptes des plus légitimes. Le besoin d'une atmosphère abondante pure, d'une oxigénation copieuse du sang dans la respiration n'a jamais été plus actif. C'est ui. des sentimens les plus vifs d convalescent. Les parenchymes se gorgent de nouveaux sucs de nouvelles substances spéciales. L'embonpoint renaît et l fonctions plastiques jouissent d'une énergie inaccoutumée florissante. C'est la période de *convalescence*, de *réparation* d *de restauration*.

Ici, comme plus haut, deux choses se présentent à observe

1° Le retour à leur activité physiologique des appareils q avaient dû rester dans l'inaction pendant la synergie fébrile, par que leur concours lui était inutile et pouvait lui devenir nuisib et la contrarier. Mais le but d'activité de la fonction pathol gique une fois atteint, il était très nécessaire que ces appareil tout à l'heure condamnés à une inertie salutaire, reprissel *les premiers* leurs fonctions, pour procurer aux viscères de vie nutritive les stimulus physiologiques dont ceux-ci vont avo besoin pour satisfaire leurs aptitudes normales et rentrer da l'exercice de leurs assimilations et désassimilations ordinaire

2° L'ordre descendant dans lequel tous les appareils reprennent leurs fonctions physiologiques et sont successivement exempts de la fièvre, sorte de résolution fébrile qui commence par les appareils les plus élevés de l'organisme, c'est à dire les plus éloignés de ceux des fonctions végétatives, et finit à ceux-ci, après avoir abandonné les organes intermédiaires à ces deux termes, dans un ordre inverse de celui où cette même fièvre les avait occupés dans son développement, ordre directement opposé à celui de leur évolution dans la série zoologique et l'embryon.

Et si on veut bien se rappeler notre seconde loi de la subordination des appareils organiques tirée de l'anatomie comparée et de l'embryogénie, laquelle loi enseigne que tout appareil ne peut recevoir *son stimulus* que de l'appareil qui l'*a suivi* dans l'échelle animale, etc., on se convaincra bientôt que non seulement ce que nous venons de dire de l'ordre selon lequel la fièvre abandonne les organes est tel, mais ne saurait être autre.

En effet, nous venons de voir dans le tableau des fonctions pathologiques qu'un but d'activité nouveau fait naître dans l'organisme, que, du moment où les appareils chargés du travail fébrile commencent à entrer dans la période de maturation et sont prêts pour celle d'évacuation, les appareils de la vie de relation, dont l'action avait été et avait dû être enchaînée pendant les périodes antérieures, renaissent à leurs aptitudes fonctionnelles. Cette observation est on ne peut plus confirmative de cet autre fait plus général que nous avons érigé en loi physiologique, savoir, que c'est de sa fin ou de sa raison d'activité que tout appareil tire son aptitude fonctionnelle, et que la raison d'activité de cet appareil est toujours renfermée dans celui qui lui est immédiatement préexistant. Ici, par exemple, il est sensible que les organes de la vie de relation retrouvent leurs aptitudes normales, parce que ceux de la vie nutritive, dont, comme on le sait, ils tirent leur raison d'activité, commencent à être délivrés du travail insolite que nécessitaient de leur part l'assimilation et l'élimination d'un stimulus anormal et morbifique. Tant qu'a duré ce travail, les organes de la vie de relation ont été réduits à un repos forcé, parce que leur action aurait été sans but et par conséquent nuisible, puisque les viscères ou les appareils de la vie organique et végétative, instinctivement et nécessairement déterminés à réagir sur un stimulus anormal, n'avaient rien à demander aux appareils destinés, dans l'état physiologique, à leur fournir leurs stimulus naturels, tels que les aliments, etc...

Mais la fonction pathologique touche à son terme, et les organes qui y travaillaient commençant à rentrer dans leurs attributions physiologiques, ceux qui sont préposés à la recherche et à l'assimilation première de leurs stimulus normaux, c'est à dire les appareils de la vie de relation, sont et devaient être les premiers rendus à leurs aptitudes fonctionnelles, pour être aussitôt capables de procurer à la nutrition et à tout l'organisme les substances et les choses qui réparent les pertes, restituent les forces, et assurent le retour de la santé; aussi, voyons-nous ces appareils exempts de la fièvre et dispos quand les sécrétions, les excrétions, la nutrition, les fonctions de l'assimilation et de la décomposition intimes, n'ont pas encore recouvré leur état primitif, et n'ont pas entièrement consommé les opérations extraordinaires qu'elles ont été temporairement chargées d'exécuter.

Nous avons désiré retracer exactement et avec scrupule le tableau d'une fièvre générale essentielle ou humorale, et nous sommes certains d'y avoir réussi, bien que nous n'ayons pas fait poser devant nous tel malade couché au numéro de tel lit, dans tel hôpital. Pourtant on ne peut pas nier que cette description ne soit prise dans la nature. Bien plus, ce tableau général, ainsi individualisé, ou plutôt ce cas particulier ainsi généralisé, possède une autorité bien autrement réelle et puissante que le relevé d'un fait clinique, avec l'âge, les noms, etc..... du fébricitant; car il résulte de la comparaison et de l'étude d'un nombre infini de malades observés sous toutes leurs faces, dans tous les temps, dans tous les lieux, etc.... C'est un fait logique et scientifique, c'est à dire *qui porte avec lui sa raison et sa loi;* en un mot, considérer et décrire une maladie comme nous venons de l'essayer, *c'est observer.*

Observer! opération active et philosophique de l'intelligence rapetissée et réduite par l'école numériste aux proportions du mécanisme plus ou moins exercé de l'action des cinq sens! Cette école, en effet, s'est imaginé qu'observer, c'était tout simplement constater l'existence matérielle des faits à mesure qu'ils se produisent et prendre acte des phénomènes tels qu'ils frappent nos sens, puis dire et écrire : nous avons reconnu que cela est, que ceci n'est pas; telle maladie dure, terme moyen, tant de jours; tel symptôme s'y manifeste, terme moyen, tant de fois; l'ouverture des sujets morts de cette maladie montre que telle altération n'en est pas inséparable, car on ne la rencontre que quatorze fois sur vingt, etc., etc... et tout ce que l'école en question nous donne, avec une bonne foi dangereuse, pour de l'observation. Tout cela n'est pas observer ; c'est seulement recueillir les matériaux premiers sur lesquels l'observateur doit s'exercer pour en trouver la valeur, le sens et la loi. Observer, ce n'est pas seulement voir et noter les phénomènes, appliquer ses sens pour en être témoin, besogne à laquelle chacun est apte toutes les fois que son centre sensible est exempt d'altérations et servi par des organes non infirmes ou non oblitérés. Hippocrate reprochait aux médecins de l'école de Cnide de ne faire que ce premier pas et de ne pas s'avancer plus loin dans l'observation, qui, ainsi bornée, ne mérite pas encore ce nom, et peut être confiée, disait-il avec une franchise et une vérité dont nous voulons lui conserver l'initiative, à des personnes parfaitement ignorantes en médecine. Nous tenons à reproduire textuellement ce passage déjà traduit au commencement de ce chapitre : *Qui Cnidias appellatas sententias scriptis tradiderunt, ii sanè, quæ in singulis morbis ægri patiuntur et quomodò eorum nonnula ipsis eveniant, rectè conscripserunt, et hùc usquè quidem quæ quivis etiam medicinæ ignarus rectè scribere potuerit, si probè ex unoquoque ægro quæ patiatur resciverit*, etc., etc.... (Hippoc. *De rat. vict. in acut*). On voit que ces choses et ces personnes n'ont pas même le mérite d'être nouvelles dans l'histoire de l'art. Tout au contraire, c'est par là que celui-ci a commencé et a dû commencer ; car, avant tout, il faut voir, s'assurer que ce que l'on voit n'est pas fortuit et se reproduit un assez grand nombre de fois pour être accepté comme constant et caractéristique ; c'est ce que faisait l'école de Cnide, ce que fait aujourd'hui l'école numériste, en tout fidèle imitatrice de son antique devancière ; car à Cnide aussi on comptait, *précisément parce qu'on n'observait pas encore*. (Voir à la page 129 de ce volume.)

Puis ensuite, appuyé sur cette première acquisition, *on observe*, c'est à dire qu'on recherche la causalité des faits, leurs rapports, leur signification, leur raison, leurs lois. C'est ce que fit l'école de Cos, qui rejeta les chiffres ou plutôt les laissa pour ce qu'ils valent, et les relégua à l'entrée de l'observation. Voilà à quoi se réduit en dernière analyse cette fameuse question de la méthode numérique, méthode utile et indispensable au point de vue *Cnidien* où on ne fait encore que recueillir les *matériaux de l'observation*, aveuglément, pour ainsi dire, comme le prescrivent de nouveau les numéristes de nos jours ; mais insuffisante, insensée et mortelle pour l'art, quand elle prétend diriger l'observation, se faire l'instrument de l'esprit médical et régler la marche et les destinées de la science. Non, il n'est pas besoin, comme l'a dit Hippocrate, d'être médecin pour faire ce que faisaient les Cnidiens, pour faire ce que renouvelle aujourd'hui cette école numériste qui n'est que trop ambitieuse et devrait, pour être utile, ne pas s'exagérer sa mission et ses pouvoirs.

Notre intention, dans ce qui précède, a été de répondre par anticipation aux exclamations que ne pourra pas contenir le numérisme, en nous entendant dire que, plus haut, nous avons voulu retracer avec exactitude le tableau d'une fièvre, et que, dans notre description, nous sommes restés scrupuleusement fidèles à l'observation et à la nature. Vous ne vous êtes pas contentés de rapporter les faits, nous diront-ils; vous les avez expliqués, vous en avez donné l'interprétation.

Une observation bien faite, avons-nous avancé plus haut, doit porter avec elle sa raison et sa loi; et c'est là précisément le caractère que nous nous sommes efforcés d'imprimer à notre description; car, selon nous, *une bonne théorie n'est autre chose qu'une observation complète.* En effet, observer, c'est retracer exactement l'ordre et la filiation des phénomènes qui composent un fait, afin de découvrir dans ce fait : 1° sa cause déterminante ou son principe; 2° son support ou ses moyens de manifestation, c'est à dire les instruments et les actes par lesquels le fait se phénoménise; 3° enfin son but d'activité, ou la cause finale en vertu de laquelle le moyen agit sur le principe pour accomplir et consommer la fin, et constituer ainsi un fait ou un appareil complet. Quand un fait a été observé ainsi ( et on n'a réellement observé que lorsqu'on a satisfait aux conditions précédentes ), sa théorie ou sa loi sont connues : l'observation est complète. On voit que l'école numériste est loin de compte, et qu'elle s'arrête à la porte de l'observation sans y pénétrer, après avoir toutefois amassé et compté des matériaux, ce qui est aussi indispensable que du marbre pour élever un temple, mais ce qui se réduit à rien, quand on proclame qu'il faut en rester là, et quand on prétend qu'il suffit de placer à côté les uns des autres ces matériaux, pour que l'édifice s'élève de lui-même. Jusque-là on n'est pas médecin, puisqu'il ne faut encore que volonté et patience : *quæ quivis etiam medicinæ ignarus,* etc....

C'est Hippocrate qui, le premier, a su tracer des tableaux de maladies dans le genre que nous venons de dire; aussi sa doctrine est-elle toute renfermée dans les observations qu'il rapporte et sans qu'il soit nécessaire de commentaires pour l'en déduire. Voilà pourquoi l'auteur de cet article se faisait, il y a plusieurs années, les questions suivantes, à propos des faits que nous a transmis le père de la médecine : « J'ai souvent cher-

ché le secret de l'intérêt puissant et indicible qui s'attach[e]
aux observations d'Hippocrate et de ceux qui ont marché s[ur]
ses traces. Comment son premier coup de crayon a-t-il été tou[t]
une doctrine? Comment a-t-il vivifié la clinique? Commen[t]
l'a-t-il dogmatisée, sans avoir besoin pour cela d'un seul déve[-]
loppement, de la plus petite déclaration de principes? C'est qu[e]
ses descriptions sont la révélation la plus immédiate de la na[-]
ture prise sur le fait de son œuvre, des lois de son action, e[t]
comme le dit Baglivi : *Fideliter et ad vivum, prout ab ipsâ r[e]*
*naturâ procedebant.* » ( *Journal des connaissances médic[o-]*
*chirurgicales*, tome 3, page 21. )

Nous nous sommes servis à dessein des mots *crudité, coction[,]*
*maturation, humeurs,* etc., etc...., pour montrer qu'il ne fau[t]
ni s'effrayer de ces expressions, ni en rire, ni les bannir orguei[l-]
leusement du langage médical ; car elles représentent des idée[s]
très justes et très concrètes, parce qu'elles cachent un sen[s]
profond, et qu'en les proscrivant on proscrit avec dommag[e]
des faits et des lois. Nous devrions admirer plutôt le génie de[s]
grands médecins qui ont consacré ces dénominations. Il[s]
étaient bien plus près de la nature que nous, et bien plus qu[e]
nous initiés aux secrets de la science de l'homme (1).

---

(1) A ce sujet, il n'est pas inutile de rapporter ce que dit avec une s[i]
haute puissance de raison et de style un des médecins les plus distingués de ce siècle, et dont nous déplorons la mort prématurée comme u[n]
des plus grands malheurs de la science à notre époque, Bérard d[e]
Montpellier, dans sa *Doctrine médicale de l'école de Montpellier, et com-*
*paraison de ses principes avec ceux des autres écoles d'Europe*, ouvrag[e]
qui devrait être entre les mains de tous les étudians : « Hippocrate es[t]
loin de croire que les changemens que les humeurs subissent doiven[t]
être expliqués d'une manière chimique, ou plutôt il n'élève pas même
de pareilles questions. La notion qu'il se fait de l'altération des humeurs, de leurs changemens et de leur action, n'est qu'une conception
métaphorique. La nature vivante, qu'il représente si heureusement sous
le nom de *chaleur vitale,* imprime aux humeurs ces qualités douces et
cette consistance moyenne que la chaleur physique communique par la
coction aux substances qui nous servent d'alimens. Je défie même qu'on

Dans l'exemple choisi pour prouver la réalité de la fièvre essentielle, on a vu l'organisme passer de l'état normal et physiologique des fonctions de calorification, de nutrition, de circulation capillaire, de sécrétion, de circulation générale, etc..., à l'état anormal et pathologique de ces mêmes fonctions, par la seule modification de leur stimulus commun, le liquide nourricier ; puis revenir à sa première condition, dès que, par le travail morbide, se sont trouvées accomplies l'assimilation et

puisse se passer de cette expression. Si on croit devoir la remplacer par une autre, celle-ci ne vaudra pas mieux ou même peut-être moins encore. Si l'on rejette la chose sous prétexte que le mot n'est pas exact, comme l'ont fait tant de sectes anciennes et modernes, on écarte une des plus grandes et des plus importantes vérités de la médecine pratique. Le père de l'art aurait pu se servir d'un langage abstrait, plus parfait peut-être, mais plus difficile à manier et plus dangereux, surtout dans les premiers temps, puisqu'il pouvait détourner l'attention des phénomènes eux-mêmes, pour la porter sur des idées métaphysiques dans lesquelles l'esprit ne se plaît que trop, et qui souvent détruisent à la fin toute science. La langue théorique d'Hippocrate est plus favorable à l'observation; elle offre le tableau animé de la nature : ce sont des raisonnemens qu'on sent, des abstractions qu'on touche; ce sont les sens qui raisonnent, si je puis m'exprimer ainsi. Cette manière, qui tient à des notions si vraies et si profondes sur l'entendement humain, n'est propre qu'à Hippocrate et à son école : j'ose dire qu'on ne la retrouve dans aucun auteur moderne. Je n'en vois que quelques traces imparfaites dans Sydenham, et c'est par cette raison qu'il a obtenu le nom glorieux d'Hippocrate anglais. Les autres médecins semblent raisonner lors même qu'ils observent; leurs expressions sont vagues et indéterminées, souvent même prises de pures hypothèses. Le vieillard de Cos, au contraire, paraît observer lors même qu'il raisonne : il combine plus des sensations que des idées; il peint tout en raisonnant; ses expressions font image et elles donnent toujours à penser, parce qu'elles reproduisent les choses; c'est l'original même. Les écrits des autres médecins ne sont que des copies, souvent inexactes, et toujours sans couleur et sans vie. Au reste, presque tous les auteurs anciens doivent partager cet éloge : ils étaient plus près des objets que nous; nous ne les voyons que dans le lointain et à travers les nuages de l'abstraction. » (*Ouv. cit., p.* 265 *et suiv.*)

A côté de cette manière d'observer, mettez la manière de l'école de M. Louis : comparez et jugez !

l'élimination de la matière dont le sang était chargé et dont la présence avait nécessité la série des opérations fébriles.

Une fièvre essentielle, dans l'acception la plus générale de l'expression et de la chose exprimée, doit donc représenter à l'esprit l'idée d'un *organisme vivant, dont le mode de réaction vitale est changé, parce qu'un but d'activité accidentel et nouveau s'est développé en lui par la présence d'un stimulus accidentel et nouveau, et pour l'assimilation ou l'élimination de ce stimulus.*

Cette définition nous paraît exacte et complète, parce qu'elle renferme très substantiellement l'idée du principe, du moyen et du but d'activité de la chose définie. Si nous appliquions cette formule à une portion de tissu cellulaire ou parenchymateux, considéré en tant que ne jouissant que des fonctions vitales communes, nous aurions une définition de l'inflammation, car celle-ci n'est autre chose qu'une espèce de fièvre essentielle, une fièvre essentielle *de tissu*, comme nous le verrons plus bas, en même temps que nous signalerons le caractère unique que lui imprime cette circonstance, d'avoir pour support ou moyen d'action, dits morbifiques, pour raison d'activité immédiate ou prochaine, l'assimilation ou l'élimination de ces stimuli commune.

Nous avons donc peine à concevoir la répugnance que soulève le dogme de l'essentialité de la fièvre et des fièvres. Bien loin que l'existence de ces fièvres implique quelque chose d'obscur et de contraire aux lois de l'organisme, leur notion constitue ce qu'il y a en pathologie de plus simple, de plus nécessaire, de plus élémentaire enfin. C'est, dans la science de l'homme malade, le premier fait, l'affection type, le phénomène cardinal : c'est, si on peut ainsi parler, la maladie la plus naturelle et la plus physiologique. La fièvre essentielle est en effet la seule maladie qui soit commune à tous les êtres vivants ; car tout ce qui vit, étant susceptible de réaction contre des agents nuisibles et inassimilables, est par cela même susceptible de fièvre. La notion de la fièvre essentielle n'est donc pas plus difficile à concevoir que la notion de la vie ; toutes deux sont même ordre, de même nécessité et de même origine. Un organisme vivant quelconque ne peut être imaginé avec un privilége d'immunité pour la fièvre essentielle ; tandis que, comme nous le verrons plus bas, certaines organisations échappent à la fièvre sympathique ou symptomatique à laquelle M. Broussais a voulu ramener toute la pyrétologie.

La vie est une fonction qui se présente sous deux aspects. Sous le premier de ces aspects, cette fonction a pour moyen ou support un organisme ; pour stimulus ou principe, des agens dits hygiéniques ; pour raison d'activité immédiate ou prochaine, l'assimilation de ces stimulus par cet organisme, et, pour raison d'activité médiate ou éloignée, la conservation du même organisme et la création successive, au moyen des degrés d'organisation de plus en plus élevés qui composent l'échelle zoologique, d'un être, l'homme, destiné à servir d'instrument à l'ame. — C'est la santé.

Sous le second de ces aspects, la vie est une fonction qui a pour moyen ou support un organisme ; pour stimulus ou principe, des agens dits morbifiques ; pour raison d'activité immédiate ou prochaine, l'assimilation ou l'élimination de ces stimulus par cet organisme, et pour raison d'activité médiate ou éloignée le salut ou la restauration de cet organisme lésé, etc. C'est la fièvre essentielle ou la maladie ; car, encore une fois, la fièvre essentielle, c'est la maladie par excellence, la seule maladie naturelle et nécessaire.

Étrange contradiction ! On veut bien comprendre qu'un sang normal détermine et entretienne *primitivement et essentiellement* dans un organisme des phénomènes de sensibilité, de contractilité, de caloricité et de plasticité physiologiques dont l'appareil constitue cette forme de la vie qu'on appelle *la santé* ; et on ne veut pas comprendre qu'un sang anormal détermine et entretienne *primitivement et essentiellement* dans ce même organisme des phénomènes de sensibilité, de contractilité, de caloricité et de plasticité pathologiques dont l'appareil constitue cette autre forme de la vie qu'on appelle *la fièvre* ou *la maladie !* Pour être conséquens, acceptez les deux faits, ou n'acceptez ni l'un ni l'autre.

Les fièvres essentielles ainsi ramenées à leur simple et véritable notion, quel sens a désormais cette fameuse locution : *le siége des fièvres ?* Dites-nous quel est ce siége ? essayez de le localiser ; mais avant, faites-en autant pour la vie ; assignez-lui un siége ; localisez-la !... Si vous ne le pouvez, nous sommes autorisés à regarder votre prétendue localisation ou désessentialisation des fièvres comme un roman scientifique très brillant, une sorte de gageure héroïquement soutenue.

Plus bas, nous essaierons de déterminer les caractères et le procédés de la fièvre sympathique ou symptomatique. Nous allons y arriver naturellement et cliniquement, pour ainsi dire après avoir suivi rapidement l'échelle ou la classification la plus physiologique des fièvres essentielles.

Disons d'abord que toute fièvre essentielle n'est pas nécessairement générale et humorale comme celle dont nous avons plus haut tracé la description. La définition de cette fièvre telle que nous l'avons donnée peut s'appliquer aussi bien à un appareil quelque circonscrit qu'il soit, à un organe, etc..., qu'à l'organisme entier ; et on le comprend sans peine. Le stimulus général de cet organisme, le sang, avant d'être ainsi un stimulus unique, homogène et commun à tous les tissus, a été puisé dans les *ingesta* et les *circumfusa* de l'individu, lesquels ont été les stimulus spéciaux d'un grand nombre d'appareils spéciaux, avant de se fondre en une seule substance, le sang, et d'être devenus de cette manière le stimulus commun des appareils généraux.

Il résulte de là que, si nous voulons suivre les modifications successives, les élaborations de plus en plus avancées que subissent les stimulus alimentaires depuis la digestion gastrique jusqu'à la nutrition interstitielle et aux actes de la vie végétative, nous aurons la chymification ou digestion stomacale ; la chylification, l'absorption chyleuse et la défécation ou la digestion intestinale ; la respiration ou l'hématose artérielle les sécrétions et exhalations diverses ; les fonctions trophiques (qui président à la composition et à la décomposition des substances propres des parenchymes, telles que la substance propre du foie, du rein, du cerveau, des muscles, etc., etc.) et l'hématose veineuse, enfin les fonctions vitales communes ou celles qui président uniquement à la formation et à l'entretien du tissu vital commun ou tissu cellulaire. On voit que, dans cette énumération, nous n'avons pas fait entrer les fonctions circulatoires, parce que nous ne pensons pas *que, par elles-mêmes*, elles impriment des modifications intimes aux fluides qu'elles ne sont chargées de modifier que sous le rapport de leur situation. Ce sont de purs appareils de transport, de circulation en un mot.

Maintenant, si nous voulons supposer, ce qui arrive fréquemment, qu'un stimulus anormal, un aliment de mauvaise qualité, une matière morbifique ou inadmissible quelconque, soit déposé dans les premières voies, nous allons voir la série des fonctions assimilatrices et désassimilatrices physiologiques, depuis la chymification jusqu'aux fonctions vitales communes, être remplacée par une série de fonctions assimilatrices ou désassimilatrices pathologiques, ou, si l'on aime mieux, par une série de fièvres essentielles de moins en moins spéciales, de plus en plus générales.

D'abord, les forces digestives et gastriques, s'exerçant sur un stimulus anormal dans le but de l'assimiler ou de l'expulser, produiront une synergie morbide appelée indigestion si le stimulus hétérogène est aussitôt rejeté par les mouvemens antipéristaltiques du vomissement, et qu'on nommera *fièvre gastrique* ou *saburrale*, si la matière morbifique séjourne dans les voies digestives et y est soumise à une sorte d'élaboration, de chymification pathologique ou de coction (*pepasmos*) avant son élimination par les déjections alvines : telles sont les saburres bilieuses, muqueuses ou alimentaires, qui causent les fièvres de ces noms, lesquelles, de nos jours, ont été réduites antiphysiologiquement à la gastrite et à la gastro-entérite aiguës.

Qu'une quantité plus ou moins considérable de ces matièr(es) morbifiques soit absorbée et passe ainsi dans les secondes voie(s) les appareils de la circulation capillaire, des exhalations, d(es) sécrétions diverses, en un mot, les instrumens des dépuratio(ns) accomplies soit par les corps glanduleux, soit à la surface d(es) tégumens internes ou externes, *tous appareils d'où le cœur (et) l'appareil de la grande circulation tirent leur raison d'activi(té) et, par conséquent, leurs aptitudes fonctionnelles*, ce (vas)te système, déjà presque général, sous l'influence d'un stimul(us) insolite, entrera aussi dans une activité pathologique ayant po(ur) objet l'élaboration extraordinaire, puis l'élimination de pr(o)duits anormaux; des phlogoses ou des irritations plus (ou) moins légères pourront se développer sur la peau et les m(em)branes muqueuses, etc..... Dans cet ordre de synergies path(o)logiques seront comprises les fièvres *hémorrhagiques, cata(r)rhales, sudatoires* et *sécrétoires* ou *eccritiques* essentielles, le(s)quelles consistent, pour le répéter, dans la surexcitation mo(r)bide des appareils de la circulation capillaire, des exhalatio(ns) et des sécrétions par un stimulus morbifique et pour l'élab(o)ration et l'élimination de ce stimulus. Ces fièvres s'accompagn(e)ront souvent de cet état des tégumens internes ou extern(es) qu'on nomme phlogose, phlegmasie bâtarde, catarrhale, etc.

Si l'usage d'alimens de mauvaise qualité a été habituel, prolongé, l'appareil des fonctions trophiques, c'est à dire d(es) fonctions chargées de l'entretien et de la restauration ince(s)sante des substances propres déposées dans les parenchyme(s) cet appareil pourra changer son mode d'action, et, s'exerça(nt) sur des stimulus anormaux et viciés, entrer dans une synerg(ie) nutritive pathologique par laquelle seront élaborées, altér(ées) et plus ou moins renouvelées les matières organiques sécrét(ées) dans la trame des parenchymes spéciaux, ce qui donnera lie(u) à des fièvres essentielles, *cachectiques, paratrophiques*, ou *(in)corporatives*. Nous pouvons dire ici, par anticipation, que c'e(st) dans cette classe que nous semblent devoir être placées la plu(part) part des fièvres typhoïdes de tous les genres, soit commune(s) soit spécifiques, soit simples, soit graves, soit spontanées ou sporadiques, soit épidémiques ou communiquées, bien que toute fièvre, dans quelque appareil qu'elle ait pris naissance, soit susceptible de revêtir l'aspect typhoïde, en raison de la qualité plus ou moins septique, suranimalisée et délétère du stimulus fébrifique ou de la matière morbifique.

Nous reviendrons sur ce point lorsque nous aborderons les rapports de ces fièvres avec la médication antiphlogistique. Seulement nous sentons ici le besoin de prévenir le lecteur qu'il ne doit pas conclure, de ce qui vient d'être dit, que nous regardons une mauvaise alimentation comme la cause éloignée des fièvres typhoïdes avec entéro-mésentérite aiguë qu'on observe tous les jours dans nos hôpitaux. Pour le moment, nous avons voulu avancer une seule chose, savoir, que c'est dans l'appareil des fonctions trophiques ou de la sécrétion des substances organiques propres des parenchymes, que nous paraissent prendre naissance les fièvres typhoïdes proprement dites, celles par exemple qui déciment l'adolescence et les premières années de l'âge adulte dans nos pays, fièvres qui, ainsi considérées sous leur forme sporadique principalement, seraient, à nos yeux, de véritables *fièvres récorporatives spontanées*. Cette proposition, nous le comprenons à merveille, a besoin, uniquement pour ne pas provoquer d'abord la réprobation et même le ridicule, de développemens immenses, d'un enseignement général et spécial clair et logique. Plus bas, sans avoir la prétention de traiter à fond cette question et de convaincre parfaitement les esprits, nous indiquerons sommairement les raisons nombreuses que nous avons pour considérer, sauf meilleur avis, notre fièvre typhoïde sporadique comme une fièvre récorporative spontanée. C'était, comme nous le ferons voir, l'opinion assez formelle de Sydenham, cette grande autorité tous les jours invoquée par des adversaires peu conséquens, dont, s'il vivait, il ne manquerait pas de répudier l'adhésion.

Descendons plus bas encore dans l'échelle des fièvres essentielles, et supposons que l'hétérogène morbifique, quel qu'il soit, porte sa surstimulation pathologique sur le tissu cellulaire général en tant que siège de cette exhalation universelle qui s'opère dans ses aréoles, depuis les plus grandes, qu'on nomme cavités ou membranes séreuses, jusqu'aux plus petites, dont l'innombrable réunion forme la trame ou le canevas général de l'organisation. Le fluide si simple et si ténu qui est le produit normal de cette exhalation, cette sorte de vapeur condensée de rosée, que Bordeu, dans son style pittoresque, appelait un *épais brouillard renfermé dans des vessies*, cette sérosité enfin sous l'influence de l'espèce d'irritation superficielle déterminée dans les tissus qui la forment et la déposent, va acquérir un degré de plus d'animalisation ou d'organisation; elle sera plus riche en albumine, par conséquent plus concrescible, plus plastique, plus organisable; elle tendra à passer à l'état fibrineux, donnera à la sérosité du sang plus de densité et de viscosité, et, sous l'influence du repos, se séparera en une substance solide, d'un blanc jaunâtre, supérieure à la fibrine cruorique, etc., etc...., ce qui forme la couenne du sang, l'*hémite* ou l'état inflammatoire de ce liquide animal. La synergie pathologique active, aiguë, déterminée par l'abondance excessive et les qualités plus stimulantes de cet élément du liquide nourricier et pour son atténuation, son élimination et son retour à sa crase physiologique, constituent la *fièvre inflammatoire franche*, ou *angioténique essentielle*.

Enfin, après avoir jusqu'ici parcouru de haut en bas la série des appareils de l'assimilation, et classé physiologiquement et naturellement les fièvres essentielles ou les fonctions pathologiques d'après cet ordre, nous arrivons au dernier et au plus général de ces appareils, la trame vitale, le tissu générateur ou cellulaire considéré en tant qu'appareil des fonctions vitales communes. Or, ces fonctions n'ont d'autre but immédiat que la formation et l'entretien de leur propre support, du tissu cellulaire lui-même, indépendamment de toute fonction spéciale. La fonction physiologique de cet appareil, c'est d'exister, c'est de vivre, c'est de se maintenir dans son état normal. Dans notre étude de la calorification végétative, nous avons analysé cet appareil, et avons assez fait voir alors qu'il avait pour support ou moyen tout tissu organisé ; pour principe ou stimulus un liquide nourricier devant être assimilé ; pour aptitude fonctionnelle la force vitale dont nous avons aussi déterminé la raison d'activité ou la fin.

Cela étant, de quelle manière un tel appareil, de telles fonctions peuvent-ils revêtir le type morbide et passer de l'état de fonction physiologique à celui de fonction pathologique? La réponse à cette question va nous donner la dernière des fièvres essentielles en même temps qu'une définition de l'inflammation, car la dernière des fièvres essentielles ou des fonctions pathologiques dans l'ordre que nous avons suivi, c'est l'inflammation, comme les fonctions vitales communes sont dans l'homme, dans l'échelle zoologique et dans l'embryon, les dernières des fonctions physiologiques en procédant des plus hauts degrés de ces trois séries vers les plus inférieurs.

Jusqu'ici, le stimulus pathologique ou la matière morbifique avait lésé les appareils en tant que doués de fonctions spéciales, digestives, exhalantes, sécrétoires et trophiques ; mais il les avait laissés intacts et non lésés en tant que vivant de la vie commune, en tant que formés par un tissu organisé, c'est à dire que le support lui-même de ces appareils, l'instrument matériel de leur activité spéciale, n'avait reçu aucune atteinte dans son organisation et dans sa texture ; car on sait que les fonctions gastriques peuvent être altérées, troublées, sans que les tissus dont se compose l'estomac soient lésés ; que les fonctions des vaisseaux capillaires, des appareils des exhalations et des sécrétions peuvent de même être dans un état anormal sans lésion des tissus de ces appareils, etc..... Maintenant il n'en est plus ainsi, et la matière morbifique vient à porter son action sur l'appareil lui-même des fonctions vitales communes, sur le support ou l'instrument de ces fonctions, c'est à dire sur le tissu primitif ou cellulaire.

Pour que ces fonctions soient lésées, il faut, de toute nécessité, que le stimulus anormal ait agi d'une manière chimique ou d'une manière mécanique. Ici, en effet, la fonction n'est autre chose que la vie et la conservation du tissu ; elle ne peut donc recevoir de lésion indépendamment de ce même tissu. Or, nous ne concevons qu'un seul mode possible de lésion pour un composé matériel en tant que tel, que ce composé soit un corps brut ou un corps organisé : c'est une lésion opérée mécaniquement ou chimiquement. En d'autres termes, le tissu cellulaire est l'ouvrage, le produit des fonctions vitales communes ; sa création et sa conservation constituent ces fonctions elles-mêmes. Cet ouvrage, ce produit, ces fonctions étant de manière à ce qu'une période de réparation suffit, tissu cellulaire lui-même, ne peuvent être lésés sans lui, pas plus que lui sans eux. Mais un tissu quelconque, vivant ou non vivant, n'a qu'une manière d'être lésé ou attaqué, et c'est mécaniquement ou chimiquement. Donc, pour que les fonctions vitales communes soient lésées, il faut un agent mécanique ou chimique.

Pour qu'une synergie pathologique ou une fièvre essentielle se développe dans l'appareil des fonctions vitales communes, trois choses sont donc nécessaires : 1° un stimulus anormal ou un agent *irritant*; 2° un support *irrité* ou une portion de tissu cellulaire attaquée ou modifiée dans sa texture par cet agent; 3° une fin ou raison d'activité de la fonction morbide, raison d'activité qui est double, et se compose, 1° de l'élaboration et de l'élimination du stimulus ou de la matière morbifique (*spina metaphysica*); 2° de la réparation ou régénération de la portion de tissu lésée, détruite ou désorganisée par le stimulus.

Telle est l'inflammation ou fièvre vitale essentielle qui, comme on le voit, peut être définie ainsi : une synergie pathologique développée dans tout tissu vivant par un stimulus anormal ou irritant, et ayant pour but d'activité l'élaboration ou l'expulsion de ce stimulus et la réparation de la portion de tissu détruite ou désorganisée par lui.

De tout temps on a divisé les inflammations en deux classes : la première, comprenant les inflammations qui ont été indiffé-

remment nommées *incomplètes, érythémateuses, fausses, bâtardes, catarrhales, rhumatismales, érysipélateuses*, etc...; et la
seconde, renfermant celles qu'on désigne sous les noms d'inflammations *vraies, complètes, phlegmoneuses*, etc.... Cette division est juste et fondamentale. Son motif se déduit clairement et naturellement de la notion du double but d'activité de
tout appareil inflammatoire. Il est évident en effet que ce double but répond au double mode d'action du stimulus inflammatoire. Une phlegmasie vraie, complète et phlegmoneuse suppose toujours que l'agent morbifique a non seulement irrité le
tissu, mais qu'il l'a détruit, désorganisé, altéré dans sa texture,
de manière à ce qu'une période de réparation soit devenue
nécessaire. Dans ce cas, la fonction pathologique ou l'inflammation a donc deux raisons d'activité qui la font consister en
deux périodes, 1° une période d'élaboration et d'élimination
de l'agent irritant ; 2° une période de réparation ou de cicatrice
pour la restauration de la partie au moyen de la création d'un
tissu nouveau et accidentel. Voilà pourquoi, dans toute inflammation vraie et complète, *il y a formation d'une hématose
nouvelle et indépendante de la grande circulation du sujet*.

Les phlegmasies fausses, bâtardes, *incomplètes*, catarrhales, etc..., ne se composent au contraire que d'une seule période, parce qu'alors la fonction pathologique n'a qu'un seul
but d'activité, savoir, la période d'irritation ou d'élaboration
et d'élimination. L'agent inflammatoire n'ayant pas attaqué les
tissus assez profondément pour les désorganiser ou les détruire,
la seconde période est pour ainsi dire supprimée : elle n'aurait
aucun but.

Par opposition à ces dernières phlegmasies, il en est d'autres,
dans lesquelles on n'observe pas la première période, par la
raison bien simple et péremptoire qu'elle ne devait pas avoir
lieu, parce qu'elle n'avait aucun but d'activité, aucune cause
finale pour motiver et déterminer son existence. Ce sont les
inflammations traumatiques, telles que les plaies faites avec
des instrumens tranchans bien acérés, et qui se réunissent,

comme on le dit depuis Galien, *par première intention*. C[e]
serait ici la raison d'activité d'une première période? L'age[nt]
irritant ou vulnérant n'est pas resté fixé dans la partie. Il s'e[st]
retiré immédiatement après avoir agi. Il n'y a donc pas lieu [à ce]
travail d'élaboration et d'élimination qui constitue la premiè[re]
période d'une inflammation vraie et complète, et l'unique p[é-]
riode d'une inflammation fausse ou incomplète. L'irritati[on]
très vive causée par l'instrument vulnérant ou le stimulus mo[r-]
bifique a immédiatement donné lieu à l'exhalation d'u[ne]
lymphe plastique et organisable qui, contractant aussitôt [la]
vie par contiguité, s'est interposée aux deux lèvres de la sol[u-]
tion de continuité, et les a réunies au moyen d'un tissu no[u-]
veau, tissu parasite, mais pourvu d'une hématose et d'u[ne]
circulation particulières, puisqu'il ne dépend de l'organism[e]
que par l'absorption des fluides qu'il puise dans ce torre[nt]
commun.

Dans ce cas, comme on le voit, la période de réparation a é[té]
unique et immédiate; dans les inflammations complètes [et]
vraies, cette période a été précédée de la période d'élaboratio[n]
et d'élimination; dans les inflammations fausses, bâtardes o[u]
incomplètes, tout s'est borné à cette première période.

On comprend maintenant comment et dans quelles limites l[es]
fièvres peuvent et doivent être comparées aux inflammation[s.]
Les médecins de l'école hippocratique ont toujours senti qu'[il]
y avait entre ces deux états une analogie fondamentale qu'i[ls]
ont voulu exprimer en disant que l'inflammation était une fi[è-]
vre locale, et la fièvre une inflammation générale. Le lecte[ur]
est à même, par tout ce qui précède, d'apprécier ce qu'il y [a]
tout à la fois de vrai et de faux dans cette proposition de patho[-]
logie générale. Oui, l'ensemble des appareils de la vie nutritiv[e,]
des organes de l'assimilation et de la désassimilation est, da[ns]
une fièvre essentielle, ce qu'un faisceau de vaisseaux capillai[-]
res, ce qu'une masse de tissu cellulaire sont dans une phleg[-]
masie fausse et incomplète, c'est à dire dans une phlegmasi[e]
composée seulement de la première période des phlegmasie[s]

vraies et complètes. De part et d'autre un stimulus morbifique est élaboré et éliminé. Mais là s'arrête la légitimité de l'analogie ; car, dans la fièvre essentielle et vraie, on ne voit pas, comme dans l'inflammation vraie, une période de régénération, puisque aucune atteinte n'a été portée à l'intégrité des tissus, et qu'une pareille opération n'aurait eu aucun but d'activité.

Dans toute fièvre proprement dite, il n'y a jamais lésion des fonctions vitales communes ni de leur appareil. Le stimulus morbifique ( on sent que nous ne parlons que des fièvres symergiques et avec matière ) ne porte son action que sur des appareils plus ou moins généraux, depuis ceux des fonctions digestives, comme on l'a vu plus haut, jusqu'à ceux des sécrétions et exhalations diverses qui sont les pénultièmes des appareils organiques, et n'ont plus au dessous d'eux que l'appareil des fonctions vitales communes ou la trame vitale, le tissu cellulaire, quelles que soient sa forme ou ses dispositions. Ce n'est que lorsque cet appareil est attaqué par l'agent morbifique qu'il y a inflammation.

Si cet agent n'a modifié le tissu qu'en tant que stimulus anormal et impropre à une assimilation physiologique, il y aura phlegmasie fausse, incomplète et limitée à la première période, comme dans un érythème simple quelconque, une phlegmasie humatoïde, etc..... Voilà ce qui peut être comparé *dans son genre* à une fièvre essentielle. Mais si le stimulus a agi par des qualités mécaniques ou chimiques qui aient compromis l'organisation du tissu vivant, alors l'analogie en question est abusive et mérite cette critique qu'on lui adresse tous les jours, savoir, qu'un organisme fébricitant n'est pas un organisme *enflammé*, car un état tel que celui dans lequel se trouve une partie enflammée ne saurait s'étendre à toute l'économie qui n'y résisterait pas, etc..... Cette objection est tout ensemble juste et fausse, avec la distinction que nous avons établie plus haut.

Il nous en coûte d'être sur ce point en désaccord avec notre illustre maître, M. le professeur Récamier, qui professe dans la fièvre comme dans l'inflammation, il y a lésion fonctions vitales communes, et définit la première une stimulation générale des fonctions vitales communes, et la seconde une surstimulation locale de ces mêmes fonctions. ces deux définitions, la dernière seule est, selon sous le point de vue qui nous occupe, bien qu'elle tueuse à d'autres égards. Quant à la première, nous l'admettre sans bouleverser et nier tout notre travail, tout sans violer des principes de physiologie et de path générales que M. Récamier lui-même professe et que croyons irrécusables.

Nous avons dit que la définition de l'inflammation telle la donne le profond pathologiste que nous venons de mer, quoique vraie sous le rapport dont nous nous sommes cupés, était défectueuse à d'autres égards. Deux mots suff pour motiver ce reproche.

La définition en question est imparfaite. 1° parce qu'elle renferme pas l'idée de maladie, et que, comme nous l'av déjà répété bien souvent, une *surstimulation* des fonctions tales communes n'est pas plus une inflammation, qu'une sur mulation de l'estomac par un aliment très sapide et très e tant, n'est une fièvre gastrique, qu'une surstimulation cerveau par un sujet de pensée fort intéressant n'est un lire, etc... Il faut dire : *surstimulation pathologique* ou *male*, parce que ce seul mot empêche de confondre la fonct morbide, ou l'inflammation avec la fonction physiologique la nutrition, et fait aussitôt supposer l'existence d'un stimu morbifique, à la place d'un stimulus naturel et normal.

2° Cette définition pèche encore en ce qu'elle ne repose sur le but d'activité de la chose définie, condition sans laqu comme nous l'avons dit plus haut (page 285), il n'y a pas définition complète et satisfaisante. L'inflammation aya comme tout appareil phénoménal complet, un principe, moyen et une fin ou but d'activité, doit être définie d'aprè but. Autrement, la définition ne donne vraiment pas la notion suffisante de la chose définie.

La différence que nous signalons ici entre l'opinion de M. le professeur Récamier et la nôtre vient de plus haut. Chacun de nous est resté fidèle dans la pathologie aux idées principales qu'il a émises en physiologie. Ainsi, pour M. Récamier, qui regarde l'appareil des fonctions vitales communes comme la seule source de la chaleur animale, dans toute fièvre cet appareil doit être lésé, puisque toute fièvre est essentiellement caractérisée par une lésion de la calorification organique. Pour nous, au contraire, qui considérons la caloricité comme faisant partie de toute manifestation d'activité vitale, quel que soit l'appareil qui en soit le siége, et pour qui tout phénomène organique complet suppose l'exercice de la sensibilité, de la contractilité, *la production de la chaleur ou la caloricité*, et enfin la plasticité ou l'assimilation, quand les facultés précédentes s'appliquent à un stimulus ou à une matière hygiénique ou morbifique, nous n'avons pas nécessairement besoin, comme M. le professeur Récamier, de la lésion des fonctions vitales communes pour concevoir la fièvre; mais seulement pour concevoir l'inflammation; et cela suffirait pour nous donner confiance en notre opinion, si elle n'était d'ailleurs appuyée sur d'autres motifs. Tout appareil spécial est susceptible de fièvre; l'appareil seul des fonctions vitales communes est susceptible d'inflammation.

Nous avons achevé le tableau des fièvres essentielles, au moins quant au but que nous nous étions proposé; car ce tableau des fièvres n'est pas plus complet que le tableau des fonctions physiologiques de l'homme n'est complet, quand on n'a fait qu'exposer la subordination et le rôle des viscères assimilateurs. On sent qu'il reste après cela à étudier les appareils et les fonctions de la vie de relation, ainsi que ceux de la reproduction, sous le rapport des fonctions pathologiques ou des fièvres essentielles dont ils sont susceptibles tout aussi bien que ceux que nous venons de passer en revue. C'est ce que nous ne ferons pas, parce que notre objet n'est pas un traité de physiolo-

gie et de pathologie ; que nous désirons seulement établir d[es]
principes généraux à l'aide desquels le lecteur puisse ache[ver]
ce que nous ne faisons qu'indiquer, toujours dans l'intenti[on]
d'éclairer les applications de la médication antiphlogistique [au]
traitement des affections inflammatoires et fébriles.

Certes, si nous avions été assez heureux pour trouver da[ns]
les traités de physiologie et de pathologie qui sont en fave[ur]
dans l'enseignement les principes de la médecine de vin[gt-]
deux siècles, les dogmes de la science et de l'art hippocr[a-]
tiques, on peut croire que nous nous serions dispensés de l'i[n-]
troduction physiologique et pathologique dont nous avo[ns]
regardé comme un devoir de faire précéder l'étude de la méd[i-]
cation antiphlogistique. Nous aurions renvoyé à ces ouvrage[s,]
et de suite nous serions entrés en matière ; mais, privés de tell[es]
bases, nous avons dû y suppléer, quoique fort insuffisammen[t,]
car si nous n'avions pas pris ce soin, les règles générales q[ue]
nous donnerons sur la méthode de traitement des fièvres et d[es]
phlegmasies par les moyens antiphlogistiques n'auraient eu [de]
sens, ni raison, ni moralité aux yeux du lecteur. Bientôt, [au]
contraire, quelques énoncés généraux, quelques principes co[n-]
stans et logiques, suffiront pour que les indications et contr'i[n-]
dications de la médication antiphlogistique se déduisent comm[e]
d'elles-mêmes de la doctrine qui précède. — Et notre tem[ps]
n'aura pas été perdu.

Tout en déclinant, pour les raisons que nous venons de dir[e,]
la tâche d'étudier les lois des fonctions pathologiques ou d[es]
fièvres essentielles dans les appareils de la vie de relation et [de]
reproduction, nous voulons néanmoins esquisser en quelqu[es]
mots la manière dont ces fièvres doivent être conçues, po[ur]
les fonctions de la vie de relation tout au moins. Quant au[x]
fièvres essentielles que peuvent présenter les appareils de [la]
reproduction dans les deux sexes, on peut s'en faire plus fac[i-]
lement une idée d'après celles dont nous avons suivi la sér[ie]
dans les appareils de la nutrition proprement dite.

Les appareils de la vie de relation chez l'homme ont une fi[n] double, une double raison d'activité, par conséquent deux sortes d'aptitudes fonctionnelles, et partant, deux ordres de stimulus ou de principes pour déterminer leurs actions. La première de ces raisons d'activité, la première de ces aptitudes fonctionnelles leur est commune avec les animaux doués des mêmes appareils. Cette aptitude fonctionnelle se rapporte à la conservation de l'homme en tant que vivant et se reproduisant. Elle a sa raison d'activité dans les appareils préexistans qui sont les viscères assimilateurs, depuis les fonctions de l'intussusception alimentaire et gazeuse jusqu'aux appareils des fonctions vitales communes. Cette raison d'activité, c'est de fournir à ces appareils les stimulus de l'homme en tant que vivant, les agens hygiéniques de l'animal. Or, de même que les fonctions physiologiques des appareils de la nutrition proprement dite sont devenues des fonctions pathologiques ou des fièvres essentielles, par la seule viciation de leurs stimulus ou des agens qu'ils doivent assimiler; de même aussi les fonctions physiologiques de relation extérieure deviendront des fonctions pathologiques ou des fièvres essentielles, lorsque leurs stimulus propres ou les agens qu'elles sont destinées à assimiler seront anormaux, viciés, offensifs, nuisibles, dangereux pour l'organisme, etc.

On voit que nous restons dans la notion générale sur laquelle repose l'étude de toute fonction pathologique ou de toute fièvre essentielle. D'après cette idée, formons maintenant notre appareil morbide.

Le support ou moyen fonctionnant, c'est l'ensemble des appareils sensitifs et locomoteurs qui constituent les organes de la vie de relation. Le principe déterminant de la fonction ou le stimulus, ce sont les influences extérieures, les causes ambiantes qui peuvent porter atteinte à la conservation de l'organisme. La fin ou raison d'activité, c'est l'élaboration et l'élimination de ces agens nuisibles et en définitive la conservation de la vie menacée par eux.

Un exemple va nous faire retrouver dans la fonction insolite de cet appareil morbide, toutes les conditions et toutes les phases d'une fièvre essentielle humorale, telle que nous l'avons décrite plus haut.

Supposons un individu surpris par la rencontre d'une chose extérieure nuisible, d'un obstacle ou d'un danger menaçant pour sa vie; d'un être passif ou actif, animé ou inanimé, dont l'action sur lui soit capable de porter atteinte à son existence, d'altérer ou de détruire son corps, etc. Dès que ses sens auront été impressionnés par la présence de cet agent inassimilable, de cette chose ennemie de la vie, l'individu va être saisi d'une dépression subite accompagnée d'une atteinte semblable portée à la fonction de calorification et qu'on nommera crainte, sentiment de peur, d'effroi. Il frissonnera de tout son corps, pâlira et sera d'abord frappé d'impuissance et de découragement devant la cause du danger. Si tout à l'heure des besoins d'assimilation ou de désassimilation physiologiques se faisaient sentir et poussaient impérieusement les appareils de la vie de relation à entrer en mouvement pour satisfaire ces besoins, ces sensations normales, quelque vives qu'elles pussent être, vont se suspendre et cela se conçoit, cela est admirablement nécessaire; car, puisque la raison d'activité est changée, les aptitudes fonctionnelles doivent l'être aussi, et les plus pressantes veulent s'exercer les premières. Il est facile de reconnaître, dans l'ensemble des phénomènes que nous venons d'observer, une période parfaitement analogue au stade d'opportunité et d'invasion des fièvres humorales.

Mais, comme dans celles-ci, à la période de dépression succède la période de réaction et d'irritation, si l'individu a pu soutenir la première et n'y a pas succombé. Une chaleur impétueuse et *par influx* remplace promptement le frisson de même nature du stade précédent. Le sentiment de faiblesse, d'anéantissement et de crainte a disparu; et maintenant l'individu est pénétré d'une force, d'une activité et d'un courage incroyables et inaccoutumés. Par une synergie d'efforts musculaires instinctifs et *médicateurs* merveilleusement coordonnés, il atténue, il élaboré, il travaille à dompter l'agent nuisible et périt souvent dans la lutte. Cette seconde période répond au stade d'augment, d'irritation ou de crudité des autres fièvres.

Mais ses efforts l'emportent sur la résistance de l'être ennemi. Il est parvenu à le vaincre, à le mettre hors d'état de nuire. Alors il l'éloigne de lui, le repousse, l'élimine enfin : la fonction pathologique, la fièvre essentielle, qu'avait provoquée dans les appareils de la vie de relation le stimulus anormal et fébrifique, n'a plus de raison d'activité. L'organisme revient à ses aptitudes fonctionnelles physiologiques. Ses besoins suspendus se font sentir de nouveau et plus impérieusement encore. L'individu est rétabli. Voilà le pendant en quelque sorte de la période de maturation, de coction, d'élimination ou de crise des fièvres du cadre nosologique.

Car nous ne prétendons pas introduire dans ce cadre un ordre de fièvre formé avec les groupes variés des actions, des mouvemens et des instincts conservateurs accomplis par les appareils de la vie de relation pour l'élimination des agens extérieurs qui menacent l'homme ; nous avons voulu montrer seulement que notre loi des fonctions pathologiques, notre manière de concevoir les fièvres essentielles, est justifiée par l'universalité de ses applications, et, si on peut s'exprimer ainsi, par sa capacité pour embrasser, contenir et éclairer tous les faits de l'organisation, tant dans l'ordre physiologique que dans l'ordre pathologique. C'est là un *criterium* fondamental et dont les auteurs ne sont en général pas assez jaloux. Si cette loi déclinait sa compétence devant un fait quelconque bien observé, nous la regarderions comme erronée ou tout au moins comme secondaire, tandis que jusqu'ici nous n'avons aucune raison pour ne pas la considérer comme principe général et générateur.

Dans l'exemple précédent, aussi bien que dans le tableau que nous avons tracé plus haut d'une fièvre humorale essentielle, nous nous sommes strictement bornés à l'observation des faits, c'est à dire que nous avons non seulement exposé l'ordre de succession, mais encore l'ordre de filiation ou de génération des phénomènes. Personne ne peut nier l'identité fondamentale de ces deux groupes synergiques d'actions anormales. Les lois, ici et là, sont les mêmes ; ce sont les mêmes actes exécutés par des instrumens différens, s'appliquant à des stimulus différens aussi, mais dans un but analogue.

Dans ces deux séries de phénomènes, nous voyons la sensibilité des appareils organiques d'abord frappée et recevant l'impression d'un agent ou stimulus anormal ; puis, dans toutes deux, la contractilité s'exerçant sur ce stimulus pour accomplir un acte de plasticité ou d'assimilation et de désassimilation anormales, non physiologiques et par conséquent pathologiques ; le dégagement du calorique, enfin, être le produit inséparable de ces manifestations d'activité vitale. Or, si on donne le nom de fièvre à l'une de ces opérations synergiques, à celle où les phénomènes se sont passés dans les appareils de la circulation des exhalations et des dépurations, pour l'élaboration et l'évacuation critique d'une matière morbifique introduite dans les secondes voies et mélangée au sang, on ne pourra logiquement refuser ni ce nom, ni l'idée qui y est attachée à la seconde de ces opérations synergiques, celle où les phénomènes se sont passés dans les appareils des rapports extérieurs pour l'élaboration et l'élimination salutaires et critiques en quelque sorte d'un agent nuisible, et menaçant de compromettre et de détruire l'existence de l'organisme. Qu'on se reporte à ce que nous avons dit précédemment (page 250), et cela est important, sur l'unité du principe de vie et sur l'unique raison des différences anatomiques des appareils organiques, différences exclusivement déterminées par la nature des fonctions de ces appareils et par celle des stimulus qu'ils ont à assimiler, et on comprendra de suite en quoi consiste la seule distinction admissible entre ces deux sortes de fièvres. Nous le répétons : cette distinction ne peut être fondée que sur la différence qu'impriment à l'appareil phénoménal, ou à l'ensemble des symptômes, la forme des instrumens assimilateurs et celle des stimulus à assimiler.

Mais les appareils de la vie de relation chez l'homme ne sont pas bornés, avons-nous dit, à cette seule raison d'activité, et par conséquent à cette seule aptitude fonctionnelle qui nous assimilerait au plus parfait des singes, à des bipèdes ou bimanes et rien de plus, comme l'orang-outang est un quadrumane et rien de plus. Il est évident que les appareils de la vie de relation de l'homme ont un autre but que celui de procurer à son corps les moyens de se développer et de se conserver en tant que vivant et se reproduisant. Nul ne peut le nier sans abjurer volontairement son caractère et sa dignité. Nous avons dit plus haut (page 268 et suiv.) quelle est cette autre raison d'activité, et quelle est la nouvelle puissance, le stimulus nouveau et donné à l'homme seul, qui fait entrer en action ses appareils de la vie de relation pour accomplir cette fin interdite à l'animalité.

Cette raison de l'activité humaine, cette fin pour l'exécution de laquelle ont été créés, au moyen de l'échelle zoologique, nos appareils de la vie de relation; ce seul et unique but des manifestations d'activité progressives et innombrables par lesquelles la force vitale se phénoménise à la surface du globe avant d'arriver à la consommation de son œuvre, savoir, la formation de l'organisme humain; cette raison d'activité, cette fin, ce but, ne sont autres que le progrès moral et intellectuel de chacun, pour concourir à l'accomplissement de la fonction de l'humanité sur la terre.

Ainsi les moyens ou supports restent les mêmes : ce sont encore, comme plus haut, les appareils de la vie de relation. Mais la raison d'activité est changée, et nous savons par tout ce qui précède que ce changement est toujours déterminé par celui du stimulus de l'appareil. Jusqu'ici le stimulus de nos divers appareils, tant dans l'ordre physiologique que dans l'ordre pathologique, ont été matériels. Ils ont toujours pu être ramenés aux six choses non naturelles de Galien et de Hallé, et aux divers produits qui en résultent par l'élaboration des fonctions assimilatrices et désassimilatrices de l'organisme. Ils ont toujours pu être ramenés à ces agens, avons-nous dit. Oui, à tous...., moins un seul pourtant. Quel est celui qui n'est pas matériel ou de l'ordre physique ? C'est celui qui, dans la classification de Hallé, est désigné sous la dénomination de PERCEPTA, et convient à l'homme exclusivement.

Avant d'aller plus loin, et sous peine d'entrer volontairement dans des embarras funestes, desquels, plus tard, il serait difficile de sortir, nous devons au lecteur un aveu dont il nous saura gré, et le signalement d'une erreur qui, loin de porter la moindre atteinte à notre principe, ne sert au contraire qu'à le vérifier et à lui imprimer une nouvelle sanction. Cette erreur ne vient que de nous, qui avons commis (page 268) une infidélité flagrante dans l'application de notre principe général à la détermination de la loi des appareils de la vie de relation chez l'homme, en tant que ces appareils servent d'instrumens et de moyens de manifestation à l'ame. La plus légère attention suffit pour découvrir cette inadvertance de notre part, et sans doute qu'elle n'a déjà pas échappé à plus d'un esprit.

En effet, nous avons dit à plusieurs reprises et d'une manière générale que, dans la constitution d'un appareil, le stimulus était ce qui fait entrer en action l'aptitude fonctionnelle, ou mieux encore, ce qui est assimilé par le support au moyen, à l'aide de cette aptitude fonctionnelle. Nous avons dit aussi que celle-ci résidait dans la raison d'activité de l'appareil, et que cette raison d'activité préexistait toujours aux moyens par lesquels elle est remplie. Puis, venant à appliquer cette formule à l'étude des organes par le moyen desquels, chez l'homme, l'ame manifeste son activité et ses phénomènes, nous intervertissons, par le plus inexplicable des *lapsus*, les attributions des élémens constitutifs de l'appareil, et nous donnons à l'ame elle-même la fonction ou le rôle du *stimulus* de cet appareil !

Au seul énoncé de cette proposition, on voit en quoi elle viole notre loi générale. Il est ihutile de faire remarquer que si, comme on ne saurait en douter, le stimulus est bien ce qui fait entrer en action l'aptitude fonctionnelle, ou mieux encore, ce qui est assimilé par le moyen ou l'instrument doué de cette aptitude, un pareil rôle ne peut appartenir à l'âme qui est bien plutôt et bien indubitablement la puissance qui confère au support cette aptitude fonctionnelle elle-même. Comment douter que l'âme soit la force active qui exécute au moyen du cerveau etc. tous les phénomènes intellectuels ou psychologiques? L'âme ne peut être son propre stimulus, ne peut se faire entrer en action elle-même, ne peut être assimilée par elle-même, etc.

Si l'âme n'est pas le stimulus de l'appareil des fonctions psychologiques, quel est donc ce stimulus? sous quelle influence entrent-elles en action? Nous l'avons dit tout à l'heure, d'après Hallé : PERCEPTA, et c'est là une notion vulgaire de métaphysique que personne ne songera à contester. Qu'on pèse bien le mot *percepta* et qu'on se garde de le confondre avec les impressions ou les sensations, car alors on serait en droit de nous dire que les animaux aussi jouissent de cet ordre de stimulus, puisqu'ils ont des sens, un cerveau, et reçoivent ainsi des impressions; que s'ils jouissent de tels stimulus, ils doivent par conséquent être doués d'une aptitude fonctionnelle correspondante, puisqu'il n'y a jamais de stimulus sans une force pour les élaborer; et on nous conduirait de cette manière à nier l'âme humaine ou à accorder aux animaux un degré, une dose quelconque de cette puissance.

Mais *percepta* signifie toute autre chose qu'impression ou sensation. Il signifie les choses *perçues*, les *perceptions*, en un mot les *idées*; les perceptions qui ne sont autre chose que des sensations transformées en idées par un acte de l'esprit, par l'intervention de l'âme. Et voilà précisément pourquoi les animaux qui reçoivent des impressions n'ont pas d'idées, parce que la formation de celles-ci suppose l'opération d'une puissance, d'une faculté, d'une *aptitude fonctionnelle* étrangère aux animaux bornés à la sensation sans perception. Les animaux ont la sensibilité purement *vitale*, ou, pour parler plus rigoureusement, l'impressionnabilité, faculté qui répond à l'impressionnabilité non perçue de notre estomac ou de notre intestin lorsque leurs stimulus viennent à agir sur eux et à provoquer leur action; mais ces êtres sont privés de la sensibilité perçue tout comme en sont privés notre intestin ou notre vésicule biliaire dans l'état normal. Pour nous résumer : les animaux, qu'on nous permette cette expression, n'assistent pas au spectacle de leurs sensations, de leurs souffrances, etc........ Nous demandons grace pour cette petite excursion dans la métaphysique, en faveur de sa nécessité. En définitive, l'homme est le sujet de la médecine; et il est impossible de séparer de l'étude de cet être ce qui le caractérise le plus, et de faire abstraction dans la science de la vie de ce qui imprime des modifications si profondes à notre organisme humain, tant dans la santé que dans les maladies. Ce serait par trop confiner l'art vétérinaire.

Rétablissons donc, en nous conformant plus fidèlement au principe général que nous avions mal appliqué, rétablissons la loi de l'appareil des fonctions psychologiques de l'homme telle qu'elle doit l'être, et nous aurons définitivement pour support ou moyen de manifestation de cet appareil l'encéphale et ses dépendances, pour stimulus les idées, et pour aptitude fonctionnelle la puissance spirituelle, l'ame, qui reçoit sa raison d'activité de la nécessité de la vie sociale et du progrès intellectuel et moral de la société, opéré par la réunion ou le concours de toutes ces ames pour l'accomplissement de la fonction de l'humanité. Or, pour arriver enfin à notre objet, cet appareil aussi est susceptible de sa fonction pathologique, de sa fièvre essentielle. Pour cela, il n'est besoin que d'une seule modification apportée dans l'une des conditions d'exercice de l'appareil. Que le stimulus devienne anormal, et *vous pourrez* voir se développer une véritable fièvre, une véritable fonction morbide dans son genre.

Supposons qu'au lieu de recevoir des idées ou des *percepta* convenables à sa nature, à ses aptitudes, à son développement, des idées favorables au cours de ses opérations habituelles, de ses penchans, etc., l'ame soit affectée par des idées pénibles, ingrates, contraires à sa nature, à ses inclinations, tendant en un mot à empêcher, contrarier ou troubler son activité normale; voilà pour l'appareil psychologique un stimulus morbifique, qu'on nous passe cette expression pour le maintien de l'analogie. Cette modification dans le stimulus en apporte nécessairement de profondes dans les manifestations d'activité de l'appareil. Les manifestations d'activité, qui avaient tout à l'heure pour but le progrès moral et intellectuel de l'individu, et en définitive le progrès social, sont changées en une activité psychologique dont les efforts sont uniquement concentrés vers le but nouveau ou insolite, savoir, *l'élaboration* et *l'élimination* de l'idée anormale, nuisible et contraire aux fins naturelles de l'activité humaine; enfin le rétablissement de l'ame dans la série de ses opérations ordinaires.

Quand la puissance psychologique ne peut, par sa propre activité et ses efforts intimes, triompher de la cause ingrate qui est venue l'affecter, les appareils extérieurs de la vie de relation sont souvent entraînés dans une série de mouvemens extraordinaires. Ainsi les appareils sensitifs externes et internes, ceux de la locomotion et de la parole, entrent dans une suractivité anormale qui constitue les convulsions, les cris, les délires, la colère et tous les actes qu'elle produit. Il est aussi dans ces cas un appareil de sécrétion, dont l'action semble venir au secours de l'appareil psychologique comme pour être la crise des affections morales; c'est l'appareil sécréteur des larmes, etc., etc. Personne n'ignore combien, chez les individus vifs, susceptibles, impressionnables et dont l'ame n'est pas exercée à modérer, à réprimer et à combattre victorieusement les affections qui lui sont contraires, combien, disons-nous, les accès de colère, les cris, les apostrophes, en un mot la suractivité comme fébrile des organes de la pensée, de la locomotion, de la parole et de la sécrétion des larmes, sont puissans pour mettre fin à des sentimens désagréables, fâcheux, etc... et pour résoudre et éliminer en quelque sorte l'idée ou la cause morale ingrate et offensante qui avait blessé l'ame et contrarié la série de ses opérations normales. On sait aussi combien sont plus péniblement et plus longuement affectés par ces causes ceux que des circonstances quelconques ont empêchés de donner cours aux mouvemens extraordinaires dont nous venons de parler. Des maladies nerveuses graves l'hystérie, la manie, etc..... peuvent en être le résultat. De larmes abondantes préviennent plus d'accès d'hystérie ou de mélancolie que tous les remèdes pharmaceutiques. Les convulsions hystériques elles-mêmes sont souvent la solution bienfaisante d'affections morales qui, concentrées et silencieuses pour ainsi dire, auraient pu plus tard causer des mélancolies ou autres affections graves.

Tous les grands médecins ont observé ces faits, les ont reconnus comme réels, incontestables. Ces notions font partie de toute pathologie complète. M. le professeur Broussais est sans contredit l'auteur qui ait le mieux observé ces choses, et il a répété en cent endroits de ses œuvres que les larmes, les convulsions, etc., étaient la crise des affections nerveuses par causes morales. Quelquefois c'est une véritable pyrexie, dans laquelle viennent s'absorber et s'éteindre tous les mouvemens spasmodiques, toute l'activité insolite des fonctions de la vie de relation; et c'est encore là une des solutions les plus absolues et les plus définitives de toutes les anomalies de la sensibilité et du mouvement qui ont été provoquées dans les appareils encéphaliques et leurs dépendances, par l'action des causes morales. La loi hippocratique, *febris spasmos solvit*, trouve encore ici une de ses plus réelles applications. On se rappelle ce que nous avons déjà dit de tout cela à propos de la médication antispasmodique (*voir* t. 1er, p. 104).

Précédemment, nous avons souligné, non sans raison comme on va le voir, une expression dont il est bon maintenant de faire sentir la valeur.

Que le stimulus de l'appareil des fonctions psychologiques soit changé et devienne anormal, avons-nous dit, et *vou* pourrez voir se développer une véritable fièvre, une véritable fonction morbide dans son genre.

Ce n'est pas sans intention que nous nous sommes servis de ce mot *vous pourrez*, parce que réciproquement *il se pourra* très souvent que rien ne s'observe, et que l'action du stimulus anormal soit sans effet, ou sans effet apparent au moins, sans réaction évidente, ou sans *manifestation* d'activité anormale de la part de l'appareil en question. C'est que la puissance spéciale qui donne à cet appareil son aptitude fonctionnelle n'est pas instinctive, mais intelligente; n'est pas fatale et nécessaire dans ses réactions, mais libre, volontaire et réfléchie. Elle sait et peut, quand elle le veut, résister à l'influence de ses stimulus et n'obéit pas aveuglément et irrésistiblement à l'action des modificateurs qui la provoquent. Et cette circonstance imprime aux fonctions de cet ordre des caractères particuliers, étrangers à ceux qui distinguent les fonctions vitales. Les aptitudes fonctionnelles ne sont plus les mêmes, et ici commence une autre science, la psychologie ou la *métaphysique*, c'est à dire la science des choses qui sont au delà ou au dessus de *la nature* (φυσις), etc..

Dans les fonctions morbides régies par la force vitale au contraire, quand le stimulus a agi, la réaction est nécessaire, fatale, dirigée par des lois fixes et immuables. Qu'un agent mécanique ou chimique irrite nos tissus, une fièvre locale, une phlegmasie sont nécessaires. Qu'une matière morbifique, délétère, soit introduite dans les premières ou dans les secondes voies, une fièvre humorale ou un vomissement vont se développer sans la participation ou l'influence du *moi*, c'est à dire d'une manière certaine, calculable et prévue d'avance. Qu'une cause extérieure de danger menace l'existence de l'animal; et à son insu, par des instincts puissans, spontanés, irrésistibles, mais imperfectibles, la cause de danger sera combattue. *Natura*, disait Hippocrate, *à nullo edocta et citrà disciplinam, omnia suœ conveniunt efficit*. C'est le triomphe de la première de ces puissances sur celle-ci qui élève et ennoblit l'homme. C'est le triomphe de celle-ci sur la première qui l'abaisse et l'avilit.

Une remarque fort intéressante et qui peut être érigée e[n] loi pathologique des plus constantes et des plus précieuses da[ns] la formation du diagnostic et par conséquent dans la recherch[e] des indications thérapeutiques, une remarque nous reste [à] faire. C'est celle-ci.

Les fonctions pathologiques ou les fièvres essentielles dont nous venons de dérouler la série complète se rapprochen[t] d'autant plus du type intermittent qu'elles affectent des appa[r]eils plus voisins de ceux des fonctions de relation jusqu[']à ceux-ci inclusivement, dont les fièvres offrent ce type au degr[é] le plus marqué. Réciproquement, elles se rapprochent d'autan[t] plus du type continu, qu'elles affectent des appareils plus vo[i]sins de ceux des fonctions vitales communes, jusqu'à celles-[ci] inclusivement, dont les fièvres offrent ce type au degré le pl[us] marqué. Entre ces deux termes de la série, elles sont d'autan[t] plus rémittentes qu'on les observe dans des appareils plus vo[i]sins du premier; et d'autant moins rémittentes, qu'on les ob[-] serve dans des appareils plus voisins du dernier.

Souvenons-nous qu'il n'a été jusqu'ici question que de fièvres essentielles, fonctions pathologiques qui supposent tou[-] jours une synergie, c'est à dire un appareil complet; qu'ains[i] ce sont, sans exception, des maladies avec matière. Nous nou[s] empressons d'ajouter cela, parce qu'on pourrait nous object[er] l'exemple des fièvres intermittentes proprement dites, qui son[t] si fréquentes dans les pays marécageux et qu'on guérit si sûre[-] ment avec le quinquina, et qu'on ne manquerait pas de trou[-] ver que ces fièvres donnent un démenti à la loi précédente puisqu'elles sont intermittentes par excellence, et que pour[-] tant elles n'affectent pas les appareils de la vie de relation, etc.

Nous faisons observer que ces fièvres forment une classe [à] part, qu'elles ne nous semblent pas devoir être rangées dan[s] les fièvres avec matière; dans les fonctions pathologiques don[t] l'appareil est complet et dans lesquelles il y a toujours un sti[-] mulus ou une matière morbifique dont l'élaboration et l'élimi[-] nation constituent la raison d'activité de cette fonction, etc.

Bientôt, nous essaierons de montrer en quelques mots qu'elles méritent plutôt d'être rangées dans la classe des affections spontanées ou sans matière. Elles n'ont donc rien à prétendre dans le cadre que nous venons d'établir, et dont elles ne sauraient ni violer la théorie ni rompre l'ensemble.

Quant à la vérité de la loi précédente, elle est facile à constater. Et d'abord, sans prétendre inaugurer dans la nosologie les fièvres telles que nous en ont offert les appareils de la vie de relation envisagés sous le double rapport de leur raison d'activité physiologique, individuelle ou vitale, et de leur raison d'activité morale, sociale ou psychologique; il est permis de faire remarquer que les fonctions anormales ou pathologiques que ces appareils sont susceptibles d'exécuter et qui doivent *rationnellement* et très rigoureusement être assimilées aux fièvres essentielles en général, il est permis de faire remarquer que ces sortes de fièvres sont nécessairement et de leur nature intermittentes, c'est à dire plus sujettes que toutes les autres fièvres essentielles à s'accomplir en plusieurs actes, à présenter dans leur cours des intervalles de repos plus ou moins longs et plus ou moins irréguliers, ou tout au moins des rémissions très marquées. Et si les classifications pyrétologiques (ce que nous sommes loin de blâmer) n'ont pas de place pour recevoir ces groupes de synergies anormales, en pathologie générale, l'esprit doit néanmoins les concevoir et les assimiler à toutes les autres fièvres dont elles complètent rationnellement le tableau. C'est sous le rapport pratique qu'elles doivent en être exclues. La théorie physiologique doit les y introduire à titre de complément et de conséquence logique des lois et des principes généraux.

Après elles, dans l'ordre indiqué, viennent les fièvres gastriques. Il est inutile de rappeler qu'un des caractères constans de ces fièvres, c'est la forme rémittente, et quelquefois même assez bien intermittente, qu'elles offrent à un degré plus prononcé qu'aucun autre genre de fièvres *essentielles* du cadre nosologique. Puis, nous passons aux fièvres catarrhales, dont une des particularités les moins contestées consiste en ce que ces fièvres sont formées d'une série nombreuse de courtes rémissions et d'exacerbations fréquentes et irrégulières, de frissonnements et de réactions successives et éphémères, etc. Elles sont moins rémittentes que les fièvres gastriques; mais elles le sont beaucoup plus que les fièvres synoques qui viennent après elles, et dans lesquelles nous rangerons les fièvres typhoïdes et inflammatoires. Le nom de *synoques* ou de *fièvres continues* par excellence, qui leur a été de tout temps imposé, atteste assez que le type continu est un de leurs attributs fondamentaux. Mais ce type n'est pas encore absolu ni complet, à ce point qu'elles ne présentent pas de légères rémissions et des phases assez bien réglées de recrudescence, qu'on observe surtout au déclin du jour pour celles-ci, et au lever du soleil pour celles-là. Elles ne justifient donc pas entièrement la dénomination de continentes, c'est à dire d'une égale intensité dans toutes leurs périodes.

Ce type n'appartient réellement qu'aux dernières de nos fièvres essentielles, à celles qui achèvent la série des fonctions pathologiques commencée aux appareils de la vie de relation, nous voulons dire les inflammations, qui seules ont une teneur et une égalité pour ainsi dire toniques et fixes dans toute la durée de chacune de leurs périodes, lorsque rien ne vient suspendre ou troubler leur marche. Les phlegmasies sont donc les seules fièvres parfaitement continentes.

Cette loi pathologique est toute fondée sur une loi physiologique correspondante. En effet, un des caractères les mieux reconnus des fonctions de la vie de relation, c'est l'intermittence d'action. Le sommeil auquel seules elles sont sujettes en est la preuve la plus frappante. L'appareil des fonctions digestives n'est pas toujours en activité. L'exercice de cette activité est pourtant bien moins souvent et bien moins complètement suspendu que dans les appareils précédens. Il est rarement sans aucun travail, et jouit souvent de rémissions plus ou moins complètes; mais là, aux momens de la digestion, des exacerbaions physiologiques bien évidentes. Les appareils des fonctions dépuratives, soit par sécrétion, soit par exhalation, sont dans un travail incessant, mais dont pourtant l'énergie redouble à l'époque de la digestion des secondes voies, et se ralentit au contraire lorsque l'organisme est à jeun. Ces fonctions sont beaucoup plus continues que celles de la digestion gastrique; mais elles le sont moins que celles de la composition et de la décomposition non interrompues des substances propres des parenchymes et les exhalations et résorptions cellulaires. Enfin le plus uniformément agissant de tous est l'appareil des fonctions vitales communes, qui est en quelque sorte le dépositaire de la force vitale, à la conservation de laquelle il veille au moyen de la régénération assidue de la trame organisée et vivante.

Déjà nous avions observé ces faits généraux ou cette loi physiologique, lorsque nous avons résumé notre théorie de la calorification animale. Aux pages 249 et 250, nous avions assigné à la chaleur par influx les mêmes caractères que nous avons retrouvés dans les fièvres nerveuses ou de relation ainsi que dans l'exercice des fonctions physiologiques confiées à ces appareils; et à la chaleur vitale ou végétative, nous avions aussi assigné les mêmes caractères que nous venons de faire remarquer de nouveau dans les fièvres humorales synoques et dans les phlegmasies.

Nous tenons singulièrement à signaler ces concordances, comme des argumens puissans en faveur de l'unité et de la vérité de notre doctrine.

Ainsi achevé, le tableau des fièvres essentielles ou des fonctions pathologiques est donc complet, tant sous le rapport de l'art que sous le rapport théorique. Après cela, il nous importe extrêmement de faire une remarque.

En donnant pour stimulus ou matière morbifique de tous nos appareils fébriles un aliment vicieux, auquel nous avons fait jouer le rôle de cause déterminante de nos fièvres essentielles, depuis les fièvres gastriques jusqu'aux phlegmasies, nous n'avons pas prétendu professer que telle soit toujours la matière morbifique dont l'élaboration et l'élimination constituent [le] but d'activité des appareils fébriles essentiels ou des fonctio[ns] pathologiques. En procédant ainsi (et nous en étions les ma[î]tres, puisque nous faisons de la pathologie générale et non [de] la clinique; que nous discutons les faits généraux ou princ[i]pes, et non les faits spéciaux ou les applications), nous n'avo[ns] voulu que montrer la subordination physiologique et l'anal[o]gie fondamentale de toutes les pyrexies essentielles. Maint[e]nant que cet objet est rempli, nous pouvons et nous devo[ns] ajouter que, bien que cette série physiologiquement subo[r]donnée et descendante des fonctions pathologiques ou des fi[è]vres soit possible cliniquement et s'observe même quelquefo[is] avec plus ou moins de régularité, cependant, le plus souven[t] chacune de ces fièvres est directement produite par la viciatio[n] immédiate du stimulus de l'appareil fébricitant. Expliquons-nou[s].

L'appareil des fonctions d'exhalation, etc...., peut revêtir [le] mode fébrile par une viciation directe et primitive de son st[i]mulus; c'est à dire que les fièvres catarrhales peuvent être e[n]gendrées directement et primitivement par l'altération imm[é]diate des fluides qu'elles sont chargées de séparer du sang [et] d'éliminer. C'est ainsi que, lorsque l'exhalation de ces fluid[es] est empêchée par quelque cause que ce soit, leur retour dan[s] le sang ou la suspension de leur évacuation régulière fo[nt] que le sang en est intempestivement surchargé. Ils acquièren[t] alors un degré de suranimalisation qui les change en stimulu[s] anormaux, en matières morbifiques. Les appareils exhalans o[u] sécréteurs sont provoqués à une série d'opérations ayant pou[r] but l'élaboration et l'élimination de ces matériaux altérés, [et] c'est là ce qui constitue les fièvres catarrhales et inflammato[i]res. Nous reviendrons plus bas sur ce point. L'impression d[u] froid, et surtout du froid humide à certaines époques de l'anné[e] principalement, est la cause la plus commune et la plus puissant[e] pour empêcher et troubler les fonctions d'exhalation soit mu[queuse, soit cutanée, et produire ainsi *médiatement* les ma[ladies catarrhales et inflammatoires.

Ce que nous venons de dire pour les fièvres catarrhales, il faut l'entendre de toutes les autres fièvres humorales essentielles dans lesquelles le stimulus morbifique peut être engendré immédiatement, de quelque manière que ce soit, sans être le résultat d'élaborations pathologiques antérieures.

Les matières morbifiques venant de l'extérieur peuvent ou pénétrer par les voies digestives ou bien être immédiatement introduites dans les secondes voies par les surfaces cutanée et pulmonaire. Très souvent, au contraire, elles sont engendrées dans l'économie et sont le produit d'assimilations ou de désassimilations vicieuses, etc. Comme les indications de la médication antiphlogistique peuvent recevoir d'importantes modifications en raison de toutes ces circonstances, nous en tiendrons compte de nouveau lorsque nous arriverons à ce point essentiel.

Mais ce sur quoi nous tenons à insister maintenant, c'est la nécessité *sine quâ non* d'un stimulus matériel, d'un agent morbifique, d'une matière, d'un levain fébrile pour la production des pyrexies essentielles ou des fonctions pathologiques depuis les fièvres nerveuses de relation jusqu'aux fièvres vitales communes, c'est à dire jusqu'aux phlegmasies. Et c'est à l'occasion des phlegmasies précisément, que nous désirons reprendre cette question si pleine d'intérêt, de nouveauté et de conséquences pratiques. Oui, cette question est pleine de nouveauté, bien que nous sortions à peine d'une phase médicale qui a fait rouler toute la pathologie sur le phénomène de l'irritation et de l'inflammation. Et c'est précisément parce qu'on a eu de ce grand fait l'idée la plus fausse qui se puisse concevoir, c'est précisément parce qu'on s'est mépris sur sa nature et son étiologie, sur son mode de génération et de propagation, de la manière la plus grossière et la plus opposée aux notions fondamentales de la physiologie, qu'on en a fait le pivot de toute la science des maladies et de toute la médecine pratique. Voilà pourquoi il est permis de dire avec toute vérité que cette question est plus neuve que jamais, et qu'on avait sur l'inflammation des idées beaucoup plus saines avant l'usurpation du physiologisme que, depuis la perturbation prodigieuse jetée dans la médecine par ce système aussi superficiel et aussi faux dans ses principes, que hardi et logique dans ses conséquences.

On peut établir que toute la doctrine dite physiologique repose sur une théorie vicieuse des sympathies morbides. Dans cette doctrine, on fait d'abord intervenir des modificateurs externes qu'on ne justifie pas et dont on ne définit pas le mode d'action observable (on verra plus tard combien cette précaution est habile et commandée).

Ces modificateurs externes, par leur propre puissance et sans aucun intermédiaire, irritent ou enflamment quelque portion de tissu vivant. Cette modification locale une fois produite, tous les accidens généraux ou locaux qui naissent ensuite sont des retentissemens sympathiques, d'abord de la première irritation ou inflammation, puis bientôt de la seconde qui en engendre sympathiquement d'autres, celles-ci d'autres encore, etc., etc.... La fièvre, les phlegmasies de seconde génération, les lésions organiques, comme les phénomènes purement dynamiques, les troubles fonctionnels et les lésions de tissu quelconque, etc...., tout cela est le résultat, *par voie de sympathie*, d'inflammations ou d'irritations locales antérieures. Voilà la pathologie.

Découvrir l'irritation locale génératrice, remonter au premier foyer inflammatoire, l'éteindre le plus promptement possible (on sait comment) : voilà la thérapeutique.

Aux assertions pathologiques précédentes, sur lesquelles est construit tout le physiologisme, nous opposons la proposition suivante :

*Une inflammation ou une irritation quelconque n'est jamais sympathique, mais toujours idiopathique, jamais symptomatique (dans le sens où ce mot est pris de nos jours), mais toujours essentielle. En cette qualité elle ne peut, en aucun cas, être produite que par un stimulus matériel agissant sur le lieu même de l'irritation ou de l'inflammation.*

## MÉDICATION ANTIPHLOGISTIQUE. 341

Tout tissu enflammé forme un appareil complet et exécute par conséquent une fonction de l'ordre pathologique, de même que tout tissu sain et vivant forme un appareil complet et exécute une fonction de l'ordre physiologique. Or, un appareil complet et synergique ou une fonction n'existent qu'à la condition d'un support ou moyen, instrument de la fonction ; d'un stimulus, ou principe déterminant de la fonction ; d'une raison d'activité, ou cause finale de la fonction. *Toutes les fois qu'il y a cause finale ou raison d'activité, il y a stimulus ou principe déterminant.* La première de ces deux conditions entraîne forcément la seconde, de même qu'elle implique l'idée de fonction avec la même nécessité logique ; car une fonction, c'est une activité quelconque qui a un but. Pour qu'une inflammation puisse être regardée comme une fonction pathologique ou accidentelle ( par opposition avec la fonction physiologique et normale que remplissait le tissu vivant avant son inflammation ), il faut donc que nous lui reconnaissions un but d'activité. Si nous lui reconnaissons un but d'activité, nous serons forcés de la regarder comme une fonction. Si nous la considérons comme une fonction, c'est à dire comme une activité ayant un but, il est impossible et il serait absurde de ne pas lui supposer un principe déterminant qui soit tout à la fois et la cause provocatrice propre à faire entrer en action l'appareil fonctionnant, et le sujet sur lequel doive s'exercer l'aptitude fonctionnelle de cet appareil, pour remplir le but ou la raison de son activité. Mais dans tous les appareils d'un organisme considéré en tant que vivant et sous le point de vue purement physiologique, le but d'activité consiste exclusivement en des phénomènes d'assimilation et de désassimilation. Il n'est pas un seul appareil, depuis ceux de la vie de relation jusqu'à ceux des fonctions vitales communes ou plastiques, qui n'ait pour raison d'activité un fait d'assimilation ou de décomposition organiques. Or, le stimulus d'un appareil d'assimilation ou de désassimilation, ou la chose qui fait entrer en action un tel appareil, ne peut être qu'un principe assimilable ou désassimilable, par conséquent matériel, et par là même impropre à être transmis par voie de consensus ou de sympathie ; ne pouvant donc agir que sur le lieu où il est appliqué et non autrement. Donc, une inflammation ne peut être produite que par un stimulus matériel portant son action sur le tissu enflammé.

Si maintenant nous démontrons qu'une inflammation est une activité ayant un but, et par conséquent qu'une inflammation est une fonction pathologique, il n'y aura, que nous sachions, rien à opposer au raisonnement par lequel nous avons préparé la conclusion qui précède. Nous allons le démontrer ; puis nous y ajouterons, pour ceux dont l'adhésion serait réfractaire, plusieurs autres argumens non moins péremptoires.

Lorsqu'un agent mécanique ou chimique a blessé nos tissus, en quoi consiste la série d'opérations qui s'accomplissent dans la partie lésée depuis l'instant de sa lésion jusqu'à celui de son rétablissement ? Quelle idée un esprit droit, libre de préoccupations, un observateur exempt des préjugés de l'école, devrat-il se faire des phénomènes *constans, invariables*, assujettis au même ordre de succession, dont il pourra constater l'identité et la marche essentiellement uniforme dans cent mille cas s'il le veut ? Supposons que la cause morbifique agissant par des propriétés chimiques ait eu assez de puissance pour désorganiser et frapper de mort une petite portion de tissu vivant, ou qu'agissant par des propriétés mécaniques, elle ait opéré un déchirement, une solution de continuité avec une légère perte de substance, puis, qu'après avoir produit le dommage, cette cause matérielle soit restée enfoncée dans le tissu ainsi lésé. L'étiologie étant acceptée de l'une des deux façons que nous venons de déterminer, nous nous abstiendrons de faire ici la description des phases successives d'une inflammation traumatique franche et complète, depuis la période d'irritation et de fluxion, jusqu'à celle de cicatrisation définitive. Rien n'est mieux connu.

Pour un observateur ( nous ne parlons pas d'un numériste )

quelles sont les circonstances principales, intéressantes, dominantes en quelque sorte, qui caractérisent ce fait et en constituent la loi?

Il constate d'abord qu'avant sa lésion le tissu vivant était une synergie, un appareil fonctionnant, dont les conditions constitutives nous sont assez connues, savoir, un liquide organisable pour stimulus ou principe, un tissu organisé pour support ou moyen, l'entretien et le renouvellement continuels de cette trame organisée pour fin ou raison d'activité; puis il voit qu'un stimulus anormal et accidentel vient agir sur ce tissu vivant, et que dès lors ses manifestations d'activité vitale sont totalement modifiées. Une série d'opérations inaccoutumées se passe dans la partie, et, à la suite de ces opérations, il observe constamment deux choses, savoir, l'élimination du corps étranger ou du stimulus anormal, et la réparation, au moyen d'un produit organique nouveau, de la perte de substance éprouvée par le tissu.

L'appareil fonctionnant physiologiquement avait un résultat que nous connaissons. Son stimulus devait donc être une matière assimilable. Ce résultat est changé; et au lieu d'être simple et unique, et de consister dans l'entretien continuel et normal du tissu dans son état de vie, il est maintenant double et compliqué, et consiste dans l'élimination du stimulus anormal, puis après cela dans la production d'un tissu nouveau pour remplacer le tissu détruit. Voilà un résultat certain, toujours le même et aussi constant dans son genre que l'était le résultat physiologique dans le sien. L'opération au moyen de laquelle ce dernier résultat était obtenu s'appelait une fonction, parce qu'elle avait un but d'activité, une fin, savoir, le développement et la conservation de l'organisme vivant; il est donc juste et logique d'appeler ainsi la dernière, puisqu'elle a aussi un but d'activité, une fin, savoir, l'élimination d'un agent nuisible, la réparation du dommage causé par lui et, en définitive, comme dans la fonction physiologique, la conservation de l'organisme vivant. Ainsi, le résultat ou le but immédiat sont différens : le résulta ou le but médiat et éloigné sont identiques. En d'autres termes, le même but final est atteint dans les deux opérations, par des moyens différens, en raison de la différence des stimulus et des opérations immédiates que l'action de ce stimulus fait naître. Mais si le résultat éloigné ou le but d'activité définitif sont les mêmes, et si vous avez accordé la qualité de fonction à la première des deux opérations comparées, vous ne pouvez pas, non, vous ne pouvez pas la refuser à la seconde de ces opérations, savoir, l'inflammation. Car une activité quelconque doit être définie, non par l'indication des moyens, mais par celle de la fin; c'est par son but et non par les phénomènes manifestés pour atteindre ce but que tout appareil doit être connu ; autrement il ne l'est pas : cela se réduit à une vérité de sens commun.

Or, ici, les phénomènes seuls diffèrent ; *mais c'est la même force, mue par des lois semblables, qui opère dans les deux cas parce que la raison d'activité est la même.* L'une de ces conditions entraîne l'autre, et nous avons assez insisté ( pages 262 et suivantes ) sur ce fait fondamental auquel on ne saurait trop réfléchir, savoir, que c'est de sa raison d'activité qu'un appareil quelconque tire son aptitude fonctionnelle, c'est à dire la force à l'aide de laquelle il remplit sa fonction. Et ici cette force ou cette aptitude fonctionnelle n'a pas changé, puisque sa raison d'activité est restée la même. C'est toujours la force vitale qui, nous le savons, n'a dans toutes ses manifestations qu'un seul but d'activité, le développement et la conservation des organismes. *Quel que soit l'aspect sous lequel elle se phénoménise, elle n'a pas d'autre raison, et elle ne saurait y parvenir par des lois différentes.*

Serait-ce la diversité des phénomènes, des actes vitaux manifestés dans la nutrition et dans l'inflammation, qui pourrait obscurcir l'idée que nous voulons faire accepter et qui retiendrait l'esprit dans le doute et dans l'obstination? Mais qu'importe cette différence pour la notion que nous cherchons à acquérir? Il nous suffit que la force ou l'aptitude fonctionnelle et que la raison d'activité soient les mêmes. Or, cela

La diversité des phénomènes dans les corps organisés n'est jamais relative qu'à celle des stimulus, et jamais à celle des forces, des aptitudes fonctionnelles ou des buts d'activité. Qu'il nous suffise donc de savoir qu'ici ces dernières conditions ne sont en rien changées, puisque de part et d'autre, c'est à dire dans la nutrition et dans l'inflammation, la cause finale ou la raison d'activité dernière est toujours la conservation de l'organisme ou du tissu vivants.

Voyons pourtant à quoi tient et en quoi consiste cette différence dans les phénomènes, qui s'est toujours opposée à ce que l'idée que nous tendons à faire prévaloir soit comprise et accueillie, différence d'où on a tiré toutes les objections adressées aux hippocratistes contre la doctrine que nous professons.

Lorsque, dans un appareil, la force ou l'aptitude fonctionnelles restent les mêmes, la raison d'activité ou la fin restent également les mêmes, et *réciproquement*. Le stimulus de l'appareil peut changer, sans que cela entraîne en rien le changement ni de l'aptitude fonctionnelle, ni par conséquent du but d'activité de cet appareil. Qu'y a-t-il donc de change dans l'appareil par suite du changement du stimulus, car ce changement doit de toute nécessité y apporter des modifications quelconques? Ce qu'il y a de changé, ce sont tout simplement les manifestations, les phénomènes d'activité de l'appareil, bien que l'aptitude fonctionnelle et la raison d'activité soient immuables. Et cela se conçoit à merveille dans le sujet qui nous occupe.

Dans l'appareil normal des fonctions vitales communes ou dans la nutrition, la raison d'activité immédiate est une et simple; c'est l'assimilation d'un stimulus assimilable, et par ce moyen la conservation du tissu vivant, car ce stimulus assimilable c'est un agent matériel, c'est le fluide nourricier. Ce stimulus n'agit donc que d'une manière, et par conséquent le but médiat et éloigné, qui est toujours unique, est rempli à l'aide d'un seul genre d'opération, savoir, l'assimilation. Ces manifestations d'activité sont simples et normales pour correspondre à ce genre de travail lui-même simple et normal.

Mais dans l'appareil anormal et pathologique des fonctions vitales communes ou dans l'inflammation, la raison d'activité immédiate est double et complexe; c'est d'abord la désassimilation d'un stimulus inassimilable; ensuite la réparation de l'atteinte avec désorganisation qu'ont dû subir les tissus vivans; et par ce double moyen, la conservation de ces tissus; car ce stimulus inassimilable, c'est un agent matériel, un corps étranger. Ce stimulus a donc agi de deux manières, d'abord comme corps inassimilable et devant être éliminé; ensuite comme puissance désorganisatrice, nécessitant par cela même un travail de réorganisation. Conséquemment le but médiat et éloigné, qui est toujours unique, est rempli à l'aide de deux genres d'opérations, savoir, l'élimination, puis la cicatrisation. Les manifestations d'activité sont complexes et anormales, pour correspondre à ce genre de travail lui-même complexe et anormal.

On remarquera que dans l'énoncé en quelque sorte parallèle des deux séries de faits que nous venons de faire, nous avons avec intention transporté à l'une les expressions par lesquelles nous avions traduit l'autre, afin d'ajouter encore par l'identité fondamentale des formules à l'identité fondamentale des choses formulées.

Ainsi donc, dans ces deux appareils, le but final d'activité étant absolument le même, la force qui produit les phénomènes ne peut non plus avoir changé. Les phénomènes ou les actes organiques seulement ont un autre aspect en raison des nouvelles opérations qu'a suscitées dans l'appareil la présence d'un stimulus extraordinaire. Et ce que nous disons est si vrai qu'il n'est personne qui osât soutenir que ce n'est pas la même force qui se manifeste et dans les actes de la nutrition, et dans ceux de l'inflammation. La nature de cette force n'est non plus contestée par personne : c'est la force vitale, qui ne saurait changer de nature ni de lois toutes les fois que les stimulus qui la font entrer en exercice varient dans leurs modes d'action. Mais si c'est la même force qui préside et aux phénomènes de la nutrition et à ceux de l'inflammation, il s'ensuit rigoureusement que ces deux opérations ont le même but définitif d'activité, car deux buts d'activité identiques supposent la même force agissante; et partout où la même force agit, les raisons dernières d'activité sont identiques. Donc si la nutrition est une activité ayant un but, ou, en d'autres termes, si la nutrition est une fonction, l'inflammation aussi est une activité ayant un but, ou, en d'autres termes, l'inflammation est une fonction.

Maintenant, qu'on veuille bien se rappeler la première proposition dans laquelle nous avons, pour ainsi dire, posé les prémisses de notre démonstration, et on saura que la conclusion par laquelle nous venons de l'achever contient implicitement l'espèce de théorème par lequel nous avons commencé, et qui n'était en quelque sorte que la conséquence anticipée de toute l'argumentation qui a suivi.

En effet, si une inflammation, comme un acte de nutrition, a un appareil complet composé d'un stimulus, d'un support et d'une raison d'activité; et si, par conséquent, une inflammation est une fonction; si, de plus, la force en vertu de laquelle cette fonction s'exécute est la même dans l'inflammation que dans la nutrition, c'est à dire si c'est la force vitale, le stimulus de cette fonction pathologique ne peut être que matériel; car toute fonction vitale ou organique, ayant pour but d'activité un acte d'assimilation ou de désassimilation, exige pour s'exercer un stimulus à assimiler ou à désassimiler; or, un tel stimulus ne peut être que matériel. Donc, *une inflammation quelconque ne peut être produite que par un stimulus matériel agissant sur le lieu même de l'inflammation; et, par conséquent, une inflammation n'est jamais sympathique, mais toujours idiopathique; jamais symptomatique, mais toujours essentielle.*

Nous nous retrouvons donc à notre point de départ après avoir parcouru un chemin difficile et peu battu, mais en définitive droit et sans solutions de continuité. Nous n'avons laissé qu'une seule proposition sans démonstration, parce que plusieurs fois dans le cours de ce chapitre (principalement aux pages 208, 241, 289, etc., etc.....) nous l'avions surabondamment développée et mise au dessus de toute contestation : nous voulons parler de cette proposition, savoir, que tous les appareils de l'homme, considéré *en tant que vivant et se reproduisant*, ont pour but d'activité des actes d'assimilation ou de désassimilation. Nous défions qu'on nous montre une seule fonction, depuis celles de la vie de relation jusqu'à celles de la nutrition interstitielle, qui n'accomplisse et ne soit destinée à accomplir un des deux phénomènes que nous venons de dire ou tous les deux ensemble. Si toute fonction physiologique a un stimulus normal à assimiler ou à éliminer, toute fonction pathologique doit avoir un stimulus anormal à assimiler et à éliminer, et pour nous en tenir à l'appareil des fonctions vitales communes dans lesquelles se passent et la nutrition interstitielle et l'inflammation, ou, si l'on veut, la plasticité physiologique et naturelle et la plasticité pathologique et accidentelle, il est de toute évidence que dans les deux cas il faut à cet appareil ou un stimulus plastique et organisable, quand il exécute sa fonction physiologique, ou bien un stimulus non plastique et désorganisateur, quand il exécute sa fonction pathologique.

Après tout, la force vitale, ayant pour raison d'activité la formation des matières organisées, et, par ce moyen, la création et le développement des organismes (comme nous l'avons démontré page 268 et ailleurs), ne peut employer dans ce but que des appareils d'assimilation organique, lesquels ne peuvent avoir pour stimulus que des matières organisables ; car, le moment est venu de nous le rappeler, *le stimulus, c'est ce qui est assimilé par l'instrument ou l'organe de la fonction*.

Nous avons reconnu dans une inflammation traumatique trois choses : 1° une force agissante, la force vitale ; 2° des manifestations d'activité, savoir, les phénomènes inflammatoires ; 3° enfin, un stimulus anormal ou un corps étranger irritant. Nous avons reconnu, de plus, que les manifestations d'activité ou les phénomènes inflammatoires avaient été déterminés par ce stimulus. Or, toutes les fois qu'une force, qu'une aptitude fonctionnelle quelconque, agissent sur un stimulus, il y a un but d'activité. Mais toutes les fois qu'il y a but d'activité, il y a fonction. *Donc une inflammation traumatique est une fonction.*

Toute notre démonstration est résumée et contenue dans ce dernier argument.

Quand notre observateur a ainsi déterminé que toute inflammation traumatique est une fonction pathologique et exige par conséquent pour sa production l'action d'un stimulus matériel non plastique et désorganisateur sur le tissu vivant, supposons qu'il assiste à des expériences faites sur des animaux, et dans lesquelles des liquides inassimilables quelconques sont immédiatement introduits dans les secondes voies, et vont de cette manière altérer le sang.

Un espace de temps plus ou moins long s'écoule depuis le moment de cette opération, selon que la quantité de substance hétérogène a été plus ou moins abondante, ou ses qualités plus ou moins délétères, et alors il voit, soit dans la profondeur des tissus, soit à la surface des membranes d'élimination internes ou externes, il voit naître, se développer et se terminer une ou plusieurs inflammations essentiellement semblables à celles dont il avait été témoin dans le cas de traumatisme.

Il y a une période d'irritation et de fluxion, une période de suppuration et d'élimination, enfin une période de restauration ou de cicatrisation. Il ne lui manque, pour constater l'identité de cette inflammation avec la précédente, qu'un stimulus anormal, un corps étranger irritant et désorganisateur. Il se rappelle alors que la veille ou quelques jours auparavant, un liquide inassimilable a été mélangé au sang de l'animal. La physiologie vient à son secours, et lui apprend que le tissu cellulaire ou plutôt toute trame vivante est le siège ou le support de la nutrition, et que le sang est le stimulus qui fait entrer en action ce support pour l'accomplissement des phénomènes plastiques ou nutritifs. Mais ce sang contient maintenant des substances impropres à la nutrition, puisqu'on y a mélangé un liquide inassimilable. Au lieu d'être le stimulus normal de

l'appareil de la nutrition interstitielle, il est pour cet appare[il]
un stimulus anormal et morbifique, c'est à dire irritant. Pui[s]
qu'il y a eu une période de désassimilation et une période [de]
réorganisation, c'est que là a agi un stimulus inassimilable [et]
désorganisateur, soit chimiquement, soit mécaniquement, car [ce]
qui désorganise un tissu doit toujours agir de l'une de c[es]
deux manières. En un mot, comme dans l'inflammation tra[u]matique, il voit dans cette inflammation de cause interne [le]
but d'activité rempli, savoir, une élimination, une cicatris[a]tion, puis le rétablissement et la conservation du tissu malad[e]
et il en conclut fort rigoureusement qu'un stimulus inassim[i]lable, irritant et désorganisateur, a été nécessaire, puisqu[e]
toute raison d'activité dans un appareil y suppose un stimulu[s].
Or, tout appareil qui a une raison d'activité étant une foncti[on]
il est invinciblement amené à reconnaître que les inflammatio[ns]
produites par des matières hétérogènes mêlées au sang so[nt]
des fonctions pathologiques.

Il observe ensuite des inoculations de virus divers; les mêm[es]
phénomènes se présentent à lui. Puis, bientôt il ne lui est pl[us]
donné de voir, de toucher et d'introduire lui-même dans [le]
sang des matières hétérogènes ou virulentes; mais des inflam[m]ations ne différant essentiellement en rien de toutes cell[es]
suivies jusqu'ici et dont le principe déterminant tombait so[us]
les sens, s'accomplissent sous ses yeux, et il apprend que l[es]
malades ont été en contact avec des sujets affectés des mêm[es]
inflammations, ou ont respiré l'atmosphère de ces sujets; o[u]
bien encore, que les malades se sont nourris de substances ma[l]saines, ont bu des liquides malfaisans, vénéneux, et dont l'i[n]troduction immédiate dans les voies circulatoires produit d'h[a]bitude des phlegmasies analogues à celle qu'il observe. Ailleur[s]
il constate que sous l'impression du froid, le corps étan[t]
échauffé et en sueur, ou même en l'absence de cette derniè[re]
condition, la perspiration cutanée, etc., a été arrêtée; qu'un[e]
exhalation, une sécrétion ou tout autre flux, etc., ont été sup[]
primés sous l'influence d'une émotion morale ou d'une caus[e]

quelconque; que par conséquent, dans tous ces cas, des matières excrémentitielles sont restées mêlées au sang dont elles devaient être éliminées, etc...; toujours, en un mot, en présence d'une inflammation, il découvre une circonstance qui a dû altérer et a en effet altéré le stimulus normal des fonctions plastiques, qui a dû rendre et a rendu en effet le sang inassimilable et devant subir une dépuration, au lieu d'être assimilable et devant subir une assimilation, etc.....

Quelquefois la phlegmasie n'est composée que d'une seule période, celle d'irritation et d'élimination ou de crise, et il n'observe pas de période de régénération de tissu ou de cicatrisation; et il en conclut que, dans ces cas, le stimulus anormal ou inflammatoire n'a agi que d'une seule manière, comme agent irritant, simplement hétérogène et impropre à l'assimilation, puisque les manifestations d'activité n'ont abouti qu'à un seul résultat, savoir, la crise ou l'élimination. L'inflammation a donc été fausse, incomplète, catarrhale, etc...; car si la matière morbifique avait en même temps agi comme stimulus désorganisateur, il y aurait eu deux raisons d'activité, l'élimination et la cicatrisation; l'inflammation aurait été alors vraie, complète, phlegmoneuse, ou gangréneuse, ou ulcéreuse, etc... Tout jusqu'ici lui révèle donc encore une fonction.

Mais voici que chez d'autres sujets des phlegmasies isolées ou multiples, complètes ou incomplètes, se développent simultanément ou successivement. L'observateur cherche avec attention pour s'en rendre compte à saisir une circonstance appréciable qui, comme tout à l'heure, ait favorisé ou produit l'introduction d'un agent inassimilable dans les secondes voies, ou bien qui ait troublé, ralenti ou empêché l'élimination et la dépuration d'un liquide d'exhalation, de sécrétion ou d'excrétion quelconques; mais c'est en vain qu'il cherche; il n'en découvre aucune. Tout à l'heure, la cause était sous ses yeux palpable et matérielle comme l'effet; et le rapport qui liait l'un à l'autre s'établissait comme de lui-même en procédant, ainsi que nous l'avons fait, du connu à l'inconnu, de ce qui est incontestable et évident à ce qui est contesté et moins frappant; e passant dans l'étude de l'objet observé, du point de vue cryp toristique au point de vue troponomique; en s'élevant de l chirurgie à la médecine. Maintenant, au contraire, l'effet se le frappe. Voilà bien une inflammation avec tous les caractère la marche, les résultats qu'elle présentait lorsqu'il pouvait l produire à volonté, lorsqu'il tenait dans ses mains la caus déterminante ou le stimulus, et pourtant cette cause détermi nante, ce stimulus lui échappent. Il est malgré lui placé dan l'étroite et inexorable alternative de supposer que cette inflam mation n'a pas de cause ou bien qu'elle en a une; et comme ne peut s'arrêter qu'à cette dernière supposition, il est invin ciblement entraîné à affirmer que cette cause est matérielle. S'i la niait, il serait forcé de le nier aussi pour les inflammation qu'il a produites lui-même en introduisant dans le sang de matières hétérogènes; et s'il le nie pour celle-ci, il ne sera qu conséquent en le niant pour les cas où, tenant en mains et di rigeant lui-même l'agent inflammatoire, il a déterminé de phlegmasies traumatiques. Or, forcé d'accorder que ces der nières ont eu pour stimulus ou cause déterminante un agen matériel, il commettrait le plus grossier contre-sens et tombe rait dans la contradiction la plus choquante, s'il hésitait à ad mettre la même étiologie pour d'autres dont la cause en tan que tangible et visible se soustrait à ses sens, mais que so esprit voit et touche par l'induction, instrument aussi fidèle que l'œil, bien que, comme lui, il ait ses illusions. Quand o sait s'en servir, il ne trompe pas. Seulement, c'est plus difficil que de regarder et de compter.

Et cette induction n'a rien que de légitime : nous dison plus, elle est nécessaire et s'impose d'elle-même. En effet, d moment où notre observateur constate que ces phlegmasie auxquelles il ne peut assigner de cause déterminante apprécia ble sont en tout semblables à celles où cette cause se révélai avec évidence, il avoue par là, et il ne saurait s'en dispenser qu'elles sont de véritables fonctions, car il est forcé de leur reconnaître un but d'activité; mais il n'ignore pas *que cette dernière condition entraîne celle de l'action d'un stimulus;* or, toute fonction organique ayant pour but un fait d'assimilation ou de désassimilation exige, pour entrer en action et s'accomplir, un stimulus assimilable, et par conséquent matériel. On voit que nous aboutissons toujours au même argument.

Quand on observe des phénomènes d'irritation, de fluxion, d'élimination et de régénération de tissu, de réorganisation ou de cicatrisation, force est bien de supposer, quoiqu'on ne puisse le voir et le toucher, un stimulus irritant, inassimilable et désorganisateur, c'est à dire matériel; or, on observe tout cela dans les phlegmasies en question; donc elles sont produites, comme les phlegmasies traumatiques auxquelles elles sont essentiellement semblables, par des causes matérielles. Nous ne voyons pas ce qu'il y a à répondre à ce raisonnement; car, encore un coup, si, pour opérer des actes d'assimilation et de désassimilation physiologiques ou de plasticité normale, il faut un stimulus assimilable, plastique et partant matériel, pour opérer des actes d'assimilation, de désassimilation pathologiques et de plasticité anormale, il faut un stimulus inassimilable, non plastique, désorganisateur et partant matériel.

Mais il est invisible : nous n'avons pas assisté à son action, notre œil n'a pas suivi et constaté la réalité et la matérialité de son agression, comme il avait suivi et constaté celle du corps vulnérant dans les cas d'inflammation traumatique. Qu'importe? L'identité des effets n'implique-t-elle pas l'identité des causes? Où en seraient les sciences, si l'esprit n'admettait que ce qui peut frapper les cinq sens? Avez-vous vu le virus varioleux, le virus syphilitique se diriger vers le tissu de la peau et y produire l'un des pustules varioleuses, l'autre des pustules syphilitiques? En êtes-vous moins sûr du rapport d'effet à cause qui lie ces deux faits? Si le tartre stibié, c'est à dire un agent matériel agissant par des propriétés chimiques, appliqué sur la peau, y produit des pustules, n'admettrez-vous pas que le virus varioleux que vous avez introduit vous-même dans le sang, et dont l'inoculation est suivie après quelques jours du développement de pustules à la peau, a agi sur ce tissu *de dedans en dehors*, comme le tartre stibié avait agi sur ce même tissu *de dehors en dedans*? Et si, après avoir été forcé de faire ce rapprochement, vous voyez survenir sur la peau du même individu des pustules diverses que vous appellerez acné, impétigo, teigne, etc...., bien qu'alors vous n'ayez appliqué sur la peau ni corps irritant, ni inséré dans le sang aucun virus, en serez-vous moins conduit à supposer que le sang de cet individu a contracté une crase particulière, une composition vicieuse, soit par des assimilations vicieuses, soit par des désassimilations imparfaites, et qu'ainsi la peau, organe d'exhalation et de dépuration, a reçu avec le sang, qui lui arrive incessamment, des principes inassimilables, irritans, qui n'ont pu être déposés à sa surface et être éliminés sans attaquer son tissu, le phlogoser et le désorganiser? Dans l'acné punctata, ne prenez-vous pas sur le fait, pour ainsi dire, cet agent irritant et matériel? Dans la pustule vaccinale, variolique, dothinentérique, dans le furoncle, etc...., ne touchez-vous pas du doigt la matière dont la présence dans les tissus vivans a causé toute la série des opérations inflammatoires de la fonction pathologique, de la fièvre essentielle de tissu? Est-il dans les organismes quelque chose de plus mobile et variable dans sa composition que le sang, dont la constitution est à tout instant modifiée par des absorptions vicieuses ou des dépurations incomplètes, et dont la crase physiologique se rétablit incessamment par des excrétions diverses, c'est à dire des dépurations normales et physiologiques ou par des dépurations anormales et pathologiques, c'est à dire des hémorrhagies, des flux, des fièvres et des phlegmasies?

Dans tous ces cas et dans mille autres, l'agent matériel, le stimulus inflammatoire ne vient plus du dehors; il se forme au dedans et n'en est pas moins réel et matériel pour cela. C'est toujours une épine qui se fixe dans les tissus et les irrite; mais au lieu de s'enfoncer de dehors en dedans, comme dans les cas de traumatisme, elle s'enfonce de dedans en dehors comme dans les inflammations de cause interne; alors elle prenait, pour Vanhelmont, le nom d'épine métaphysique, *spina metaphysica*, parce qu'elle échappait aux regards; car ici et dans la pensée de Vanhelmont, le mot métaphysique ne signifie pas autre chose. Quand Hippocrate disait : *ubi stimulus, ibi fluxus*, à n'en pas douter il avait en vue la fluxion inflammatoire et voulait parler d'un stimulus irritant, et par conséquent matériel, ou d'une épine visible, agissant de dehors en dedans, ou d'une épine invisible et agissant de dedans en dehors. Ceux qui ont substitué le mot *dolor* au mot *stimulus*, et ont fait dire à Hippocrate : *ubi dolor, ibi fluxus*, ceux-là se sont, à leur insu, j'espère, moqués du père de la médecine; car ils l'ont supposé assez peu observateur pour lui faire dire qu'une douleur, c'est à dire une modification anormale de la sensibilité, pouvait être le stimulus ou la cause déterminante d'une inflammation. Or, Hippocrate savait à merveille qu'un désordre de la sensibilité ou de la contractilité, qu'une douleur, par exemple, était par elle-même et en l'absence d'un stimulus matériel, incapable de produire une fluxion inflammatoire. Il n'ignorait pas qu'une névralgie, ce type de la plus violente douleur, quand elle est simple et exquise, peut occuper un tissu pendant plusieurs années sans y causer la moindre inflammation, la fluxion la plus légère; que très souvent même la partie douloureuse est pâle, comme *défluxionnée*, et que quelquefois aussi, une fluxion inflammatoire venant à s'y développer, la douleur se calme ou se dissipe, etc., etc...

Pour qu'il y ait fluxion inflammatoire, *fluxus*, il faut donc qu'il y ait stimulation irritante et matérielle, *stimulus*. Mais si toutes les fois qu'il y a *stimulus* il y a *fluxus*, on peut et on doit dire réciproquement que toutes les fois qu'il y a *fluxus* il y a *stimulus*.

On a vu que la longue argumentation qui précède n'a eu pour objet que la démonstration d'un seul point, savoir, une inflammation, quelle qu'elle soit, a-t-elle les caractères d'une fonction anormale? Nous ne pensons pas, d'après tout ce qui été dit, qu'on puisse à cette question répondre autrement q[ue] par l'affirmative. Or, cette réponse affirmative renferme, comm[e] on le sait, la preuve logique et nécessaire de la propositi[on] qu'il fallait démontrer, savoir, qu'une irritation ou une inflan[m]mation quelconques ne peuvent être produites que par u[n] stimulus matériel agissant sur le lieu même de l'irritation [ou] de l'inflammation. Nous pourrions très-bien nous content[er] d'avoir exposé et déduit les preuves de cette première partie [de] notre proposition, car si la vérité de ce premier fait général [a] été suffisamment établie, l'évidence et la certitude de l'aut[re] ne sauraient être contestées. On se rappelle que ce compl[é]ment de notre proposition est celui-ci : *une inflammation n'e*[st] *jamais sympathique, mais toujours idiopathique ; jamais sym*[p]*tomatique ( ou produite par voie de sympathie ), mais toujou*[rs] *essentielle.*

Sans doute que les preuves de cette assertion sont renfermé[es] dans celles de la première proposition, puisque, s'il est vr[ai] qu'une irritation ou une inflammation ne peuvent se dévelo[p]per que sous l'action d'un stimulus irritant et matériel, il e[st] conséquemment hors de doute qu'elles ne sauraient se produi[re] ni se propager par le moyen des sympathies et des correspo[n]dances que le système nerveux établit entre les divers poin[ts] du corps. En démontrant donc directement cette dernière pr[o]position, nous ne ferons que fortifier indirectement la véri[té] de celle que nous venons de prouver, comme en démontra[nt] directement celle-ci, nous avons indirectement donné les preuves de l'autre.

Dans l'école dite physiologique, on ne se sert que de locutions comme celles-ci : l'irritation ou l'inflammation de l'intestin a réagi sur le poumon et a produit une pneumonie ; sur l[a] plèvre, une pleurésie, etc...; la gastrite a réagi sur la peau e[t] a produit l'érysipèle ; l'irritation tuberculeuse des poumons [a] réagi sur le mésentère et a produit le carreau, ou réciproque[ment] ment ; en un mot, on fait voyager l'irritation et l'inflammatio[n] dans l'économie au moyen des sympathies, le long des nerfs : c'est l'innervation qui est chargée de produire et de propager les phlegmasies, car on dit, et on ne fait que cela : l'inflammation de l'estomac a été communiquée au cerveau par le moyen du nerf pneumo-gastrique, et ce même nerf l'a ensuite transmise du cerveau au poumon. Les plexus nerveux ganglionnaires surtout sont représentés comme des espèces de batteries lançant l'inflammation sur les viscères. Le plexus coronaire stomachique *foudroie* le foie, qui par le plexus hépatique *foudroie* la rate, qui par le plexus splénique foudroie les intestins, qui par les plexus mésentériques foudroient...... Pour le ganglion semi-lunaire, il procède par *explosions* immenses qui peuvent semer l'inflammation dans des points nombreux et *incendier tout l'organisme*. Le cerveau irrité a le même droit : on le fait régner ainsi sur les fonctions plastiques, parce qu'on en a eu besoin, de même que, si on n'a pas fait régner les fonctions plastiques sur le cerveau, c'est qu'on n'en a pas eu besoin. Voilà où conduit un principe faux, logiquement développé : à bâtir une pathologie à l'usage de ce principe, et une physiologie à l'usage de cette pathologie.

Mais un esprit puissant et fait pour la vérité est mal à son aise dans l'erreur. Il lui est difficile de soutenir contre le vrai une lutte opiniâtre sans céder quelquefois et à son insu aux attractions sympathiques qu'exerce sur lui la force en dehors de laquelle il a voulu se créer un empire.

C'est ce qui est arrivé bien souvent à l'illustre professeur que nous n'osons attaquer qu'au nom de la médecine de vingt-deux siècles. Principes d'aujourd'hui contre principes de la veille, un contre un, nous tremblerions dans notre faiblesse devant celui qui a tenu en France pendant quinze ans le bâton d'Esculape ; mais nous avons derrière nous une noble et imposante lignée qui d'Hippocrate à nos jours a transmis inviolable le dépôt des dogmes que nous défendons, et, ainsi grandis par l'élévation de notre base, nous dominons celui qui n'est grand que par l'élévation de son génie et non par celle d'une doctrine qui, entre les mains de ses élèves, ne mérite pas une réfutation sérieuse.

La doctrine dite physiologique tient à son auteur; elle vit par son immense talent; car par elle-même elle n'a aucune condition de solidité et de durée. Les élèves ne savent rien en tirer. Ils n'ont pas assez d'art et d'habileté pour en dilater l'étroitesse et draper la maigreur et la nudité. Une telle doctrine est incarnée à son auteur. Celui qui de rien a su faire quelque chose, peut seul entretenir cette vie factice à force de la réchauffer de son souffle ardent et de la restaurer sans cesse par les inépuisables artifices de sa dialectique, etc..... La médecine hippocratique au contraire vit de sa vie intrinsèque. Sa vérité et sa force sont indépendantes des hommes qui la professent. Ils meurent, elle survit; s'ils sont faibles, elle leur prête son crédit et son autorité; même entre leurs mains, elle sait se soutenir; seulement ils ne la fécondent pas. S'ils sont forts, elle leur inspire de ces œuvres que le temps respecte; que les faux systèmes éprouvent, mais qu'ils retrempent; de ces œuvres où toutes les découvertes d'une époque viennent se concentrer comme dans un foyer commun pour s'y fondre et en rejaillir fécondées sur l'art et sur la science.

M. le professeur Broussais se sert donc des sympathies et de l'innervation pour expliquer le mode de production et de propagation des phlegmasies. Le système nerveux est donc pour lui l'instrument de cette propagation et le stimulus de cette génération. Nous l'avons dit, toute sa doctrine pathologique, toute la thérapeutique qui en découle, sont appuyées sur ces principes ainsi que sur ceux de la génération des fièvres essentielles par le même mécanisme. C'est une restauration brillante du vieux solidisme préparée en pathologie par le scepticisme de Pinel, essayée en psychologie par le matérialisme de Cabanis, assise sur de nouveaux fondemens par les travaux anatomiques de Bichat, enfin, à l'aide d'une extension abusive de la doctrine des sympathies physiologiques de ce dernier, consommée par M. Broussais, et devenue sous sa forte plume ce que le solidisme n'avait pas encore été, un système complet, lié, fortifié sur tous les points, séduisant par sa simplicité, et concluant logiquement à une thérapeutique qui, dans ce moment encore, domine la médecine clinique, et asservit dans leur pratique ceux-là même qui ne partagent plus la doctrine (1).

(1) A l'instant même où nous venions d'écrire ces lignes, nous apprenons la mort de l'illustre professeur de pathologie et de thérapeutique générales de la faculté de Paris.

L'Europe médicale est, depuis quelques heures, veuve de sa plus grande renommée... La médecine française n'a même plus de représentant... L'histoire vient d'ouvrir ses pages à la doctrine physiologique!... C'est là seulement que la postérité la trouvera; mais toujours identifiée à son auteur, toute en lui et par lui; car, ici, la force de l'œuvre ne représente que celle de l'auteur, et c'était une force prodigieuse.

Honneur à celui qui a ébranlé d'une main si puissante les fondemens de la médecine de vingt-deux siècles! parce que (et la loi immuable du progrès nous le garantit), il n'aura pas été permis que de si admirables efforts aient usé toute une vie, consumé le plus beau génie, pour enfanter et défendre une conception ingénieuse, enrichir la littérature médicale et graver l'épitaphe d'une illustre tombe. Des combats si glorieusement soutenus pendant trente années produiront, croyez-le, d'autres fruits que ceux d'avoir légué à l'avenir un système artificiel qui ne serait pas sorti viable du cerveau même du plus fameux des élèves de M. Broussais qu'il vous plaira me nommer.

Dans les sciences, le progrès est une sorte de fonction soumise à la loi universelle du principe, du moyen et de la fin. A une époque donnée, cette fonction a des principes ou des circonstances qui la déterminent; les instrumens ou des intelligences qui l'exécutent; puis, une fin antérieure à toute cette activité, car elle en est le motif et la raison dernière. Quand ce but est éloigné et difficile, tous les instrumens de la fonction, toutes les intelligences employées à cette grande œuvre du progrès, ne l'aperçoivent pas. La période d'élaboration a plusieurs phases, et il est rare que les esprits qui sont préposés à la consommation les premières aient le secret du résultat définitif auquel pourtant ils travaillent.

Dans la phase d'invasion de cette sorte de synergie sociale, les mouvemens sont impétueux, ardens; ils profanent, attaquent, débordent tout, et sont en apparence destructeurs des idées préexistantes qui, pour un instant dispersées et presque anéanties, doivent pourtant sortir éprou-

Et pourtant cette thérapeutique est entièrement fondée sur l'erreur que nous venons déjà de combattre et que nous allons

vées et plus fortes des commotions terribles et fécondantes qui menaçaient d'abord de les renverser à jamais.

M. Broussais, — gloire lui en soit rendue! — a accompli avec une énergie et un succès admirables cette réaction qui avait eu sa période de préparation et d'opportunité, si on peut ainsi dire, dans les travaux de Haller, Pinel, Cabanis et Bichat. Il a si puissamment agité la science, il a soumis le minerai à un tel feu qu'il l'a, ce n'est pas trop dire, incinéré; et il fallait qu'il le fût, pour que le métal purifié et mis à nu pût recouvrer son ancien éclat, son homogénéité native, enfin la solidité qu'il emprunte sans cesse au temps et aux progrès partiels.

Depuis quelques années déjà ce travail herculéen était achevé, et son immortel auteur, qui croyait le but définitif atteint, s'indignait amèrement en voyant l'éclectisme chercher à reconnaître et à choisir les bonnes parcelles, et le numérisme exclusivement occupé à les ranger les unes à côté des autres et à les compter... Et ce grand homme avait raison, lui pour qui la fin était consommée par la publication du quatrième volume de l'*Examen*; tandis qu'une troisième période de la fonction ne faisait que commencer : la période de séparation et de vérification du point de vue purement Cnidien et numérique. On conçoit, en effet, qu'une telle opération était devenue nécessaire après la dissolution de tous les élémens et au milieu des ruines entassées de la vieille science. En conséquence, il disait à ces travailleurs d'un autre ordre : Que choisissez-vous? que comptez-vous? La science est constituée, — le but est atteint. La médecine physiologique est la vérité promise, le progrès conquis par tant de labeurs. Tout est vérifié : je vous donne des principes certains; je m'appuie sur l'anatomie et la physiologie; je conclus à une prophylaxie et à une thérapeutique simples et facilement déductibles de ma pathologie : j'en ai même tiré une psychologie nouvelle..... et ainsi la doctrine physiologique refait et inaugure toute une science de l'homme !...
— Mais sa grande tâche était accomplie, et avec elle sa vie brillante et tourmentée. L'avenir ne lui appartenait pas directement : il n'avait dû en être que le précurseur.

Ce serait donc une grave erreur, que de penser que la véritable fonction de Broussais, dans le nouveau progrès des sciences physiologiques et médicales, a été la poursuite et la réalisation de sa conception systématique. Il faut s'élever plus haut, et ne pas ainsi restreindre la mission et les pouvoirs de cette rare et supérieure intelligence.

La doctrine de l'*irritation*, etc., n'a été qu'un aliment à son activité,

attaquer de nouveau en nous servant de la physiologie de M. Broussais pour réfuter sa médecine physiologique.

qu'une sorte d'appât offert à son génie, qu'un moyen de stimuler son ardeur et de lui faire entreprendre et exécuter ces beaux travaux critiques qui n'ont encore produit que leurs fruits immédiats, mais qui plus tard auront leur véritable fin en dehors d'eux-mêmes; car nous le savons : en toute chose la fin doit exister en dehors des moyens. C'est une loi générale.

Oui, la fonction continue, le but n'est pas atteint. Qui oserait croire qu'il l'est ou qu'il puisse l'être par l'éclectisme, le numérisme et la médecine exacte? Celui dont la mort vient de nous remplir d'une si profonde émotion savait bien que non; et c'est, à notre avis, faire de lui un éloge plus vrai et mieux senti que tous ceux dont ses élèves vont fatiguer sa cendre, que de dire en quelle pitié il prenait cette *philosophie médicale* qui se compose de chiffres et de tableaux statistiques, de formules, d'empirisme, de médecine exacte, en un mot de tout ce qui peut rendre la science et l'art essentiellement anti-philosophiques et improgressifs, de tout ce qu'il n'avait cessé de combattre, d'étouffer ou de flétrir lui-même. Qu'il a dû s'indigner souvent, en pensant que la clinique médicale de la Charité était généralement regardée comme l'héritière de sa gloire, la dépositaire de ses idées et l'instrument actuel du développement dont il les croyait encore susceptibles !

Nous devons à sa mémoire ce dernier hommage, de dire que nous ne l'avons jamais pensé.

Et maintenant, le moyen le plus digne d'honorer Broussais, c'est de profiter de ses salutaires erreurs; car si l'erreur est toujours stérile et obscure considérée dans ses résultats immédiats, elle est souvent, dans ses résultats et dans l'accomplissement laborieux de la fonction du progrès, féconde et lumineuse. Et qui ne sait que l'auteur de l'*Examen* éclaire ceux qu'il n'égare pas? Que ceux qui croient à la science cherchent à cette lumière le but et l'avenir, et qu'à défaut du génie qui meurt ils s'appuient sur la vérité immortelle!

Celui qui dégagerait ce but des nuages qui le cachent, et saurait le montrer ce qu'il est, aurait bien mérité de la science; car on ne le dédaigne que parce qu'on ne le connaît pas. Qu'il soit aperçu dans toute sa grandeur; qu'on vienne seulement à soupçonner qu'il résume tous les progrès passés, féconde les acquisitions modernes et contient tous les progrès futurs, et vous verrez s'élancer vers lui toute la génération médicale qui s'avance.

Le lecteur se rappellera qu'en discutant (page 172) la question du mode de production de la chaleur végétative, nous avons invoqué à l'appui de notre opinion un des passages les plus remarquables de la physiologie de M. Broussais, dans lequel l'illustre professeur démontre, avec toute la force de sa logique, que le tissu cellulaire et les fonctions de la nutrition interstitielle ou, comme il dit, de la chimie vivante qui se passent en lui, *préexistent à tout système nerveux.* La conclusion de ce fait incontestable, en faveur des idées que nous soutenons, est bien naturellement celle-ci : Le tissu cellulaire est le siége de toute inflammation ; le système nerveux, l'instrument de toute sympathie. Mais le tissu cellulaire est antérieur en existence au système nerveux (même ganglionnaire). Or, nous savons qu'un appareil ou qu'un tissu quelconques n'ont jamais leur raison d'activité, et par conséquent ne puisent jamais leur aptitude fonctionnelle dans un tissu ou dans un organe postérieurs à eux dans l'évolution embryogénique et dans l'échelle zoologique.

Donc, le système nerveux, instrument des sympathies, n'a aucune action sur le tissu cellulaire, appareil des fonctions vitales communes et de l'inflammation. Donc les inflammations ne peuvent ni être engendrées, ni être propagées par la voie des sympathies.

Nous avons la confiance que tout homme qui voudra affranchir son esprit des erreurs d'une éducation médicale faite sous le prestige du physiologisme, et qui examinera mûrement l'argument que nous venons de présenter, le trouvera absolu et concluant.

Faut-il prouver la vérité de cette loi, déjà tant de fois invoquée, et que nous venons encore d'appeler à juger la question qui nous occupe, qu'un appareil quelconque ne reçoit jamais son aptitude fonctionnelle de ceux qui lui sont postérieurs dans l'échelle zoologique, etc.... ? Nous y répugnons presque, parce que, dépouillée de sa gravité scientifique, cette loi se réduit à une assertion du plus grossier sens commun, à une banalité dont la preuve ne se donne plus; car c'est dire tout simplement qu'un organe qui existe et remplit ses fonctions, alors qu'un autre organe n'existe pas encore, peut bien se passer de l'action de ce dernier pour exister et remplir ses fonctions; ce que personne ne sera tenté de contester. C'est dire tout simplement, par exemple, que la cavité digestive ne reçoit pas son aptitude fonctionnelle des hémisphères cérébraux, par cette trop concluante raison, qu'il y a de nombreux animaux dépourvus d'hémisphères cérébraux et qui ont une cavité digestive douée des mêmes aptitudes fondamentales et caractéristiques que celle des animaux qui ont un cerveau avec des hémisphères, etc., etc... C'est dire que la nutrition peut s'opérer sans les yeux, les oreilles et les appareils de la vie de relation, puisqu'il y a des êtres vivant et se nourrissant en l'absence de tous ces appareils. C'est dire enfin qu'un être ne tient pas sa vie ni ses aptitudes fonctionnelles des êtres qui sont nés après lui; c'est presque prendre la peine de prouver que ce qui engendre est antérieur à ce qui est engendré, que la matrice existe avant l'œuf; car le tissu cellulaire et les fonctions plastiques sont la matrice de toutes les organisations spéciales, et de toutes les fonctions spéciales placées au dessus d'eux. Or, pour engendrer, il faut jouir de toutes ses aptitudes fonctionnelles et ne pas les attendre de ce qui va être engendré; d'où il suit rigoureusement que ce qui engendre n'a rien à recevoir et ne reçoit par conséquent rien de ce qui est engendré. Si on retourne la proposition, on aura le complément de la loi par cet autre axiome, qu'un appareil quelconque reçoit toujours *sa raison d'activité* et son aptitude fonctionnelle de celui qui l'a précédé dans l'évolution embryogénique et dans l'échelle zoologique.

Ces propositions paraissent triviales à force de vérité, et chacun croira les avoir trouvées, car elles sont en puissance dans tous les esprits. Seulement il fallait les réaliser, les rendre effectives, les formuler, et surtout sentir la possibilité et l'importance de leur application à la physiologie et à la pathologie.

Nous pouvons nous tromper; mais ces lois nous semblent destinées à résoudre bien des questions obscures ou litigieuses, une fois qu'on aura compris qu'il faut hardiment sortir de la phase Cnidienne où n'est pas la science.

On pourra objecter qu'on est à la vérité forcé de convenir que le tissu cellulaire, appareil des fonctions plastiques accidentelles ou de l'inflammation, ne reçoit pas son aptitude fonctionnelle du système nerveux; mais que l'influence de celui-ci peut se faire sentir sur le tissu cellulaire, le surstimuler, le congestionner, exciter sa vitalité jusqu'à le faire entrer dans un orgasme inflammatoire, et devenir ainsi, sinon la force propre de cet appareil, au moins un instrument de stimulation qui l'irrite et le fluxionne, etc., etc.

Le système nerveux, même ganglionnaire, n'a aucune influence directe sur l'appareil du tissu cellulaire et ses fonctions. Son influence s'étend jusqu'aux fonctions spéciales les plus rapprochées des fonctions vitales communes, telles, par exemple, que l'action du système capillaire, des vaisseaux exhalans et absorbans, sécréteurs et excréteurs, jusque même aux fonctions trophiques inclusivement; mais là s'arrête cette influence, et le tissu cellulaire y est soustrait. De plus, le système nerveux ganglionnaire ne fournit pas à tous ces appareils spéciaux leurs stimulus, mais seulement l'innervation, c'est-à-dire la puissance spéciale à l'aide de laquelle ils accomplissent leurs fonctions spéciales de circulation capillaire, d'exhalation, d'absorption, de sécrétion, d'excrétion, etc...

Dans tout appareil de ce genre, comme dans tous les appareils spéciaux, il faut soigneusement distinguer deux choses: premièrement, le tissu dont sont composés ces appareils, qui jusque-là ne jouissent que des fonctions vitales communes, et ainsi n'exécutent que les actes vitaux nécessaires à l'entretien et à la conservation du tissu qui les forme.

L'intervention d'un système nerveux n'est pas encore nécessaire; mais dès qu'elle aura lieu, l'appareil, outre les fonctions vitales communes dont il jouissait en tant que formé d'un tissu organisé, sera capable de fonctions spéciales qui ne peuvent s'exercer qu'à la condition d'une organisation antérieure et ne peuvent s'en passer, tandis que cette organisation et les fonctions plastiques qui s'y rattachent peuvent exister en l'absence de l'innervation, qui ne fait qu'ajouter à l'appareil une aptitude fonctionnelle spéciale pour l'accomplissement d'actes spéciaux de digestion, de circulation, d'absorption, etc....; ce qui revient à dire qu'un organe paralysé n'est pas un organe privé de vie. Le mot paralysie ne convient qu'à l'abolition des aptitudes fonctionnelles spéciales d'un appareil, qui conserve malgré cela ses aptitudes vitales communes; car la paralysie de l'appareil des fonctions vitales communes, c'est la gangrène, état qui abolit et les fonctions vitales communes, et *à fortiori* les fonctions vitales spéciales d'un appareil; tandis que la paralysie proprement dite éteint celles-ci, sans toucher aux premières; preuve de plus qu'un appareil organique reçoit son aptitude fonctionnelle avec sa raison d'activité de celui qui le précède en existence et non de celui qui le suit. Telle est donc la loi de génération des appareils et des phénomènes dans les corps organisés.

Le système nerveux, non-seulement on le voit, ne fournit pas son stimulus à l'appareil des fonctions vitales communes, mais il ne le fournit pas même à ceux des fonctions vitales spéciales. Le stimulus de tous ces appareils, c'est ce qui est assimilé par eux, pour le développement et la conservation des tissus et de l'organisme. Or, l'innervation n'a pas cette qualité, puisqu'elle ne dispense que des aptitudes fonctionnelles spéciales capables de s'exercer sur ces stimulus pour les assimiler ou les désassimiler. Lorsque, dans un appareil spécial, l'aptitude fonctionnelle spéciale ou l'innervation seule agit, même avec excès, on sait ce qu'il en résulte : des affections dites spontanées ou des maladies sans matière, des douleurs, des spasmes ou des vapeurs; mais jamais de maladie synergique, essentielle; jamais de fonction pathologique. Pour observer ce dernier cas, il faut de toute nécessité un stimulus ou une matière assimilable. A plus forte raison, en est-il ainsi pour l'appareil des fonctions vitales communes; d'abord parce qu'il est soumis à la loi générale de tous les appareils; ensuite, parce qu'il manque d'aptitude fonctionnelle spéciale et n'exerce que les fonctions communes. Il est donc soustrait à l'influence directe de l'innervation et par conséquent à celle des sympathies.

Nous avons déjà implicitement traité cette question, lorsque (page 210 et suivantes) il a fallu montrer que non-seulement il n'y avait pas dans le tissu cellulaire de correspondances sympathiques, mais de plus qu'il ne devait pas y en exister, par cette raison bien simple que, dans cet appareil, toutes les actions, étant identiques, n'ont nullement besoin de liens physiologiques; car ces liens physiologiques ou ces sympathies ne sont utiles que pour associer entre eux les appareils chargés de fonctions différentes, et les faire concourir synergiquement aux mêmes résultats; or, il est plus qu'évident que le tissu cellulaire n'est pas dans ce cas, soit qu'il exécute des actes de plasticité normale, ou de plasticité anormale, c'est à dire d'inflammation.

Un phénomène morbide sympathique ne se manifeste jamais et ne peut jamais se manifester que par des lésions diverses simultanées, isolées ou successives de la sensibilité, de la contractilité ou de la caloricité. Et comment pourrait-il en être autrement? Ces trois manifestations d'activité vitale sont les seules possibles. Nous n'en connaissons pas une quatrième, car la plasticité ( qui ici doit être entendue de tout acte d'assimilation ou de désassimilation par quelque appareil qu'il soit exécuté ) n'est que le résultat de l'action de ces trois facultés sur un stimulus ou *une matière* à assimiler ou à désassimiler. Mais en l'absence de cette condition, il n'y a de possibles dans les corps organisés que les trois manifestations d'activité vitale que nous venons d'énumérer; et comme une influence sympathique n'est déjà elle-même qu'une de ces manifestations, elle ne saurait produire autre chose. Un phénomène de ce genre n'a jamais de raison d'activité. Examinez plutôt! S'il n'a pas de raison d'activité, on peut porter le défi de lui trouver un stimulus ou une cause déterminante; car toute raison d'activité de quelque appareil organique que ce soit, tant dans l'ordre pathologique que dans l'ordre physiologique, étant invariablement un acte d'assimilation ou de désassimilation, tout stimulus d'un tel appareil doit être invariablement une matière assimilable ou désassimilable. L'existence de l'une de ces deux conditions entraîne forcément celle de l'autre, comme l'absence de la première entraîne l'absence de la seconde, et réciproquement. Par cela même que nous avons reconnu à tout appareil inflammatoire une raison d'activité, nous lui avons donc reconnu un stimulus ou une cause déterminante matérielle. De plus, nous pouvons dire avec la même rigueur que, du moment où nous avons reconnu que les phénomènes sympathiques s'accomplissent sous l'impression du système nerveux, nous avons prouvé qu'ils n'ont pas de raison d'activité; car la raison d'activité de tout appareil organique étant un acte d'assimilation ou de désassimilation, et une telle fonction ne pouvant avoir pour stimulus ou cause déterminante qu'une matière assimilable ou désassimilable, on sent qu'il répugne de faire jouer au système nerveux ou à l'innervation le rôle d'un stimulus matériel, et par conséquent on est irrésistiblement forcé de conclure qu'une inflammation n'est pas de l'ordre des phénomènes sympathiques, et qu'elle ne peut, en sa qualité de fonction pathologique, qu'être idiopathique ou essentielle.

Il y a autant d'inconséquence à dire qu'une inflammation peut se produire et se propager sympathiquement, qu'il y en aurait à soutenir que la digestion gastrique peut s'opérer sous l'influence de stimulations sympathiques éprouvées par l'estomac à la suite d'une excitation ressentie dans un autre organe, et que, par conséquent, on peut nourrir un individu en stimulant une surface sensitive quelconque de son organisme; et, pour rendre l'inconséquence encore plus choquante, en prenant pour exemples des faits plus analogues à ceux dont nous nous occupons, admettre la production et la propagation des phlegmasies par voie de *consensus* pathologique ou de sympa thie, c'est conclure que la nutrition interstitielle peut s'opér *sympathiquement* sous l'influence de stimulations exercées s la surface de l'estomac par des impressions excitantes, comr celles produites par des liquides très sapides etc....., et qu n'est pas nécessaire de l'absorption du chyle et du transport sang aux tissus pour les nourrir. C'est dire que la nutrition bras droit produit sympathiquement la nutrition du bras ga che ; que la nutrition de la peau s'opère sous l'influence symp thique de celle des membranes muqueuses, etc....; c'est à di que la nutrition n'est pas une fonction. Il est impossible d' chapper à cette absurde conséquence : *la nutrition se produit se propage sympathiquement d'une partie à l'autre !!* Pou qu'une inflammation ait lieu, il faut, sur le lieu même de l'in flammation, le contact d'un stimulus hétérogène et inassim lable, comme, pour que la nutrition ait lieu, il faut, sur le lie même où elle s'opère, un stimulus homogène et assimilable.

Pensez-vous que, dans une conception double et dans un gestation et un développement embryonnaire doubles et mul tiples, etc......, les ovules soient sympathiquement fécondés qu'un ovule placé dans l'ovaire droit féconde sympathiquemen un autre ovule placé dans l'ovaire gauche? Ne croyez-vous pa plutôt qu'il a fallu à chaque ovule fécondé le contact d'un molécule de semence ? Vous n'en doutez pas ; et pourtant vou admettez qu'une pustule qui existe au front produit sympathi quement une pustule qui existe sur le dos. Il n'y a pas plu d'absurdité pourtant à admettre la fécondation sympathique des ovules. Sur un arbre, il y a mille bourgeons ou mille fleurs est-ce que vous supposez que ces fleurs ou ces bourgeons se sont multipliés sympathiquement ? Sur un chêne exotique, il a cent noix de galle ; pensez-vous qu'il ait suffi d'un seul insecte pour les produire toutes, et que la première ait engendré sym pathiquement la seconde, etc. ? N'a-t-il pas fallu un insecte pour produire chaque excroissance ? Dans la variole, les pustules de la face produisent-elles sympathiquement celles qui le lendemain se développent sur les mains? celles-ci, celles qui, le lendemain encore, apparaissent aux pieds, etc...? Le coryza de la rougeole, l'angine de la scarlatine, produisent-ils sympathiquement les éruptions morbilleuse et scarlatineuse dont plus tard la peau se couvre? Nous aimerions autant qu'on dît que, chez un homme qui vient d'être fusillé, les plaies dont la poitrine est criblée ont produit sympathiquement celles du ventre; celles-ci, les fractures du crâne, etc....

« On parle, dit M. le professeur Récamier, du passage de l'irritation d'un organe à l'autre, comme si l'irritation était autre chose que l'état de surstimulation d'un organisme vivant sous l'influence d'un stimulus. Or, remarquons, ici comme ailleurs, que l'organe étant inamovible, son irritation est également inamovible; il n'en est pas ainsi des stimulus, qui, dans les diverses périodes de la même maladie, peuvent être offerts successivement à plusieurs organes différens par l'appareil de la grande circulation qui leur est commun, etc.... » (Ouv. cit., p. 692.) Il est impossible de mieux formuler la chose, et pourtant M. Récamier a quelquefois oublié cette loi générale, et on y trouve quelques contradictions dans le livre que nous venons de citer; cependant, si la proposition précédente est vraie, comme on ne peut en douter, elle ne doit souffrir aucune exception. C'est d'après notre théorie de la calorification que nous sommes conduits logiquement à ne pas violer cette loi; comme c'est la théorie de la calorification du grand maître que nous venons de citer, qui l'a rendu infidèle à cet axiome de pathologie qu'il avait si nettement et si exclusivement énoncé?

Subordonner la génération et la reproduction des phlegmasies dans l'organisme à l'action du système nerveux, et parler d'une irritation ou d'une inflammation sympathiques, sont donc des non-sens physiologiques incroyables. On peut mesurer l'habileté profonde et la puissance de dialectique d'un homme, par le talent qui a été nécessaire pour imposer à des masses de médecins et de savans une doctrine qui repose entièrement sur l'erreur que nous réfutons. Le joug est encore si pesant, quoique chacun feigne de l'avoir secoué, que personne ne révoque le point de doctrine en question, et que la langue médicale est complétement viciée par des locutions qui reviennent à toute ligne, et attestent que les idées sont aussi fausses que le langage.

Il faut appliquer au phénomène de l'irritation tout ce que nous avons dit de l'inflammation ; car ces deux choses ne diffèrent que par le degré d'hétérogénéité ou de qualité inassimilable et désorganisatrice du stimulus morbifique. Si ce stimulus ne fait qu'agir comme matière inassimilable, et qu'il ne désorganise pas les tissus, il n'y a qu'irritation, phlogose légère ; tandis qu'il y aura inflammation vraie et complète, si le stimulus a été non seulement inassimilable, mais encore désorganisateur. Les phlogoses et les irritations sont plutôt le partage des surfaces tégumentaires internes ou externes, et les inflammations vraies occupent de préférence les parenchymes ; ce qui se conçoit en raison des fonctions naturellement éliminatrices de la peau et des membranes muqueuses.

Quoi qu'il en soit, pour qu'il y ait irritation, il faut admettre un irritant. Pour qu'il y ait réaction, il faut un sujet de réaction. Les tissus vivans ainsi que tous les appareils organiques, ne réagissent que contre ce qui n'est pas eux, soit pour s'assimiler, soit pour éliminer cette chose plus ou moins hétérogène. Nous avons assez fait voir que, dans une action sympathique, il n'y avait jamais réaction, car la vie ne peut réagir contre elle-même. Si cela est, une affection sympathique n'est pas une affection réactive, puisqu'elle n'est autre chose qu'une action vitale déterminée par une autre action vitale qui se passe dans une partie différente. Le même ne peut réagir contre le même. On s'exprime donc de la manière la plus vicieuse et la plus contradictoire, lorsqu'on dit : l'inflammation de telle partie a réagi sur le cœur ou sur l'estomac et a produit une surexcitation de la circulation ou un vomissement. Il faut dire : la partie enflammée a exercé sur le cœur et l'estomac des sympathies morbides, etc…. Une partie enflammée réagit sur le stimulus anormal qui détermine son inflammation, et pas plus.

Si une phlegmasie peut se produire et se multiplier par le moyen du système nerveux et des sympathies, il s'ensuit nécessairement qu'elle peut cesser et être suspendue par cette même voie. Ainsi toute révulsion s'opérant par l'intermédiaire du système nerveux et des sympathies doit pouvoir agir sur une phlegmasie pour la détourner et l'arrêter. C'est ce qui n'est pas. Les révulsifs détournent les flux, les congestions, les accidens, en un mot, qui s'accomplissent sous l'influence du système nerveux; mais ils n'agissent pas sur les phlegmasies. On le conçoit : une action révulsive ne peut pas arracher une épine inflammatoire, ni dissiper une matière morbifique. C'est là un argument des plus péremptoires; car, du moment où vous attribuez au système nerveux la faculté de produire et de transmettre les inflammations, vous avouez conséquemment qu'on peut les empêcher et les dissiper par le même mécanisme; or, vous n'avez réellement pas ce pouvoir; donc vous êtes réduits à la même impossibilité quant à la production du phénomène que quant à sa révulsion.

Dire que les phlegmasies peuvent être produites par l'action nerveuse et propagées sympathiquement et *le long des nerfs*, c'est affirmer cette autre fausseté, que toute inflammation est douloureuse; car, *dans l'état physiologique, c'est par l'intermédiaire de la sensibilité que s'opèrent les consensus et les associations normales, et dans l'état pathologique, c'est par la sensibilité morbide, par la douleur, que s'opèrent les associations morbides ou les sympathies*. Nous prions le lecteur de supposer démontrées ces deux propositions, parce que, malgré leur apparente simplicité et la naïveté en quelque sorte de la vérité qu'elles expriment, leur démonstration nous obligerait à remonter très haut dans la physiologie et à donner en outre la preuve de toutes les propositions génériques dont il nous faudrait invoquer l'appui. Mais si les sympathies ne peuvent s'exercer que par l'intermédiaire d'une lésion de la sensibilité ou que par une douleur, il est impossible d'accorder cette voie de propagation aux phlegmasies qui se développent et se multiplient si fréquemment sans aucune douleur et à l'insu des malades. Combien d'inflammations qui ne se révèlent que par des signes physiques seuls, et souvent même que par l'autopsie! Il répugne donc d'appliquer aux phlegmasies cette loi hippocratique sur laquelle est fondée la médication révulsive : *duobus doloribus simul obortis, non in eodem loco, vehementior obscurat alterum*; l'observation s'y oppose invinciblement. Voilà pourquoi, lorsqu'on substitue aux mots *duobus doloribus* les mots *duobus laboribus*, cet aphorisme n'a plus de sens; il devient même aussi erroné qu'il était vrai.

Au reste cet argument, tiré de la nécessité d'une lésion de la sensibilité ou d'une douleur pour la détermination d'un phénomène sympathique, rentre dans le précédent que nous avions emprunté à la théorie de la révulsion. Ils ne font qu'un et se supposent mutuellement; car si tout phénomène sympathique ne peut s'opérer que par l'intermédiaire de la douleur, toute révulsion exige, pour être produite, la même condition ; et c'est ce qui a lieu effectivement.

Pour être conséquens, les médecins de l'école physiologique devraient donc pouvoir détruire une inflammation par une autre; guérir une brûlure du front, par exemple, par une brûlure plus intense ou plus étendue produite sur le pied. Or, nous les en défions. Et ici, la distinction radicale du mode des révulsifs et des dérivatifs, si bien conçue et établie par les anciens nos maîtres, est très propre à éclairer le point que nous discutons.

Les révulsifs, avons-nous dit, agissent par la voie des sympathies, et conséquemment par le moyen de la douleur. Les dérivatifs, au contraire, agissent non plus par la voie des sympathies ni par le moyen de la douleur ; bien au contraire, jamais ils n'ont moins d'efficacité que lorsque accidentellement ils en produisent. Leur action ne s'établit que lorsqu'ils n'en causent plus. Ils sont utiles par la spoliation lente et incessante qu'ils occasionnent ; et les bons cautères sont ceux qui *donnent* le *plus*, et non ceux qui font souffrir; car alors *ils donnent peu*.

On emploie les révulsifs dans les cas de congestions aiguës, menaçantes, de fluxions commençantes, de flux, d'hémorrhagies, de douleurs, de spasmes, en un mot dans les cas de lésions isolées ou simultanées de la sensibilité, de la contractilité ou de la caloricité, mais jamais dans ceux où les forces plastiques, où un travail anormal de nutrition s'est emparé d'une partie, jamais dans les cas où une inflammation est irrémissiblement déclarée, et où l'épine physique ou métaphysique, visible ou invisible, externe ou traumatique, interne ou *spontanée*, est enfoncée dans une partie.

Les dérivatifs, au contraire, s'emploient dans les cas de phlegmasies ou de lésions organiques fixées, inamovibles, etc... C'est qu'alors des révulsifs seraient insuffisans, contradictoires; car dans tous ces cas, il y a une matière morbifique, une inflammation vraie, un stimulus matériel qui ne peut pas être révulsé, détourné, ni atténué par la voie des nerfs ou des sympathies; mais qui peut être lentement altéré, détruit et éliminé par une spoliation graduelle et continuelle. Et ceci nous ramène à de vieilles idées injustement proscrites. En effet, pourquoi ne vient-il à l'esprit *de personne* de traiter une phlegmasie traumatique, une brûlure, une plaie de cause externe, etc..., par des moyens dérivatifs? C'est qu'il n'y a plus là de matière à éliminer, pas d'*humeur* à détourner et à évacuer. Le stimulus inflammatoire n'existe plus; il s'est retiré après son action, et l'état inflammatoire qu'on observe n'a plus d'autre raison d'activité que la régénération de tissus nouveaux pour remplacer ceux qui ont été désorganisés ou enlevés.

Mais *tous les médecins*, à quelque école qu'ils appartiennent, appliquent des dérivatifs, des cautères, des sétons, des moxas et des vésicatoires *à demeure*, dans les cas de phlegmasies chroniques et fixes, et dans ceux de phlegmasies aiguës, mais sujettes à des retours fréquens, à des métastases, à des réapparitions sous diverses formes et à des époques régulières ou irrégulières, dans les cas aussi de lésions organiques, etc...

Et tous ces moyens agissent souvent très efficacement ; cela i[n]dépendamment de toute douleur, de toute influence symp[a]thique, mais par la spoliation lente et durable qu'ils exerce[nt] sur le sang, à qui ils enlèvent les matières hétérogènes, mo[r]bifiques, qui produisaient les phlegmasies chroniques, les da[r]tres, etc.... Nous le répétons, jamais ces moyens ne sont util[es] dans les cas de phlegmasies de cause externe ; et, au contrair[e] ils constituent des moyens puissans dans ceux de phlegmasi[es] chroniques de cause interne ; ce qui ne peut s'expliquer q[ue] par l'hypothèse d'une matière morbifique. S'ils agissaien[t] comme on le prétend dans l'école moderne, en fixant ailleu[rs] l'irritation, ils seraient aussi efficaces dans les cas de traum[a]tisme que dans les cas de phlegmasies par cause interne et [de] lésions organiques, ce qui n'est pas. Ils agissent non en dépl[a]çant l'irritation, mais la cause *toujours matérielle* de l'irritati[on] et de la phlegmasie.

Ce sont les révulsifs, dont le mode d'action a pour résultat [le] déplacement des mouvemens organiques ; mais jamais la cau[se] matérielle de ces mouvemens. Personne ne s'avise de les employ[er] dans les cas où nous avons dit que réussissent les dérivatifs, [si] ce n'est lorsqu'une congestion accidentelle, un mouveme[nt] fluxionnaire insolite, se manifestent autour de la phlegmasie [ou] de la lésion organique. Ils peuvent révulser ces accidens, ma[is] non leur cause. Aussi ne les met-on jamais en usage qu'au d[é]but des affections, alors qu'on ignore encore si c'est une sim[-]ple congestion ou une inflammation qui se déclarent.

Ainsi, c'est par une méthode philosophique d'observation[,] c'est par une saine et complète application des lois de la vie [à] la pathologie, que nous nous voyons, presque à notre insu, [et] comme par une nouvelle invention ou plutôt par une vérifica[-]tion rigoureuse et positive, ramenés à la médecine hippocr[a]tique et à la théorie des *vices humoraux*, *des matières morb[i]fiques, des âcres*, etc.... Car Hippocrate déjà exigeait autr[e] chose qu'un afflux de sang pour concevoir l'inflammation. [Il] disait qu'il y a inflammation, *si fluxio multa et acris aliqua[*

*partem invaserit, manseritque* acris *et glutinosa;* voilà pour les phlegmasies aiguës. *Itemque*, ajoute-t-il, *si pituitosa et multa ac lenta etiam fuerit fluxio;* voilà pour les phlegmasies chroniques.

Cette idée a dominé chez tous les médecins hippocratistes, et nous pourrions traiter cette question du point de vue historique. C'est ce que nous ferons dans un autre travail où toutes ces opinions seront abordées *ex professo.* Mais aucun de ces médecins n'est resté inébranlablement fidèle à l'idée première, faute sans doute d'une physiologie complète et d'une loi de génération des phénomènes dans les corps organisés. Nous qui croyons avoir formulé cette loi dans ce travail, nous nous sommes donné un guide sûr et un préservatif non moins assuré contre les contradictions.

Ettmuller, par exemple, pose en principe qu'il faut toujours un stimulus irritant pour que se produise une inflammation ou une irritation. Puis, plus tard, il dévie et se dément. Borsieri, qui en général est très explicite à cet égard, établit d'abord des propositions qui semblent exclusives, et quelques lignes après, lorsqu'il entre dans la pathologie spéciale, il abandonne ses principes. *Ergò*, dit-il, *stimulo, irritamento, vellicatione opus est præter sanguinis uberiorem influxum ut inflammatio fiat.* Plus loin : *Ergò, stimuli ope, planum expeditumque illud conficitur, quod in inflammatione explicandâ videbatur difficillimum.* Plus loin encore : *Interdùm tamen istius modi stimulus non tantùm parti alicui peculiari insidet, verùm etiàm cum universo sanguine communicatus aut per totum corpus diffusus, omnia vasa et cor præsertim afficit. Tunc febris à diffusiori inflammationis fomite excitari videtur.*

On comprend par tout ceci comment les phlegmasies disséminées et successives sont si communes dans le cours des fièvres essentielles ou *avec matière.* Ces fièvres sont d'abord, comme nous le savons, déterminées par un hétérogène mélangé au sang, et pour l'élimination de cette matière inassimilable. Mais il arrive très souvent que cette matière, portée sur les surfaces de dépuration, irrite et enflamme ces surfaces ou tout autre tissu, etc).

Depuis quelque temps, l'observation de ce fait général es revendiquée pour son chef par l'école numérique, école qui comme on le sait, se fait remarquer, entre autres caractères par une ignorance profonde et une affectation de dédain superbe autant qu'inintelligent pour tous les travaux du passé, sous prétexte que dans ce temps on ne savait pas encore observer.

A cette absurde prétention il n'y a qu'une chose à répondre : c'est que le fait dont on revendique l'observation pour M. le docteur Louis est aussi ancien que la médecine hippocratique, que c'est sur ce fait philosophiquement observé et non numériquement et fortuitement reconnu ; que repose tout entière la médecine de *vingt-deux siècles*; que tous les grands médecins de cette école l'ont proclamé à l'envi et en ont largement su déduire et leur pathologie et leur thérapeutique ; à ce point que nous nous engageons à prendre dans une bibliothèque hippocratique un livre quelconque, à l'ouvrir ou à le feuilleter au hasard, et, sur vingt pages, à rencontrer cinq ou six fois l'énoncé explicite ou implicite de la loi en question. Et cela n'a rien de plus étonnant que si nous disions qu'en ouvrant au hasard un livre de l'école dite physiologique, nous sommes assurés d'y lire presqu'à chaque page la théorie de l'irritation et des inflammations que nous combattons en ce moment, la localisation des fièvres, etc....; puisque la différence la plus capitale qui sépare l'école de M. Broussais de l'école hippocratique, c'est que dans la première on considère les maladies comme primitivement locales et identiques à elles-mêmes, puis se généralisant ultérieurement au moyen des sympathies ; tandis que dans la seconde on croit au contraire que les maladies sont différentes d'elles-mêmes selon la nature de leurs causes déterminantes et prochaines ; qu'elles sont d'abord générales et qu'elles se localisent consécutivement ; en sorte que ce qui est cause dans l'une est regardé comme effet dans l'autre, etc....

Et les élèves de M. Louis viennent nous dire que leur maître a proclamé une loi nouvelle, observé un fait ignoré, etc.!

D'abord, M. Louis n'a rien observé. Il a tout simplement constaté l'existence et la répétition d'un fait. M. Louis a vu que des malades, qui avaient primitivement de la fièvre, sans aucune phlegmasie, avaient plus tard, avec cette fièvre, une ou plusieurs phlegmasies ; c'est-à-dire qu'il s'est assuré de *l'ordre de succession* de ces deux faits, sans se préoccuper de leur loi de génération ; évitant même, selon ses propres principes, de rechercher cette loi, comme pour ne pas se rendre coupable de ce qui est à ses yeux un crime de lèse-observation. De sorte que ne sachant ou ne voulant pas observer ; que, rejetant la philosophie comme un roman à l'usage des amateurs, la connaissance des lois de la vie comme un guide dangereux, la pathologie générale comme une science fabuleuse et impossible ; que de plus, persuadé que l'esprit humain n'est pas une activité, que *la vérité est dans des faits*, et qu'il suffit de les placer les uns à côté des autres pour l'en voir sortir d'elle-même, etc., etc. ; M. Louis, en disant d'une manière générale et absolue que l'état fébrile engendre des phlegmasies ou est suivi de phlegmasies, a énoncé un fait qui, séparé de la loi qui le régit et l'explique, est complètement stérile et insignifiant, parce qu'il est erroné.

En effet, toutes les fièvres ne produisent pas des phlegmasies ; dans le cours de tous les états fébriles, on ne voit pas se développer des inflammations. Il faut ici établir une importante distinction qui renferme en elle toute la pathologie et les fondemens de toute saine thérapeutique. Les fièvres se divisent et doivent être divisées, nous l'avons déjà dit, en fièvres essentielles *ou avec matière* et en fièvres non essentielles *ou sans matière*. Or, qu'une fièvre essentielle, synergique ou avec matière se développe dans les appareils généraux de la nutrition ; et elle n'aura pas duré quelques jours, qu'on verra naître en un ou en plusieurs points des hémorrhagies, des flux, des exhalations morbides diverses, ou bien *une ou plusieurs phlegmasies*. La raison en est simple et évidente. Nous ne reviendrons pas sur un sujet dont nous avons épuisé les preuves principales.

Par opposition : une fièvre non essentielle, non synergique ou sans matière, c'est à dire une fièvre nerveuse, soit spontanée, soit sympathique, soit par éréthisme, peut affecter un organisme pendant des mois et des années (comme nous en avons observé de nombreux exemples), sans qu'on puisse constater la moindre altération humorale ni la production de la plus légère phlegmasie. Que s'il en survient, c'est que des matières morbifiques se seront accidentellement introduites dans l'organisme ou s'y seront formées, comme cela peut arriver par mille causes. La fièvre nerveuse n'y aura jamais contribué, directement au moins. C'est que, dans ces sortes de fièvres, il n'y a pas de matière morbifique, de cause déterminante matérielle comme dans les précédentes; et on sait que cette condition est indispensable pour la production des phlegmasies.

Le lecteur est assez édifié sur la signification et la physiologie de ce second ordre de faits, pour que nous nous dispensions d'y revenir.

Voilà à quoi on s'expose, quand on confond l'opération de voir et l'opération d'observer, et qu'on croit que *la vérité est dans les faits et non dans l'esprit qui les juge* : on s'expose à donner pour lois des faits isolés, qui n'ont *par eux-mêmes aucune vérité*, et n'acquièrent du sens, de la valeur et *de la vérité* que quand *l'esprit les a jugés*.

On voit que cette discussion incidente rentre dans la question principale qui nous occupe, et l'éclaire toujours dans le même sens, c'est à dire en apportant de nouveaux faits pour prouver qu'un stimulus matériel est nécessaire à la production des phlegmasies, et que ces lésions ne peuvent être ni engendrées ni propagées par la voie du système nerveux ou des sympathies. De plus, nous avons par là un moyen naturel de transition pour arriver à quelques points qu'il est important d'éclaircir et de résoudre avant de quitter ce sujet.

L'influence du système nerveux et par conséquent l'action des sympathies n'est pas, avons-nous dit, directe sur l'appareil des fonctions vitales communes, le tissu cellulaire; mais cette influence et cette action sont directes et très puissantes sur des appareils généraux immédiatement postérieurs au tissu cellulaire dans l'évolution embryogénique et dans l'échelle zoologique. Or, de même que les appareils sont voisins, les fonctions ont aussi de certaines analogies, et il serait facile d'attribuer aux unes ce qui appartient aux autres. Par exemple, en voyant s'accomplir sous l'influence incontestable de l'innervation, et par l'intermédiaire des sympathies, plusieurs phénomènes qui entrent comme élémens dans la formation des inflammations, on peut croire que l'influence qui a produit ces phénomènes est capable de donner naissance aux phlegmasies, et nous objecter ainsi des faits très spécieux.

On sait qu'il est très commun de voir sous l'impression d'une émotion, d'une frayeur, d'un sentiment violent quelconque, d'une douleur très vive, en un mot sous l'inflence d'une perturbation profonde, il est commun, disons-nous, de voir se produire une hémorrhagie ou une hémorrhagie se supprimer, une sécrétion ou une exhalation devenir *tout à coup* d'une abondance excessive, ou bien des flux se tarir, des résorptions s'opérer avec la même soudaineté, des congestions considérables ou des pâleurs se former; bien plus, des produits de sécrétion s'altérer, comme cela se voit pour la bile, les larmes, la salive, le lait, dans plusieurs circonstances du genre de celles que nous avons signalées, telles que la colère, la peur, etc..... La puissance de calorification est aussi susceptible d'une foule d'aberrations, de suractivité et d'asthénie, sous l'influence de causes semblables. Il n'est pas permis de douter que ces modifications ne soient produites par des causes qui ont primitivement agi sur le système nerveux, et par conséquent que toutes ces lésions ne doivent être attribuées à l'innervation et à la puissance des sympathies.

Or, pourra-t-on dire, ces phénomènes se passent dans la trame des tissus; quelques uns d'entre eux font partie de l'appareil d'une irritation ou d'une phlegmasie; il en est même qui attestent une action de la chimie vivante, etc.... Donc, la cause qui a pu les produire peut aussi déterminer des irritations et des inflammations, et, comme cette cause a porté son impression sur le système nerveux et s'est propagée par son intermédiaire, il est naturel de penser que les causes des inflammations peuvent agir sur le même appareil et être transmises et multipliées par lui.

Rien ne serait moins rigoureux et plus faux qu'une pareille conséquence tirée de semblables faits. Que voit-on, en effet, dans tous les phénomènes en question? Des modifications isolées ou réunies de la sensibilité, de la contractilité et de la caloricité. Le mouvement péristaltique, la motilité latente des vaisseaux capillaires sanguins, des vaisseaux exhalans, absorbans, sécréteurs, excréteurs, etc..., lésés; dans un état de perturbation et de spasme, de tonicité accrue ou de relâchement excessif, et, par conséquent, des congestions ou des injections rapides et considérables dans les petits vaisseaux, puis des pâleurs, des flux ou des résorptions, des vapeurs, des battemens, des douleurs, en un mot mille phénomènes nerveux, non synergiques, et jamais un acte de plasticité, jamais une opération de la force végétative, jamais de raison d'activité, jamais de but atteint, etc....; par conséquent, pas de fonction pathologique, pas de stimulus; partant, pas d'inflammation.

Nous savons très bien qu'une action sympathique peut congestionner un tissu, une membrane, témoin l'injection du front et des joues dans la pudeur ou la honte, celle des yeux, des lèvres et du cou dans la colère ou l'érotisme, etc...; mais rien de tout cela, rien de tous les phénomènes analogues, ne peut être rapproché de l'inflammation, dans laquelle il y a toujours élimination d'une matière morbifique, et, lorsqu'elle est complète, formation d'une hématose nouvelle, puis création d'un tissu accidentel.

Dans les hémorrhagies du genre de celles dont nous parlons, et qu'on peut et doit appeler spasmodiques ou nerveuses, par opposition à d'autres hémorrhagies qui sont formées d'un appareil complet et où existe un stimulus matériel, une matière à vacuer, et qu'il faut conséquemment nommer pour cela synergiques ou essentielles, dans les premières de ces hémorrhagies, que se passe-t-il? Une impression profonde a frappé l'encéphale. Si l'objet de cette impression intéressait la conservation physiologique ou sociale de l'individu, la sensation a été sympathiquement transmise aux centres nerveux viscéraux ou ganglionnaires, et par ceux-ci à un ou à plusieurs des appareils soumis à leur influence. Si c'est au cœur, des palpitations ou une syncope ; à l'estomac, un vomissement ou une lienterie soudaine ; au foie, un ictère ou un flux bilieux ; à la peau, une sueur abondante ; aux glandes lacrymales, des pleurs, etc..... ; mais le système des vaisseaux capillaires comme celui des sécrétions, des exhalations, relève aussi de l'innervation ganglionnaire, et si c'est sur lui que porte et se réfléchit le trouble né dans les centres et propagé par les cordons nerveux, il s'ensuivra un spasme péristaltique ou antipéristaltique de ces vaisseaux, et on aura ou une congestion, ou une pâleur, ou une exhalation de sang, une hémorrhagie ou une hémostase, par exemple, une métrorrhagie ou une suppression menstruelle, etc.

D'autres fois, on observe des frissons rapides et *par influx*, ou des chaleurs rapides et par influx, *des bouffées*, comme on dit, ou encore ce qu'on appelait autrefois des vapeurs. Ailleurs, ce seront des lésions de la sensibilité, des malaises, des sensations singulières, des percussions, des formications, des pulsations, etc...., toutes aberrations de la sensibilité qui portent sur le tact général, sorte d'appareil nerveux commun à tout organisme, et qui précède dans l'évolution zoologique les cordons nerveux et à plus forte raison les centres de ces appareils. Le tact général réside dans les dernières expansions des deux systèmes nerveux, partout où ces expansions ne jouissent pas d'un tact spécial, pour présider à l'accomplissement d'une fonction sensitive spéciale, comme dans l'œil, l'oreille, le nez, la langue, etc..... Il est de deux sortes, ganglionnaire et cérébro-spinal : le premier, qui est le tact général confus, tel que celui dont sont douées les membranes muqueuses ; le second, qui

est le tact général distinct, et qui appartient aux surfaces
ternes de rapport, telles que la peau et les ouvertures extér
res des membranes muqueuses, etc.....

Or, ce tact général, celui au moins qui forme les expans
du système nerveux viscéral, préside aux fonctions des appa
immédiatement placés au dessus de celui des fonctions vi
communes, tels que ceux de la motilité capillaire, des exh
tions, sécrétions, etc..., et c'est par lui que ces appareils c
muniquent avec les centres nerveux viscéraux, et reçoivent
sympathiquement les impressions vives qui agissent sur
centres. Mais, en définitive, rien dans tout cela qui puisse
comparé aux phlegmasies. Ce sont uniquement des trouble
l'innervation et par conséquent de la sensibilité, de la cont
tilité et de la caloricité, s'exerçant en l'absence de stimu
sans raison d'activité; n'ayant pour lors aucun des caract
d'une fonction pathologique.

Ces spasmes pourtant peuvent devenir des causes indire
d'inflammation. Voici de quelle manière. Si les liquides,
que le sang ou quelque produit d'exhalation ou de sécréti
qui se trouvent mis en mouvement extraordinaire par
spasmes des vaisseaux où ils sont contenus, si ces liquides v
nent à s'extravaser, à rompre, par l'impétuosité de l'aff
les parois vasculaires dans lesquelles ils circulent norm
ment, et qu'ainsi ils s'épanchent et stagnent au sein des
sus, etc....; alors il y a traumatisme, désorganisation, ép
matérielle; et de cette manière, des phlegmasies peuvent se
clarer; mais on sent que ces faits, loin d'infirmer notre d
trine, la confirment bien plutôt.

Appliquez une ventouse sur la peau. Si l'impétuosité avec
quelle le sang s'est précipité dans les tissus soustraits à la pr
sion atmosphérique n'a pas été trop violente; si la vento
n'est pas restée appliquée trop longtemps, la partie se déco
gestionnera bientôt après la levée de l'appareil, et aucune phl
masie ne s'y manifestera; mais que la fluxion ait été d'une
pidité et d'une abondance extraordinaires, les tissus très f

siles, la soustraction de la pression atmosphérique très longue; alors la ventouse levée, une phlegmasie, des phlyctènes pourront persister, parce qu'il y aura eu rupture de vaisseaux, extravasation de liquides, décollement d'épiderme, etc...., et nous rentrons dans les cas de traumatisme.

Dans certains accès de névralgie oculaire, il arrive souvent que, pendant une journée entière, la conjonctive est horriblement congestionnée, au point qu'un chémosis considérable se développe, etc...... Pourtant le lendemain, l'accès terminé, la conjonctive est décongestionnée, sans rougeur et sans phlegmasie. Ces fluxions spasmodiques, sans matière, sont des espèces *de fièvres nerveuses locales;* et cela est surtout parfaitement vrai pour certaines fièvres intermittentes larvées, comme celles où l'œil est affecté de névralgie intermittente avec chémosis; le cerveau pris de coma ou de délire avec congestion cérébrale; l'utérus de douleurs violentes avec fluxion, engorgement et développement considérable de son tissu, etc., etc..., et tout cela sans inflammation aucune. Dans mille autres circonstances semblables, il n'y a que des lésions de la sensibilité, ou de la contractilité, ou de la caloricité, jamais de la plasticité, parce qu'il n'y a ni stimulus à éliminer, ni raison d'activité, ni par conséquent fonction.

Voilà pourquoi le système nerveux et les sympathies peuvent très bien être les moyens de transmission de pareilles affections qui ne sont après tout que des maladies non synergiques et nerveuses dans des appareils spéciaux.

Ce qui peut en imposer ici à ceux qui ne seraient pas parfaitement imbus de nos principes physiologiques, c'est que, dans les cas qu'on nous opposerait, il y a mouvement, afflux de liquides contenus dans de petits espaces; la contractilité organique insensible, comme disait Bichat, est lésée; ce qui peut donner à ces phénomènes un certain air de ressemblance avec les fluxions inflammatoires.

Mais il ne faut pas se laisser imposer par la forme des appareils et l'aspect que cette forme imprime aux manifestations

d'activité. Il faut considérer la nature des phénomènes. No
avons assez insisté sur ce point fondamental de physiologie, l'un
*vitale*, d'où résulte que tout phénomène organique a pour ra
son d'activité un acte d'assimilation ou de désassimilation,
pour cause déterminante ou stimulus, une matière assimilabl
et que tout appareil, depuis ceux de la vie de relation jusqu'a
tissu cellulaire, exécute des opérations essentiellement sembl
bles, sous la direction de la même force et des mêmes lois. O
doit donc appliquer aux appareils de la circulation capillaire
des exhalations, des sécrétions, ce qu'on dirait de l'appare
digestif dans des cas analogues. Or, si pendant que des alime
circulent dans cet appareil et sont, dans ses diverses portion
élaborés suivant des modes différens depuis l'œsophage jusqu'a
rectum; si, pendant qu'un homme mange et digère, il est tout
coup saisi d'une émotion profonde; des vomissemens subits o
bien une lientérie considérable et soudaine vont se manifeste
Direz-vous que cet homme digère, que la fonction de l'assim
lation gastrique et intestinale s'accomplit, parce que la sensib
lité et les mouvemens du tube alimentaire auront été tout
coup modifiés et excessivement accrus? Ici, il n'y a pas fonc
tion, nulle raison d'activité; car la sensibilité du tube digestif
été *primitivement* et *sympathiquement* modifiée par le systèm
nerveux et non par un vice de ses stimulus propres, les alimen
Ce qui s'est passé est précisément le contraire d'une fonction, ca
la rapidité avec laquelle les matières alimentaires sont agitée
et éconduites ne permet pas à la fonction de s'exercer, puisqu
cette fonction étant, comme partout, une assimilation et un
désassimilation, ne peut s'accomplir qu'autant que son stimulu
lui est soumis pendant un certain temps, pour subir les élabo
rations profondes qui doivent le transformer graduellement e
liquide nourricier. Il n'y a donc encore ici que lésion primi
tive de la sensibilité et de la contractilité; spasme, affectio
non synergique.

Mais si des matières indigérées stagnent dans le tube digestif
dans l'estomac, par suite de l'asthénie portée sur ce viscère pa

l'affection nerveuse, le stimulus se viciant, une fièvre gastrique ou saburrale peut se développer ; et voilà comment une affection spasmodique, sans raison d'activité, une sorte de fièvre nerveuse de l'appareil, peut devenir la cause indirecte d'une maladie synergique, d'une fièvre essentielle du même appareil.

Nous pouvons appliquer tout cela aux congestions nerveuses, aux hémorrhagies, aux délitescences, aux flux, aux modifications des sécrétions, etc.... Sous la même influence que plus haut, la sensibilité et la contractilité des vaisseaux capillaires est modifiée, le sang s'y accumule rapidement, ou bien ces vaisseaux se vident, ou bien les exhalans donnent passage au sang, etc. Voilà des congestions, des pâleurs ou des hémorrhagies qui répondent parfaitement aux vomissemens, à la lientérie ou aux stases observés dans le tube digestif. Il n'y a de changé que le volume et les formes de l'appareil ainsi que la nature des stimulus qui sont à des degrés divers d'assimilation (*voir*, pour les lois physiologiques de ces divers appareils, leurs rapports et leurs différences, etc., la page 250); mais les actes, les opérations et leurs lois sont essentiellement les mêmes.

Dans ces congestions, ces hémorrhagies, ces résorptions, ces flux, il n'y a d'intéressées, comme nous l'avons vu pour le tube digestif, que la sensibilité et la contractilité des vaisseaux; par conséquent les liquides qui y sont contenus sont mus en divers sens, repoussés, éconduits, retenus; mais ils n'ont subi que des changemens de situation, aucun changement de nature.

Pourtant s'ils s'extravasent, si par leur séjour insolite dans des parties où ils ne doivent pas rester ils contractent des qualités autres; s'ils s'altèrent, ils deviennent ainsi des matières morbifiques, des causes de phlegmasies, des épines irritantes et inflammatoires, comme plus haut nous l'avons vu pour le canal alimentaire.

Mais tant qu'ils n'ont pas contracté ces altérations, tant qu'il n'y a encore d'intéressées dans les divers appareils que la sensibilité et la contractilité, il n'y a pas fonction pathologique. La nutrition même est dans des conditions très défavorables pour s'exercer; la plasticité est peu puissante, car cet excès de mouvement dans les liquides, cette *inquiétude* continuelle des stimulus, si nous pouvons ainsi parler, ne permet pas à la force plastique de les retenir et de leur faire subir les opérations lentes et calmes de la dernière assimilation. Aussi les personnes nerveuses sont-elles le plus souvent maigres et sèches. Chez elles, la nutrition interstitielle est très peu active. La sensibilité, la contractilité, la caloricité *par influx*, y sont au contraire mobiles et très développées, et c'est ce qui caractérise les tempéramens nerveux.

Chez ces personnes, par la même raison, les phlegmasies les fièvres synergiques, etc., sont plus rares que chez les individus où dominent la force assimilatrice et les fonctions nutritives. Ainsi donc, les faits qu'on nous opposerait sont plutôt des conditions défavorables que favorables à la production des phlegmasies. Et ce que nous disons est si vrai, que si, au milieu de ces congestions, de ces hémorrhagies, etc..; en un mot, au milieu de ces lésions de la sensibilité et de la contractilité dans les appareils de la circulation capillaire, des exhalations et sécrétions, survient une fluxion véritablement inflammatoire, parce qu'une épine matérielle se sera fixée dans les tissus, alors les phénomènes changent d'aspect. Les flux se suspendent, les hémorrhagies s'arrêtent, les spasmes sont enchaînés, les liquides stagnent au lieu de circuler si rapidement; la chaleur de nerveuse devient végétative; la sensibilité, la contractilité, la caloricité, concourent à des opérations plastiques. Il y a une raison d'activité; une fonction commence. Pourquoi? Parce qu'il y a désormais un stimulus matériel à éliminer. *Febris spasmos solvit.*

Voilà les sympathies et les synergies; les maladies nerveuses ou sans matière, et les maladies finales ou avec matière, mises en présence. Voilà la limite des congestions, des hémorrhagies, des flux spasmodiques, et des irritations et des phlegmasies. Elle se présentera encore lorsque nous signalerons la différence capitale qui sépare les fièvres essentielles des fièvres symptomatiques. Toujours nous retrouvons ces deux grandes classes de maladies : maladies qui ont un but d'activité; maladies qui n'ont pas de but d'activité. C'est que cette division fonde la nosologie la plus pratique et par conséquent la plus complète et la plus vraie. Nous nous en convaincrons bientôt.

Il était important de résoudre les objections qu'on pouvait tirer de ces faits contre notre opinion, touchant le mode de génération et de propagation des irritations et des phlegmasies, et sinon de répondre particulièrement à toutes, au moins d'indiquer le côté faible de ces objections et l'argument général à l'aide duquel toutes peuvent être réfutées.

Ce n'est pas indifféremment et sans un calcul profond que M. Broussais fait constamment intervenir pour la production des phlegmasies l'action des modificateurs externes, dont l'effet est toujours le développement d'une irritation ou d'une inflammation. Plus haut, à l'égard de ce mode étiologique adopté dans la doctrine dite physiologique, nous avons dit deux choses (page 340) : d'abord, que M. Broussais ne prenait jamais la peine de justifier l'action de ces modificateurs externes, c'est à dire d'en démontrer la réalité, la légitimité, non plus que d'éclairer par la physiologie la nature et le mécanisme de leur influence. Ensuite, nous avons ajouté que cette manière de poser arbitrairement l'étiologie des irritations et des phlegmasies, sans s'en expliquer plus en détail, était une précaution des plus habiles et impérieusement commandée dans l'intérêt de l'unité et de l'ensemble de la célèbre doctrine. On va voir comment.

Lorsque M. Broussais a découvert ou cru découvrir chez un sujet un premier point d'irritation, il n'invoque désormais plus ni modificateurs externes ni modificateurs internes : les sympathies lui suffisent pour expliquer la dissémination et la reproduction de cette phlegmasie; rien de plus simple; tout va de soi-même : la pathologie est singulièrement abrégée; la recherche des indications se réduit au travail le plus facile; la thérapeutique n'est plus embarrassante, car on ne peut guère se tron[per] ; enfin les esprits faibles et paresseux sont soulagés et re[n]dus forts.

Mais ce premier point d'irritation ou de phlegmasie, d'[où] est-il né? qui l'a produit? Il lui faut trouver une cause. D'[où] M. Broussais fera-t-il venir cette cause? quelle nature et qu[el] mode d'action lui supposera-t-il? car il faut une habileté inouï[e] quand on est dans l'erreur, pour ne pas laisser s'y glisser que[l]que vérité qui la démente et la signale, ou plutôt qui, a[ux] yeux de la foule, vienne remplacer l'éclat séduisant, la clar[té] trompeuse de ce qui est faux, par l'aspect sévère et ardu de [ce] qui est vrai. Cette cause, de toute nécessité, doit être cherch[ée] dans l'organisme ou en dehors de l'organisme ; dans les mod[i]ficateurs ou les stimulus internes, ou bien dans les modific[a]teurs ou stimulus externes, hygiéniques.

Parmi les stimulus internes, nous ne trouvons que des ager[s] matériels, des liquides, des humeurs ; car on ne peut regard[er] l'innervation comme un stimulus, puisqu'elle-même, pou[r] s'exercer, a besoin d'être excitée par l'influence d'un stimul[us] interne ou externe, soit par une des six choses non naturelle[s], soit par l'impression d'un liquide organique, d'une humeur, et[c]. Les modificateurs internes n'offraient donc à M. Broussais qu[e] des fluides organiques, des humeurs, des matières morbif[i]ques, etc..... Mais c'était tomber en flagrant délit d'hippocra[t]isme et d'humorisme ; c'était renverser le dogme si fondamen[tal et si nécessaire des sympathies morbides ; c'était renonce[r] à la doctrine nouvelle.

Restait l'influence des modificateurs externes, des agens hy[giéniques. Il y a, selon nous, trois manières de concevoir leu[r] influence et leur mode d'action dans la production des irrit[a]tions ou des phlegmasies. Dans la première, ils agissent sur no[s] tissus par des propriétés mécaniques ou chimiques et les bles[sent, les détruisent, les divisent, les brûlent, les désorgani[sent, etc..... En pathologie interne, on n'a pas à s'occupe[r] de ce mode d'action. Cela regarde la chirurgie. Le second mode d'action des modificateurs externes, dans la production des phlegmasies, ne peut se comprendre qu'en admettant ou que ces agens introduisent directement par les surfaces digestive, respiratoire ou cutanée des matières nuisibles, des stimulus matériels et morbifiques, des principes délétères, etc.; ou bien que, lorsqu'ils ne sont pas les véhicules de matières nuisibles, de stimulus morbifiques, de virus, de vapeurs irritantes, etc...., ils modifient par leur impression la vitalité des surfaces dépuratoires et exhalantes, de manière à troubler, à suspendre ou à diminuer l'élimination de liquides organiques excrémentitiels qui sont continuellement rejetés par ces surfaces, et à retenir ainsi dans le sang des matériaux nuisibles, et par conséquent des stimulus irritans, des matières morbifiques, etc. Réciproquement, ils produisent souvent le même effet, en provoquant, par leur action sur l'organisme, des exhalations ou des flux trop abondans, en dépouillant le sang de matériaux dont la combinaison avec les autres élémens de ce liquide était la condition de sa crase ou de sa composition physiologique, et en le rendant ainsi anormal, en l'altérant, en lui imprimant des qualités nuisibles, irritantes et capables d'agir comme stimulus ou matière morbifique déterminant des irritations, des fièvres essentielles ou des phlegmasies.

Il n'y a, nous le répétons, que ces trois manières de comprendre physiologiquement l'action des modificateurs externes (*ingesta, circumfusa, applicata, excreta, gesta, percepta*) dans la production des irritations ou des phlegmasies, lorsque ces modificateurs n'agissent pas traumatiquement, c'est à dire en attaquant immédiatement les tissus vivans par des propriétés chimiques ou mécaniques.

Mais M. Broussais ne pouvait pas plus vouloir de ces différens modes d'action que des précédens, puisque c'était toujours accepter l'humorisme hippocratique, et qu'il n'échappait pas mieux aux matières morbifiques, aux virus, *aux causes spécifiques* des irritations et des phlegmasies dans cette manière d'observer l'influence des modificateurs externes, qu'en admettant les mêmes causes déterminantes formées d'emblée dans l'organisme.

Il fallait donc, de toute nécessité, que, pour fonder tout son système sur la production des irritations et des phlegmasies par l'action des modificateurs externes, M. Broussais prêtât à ceux de ces modificateurs qui n'agissent pas sur nos tissus par des propriétés mécaniques ou chimiques un mode d'influence complétement imaginaire et impossible. C'est ce qu'il fit.

Ainsi, pour M. Broussais, le froid, le chaud et leurs vicissitudes, le sec, l'humide et leurs vicissitudes, en un mot les influences météorologiques; puis les alimens et les boissons, l'exercice et les fatigues, les impressions morales, les émotions, les sentimens violens, les passions, la suractivité de l'intelligence, etc..., les six choses non naturelles enfin, déterminent immédiatement et par elles-mêmes, c'est à dire par leur influence directe, unique et sans intermédiaire, déterminent sur l'économie, disons-nous, des irritations et des phlegmasies. Cela admis, les sympathies font le reste.

Mais il ne faut pas l'admettre, et alors, les sympathies ne pouvant rien, comme nous le savons, dans la production des irritations et des phlegmasies, la doctrine, privée de ses deux seules bases, croule d'elle-même.

Comment admettre, en effet, que l'influence du froid et du chaud, de l'humidité et de la sécheresse, qui constituent les vicissitudes atmosphériques, comment croire que de tels agens produisent *par eux-mêmes* des phlegmasies? Nous ne parlons pas, c'est bien entendu, du calorique accumulé ou soustrait en si grande quantité qu'il désorganise et mortifie les tissus par brûlure ou congélation. Ces cas, encore une fois, rentrent dans le traumatisme; mais nous parlons des alternatives de chaud et de froid, de sec et d'humide de l'atmosphère, telles que celles d'où naissent les rhumatismes, les phlegmasies des poumons, des membranes muqueuses et séreuses, etc....; les inflammations catarrhales de l'hiver, les inflammations franches du printemps, les irritations et les phlegmasies des voies digestives et de leurs annexes, qui règnent surtout en été et en automne, etc..... Le froid, quand il ne congèle pas, le chaud, quand il ne brûle pas, ne produisent pas immédiatement, mais médiatement, les phlegmasies. Un homme est en sueur : il s'expose, non pas à un froid capable de congeler, mais à un courant *d'air frais ;* il ôte ses vêtemens dans cet état de suractivité de l'exhalation cutanée. *Le lendemain, ou plusieurs jours après,* il est pris de malaise général, de courbature, de frisson, de fièvre, de point de côté, de toux, etc....; il a une pleurésie ou une péripneumonie ; ou bien une angine, un rhumatisme articulaire aigu, un torticolis, etc...., se manifestent.

Serait-ce l'impression du frais qui, *par elle-même*, aurait produit ces diverses phlegmasies? Cette impression est-elle ici cause prochaine et suffisante par elle-même, ou seulement cause éloignée et insuffisante par elle-même? Il est évident que c'est par ce second mode d'action que le frais ou le froid ont exercé leur influence, et qu'entre cette influence immédiate et le développement de la phlegmasie s'est interposée une cause prochaine et suffisante, savoir, la suppression de l'évacuation d'un liquide excrémentitiel, la transpiration cutanée, laquelle, retenue intempestivement dans le sang, y a créé une matière morbifique, cause prochaine, matérielle et stimulus de la fonction inflammatoire.

Si le froid eût agi ici par lui-même, son effet, la phegmasie, se fût immédiatement développé, comme on le voit toutes les fois que le chaud ou le froid agissent par eux-mêmes, et comme causes suffisantes, dans les congélations ou les brûlures. L'effet est, on le sait, immédiat et nécessaire. Personne n'y échappe. Vingt personnes sont touchées par un fer rouge ou de l'eau bouillante, et vingt personnes sont brûlées identiquement. Vingt personnes ont une partie de leur corps exposée au degré de froid qui solidifie le mercure, et vingt personnes ont cette partie sphacélée, cela toujours directement et immédiatement. Mais ces vingt personnes s'exposent au froid humide, à un courant d'air frais, etc., et il n'y en a pas une qui en ressente la moindre atteinte. Si chez quelqu'une d'entre elles une phlegmasie se développe, *non sur la partie qui a été frappée par le courant d'air*, mais sur la plèvre, le péricarde, les membranes synoviales, etc..., ce n'est pas immédiatement que cette inflammation se manifeste, c'est plusieurs heures, plusieurs jours après. Il y a une période d'opportunité et d'incubation. Pourquoi cela, si le froid a agi dynamiquement par lui-même, ou par l'intermédiaire des sympathies? Voilà qui est inexplicable dans les idées du physiologisme. Au contraire, tout cela se comprend, tout cela même est nécessaire, si l'impression du froid a agi en supprimant une évacuation physiologique, en engendrant ainsi dans le sang une matière morbifique, et en produisant ainsi *médiatement* une ou plusieurs phlegmasies. Car il faut un temps d'incubation et d'opportunité plus ou moins long pour que cette matière se suranimalise et contracte les qualités d'un stimulus inflammatoire, etc... Il en est ainsi lors de l'introduction dans le sang de tous les principes morbifiques, de tous les virus. C'est une loi pathologique des plus constantes.

Nous pourrions dire du chaud ce que nous venons de dire du froid, savoir, que quand il n'agit pas en brûlant, les phlegmasies que son influence prolongée produit, comme on le voit dans les saisons et les climats chauds, ces phlegmasies sont causées médiatement et à la longue par les modifications vicieuses que font naître dans le sang et les autres humeurs des évacuations excessives, des sueurs, etc., ainsi que certaines altérations qui sont les effets prochains de la chaleur et les causes prochaines de ces phlegmasies d'une autre nature que les précédentes, et que cet agent impondérable, le calorique, ne détermine, comme on le voit, que médiatement.

Les *percepta* sont dans le même cas; ils perturbent les centres nerveux, puis, par là, les fonctions assimilatrices en particulier ou en général, et de ces perturbations naissent ou peuvent naître des matières morbifiques. C'est encore médiatement et non par eux-mêmes que ces modificateurs externes d'un ordre différent produisent des irritations ou des phlegmasies, quand ils en produisent. Toujours, et nous nous en sommes assurés, il faut pour cela un stimulus matériel. Or, tous les modificateurs externes que nous venons de citer sont des *impondérables*, qui n'agissent que dynamiquement, et sont par conséquent incapables de fournir, si ce n'est *médiatement*, les stimulus matériels indispensables à la production des irritations et des phlegmasies.

L'électricité n'a pas d'autres priviléges, si ce n'est lorsque, considérablement condensée et accumulée, elle se dégage en masse, foudroie les tissus et les désorganise; mais c'est encore du traumatisme.

Plus on y songe, plus on est porté à se demander s'il est bien vrai qu'il faille être réduit à démontrer à grands frais que les influences en question, de même que l'innervation, sont incapables de produire par elles-mêmes des irritations et des phlegmasies?... Mais, répondra-t-on, M. Broussais, qui, il est vrai, ne s'est pas assez expliqué sur la manière dont il concevait l'action de ses modificateurs externes dans la production des phlegmasies, parle pourtant de congestions viscérales, de refoulement du sang à l'intérieur, de stases dans les parenchymes à la suite de l'action du froid sur la peau, par exemple, et par suite de ces congestions, d'irritations et de phlegmasies, qui sont ainsi, comme vous le voulez, des effets médiats et non immédiats de l'influence des modificateurs externes, etc...

Cette objection peut se réduire à ceci : M. Broussais fait intervenir les sympathies, l'action du système nerveux, même lorsqu'il admet l'action des modificateurs externes dont la puissance est dynamique. Et cela prouve à quel point le chef de l'école du Val-de-Grace sentait l'insuffisance et le vice de son étiologie; car, s'apercevant très bien que les *percepta*, les *circumfusa* et les autres modificateurs hygiéniques étaient incapables par leur action immédiate de causer des irritations et des phlegmasies, il avait été forcé, pour obtenir ce résultat, de les faire agir par la voie des sympathies. Ainsi, voyant que tous ces modificateurs, lorsqu'ils produisaient des irritations, les produisaient loin du lieu de leur action immédiate, il devenait nécessaire que, pour expliquer cette influence, il invoquât le pouvoir mystérieux et commode des sympathies. Alors on parle de refoulement du sang, de congestion dans les gros vaisseaux et les parenchymes profonds; et ainsi on se satisfait et on s'aveugle; puis on procède de là comme d'une vérité de fait inattaquable; et par la force indomptable de sa logique et de sa verve, on entraîne dans les conséquences les plus lointaines et les plus rigoureuses tous ceux qui n'ont pas demandé raison et justice de la majeure.

Il est inutile de montrer que cette condition ajoutée à la théorie de l'action des modificateurs externes dans la production des phlegmasies ne rend pas mieux compte des faits que la précédente, car si une sympathie, c'est à dire l'action des nerfs, est incapable de transmettre une inflammation d'un lieu à un autre, et s'il faut de toute nécessité pour cela, comme nous croyons l'avoir surabondamment prouvé, un stimulus matériel agissant sur le tissu lui-même, on ne peut pas mieux concevoir que cette puissance des sympathies, mise en activité par l'impression des modificateurs externes sur l'organisme, aille produire des phlegmasies dans des lieux éloignés de ceux qui ont été frappés par l'impression extérieure. C'est toujours du dynamisme, toujours un agent impondérable, la force vitale qui, à cause de son unité, propage ses manifestations d'activité d'un point à un autre et se traduit par des phénomènes de sensibilité, de contractilité ou de caloricité, lesquels, en l'absence d'une matière à assimiler ou à éliminer, ne sauraient produire des opérations plastiques du genre de l'inflammation. Nous avons dit assez que des congestions, des flux, des pâleurs, etc..., n'indiquaient, lorsqu'ils ne sont pas déterminés par une épine irritante, n'indiquaient qu'une lésion de la contractilité des petits vaisseaux, n'étaient que des phénomènes nerveux et spasmodiques. Le sang a beau être refoulé à l'intérieur par des impressions dynamiques, par l'action des sympathies, comme on le voit dans des frayeurs, dans l'action d'un bain frais, etc., etc., jamais il n'en résulte de phlegmasie si ces influences n'ont pas fait naître dans le sang des matières morbifiques, etc.

En définitive, on revient toujours aux sympathies, soit pour expliquer les irritations primitives produites par l'action des modificateurs externes, soit pour expliquer les irritations consécutives produites par d'autres irritations. Or, nous savons ce que peuvent et ce que ne peuvent pas les sympathies : ce qu'elles peuvent, c'est déterminer (*par l'intermédiaire de la sensibilité, qui dans tous les actes vitaux a l'initiative*), dans un lieu plus ou moins éloigné de celui qui a reçu une impression quelconque, des manifestations isolées ou réunies de la sensibilité, de la contractilité et de la caloricité ; ce qu'elles ne peuvent pas, c'est déterminer une manifestation de plasticité, laquelle a toujours pour cause déterminante un stimulus matériel dont les nerfs ne sauraient être le véhicule.

Qu'on essaie, avec tous les modificateurs hygiéniques connus, d'exciter sur tous les points la sensibilité d'un individu, de manière à réveiller toutes ses sympathies et à ne faire de son système sensitif entier qu'un seul sens pour la douleur, de ses fonctions motrices entières qu'un seul instrument pour les spasmes, de sa force de calorification en général qu'un seul foyer pour la fièvre ou les vapeurs ; et nous défions qu'on parvienne ainsi à développer une seule phlegmasie. Les personnes affectées de névroses n'en fournissent-elles pas tous les jours l'exemple le plus irrécusable? Ces malheureuses femmes, dont tout le système nerveux est dans un éréthisme effrayant, qui ne peuvent recevoir la plus faible impression de la part des modificateurs externes sans que toute leur économie en soit bouleversée, tous leurs sens ébranlés ; qui à la moindre stimulation souffrent en mille endroits, entrent en convulsions, sont prises de fièvre nerveuse, etc ; ces femmes sont-elles plus sujettes que d'autres aux phlegmasies ? Toutes ces excitations sympathiques disséminent-elles des inflammations, etc.? Chacun sait le contraire, malgré les efforts qu'a faits et qu'a dû faire

M. Broussais pour rallier les névroses aux irritations chroniques, aux subinflammations, etc., et ces efforts étaient une nécessité ; car si on laissait en dehors des irritations tous ces phénomènes morbides si éminemment sympathiques, on ruinait le principe, et le système n'avait plus d'unité ni de force.

Malgré l'extrême activité des sympathies chez les personnes affectées de névroses, on ne voit pas plus et souvent moins de phlegmasies chez elles que chez d'autres sujets. Dans ces cas le système nerveux est toujours en état de surexcitation, même en l'absence de stimulations externes ; ce ne sont donc pas des irritations, car une irritation suppose deux choses au moins, savoir, une puissance irritée et une cause irritante. Or, dans le cas de phénomènes sympathiques, il n'y a en jeu qu'une de ces deux conditions, savoir, la puissance, l'activité vitale, qui dans un lieu de l'organisme manifeste des phénomènes insolites, à l'occasion d'un autre ébranlement éprouvé ailleurs par cette même force vitale. C'est le même qui agit sur le même, mais qui par conséquent ne réagit pas. La force vitale, en tant que douée d'unité et d'indivisibilité, comme toutes les forces qui président aux phénomènes de l'univers dans quelque règne que ce soit, la force vitale n'a pas besoin, pour se manifester en divers points d'un organisme, de dix causes provocatrices. Une seule suffit, car l'indivisibilité du principe garantit l'indivisibilité de ses manifestations d'activité. Sans cela, il n'y aurait ni consensus physiologique, ni consensus pathologique, ni sympathies.

Mais ces phénomènes sympathiques, résultant de l'unité du principe de vie, et n'étant en quelque sorte que le témoignage de cette unité, ne supposent par conséquent pas l'action d'un stimulus dans le lieu où se passe le phénomène, mais seulement dans un lieu plus ou moins éloigné. Ils ne constituent donc pas des irritations, car il leur manque pour cela une condition, savoir, un sujet, une cause d'irritation ; et toute irritation étant la première période d'une fonction pathologique, c'est dire que pour être des irritations, il leur manque un stimulus matériel à élaborer et à éliminer. Ils n'ont donc pas de raison d'activité et, en effet, les névroses, nous l'avons dit, sont des maladies non synergiques, sans matière, par conséquent sans but. Aussi sont-elles incalculables dans leur marche et dans leurs allures; car du moment qu'elles existent sans stimulus ou sans sujet d'assimilation ou de désassimilation, elles sont sans raison d'activité ; l'une de ces deux conditions suppose l'autre, et réciproquement.

La force vitale, qu'on nous permette cette locution, ne peut s'irriter contre elle-même ; or, les névroses consistent en des actions de la force vitale sur elle-même en raison de son unité; donc les névroses ne sont pas des irritations. Mais l'existence des névroses repose entièrement sur la notion et le fait des sympathies et des troubles de l'innervation ; donc les sympathies sont incapables de produire des irritations.

Nous avons vu qu'il répugnait aux notions de la plus simple physiologie, et nous aurions pu dire du plus vulgaire sens commun, de faire voyager l'irritation et les phlegmasies *le long des nerfs* ; et que l'appareil des sympathies, que les conducteurs de l'innervation, étaient aussi incapables de transporter *les causes et les stimulus* des inflammations qu'ils le sont de transporter les causes et les stimulus de la nutrition ; qu'on pouvait, aussi longtemps qu'on le voudrait, exciter les sympathies sans produire autre chose que des manifestations insolites isolées ou réunies de la sensibilité, de la contractilité et de la caloricité, c'est à dire des douleurs, des spasmes et des vapeurs, lesquels ne sont jamais que des activités sans but et par conséquent sans principe, etc...

Maintenant, qu'à côté de ces expériences on en commence une autre série, dans lesquelles on modifie, non plus directement et dynamiquement l'innervation, mais le stimulus général des fonctions nutritives, le sang ; qu'à l'aide des agens de la toxicologie et de la matière médicale on introduise dans les premières et dans les secondes voies des stimulus impropres et inassimilables ; et, de même qu'en agaçant de toutes manières le système nerveux par des impressions externes et des impondérables on n'était jamais parvenu à développer une phlegmasie, de même, en modifiant la nature des stimulus (ou de ce qui doit être assimilé par les supports), on va semer partout l'inflammation.

Comment, en présence de tels faits, comment, lorsqu'on peut constater par mille expériences naturelles et artificielles que, d'une part, en modifiant de toutes façons le système nerveux et en réveillant ainsi toutes les sympathies, on n'arrive jamais à déterminer une phlegmasie; et, d'autre part, lorsqu'on constate aussi qu'en modifiant les stimulus de l'animal et en changeant en matières morbifiques ou inassimilables ses matériaux physiologiques ou assimilables, on produit à volonté toutes les formes d'inflammations; comment, disons-nous, a-t-on pu embrasser l'étiologie des phlegmasies par les sympathies et rejeter l'étiologie de ces mêmes phlegmasies par les matières morbifiques et les épines inflammatoires? Car, encore une fois, avec des matières animales, végétales en dissolution, avec tous les agens de la pharmacologie et de la toxicologie introduits dans les premières et dans les secondes voies, on détermine à son gré des inflammations catarrhales, érythémateuses, vésiculeuses, bulleuses, papuleuses, pustuleuses, gangréneuses, phlegmoneuses, ulcéreuses, etc., etc...

Comment l'a-t-on pu?.....

On l'a pu et on l'a dû...; parce qu'il faut bien, pour expliquer de pareilles inadvertances, admettre qu'à certaines époques du progrès des sciences les travailleurs ont, ou peut-être doivent avoir un bandeau sur les yeux pour remplir avec plus de hardiesse, de fougue et d'obstination leur mission de destruction et de perturbation devenue nécessaire; on l'a pu et on l'a dû, parce qu'à la faveur de ce bandeau providentiel on a laissé passer, et par conséquent on a semblé accepter cette première proposition, base de toute la doctrine dite physiologique :

« La vie de l'homme ne s'entretient que par les stimulans

extérieurs; et tout ce qui augmente les phénomènes vitaux est stimulant. »

On l'a laissé passer, et force a été alors de subir toutes les autres, depuis la deuxième jusqu'à la quatre cent soixante-huitième.

Mais attaquez et annulez la première; et les suivantes, et tout le système, n'ont plus aussitôt ni sens, ni logique, ni appui, ni moyens de séduction et de durée.

Il est essentiellement faux de dire que la vie de l'animal ne s'entretient que PAR les stimulans extérieurs. C'est (qui le croirait jamais!) sur cette préposition *par* que repose tout le système de M. Broussais. En tête de ces stimulans extérieurs, il place avec raison le calorique. S'il est vrai que la vie ne s'entretienne que *par* les stimulans extérieurs, et que les modificateurs externes qui entretiennent la vie de l'animal n'agissent qu'en le stimulant, il s'ensuit rigoureusement que les matériaux de l'intussusception alimentaire et gazeuse n'agissent qu'en stimulant, puisque c'est *par* eux que s'entretient la vie de l'animal. Ainsi on arrive à cette conclusion que, pour entretenir la vie d'un animal, on peut substituer un stimulant à un autre (*car toute stimulation est identique à elle-même par sa nature et ne peut varier que par son intensité*) et le nourrir avec du calorique, de l'électricité, de la lumière, des sons, etc., etc.

On n'a pas osé dire cela, bien que la première proposition de la doctrine le renferme virtuellement; mais on en a tiré, nous le savons, des conséquences ni plus ni moins erronées : ce sont celles relatives à la production des phlegmasies par voie de sympathie et sous l'influence d'agens purement dynamiques, etc.....

Il faut dire :

La force vitale ne se manifeste et ne s'entretient dans un organisme *qu'à la condition préexistante* de l'influence des forces générales de la nature inorganique, et *par* l'assimilation et la déssimilation continuelles de substances assimilables ou alibiles.

Dans l'univers, il y a trois sortes de forces ou de principes, partant trois ordres de phénomènes ou de manifestations d'activité. Il y a d'abord une force qui préside aux phénomènes inorganiques, force que nous appellerons physique ou Newtonienne; une seconde force qui préside aux phénomènes du règne organique, et que nous appellerons vitale; une troisième enfin, qui produit les phénomènes du monde intellectuel et moral, et qui doit être nommée force ou principe spirituel. Dans l'homme, ces trois forces sont réunies : car on observe chez lui des phénomènes physiques, mécaniques, chimiques, etc..., des phénomènes vitaux et des phénomènes intellectuels et moraux. Chez l'animal, on n'observe que deux de ces forces, la force newtonienne et la force vitale. Dans les minéraux, il n'y en a plus qu'une, la force newtonienne ou brute, parce que là il n'y a plus que des phénomènes physiques et chimiques.

Or, la force vitale ne peut exister qu'à la condition préexistante de la force newtonienne, et la force spirituelle ne peut exister qu'à la condition préexistante des deux forces précédentes.

Il ne s'agissait, dans la proposition que nous combattons, que de l'animal, que de la vie. Il n'y avait donc à supposer, pour le développement et l'entretien de cette vie, qu'une seule condition préexistante, savoir, l'action de la force newtonienne qui, comme on le sait, a préexisté à la force vitale, puisque le règne organique est postérieur en existence au règne inorganique. De même la force spirituelle est postérieure en existence aux forces newtonienne et vitale, puisque les végétaux et les animaux ont précédé l'homme en existence.

Mais c'est tomber dans un abîme d'erreurs, que de dire que la vie de l'animal ne s'entretient que *par* les stimulans extérieurs, parce que c'est dire que l'action de la force newtonienne, dans laquelle sont compris le calorique, l'électricité, la lumière, suffit à entretenir la vie de l'animal. L'action de ces agens est une condition sans laquelle la force vitale ne peut se manifester ni se maintenir dans un organisme, puisque cet organisme est, avant tout, formé de matière; que cette matière a des manifestations d'activité produites par une force antérieure à la force vitale, et que celle-ci vient seulement dans les corps organisés modifier et dominer en quelque sorte la force newtonienne.

Pour que la vie se développe et se manifeste, il faut donc une condition préexistante indispensable, la matière et son principe d'activité, *par conséquent l'action du calorique, etc...*; comme pour que la force spirituelle se développe et se manifeste, il faut deux conditions préexistantes indispensables, une matière douée de la force newtonienne, ensuite animée par la force vitale; mais on ne peut pas plus dire que la force vitale ou la vie s'entretient *par* les stimulus extérieurs tels que le calorique, l'électricité, la lumière, etc...; qui ne sont que des modes d'activité de la force newtonienne, qu'on ne peut dire que la force spirituelle, l'âme humaine, s'entretient *par* la sensibilité, la contractilité, etc..., qui ne sont que des modes d'activité de la force vitale.

Il est évident qu'un organisme humain doué de sa force vitale, manifestée, comme on sait, par la sensibilité, la contractilité, etc..., qui en sont les modes d'activité, *n'est que la condition préalable* et le support des manifestations de la force spirituelle, et que cette force ne s'entretient pas *par* la vie. L'organisme vivant, la vie, n'est qu'une condition préexistante de manifestation, et non une condition d'existence de la force spirituelle. De même la matière, et la force newtonienne qui la phénoménise, n'est qu'une condition préexistante de manifestation, et non une condition d'existence de la force vitale.

Pour résumer la discussion à l'aide de notre formule générale, on peut dire que, dans l'étude de l'appareil de la vie, M. Broussais a confondu le moyen avec le principe, et a pris la condition du support pour la condition du stimulus. En effet, nous savons que, dans un appareil vivant, la force vitale, qui constitue l'aptitude fonctionnelle, a pour moyen de manifestation une matière qu'elle organise, à laquelle elle imprime des modes d'activité nouveaux, mais qui jouissait et devait jouir antérieurement de tous les modes d'activité de la force newtonienne dans lesquels nous retrouvons le calorique, etc., et tous les stimulans extérieurs *par* lesquels M. Broussais veut que la vie de l'animal s'entretienne. Voilà donc constitués la force et le moyen de manifestation de cette force; maintenant, pour achever la formation de cet appareil, il manque *ce par quoi ils s'entretiennent;* or, cette condition est remplie par le stimulus que nous avons défini ainsi : *ce qui est assimilé par le support vivant*. Mais ce qui est assimilé par le support vivant, ce sont les matériaux de l'intussusception alimentaire et gazeuse; donc ces substances sont les stimulus de l'animal, et c'est *par* eux que la vie s'entretient.

Donc, la vie de l'animal s'entretient *par* une assimilation et une désassimilation continuelles de substances assimilables ou alibiles (assimilation et désassimilation alimentaire et gazeuse), mais *avec la condition préexistante* de l'action des forces générales de la nature inorganique.

La première proposition de la doctrine de M. Broussais, que nous venons de repousser et de convaincre d'erreur, engendre logiquement tout le système de physiologie, de pathologie et de thérapeutique qui constitue ce qu'on appelle *la médecine physiologique*. Modifiée comme nous venons de le faire, cette même proposition engendre aussi logiquement le système de physiologie, de pathologie et de thérapeutique qui constitue ce qu'on appelle *la médecine hippocratique*.

Démontrer la vérité de cette dernière assertion, ce serait entreprendre un traité complet de physiologie, de pathologie et de thérapeutique générales. C'est à l'accomplissement de cette immense tâche que nous voulons consacrer notre vie entière.

Fort de sa proposition capitale qu'on acceptait, M. Broussais en fit découler le système dont nous venons de réfuter une des bases, on peut même dire la base fondamentale. L'action des stimulans extérieurs, telle qu'il l'entend, ne pouvant varier que d'intensité et non de nature, il renversa ainsi la doctrine des causes spécifiques et des méthodes thérapeutiques spécifiques. L'irritation est toujours identique avec elle-même; elle doit toujours être attaquée par les mêmes moyens. Il n'y a qu'une ou presque qu'une seule maladie, laquelle ne peut changer que de siége. Aussi les modifications de la thérapeutique portent-elles presque exclusivement sur le choix du lieu pour l'application des moyens de traitement. Plus de matières morbifiques, plus de stimulus, par conséquent jamais de but d'activité dans les maladies : proscription absolue de l'hippocratisme, ainsi que des causes spécifiques et de l'humorisme qui ne sont que certains points de vue de l'hippocratisme ; et il fallait bien supprimer ces deux points de vue de la science et de l'art, car des causes humorales, des agens spécifiques ne peuvent voyager par la voie des sympathies et le long des nerfs, puisque ce sont des stimulus matériels, et que les nerfs ne peuvent être que les conducteurs d'un principe immatériel ; que de plus ce principe ne peut être sujet qu'à des modifications d'intensité et non de nature, et que la spécificité au contraire consiste dans les modifications de nature des causes morbifiques, et non dans leurs modifications d'intensité.

Pour M. Broussais, la différence des maladies gît uniquement dans la différence de leur siége. Ainsi est justifiée la fameuse épigraphe : *Qu'est l'observation si on ignore là où siége le mal?* maxime qui, si on veut prendre la peine de s'en assurer au moyen des principes que nous avons développés dans notre critique, découle très rigoureusement de la première proposition de la doctrine dite physiologique. Nous croyons juste de lui substituer cette autre maxime : *Qu'est l'observation, si, connaissant le siége du mal, on en ignore la nature?* car elle ne découle pas moins rigoureusement de la même proposition, telle que nous l'avons modifiée plus haut.

Aussi, c'est M. Broussais qui a introduit dans la médecine de l'école de Paris le vice funeste et anti-médical de ce que nous appellerons le diagnostic *du fait accompli*, vice qui a surtout ses déplorables effets dans le diagnostic, et par conséquent dans le traitement des maladies chroniques, bien qu'il y ait quelques maladies aiguës où il ne soit guère moins fâcheux et absurde. Ainsi, une lésion organique quelconque existe ; on la constate, et puis voilà tout.

Mais jusque-là vous n'avez fait que la centième partie, la moins importante et la plus facile partie du diagnostic ! Vous avez constaté *un fait accompli*, mais vous n'en connaissez ni les causes prochaines, ni la nature, ni les conditions d'existence, ni rien de ce qui conduit aux indications thérapeutiques ; car le diagnostic, comme l'auteur de ce travail l'a déjà écrit quelque part, *c'est l'art de découvrir les sources des indications thérapeutiques*. Or, quelles sources d'indications thérapeutiques vous ouvre le diagnostic *du fait accompli*? Aucune ou presque aucune ; vous en conviendrez. Jusque-là, vous avez rempli une besogne facile, où tous sont également habiles avec quelques mois d'habitude ; une besogne qui, quelque adroitement que vous vous en soyez acquitté, ne vous donne pas encore le titre de médecin ; car médecin, *medicus*, signifie *qui porte remède*, et après avoir établi votre diagnostic *avec une si remarquable précision*, vous n'avez pas plus qu'avant le droit de porter remède ; *nàm morbi dignotio et curatio,* dit Galien, *pendent ex intellectione affectûs et non partis affectæ*.

M. Broussais avait senti plus tard tout ce qu'il y a d'étroit et de stérile dans cette manie de ne diagnostiquer que le lieu malade, *le fait accompli,* et dans son quatrième volume de l'Examen il l'a justement et énergiquement réprouvée. Cette réprobation était pourtant déplacée sous sa plume ; car il était en quelque sorte, et à son insu, le père de cette médecine grossière qui ne conclut à aucune pratique et a fait oublier de nos jours *l'art de guérir*.

Possibilité d'entretenir la vie d'un animal à l'aide des impondérables extérieurs et par le moyen des sympathies. — Désessentialisation des fièvres ou réduction des fièvres essentielles en fièvres symptomatiques de phlegmasies locales. — Génération et propagation de ces phlegmasies par l'intermédiaire du système nerveux. — Identité de toutes les phlegmasies et par conséquent de toutes les maladies. — Proscription de la spécificité, des matières morbifiques et de l'humorisme. — Négation d'un but d'activité dans les maladies. — Distinction des maladies, soit aiguës, soit chroniques, par leur siége et leur intensité seulement. — Jamais par leur nature. — Uniformité et simplification de la thérapeutique en raison de toutes les conditions précédentes, etc., etc...... Il n'est pas une de ces huit propositions qui ne renferme les sept autres, de même qu'elles sont toutes huit virtuellement et rigoureusement contenues dans la première proposition qu'on trouve en tête de l'*Examen des doctrines*. Oui, tout cela y est contenu, et tout cela (moins pourtant la première conclusion, qu'on n'a sans doute pas aperçue, bien qu'elle ne soit pas moins logique que les suivantes) en a été déduit et devait en être déduit; car une fois qu'avec ce dialecticien puissant et terrible, on avait franchi le seuil de l'erreur, on n'avait plus de moyens de revenir sur ses pas; et force était de le suivre jusqu'au bout dans ce dédale séduisant qu'il a appelé *Médecine physiologique*. Les esprits paresseux s'y reposent si à l'aise! Les autres s'y trouvent si au large!

Nous ne demanderons pas pardon au lecteur de nous être étendus si longuement sur la question des fièvres essentielles et du mode de génération et de propagation des irritations et des phlegmasies, deux questions qui n'en font véritablement qu'une, car la solution de la première renferme la solution de la seconde, et réciproquement. Il était trop important d'y rappeler l'attention et de montrer comment la confiance scientifique avait été surprise et égarée par des principes spécieux dont les conséquences sont poursuivies avec un enchaînement et une force irrésistibles, pour que nous nous repentions d'y avoir consacré tant de pages, surtout lorsqu'il s'agit en définitive d'une conclusion thérapeutique qui doit reposer entièrement sur l'opinion qu'on adoptera entre les idées du physiologisme et celles que nous avons essayé de leur substituer. Nous espérons, sinon avoir converti les esprits sur ces deux questions, au moins les avoir portés à réfléchir et à douter. Ce résultat serait déjà si considérable !

Après avoir emprunté nos argumens à la physiologie et à la pathologie générale, nous aurions pu facilement et sans autre embarras que celui du choix, les prendre dans la pathologie spéciale et dans la clinique ; mais comme nous ne pouvions, en raison du peu d'espace qui nous est accordé pour de pareilles digressions dans un ouvrage de la nature de celui-ci, offrir que l'une de ces deux sortes de preuves, nous avons dû préférer les preuves générales et radicales à celles tirées des faits particuliers, puisqu'en définitive celles-là découlent de celles-ci, dont elles ne sont que l'expression la plus abrégée et la plus philosophique. Mais loin de redouter qu'on les vérifie de nouveau par la clinique qui les a produites, nous provoquons de tous nos vœux cette vérification, et y convions tous les esprits libres et sérieux. Si la synthèse est vraie, c'est que l'analyse a été bien et sévèrement faite. Ce qui descend de l'observation de l'homme en santé et de la clinique, ne doit pas craindre d'y remonter. Si ces idées ont traversé vingt-deux siècles, c'est, n'en doutez pas, qu'elles sont filles de l'observation et reflètent fidèlement la nature. Dites-nous combien d'années a duré chaque système artificiel !

Nous n'avons pas nié les fièvres symptomatiques ou sympathiques. Seulement nous les réduisons à leur juste notion et nous leur restituons leur caractère physiologique et véritable. Cette question se rattachant de la manière la plus intime à celles que nous venons de traiter, il suffira d'une courte explication et de quelques exemples pour la préciser et la résoudre.

M. Broussais a dit : Les fièvres essentielles ne sont autre chose que des fièvres sympathiques ou symptomatiques de phlegmasies locales. D'abord, tout le monde l'a cru. Puis, plus tard, quelques médecins l'ont nié. Peu à peu ce petit nombre est devenu majorité, car maintenant c'est la minorité, et une très faible minorité, qui professe intégralement et dans sa pureté originelle la proposition que nous venons d'énoncer.

Mais cette majorité, qui, d'après l'évidence clinique et l'autorité du scalpel, a rejeté la localisation des fièvres, n'est guère plus avancée pour cela. De la non-admission de cette localisation, elle n'a pas conclu à la réhabilitation des fièvres essentielles telle que nous l'avons tentée plus haut. En un mot, elle sait bien ce qu'elle ne veut pas, mais elle ne sait pas encore ce qu'elle veut. Interrogez à cet égard les petits et les grands : vous apprendrez d'eux qu'il faut bien se garder de croire, avec M. Broussais, que toute fièvre est le résultat sympathique d'une irritation locale ou d'une phlegmasie ; mais ils ne vous diront pas pourquoi, ni la notion plus complète et plus vraie qu'il faut substituer à la notion incomplète et fausse du physiologisme ; et leur thérapeutique traduit fidèlement cette incertitude, car elle n'est plus la thérapeutique du Val-de-Grace ; mais c'est une thérapeutique de doute, de tâtonnement, d'éclectisme, d'essais, d'expérimentations, une thérapeutique qui s'appuie sur un tiers de numérisme ou d'empirisme, sur un tiers de physiologisme et sur un tiers d'hippocratisme. Il est difficile et très difficile de juger si cette méthode mixte et éclectique vaut mieux que de purger *quand même*, de saigner *quand même*, ou d'expecter *quand même;* car cela se réduit à décider s'il vaut mieux n'avoir pas de principes que d'en avoir de mauvais. Question, nous le répétons, grave et difficile ! Heureusement que, pour les malades placés entre ce doute et cet éclectisme d'un côté, cette assurance présomptueuse et empirique de l'autre, la nature, qui ne varie pas, continue à lutter et contre le mal, et contre les mauvais traitemens.

Nous avons dit ce qu'il fallait entendre par une fièvre essentielle, et avons fait prévoir en quoi elle différait d'une fièvre symptomatique ou sympathique. Donnons d'abord quelques exemples, pour trancher nettement cette différence; et, selon notre habitude, passons par la physiologie, pour y prendre le type radical de cette distinction, et le trouver ensuite réalisé sous une autre forme dans la pathologie.

Il faut, pour cela, que nous reproduisions ici une observation déjà tracée dans un autre but, lorsque (pages 252, 253, 254) nous avons voulu faire apprécier la différence qui existe entre la chaleur par influx et la chaleur végétative.

Suivons en effet l'enchaînement des phénomènes qui ont lieu, depuis la chymification jusqu'à la nutrition interstitielle, chez un homme qui, pressé par la faim, fait un copieux repas. Supposons, pour rendre les phénomènes plus explicites, que ce repas se compose de mets très nourrissans et très sapides, assaisonnés un peu chaudement et arrosés, comme on dit, avec un vin généreux et des liqueurs spiritueuses.

Les alimens et les boissons arrivent dans l'estomac et l'opération de la chymification commence. L'estomac remplit une fonction physiologique. Sa sensibilité, sa contractilité et sa caloricité ont un but d'activité, puisqu'elles s'appliquent à l'élaboration d'un stimulus. Il y a synergie et une sorte de fièvre physiologique locale et gastrique. Cette suractivité synergique de l'estomac est propagée (mais non sa cause!) à tout l'organisme au moyen des sympathies physiologiques et de l'innervation. A la faveur de ce *consensus* établi par l'unité vitale, tous les autres appareils de l'économie sont excités dans leur sensibilité, leur contractilité, leur caloricité (mais non dans leur plasticité ou dans leur force assimilatrice, car l'innervation qui vient de leur imprimer un mouvement vital plus vif ne leur a pas transmis un stimulus plastique ou assimilable); et il en résulte *une fièvre physiologique* sympathique ou symptomatique. La chaleur est plus élevée, le pouls plus fréquent, les appareils de la vie de relation plus disposés à l'action, le centre pensant doué de plus d'aptitude, d'énergie, de vivacité, etc. etc.; enfin, au moyen de l'innervation et par la voie des sympathies, un surcroît de vie et de chaleur a rayonné de l'estomac vers toutes les autres parties du corps. C'est, nous le répétons, une véritable fièvre physiologique nerveuse, *par influx*, sympathique ou symptomatique, comme on voudra. Au milieu de tout ce mouvement, il n'y a que l'estomac qui fonctionne essentiellement, et si on peut ainsi parler, primitivement et *idiopathiquement*, car lui seul élabore un stimulus nouveau dont jusqu'ici les autres appareils sont privés. Tous excepté lui se meuvent sympathiquement : sa seule activité est primitive et essentielle.

Observez cet homme trois ou quatre heures après son copieux et généreux repas. Voici un nouveau mode de suractivité dans la sensibilité, la contractilité et la caloricité de l'organisme entier. Les appareils généraux sont maintenant ce que tout à l'heure était un appareil local et spécial, l'estomac. La fièvre physiologique symptomatique a fait place à une fièvre physiologique essentielle et générale ; car le sang est recomposé, charrie un chyle récent et porte à toutes les aréoles, à toutes les fibres vivantes un stimulus nouveau. Tous les tissus assimilent comme deux heures auparavant l'estomac assimilait, et ce n'est pas l'appareil nerveux qui, comme précédemment, a transmis et a irradié cette cause de stimulation, c'est l'appareil circulatoire. Ici il n'y a plus de sympathies physiologiques à invoquer ; elles sont même enchaînées et assoupies, et cela doit être, puisque nous savons qu'il y a d'autant moins de mobilité et de nervosité dans un organisme que la force plastique s'y exerce avec plus de puissance, et *vice versâ* : *sanguis moderator nervorum*. La chaleur abondante qui s'observe n'est plus par influx, mais végétative. Partout il y a fonction et synergie, partout un but d'activité. Voilà l'image physiologique d'une fièvre d'abord symptomatique, puis devenant essentielle et générale consécutivement. Avec cette donnée fondamentale, abordons la pathologie. (Pour un tableau plus complet de ces deux types physiologiques, retournez aux pages sus-indiquées.)

Nous pourrions, parallèlement à ce qui précède, tracer la description d'une fièvre bilieuse gastrique, d'abord symptomatique, puis devenant par le mécanisme que nous venons de faire saisir, devenant bilieuse générale et essentielle. Nous n'aurions pour cela qu'à substituer au bol alimentaire une surcharge bilieuse qui, stimulant l'estomac, exciterait par la voie des sympathies tout l'organisme, le système circulatoire en particulier, et donnerait lieu ainsi à une fièvre sympathique ou symptomatique; puis à supposer, ce qui arrive très souvent, qu'une plus ou moins grande partie de ces saburres fût absorbée, et que, mélangé au sang, ce stimulus anormal, cette matière morbifique, allât de cette manière porter la fièvre essentielle ou la fonction pathologique dans les appareils les plus généraux, etc. Nous n'inventerions rien, nous ne supposerions rien, et ceux qui veulent s'en convaincre, n'ont qu'à lire la description de l'épidémie de Tecklembourg, par Finke ; ils y trouveront une irritation gastrique bilieuse produisant une fièvre symptomatique ; de même qu'en lisant la description de l'épidémie de Lausanne, par Tissot, ils reconnaîtront une fièvre bilieuse générale et essentielle. M. Gendrin a très bien fait ressortir cette différence dans son excellent ouvrage qui a pour titre : *Nature et cause prochaine des fièvres* (tome II). Mais prenons un exemple plus frappant encore pour l'élucidation du sujet qui nous occupe.

Un individu vient de subir une grande opération, l'amputation d'un membre principal, de la cuisse, si vous voulez. Allez observer cet amputé lorsque, les ligatures appliquées et le pansement terminé, on vient de le replacer dans son lit. Il a la fièvre. L'irritation si violente, la lésion si profonde portées par le fer sur les tissus vivans, l'impression de l'air sur les extrémités nerveuses coupées et mises à nu, la douleur, l'activité nouvelle qui commence à se développer dans les parties divisées, en un mot le désordre local si considérable que vient de subir une masse énorme des chairs, etc., etc..... tout cela a d'abord violemment ému et perturbé l'organisme ; la lésion de la sensibilité, la douleur locale surtout a excité sympathiquement l'appareil circulatoire, et vous trouvez le pouls agité, une chaleur de la peau plus ou moins élevée, de la céphalalgie, de la soif quelquefois, en un mot une stimulation fébrile évidente. *Mais tout cela est nerveux* : les chirurgiens le savent bien. Du délire peut survenir, délire nerveux encore. Il n'est pas douteux que toute cette excitation générale, cette fièvre, ne soit symptomatique de la blessure, et que celle-ci n'ait engendré sympathiquement l'état fébrile dont est saisi le malade.

Si maintenant vous tiriez du sang à cet individu, pensez-vous que vous le trouveriez modifié dans sa crase, changé dans la proportion de ses élémens, etc.?..... Pensez-vous que vous apaiseriez la fièvre symptomatique? D'abord, vous ne constateriez aucun changement dans la constitution du sang. Il n'y aurait aucune raison pour cela, rien n'y a été ajouté, rien n'en a été retranché. Ses qualités sont les mêmes. Sa quantité peut toutefois être moindre, si le malade en a perdu beaucoup dans l'opération, et cette hémorrhagie peut avoir et a presque toujours fait dominer dans ce liquide l'élément séreux. Mais ce n'est pas de cela qu'il s'agit. Jusqu'ici ce stimulus général n'a pas été altéré; il n'y a pas en lui de matière morbifique, de principe nuisible. La fièvre observée est purement symptomatique, et nous savons que, dans ce cas, les appareils fébricitans n'ont pas revêtu le mode fébrile par une lésion de leur stimulus, mais simplement par un retentissement sympathique propagé par l'innervation. En saignant cet individu, vous ne ferez que le rendre plus impressionnable et conséquemment plus susceptible de fièvre sympathique. C'est ce qui s'observe chez les opérés qui ont perdu beaucoup de sang.

Voyez ce malade de nouveau, trois, quatre ou cinq jours après l'opération. Il a encore la fièvre, ou plutôt il a une autre sorte de fièvre. Des produits nouveaux se sont formés sur la surface divisée, maintenant enflammée et suppurante, et autour d'elle, dans un rayon plus ou moins étendu, les tissus sont infiltrés de lymphe plastique et organisable. La circulation étant très active à la circonférence du foyer inflammatoire et dans cette étendue de tissus irrités où se forme précisément ce fluide plastique, une quantité variable de ce fluide est absorbée, entre dans le torrent de la circulation, se mélange au sang et lui imprime cette crase particulière qu'on appelle diathèse inflammatoire du sang, et qui a reçu récemment de M. Piorry le nom d'*hémite*. Présentée ainsi à tous les tissus, à tous les appareils d'exhalation, de sécrétion, en un mot de la nutrition générale, ce fluide, cette matière morbifique, ce stimulus fébrile et inflammatoire y fait naître une assimilation et une désassimilation anormales et pathologiques, des fonctions extraordinaires et morbides dont le but est l'élaboration et l'évacuation de cette matière morbifique, et qui, enfin, constituent *une fièvre inflammatoire essentielle*.

On le voit : du moment qu'il y a stimulus matériel, il y a fonction morbide, fièvre essentielle. Ce n'est pas par sympathie que cette seconde fièvre a été produite. Ce ne sont pas les nerfs, mais le sang qui en a transporté et disséminé la cause. Aussi le mode fébrile est-il tout différent de ce qu'il était. La mobilité des sympathies est remplacée par la torpeur du système nerveux. La chaleur est plus fixe, plus uniforme, le pouls plus plein et plus élevé, le malaise plus intime, plus profond et plus général. Les fonctions de relation (excepté les cas de délire) sont dans l'accablement et l'impuissance. Les fluides exhalés ou sécrétés ont une autre odeur, un aspect plus animalisé et plus dense. Si vous tirez du sang, il se recouvre bientôt d'une couenne inflammatoire, le caillot en est résistant, la sérosité plus visqueuse. Le malade est soulagé; tous les symptômes fébriles en sont tempérés, etc., etc..... Confondrez-vous cette fièvre avec celle qui a accompagné et immédiatement suivi l'opération ? Ce serait absolument comme si vous prétendiez que l'excitation générale et par influx qui résulte de la présence des alimens dans l'estomac, et du travail de la chymification, est la même que l'excitation générale et végétative dont est uniformément et simultanément pénétré tout l'individu, lorsque, la digestion achevée, l'absorption chylifère a mêlé à son sang, et livré à tous ses parenchymes un sang plus stimulant et plus réparateur, une matière physiologique nouvelle à assimiler, etc.... Il faut le répéter jusqu'à satiété, ces deux faits sont essentiellement semblables et assujettis au même mode, à la même loi de génération.

Dans le premier, l'excitation locale d'un appareil par son stimulus physiologique est irradiée à tout l'organisme et partagée *sympathiquement* par tout le système nerveux; mais au milieu de cette stimulation de tous les organes, un seul, l'estomac, est stimulé primitivement et essentiellement; les autres ne le sont que par sympathie et à la faveur de l'unité et de l'indivisibilité de la force vitale, *conspiratio una*. L'estomac fonctionne et travaille pour tous; il prépare à tous les appareils le stimulus assimilable qui va bientôt leur parvenir; et tous les appareils, excités sympathiquement par cette suractivité fonctionnelle de l'estomac, entrent eux-mêmes dans un surcroît de mouvement vital pour soutenir l'appareil gastrique et lui prêter en quelque sorte leur secours dans la fonction importante qu'il remplit. C'était la pensée d'Hippocrate lorsqu'il disait de l'estomac : *omnibus dat et ab omnibus accipit*. C'est sur ce fait que repose, comme nous le verrons plus bas, la différence qui sépare les phénomènes sympathiques *par éréthisme*, de ceux que nous étudions maintenant.

Mais voilà que bientôt l'appareil digestif fournit leur stimulus physiologique et assimilable à tous les appareils antérieurs à lui dans l'évolution embryogénique, etc...., c'est à dire aux appareils de la circulation des sécrétions, des exhalations, des fonctions trophiques et des fonctions vitales communes. Tous ces appareils, sous l'influence de ce stimulus, entrent en activité, *chacun pour son propre compte*, si nous pouvons ainsi dire ; ce n'est plus sympathiquement, mais essentiellement et primitivement que chaque appareil est en travail physiologique. Tous *fonctionnent;* et comme ces appareils sont généraux et ont pour cause finale et immédiate la réparation nutritive de tous les tissus, et pour cause finale médiate ou éloignée la conservation de l'organisme vivant, il n'est pas une molécule organique qui ne fonctionne physiologiquement, pas un point de l'organisme qui ne végète et n'exécute primitivement et essentiellement des actes de sensibilité, de contractilité, de caloricité et de plasticité physiologiques.

Voilà la sympathie et l'essentialité physiologiques clairement distinguées par un exemple dont l'interprétation est simple et ne peut soulever de difficultés.

Dans le second fait, l'irritation et la lésion locales d'une grande étendue de tissus vivans par un stimulus morbifique, un instrument désorganisateur (le fer chirurgical), cette stimulation locale pathologique est irradiée à tout l'organisme et partagée sympathiquement par tout le système nerveux; mais au milieu de cette stimulation anormale de tous les organes par le système nerveux, une seule partie, la surface amputée, a été irritée primitivement et essentiellement, et continue à l'être par le travail insolite nouveau dont elle devient le théâtre, c'est à dire par l'inflammation traumatique. L'excitation morbide causée localement par cette phlegmasie (mais non la phlegmasie elle-même) est transmise sympathiquement aux autres appareils par la voie de l'innervation, et à la faveur de l'unité et de l'indivisibilité de la force vitale. L'excitation seule est transmise, et non la cause matérielle de cette excitation. Cette cause le sera bientôt, mais par une autre voie et pour produire d'autres phénomènes. Tant que l'excitation seule est propagée, et non sa cause, elle ne détermine et ne peut déterminer dans le système circulatoire et ailleurs que des troubles de la contractilité et de la caloricité, ce qui suffit pour produire une fièvre nerveuse ou sympathique, mais non, comme nous le savons, une fièvre essentielle, qui demande, pour première et unique condition d'existence, un stimulus ou une matière morbifiques.

Cette condition ne se fait pas attendre longtemps : elle s'est réalisée dans la partie enflammée et autour d'elle. Une matière morbifique est incessamment absorbée dans les tissus qui environnent la surface traumatique, et ainsi se trouve mis en contact avec tous les appareils généraux de l'assimilation un stimulus anormal, une matière qui va y provoquer des actes d'assimilation et de désassimilation pathologiques. Tous ces appareils, sous l'influence de ce stimulus, entrent en activité *chacun pour son propre compte*. Ce n'est plus *sympathiquement*, mais *essentiellement* et *idiopathiquement*, que chaque appareil est en travail pathologique. Tous *fonctionnent*, et comme ces appareils sont généraux et ont actuellement et accidentellement pour cause finale immédiate l'élaboration interstitielle d'un sang vicié et l'élimination d'une matière morbifique, et pour cause finale médiate ou éloignée la conservation de l'organisme vivant, il n'est pas une molécule organique qui ne fonctionne pathologiquement, pas un point du corps qui ne végète et n'exécute primitivement, idiopathiquement et essentiellement, des actes de sensibilité, de contractilité, de caloricité et de plasticité pathologiques. Il y a maintenant fièvre inflammatoire générale et essentielle, comme plus haut il y avait nutrition interstitielle et générale.

Voilà la sympathie et l'essentialité pathologiques ou fébriles clairement distinguées par un exemple dont l'interprétation est simple et ne peut soulever de difficultés.

Si, par le fait d'une constitution médicale particulière, de l'entassement des blessés dans la salle d'hôpital où est couché notre amputé, ou encore par une viciation du pus de la plaie par le contact de l'air aidé de quelques circonstances individuelles ou ambiantes mal connues, etc., etc..., une suppuration séreuse, grisâtre et fétide, des produits de mauvaise nature étaient absorbés à la surface de la plaie et infectaient ainsi le sang, au lieu d'une fièvre franchement inflammatoire, on observerait une fièvre inflammatoire putride ou même d'emblée putride, sidérante et comme pestilentielle. Et cette différence entre la fièvre franchement inflammatoire de tout à l'heure et la fièvre putride actuelle, tient uniquement à la différence de nature des matières morbifiques. On peut s'en assurer en injectant dans les veines d'un animal ces deux sortes de matières. Voilà un fait qu'on n'expliquera jamais dans l'hypothèse du physiologisme ; car la stimulation pure et simple, comme on la veut dans cette doctrine, ne peut varier que d'intensité, et jamais de nature. Or, entre une fièvre inflammatoire primitive et une fièvre putride primitive, il y a, non pas différence d'intensité, mais différence de qualité dans les stimulus.

Si maintenant nous nous transportons dans le domaine de la pathologie interne, les faits et leurs lois de génération ne changeront pas, au moins fondamentalement.

Autrefois on disait : une fièvre péripneumonique, une fièvre pleurétique, une fièvre cérébrale, une fièvre rhumatismale, varioleuse, miliaire, rubéoleuse, scarlatineuse, érysipélateuse, etc., etc...... Aujourd'hui on dit : une péripneumonie, une pleurésie, une méningite, un rhumatisme, une variole, une rougeole, un érysipèle, etc..... Toute la différence si prodigieuse qui sépare l'école de Paris de l'école hippocratique, gît dans la différence en apparence si insignifiante de ces dénominations. Les mots ont plus d'importance qu'on ne croit. Dans ce changement, où est le progrès tant vanté?

Ce progrès consiste à croire que la fièvre qui a précédé un érysipèle de la face est symptomatique de cet érysipèle ; que la fièvre qui a précédé un rhumatisme articulaire, ou qui est de même date que lui, est symptomatique de cette arthrite aiguë ; de même pour l'angine, de même pour la péripneumonie, etc.; et ce qu'il y a de plus singulier, c'est qu'on ne croit pas cela de la variole et des autres fièvres exanthématiques. On veut bien accorder que, dans ces maladies, la fièvre dite d'incubation n'est pas symptomatique des phlegmasies cutanées ou catarrhales qui se développent plusieurs jours après elle. Mais une fois sorti de la variole, de la rougeole et de la scarlatine, on le nie pour toutes les autres affections fébriles et inflammatoires aiguës....... Nous ne connaissons rien qui atteste à un degré plus fort l'empirisme, l'absence totale de principes, de croyances, d'idées, que cette distinction irrationnelle, fortuite et irréfléchie !

Dans les maladies aiguës du domaine de la clinique interne,

les fièvres symptomatiques, telles que nous les concevons et telles que nous avons prouvé qu'il fallait les concevoir, sont assez rares. Presque toujours la fièvre qu'on observe dans ces affections (surtout lorsqu'elle a quelque intensité et quelque gravité) est essentielle, soit primitivement, soit consécutivement. Nous avons en effet démontré que toute phlegmasie non traumatique, non produite par des causes externes agissant mécaniquement ou chimiquement, était due à une matière morbifique lentement formée dans l'organisme ou résultant tout à coup de la suppression d'une évacuation habituelle par une cause extérieure, comme le froid, etc....; ou bien encore, dans d'autres circonstances très spéciales, de l'absorption de matériaux nuisibles, hétérogènes, ou de virus, etc.....; qu'en un mot il y avait toujours, dans ces cas, l'action d'une matière morbifique, d'une épine irritante ou inflammatoire.

Lorsque cette matière est très abondante et doit produire une ou plusieurs phlegmasies considérables et très aiguës, il y a presque toujours, on peut même dire toujours, ou une fièvre préalable ou tout au moins un état général qu'on appelle période de prodromes ou d'opportunité, et dans les fièvres exanthématiques spécifiques, appelé *période d'incubation*. Cette fièvre est bien incontestablement essentielle, et nous savons pourquoi. Quand elle n'existe pas, on observe à sa place un malaise général, une courbature, de l'insomnie, de l'inappétence, en un mot, cet état difficile à décrire qui précède les maladies aiguës et que nous avons fait connaître plus explicitement (page 295), en exposant le tableau général d'une fièvre essentielle. Dans ces cas, on voit la phlegmasie débuter sans fièvre préalable proprement dite, mais à la suite d'une durée plus ou moins longue de cette période d'opportunité générale. Alors, peu de temps après le développement de l'inflammation, une fièvre violente s'allume qui a tous les caractères d'une fièvre essentielle consécutive, c'est-à-dire d'une fièvre produite par l'absorption de lymphe plastique organisable autour du foyer inflammatoire. Ou bien, cette fièvre se déclare très peu de temps avant l'inflammation, ou simultanément; et alors elle est due à ce que la matière morbifique, l'hémite, la diathèse couenneuse du sang (en supposant qu'il s'agisse d'une fièvre inflammatoire), a déterminé la réaction fébrile essentielle en même temps que la réaction d'une portion des tissus vivans irrités par une infiltration interstitielle de la matière morbifique, c'est-à-dire en même temps qu'une inflammation.

On voit donc que, soit primitivement, soit consécutivement, la fièvre est dans ces cas presque toujours essentielle, car le stimulus morbifique qui peut produire une vaste inflammation peut bien déterminer une fièvre idiopathique ou essentielle.

Dans les fièvres exanthématiques, on voit cette fièvre tomber lorsque l'éruption est achevée, parce que la matière morbifique est entièrement évacuée. Puis, comme cela s'observe dans la variole légitime, au troisième ou quatrième jour de l'éruption, alors qu'une auréole inflammatoire vient à entourer chaque pustule, et que la suppuration éliminatrice commence à se former, il se déclare un mouvement plus ou moins aigu de fièvre symptomatique qui tombe bientôt et n'est même que très peu marqué chez la plupart des sujets. Quant à la fièvre qui dans les varioles confluentes persiste même après l'éruption, malgré l'opinion générale, nous ne la croyons pas symptomatique, parce que nous ne pensons pas que dans ces sortes de varioles l'éruption confluente de la face consomme et achève l'évacuation de la matière morbifique, laquelle se continue par la salivation ou la diarrhée. Du reste, dans les varioles discrètes où une nombreuse quantité de pustules est répandue uniformément sur tout le corps, la fièvre tombe après l'éruption, et certes dans ces cas la phlegmasie cutanée est bien aussi étendue et aussi profonde que dans certaines varioles confluentes qui ne sont telles que parce que sur la face les pustules se confondent, tandis qu'elles sont ou peuvent être très rares sur tout le reste de la surface cutanée.

Dans la période de suppuration des varioles confluentes,

lorsque cette période est longue, laborieuse, que des clapiers ou des décollemens de la peau se forment ainsi que des abcès multiples..., il peut s'opérer des résorptions purulentes qui donnent lieu à une autre forme de fièvre, toujours essentielle, mais purulente ou putride, en raison de la différence du stimulus morbifique.

On peut dire, en général, que les fièvres symptomatiques des phlegmasies ne se rencontrent guère que lorsque dans ces phlegmasies prédomine l'élément douleur. Ainsi, on voit les inflammations de cause interne les plus étendues, les plus aiguës, ne donner lieu à aucune fièvre symptomatique, parce qu'elles sont indolentes ; tandis qu'un petit panaris, une brûlure au premier degré, en un mot une phlegmasie de peu d'étendue, mais très douloureuse, produisent une fièvre symptomatique des plus intenses avec céphalalgie, délire même, etc. ; et ce fait comparé est, parmi tous les faits de la pathologie, celui qui est le plus digne d'arrêter un esprit observateur et de convertir à l'hippocratisme, par exemple, un médecin imbu des idées modernes. Quoi en effet de plus significatif, de plus frappant que cette observation ! Voilà deux individus : l'un a *toute la surface cutanée* envahie par une inflammation pustuleuse profonde, une inflammation avec suppuration, phlegmoneuse, affectant toutes les couches du derme ; cette inflammation est rutilante, active, des plus aiguës, etc..., et l'individu est sans fièvre, son pouls est calme, *souvent très lent ;* il mange et se lève, dort bien, en un mot ses fonctions générales et particulières ne sont en rien troublées par l'effroyable phlegmasie dont tout son corps est couvert. Bien plus, une fièvre préalable très forte est tombée quand cette immense phlegmasie cutanée est apparue, et le salut du malade est d'autant plus assuré que cette inflammation est plus active, plus soutenue ; si elle pâlit ou se résout, les jours du malade sont menacés. *Remarquons que cette phlegmasie est indolente.*

A côté de lui, est un autre individu affecté d'une brûlure au même degré de profondeur, à un degré même beaucoup moindre, et surtout dans une étendue d'un pied carré par exemple, ce qui est beaucoup pour une brûlure, mais ce qui est très peu en comparaison de l'immense surface envahie par l'inflammation varioleuse. Cet homme est cependant en proie à une fièvre démesurée, fièvre purement symptomatique; car la phlegmasie cutanée n'a pu encore fournir aucun produit à la résorption, et souvent même, en raison de sa superficialité, elle n'en fournira pas. La fièvre est donc intense; du délire s'empare fréquemment du malade, la mort quelquefois (nous l'avons vu dans deux cas de brûlure au premier et au second degré n'occupant pas plus d'un pied à un pied et demi carré de surface) est le terme des douleurs atroces, des convulsions et même du tétanos qui se sont déclarés après cette brûlure. On peut en dire autant de certaines piqûres, de plaies de la plante du pied par des instrumens piquans, de déchirures ou sections incomplètes de branches ou de filets nerveux, etc......

Pourquoi cette si profonde différence? On voudra l'expliquer par des surfaces nerveuses attaquées, irritées dans un cas et respectées dans l'autre; mais on ne fait que reculer la difficulté; car pourquoi cette sorte de siège électif, d'affectation en quelque sorte de la phlegmasie de cause interne, de respecter les filets nerveux, etc.? Toujours est-il que les inflammations dites spontanées ou *par épine métaphysique* sont presque toujours indolentes, et ne causent (pas même toujours) que de la gêne et un sentiment de malaise et d'incommodité dans la partie enflammée; que les fièvres *symptomatiques* ou sympathiques de ces inflammations sont très obscures ou même nulles; tandis que les phlegmasies de cause externe, surtout lorsqu'elles affectent les surfaces de rapport, sont horriblement douloureuses, et produisent des fièvres sympathiques très violentes. Nous défions qu'on rende un compte satisfaisant de cette différence, si on ne considère pas les inflammations de cause interne du point de vue d'une fonction pathologique.

C'est à la suite des réflexions que nous ont inspirées ces deux ordres de faits comparés, qu'il y a cinq ans nous avons commencé à sortir de la voie stérile, oiseuse et sans issue de l'organicisme et du physiologisme.

Dans les maladies aiguës et inflammatoires que nous offrent tous les jours nos cliniques médicales, la fièvre est donc très rarement symptomatique. Quand elle existe, elle est légère et *jamais grave*, à cause de l'indolence habituelle des phlegmasies de cause interne, laquelle absence de douleur ne permet pas de fièvre symptomatique bien intense. Une preuve de cela, c'est que toutes les fièvres concomitantes de ces phlegmasies aiguës, comme dans les pneumonies, les pleurésies, les rhumatismes, les érysipèles, etc..., offrent en elles-mêmes les caractères des fièvres essentielles, savoir, la chaleur végétative fixe, l'accablement, l'impuissance des fonctions de relation, la sécheresse des membranes muqueuses, l'altération de leurs produits, ainsi que de l'odeur de la sueur et de l'haleine des malades, la qualité des urines, *l'état couenneux du sang*, les modes de terminaison de la fièvre, etc..., toutes circonstances qui indiquent l'élaboration d'une matière morbifique et l'accomplissement d'une fonction pathologique de la part des appareils de l'assimilation générale ; car ces circonstances ne s'observent et ne peuvent jamais s'observer dans une fièvre sympathique, où, le sang n'étant pas changé dans sa composition, il ne saurait y avoir lieu à des lésions dans ses produits ni dans les forces chargées de l'assimiler.

Dans ces fièvres inflammatoires accompagnées de diverses phlegmasies, comme celles qui naissent au printemps par la suppression des fonctions de la peau, etc...., et dans lesquelles le fait le plus important et le plus caractéristique est cet état inflammatoire et couenneux du sang, on ne peut méconnaître ni l'accomplissement d'une grande fonction pathologique, ni par conséquent refuser une raison d'activité très évidente aux phénomènes fébriles qui se développent. En effet, supposons que, sans tirer de sang à un de ces malades, vous l'abandonniez à lui-même, en ayant seulement soin de le tenir à la diète, de lui fournir des boissons délayantes et d'écarter de lui toutes les influences nuisibles. Deux ou trois jours après l'invasion de la fièvre (qu'elle soit péripneumonique ou rhumatismale, peu importe), soustrayez-lui une once de sang seulement, pour vous assurer que sa crase est singulièrement modifiée, et qu'il contient une très grande proportion de couenne, c'est à dire d'albumine de la sérosité de ce sang très concrète et passant à l'état fibrineux ; car la couenne pleurétique vient de la partie séreuse du sang, et non de sa partie fibrineuse.

Au bout d'un, deux ou trois septenaires de fièvre, cet homme entre en convalescence. Vous lui tirez du sang, et alors ce liquide vous paraît rendu à ses conditions normales. Il n'y a plus de couenne. Le caillot est même peu résistant, la sérosité assez ténue et abondante ; en un mot, c'est le sang moyennement riche d'un individu bien portant. Qu'est devenue cette matière fibrineuse? Les anciens disaient qu'elle avait été atténuée, élaborée, digérée par le mouvement fébrile, puis évacuée peu à peu ou en masse par divers émonctoires. Telle est la fonction morbide, tel est le but d'activité ; et nous ne voyons pas de quelle manière on pourrait expliquer cette disparition de la matière couenneuse, cette réintégration du sang dans ses qualités physiologiques, si ce n'est en étudiant le fait du point de vue hippocratique où nous nous sommes placés.

Les crachats, les sueurs, les selles, évacuent cette matière lorsqu'elle a été suffisamment atténuée, *cuite* par les forces plastiques des appareils généraux de l'assimilation. Les urines surtout s'en chargent abondamment. Tels sont ces dépôts qu'observait déjà Hippocrate, d'une matière crémeuse, homogène ou comme pulvérulente que nous voyons encore tous les jours dans les urines et qui se rapproche beaucoup de la nature du pus. Voilà un des faits les plus intéressans de la pathologie et qu'avait admirablement saisi et analysé Quesnay, dont les recherches sur le sang, la fièvre, les inflammations, etc..... sont pleines de si excellentes remarques, de si profonds aperçus ; Quesnay, observateur très distingué, et dans les œuvres de qui un célèbre énumérateur, le chef de l'école Cnidienne moderne, M. Louis, n'a rien pu trouver que des choses pitoyables et indignes de figurer dans ce chef-d'œuvre de scepticisme et d'empirisme si dangereux qu'il a publié il y a quelques années, sous le titre de *Recherches sur les effets de la saignée*, etc.....

Cette fonction d'une fièvre *angéioténique* qui a pour but d'activité l'élaboration, l'atténuation et l'élimination de la matière inflammatoire et la résolution de l'*hémite*, cette fonction suppose les évacuations critiques, et on ne peut observer de ce point de vue sans admettre la doctrine des crises. Et pourquoi les rejeter? Nier les crises, c'est nier la pathologie, de même que nier les évacuations physiologiques, espèces de crises normales, c'est nier la physiologie. Il est impossible d'avouer les lésions des stimulus (c'est à dire de ce qui doit être assimilé par le support) sans avouer les crises. Les stimulus, dans l'état normal, sont louables, assimilables; les évacuations sont telles. Dans l'état pathologique, dans les fièvres essentielles, les fonctions morbides, les stimulus, au contraire, sont impropres, inassimilables; les évacuations sont modifiées dans la même proportion. Voilà la notion de la crise. Mais on s'attache à la lettre et on méprise l'esprit. On veut des jours décrétoires, des jours pairs, des jours impairs, des jours indicateurs, des jours critiques, etc.... Nous ne voulons pas nous engager dans cette discussion et chercher jusqu'à quel point nos habitudes thérapeutiques, nos temps et nos lieux, nous permettent de décider la question des jours critiques. Quant à la question générale des crises, elle ne peut guère être mise en doute par un observateur libre. Car elle se réduit à constater si, dans les fièvres, les évacuations, les exhalations, les sécrétions, fournissent des liquides pathologiques, des produits autres que ceux de la santé. Si on répond affirmativement, la question des crises est jugée.

Mais il n'y a jamais *de crises* dans les fièvres symptomatiques. Pour qu'il y ait crise, il faut une fièvre essentielle, ou une fièvre qui ait pour principe déterminant un stimulus, une matière morbifique, c'est à dire qu'il faut une fonction morbide. Et si nous avions besoin de nouvelles preuves pour affirmer l'existence de ces fièvres, nous les trouverions irréfragables dans le fait évident des modifications très sensibles et souvent profondes que présentent dans le cours et surtout vers la terminaison des fièvres essentielles tous les produits des sécrétions et des exhalations. Dans les fièvres sympathiques, on n'observe rien de tout cela. La contractilité et la caloricité des appareils assimilateurs a été stimulée, exagérée; les liquides contenus dans les vaisseaux, etc., ont été agités, mus plus rapidement; ils ont subi des changemens de situation, mais aucun changement de nature. Les forces plastiques n'ont pas été modifiées, car elles n'ont pas eu d'autre objet, d'autre stimulus à élaborer. Les évacuations ont pu être plus abondantes en raison de la suractivité des phénomènes vitaux, mais elles n'ont pu être autres. Lorsqu'il y a des altérations de nature dans les produits, il faut qu'il y en ait eu dans les stimulus. Nous avons plus haut (pages 397 et 398) déduit cela des expériences qu'on peut faire et qu'on a souvent faites sur les animaux. Excitez à votre gré le système circulatoire, produisez pendant aussi longtemps qu'il vous plaira une fièvre sympathique en excitant de toutes manières et par la voie des sympathies le système nerveux, etc., et jamais vous n'observerez de changemens dans les produits des exhalations et sécrétions, jamais vous ne produirez de crises. Un peu de matière hétérogène injectée dans le système circulatoire va aussitôt produire une fièvre essentielle, une fonction morbide. Les produits de la désassimilation vont subir des modifications remarquables, et vous aurez de véritables crises

Voilà ce que dit l'observation. Que penser après cela de cette pyrétologie moderne, qui veut faire de toute fièvre une irritation de la membrane interne du cœur et des gros vaisseaux ? Nous savons maintenant ce que c'est qu'une irritation. Nous savons que c'est un état des tissus vivans qui ne peut être produit que par le contact d'un stimulus irritant et matériel. Une irritation de la membrane interne du cœur ou des gros vaisseaux, une endocardite, une endo-angite, suppose donc toujours la présence d'une matière morbifique ; et quand dans le cours d'une fièvre on observe ces irritations, la fièvre n'en est pas le résultat, mais elle est produite par la même cause matérielle qui a déterminé les irritations en question. Au reste, il est impossible de concevoir comment une irritation de la membrane interne du cœur peut, par elle-même, donner lieu aux fièvres en tête desquelles on la place. Une telle irritation peut imprimer au cœur, à tout le système artériel, des mouvemens plus rapides et plus énergiques ; mais jamais cette activité plus énergique dans les contractions du cœur n'a été une fièvre. Le supposer, c'est commettre un de ces *lapsus* d'observation dont le plus petit instant de réflexion devrait faire repentir. Une rapidité accrue dans le cours du sang (et nous le répétons, une irritation du cœur ne peut produire que cela) n'est pas plus une fièvre inflammatoire, qu'une circulation capillaire et aréolaire plus active n'est une inflammation.

Pour soutenir cela, il faut fermer les yeux à ce qui se passe au début d'une fièvre. Ce n'est pas par le grand appareil circulatoire que l'état fébrile commence. Plusieurs jours souvent avant que cet appareil soit surexcité, le malade éprouve des symptômes généraux qui ne relèvent en rien d'une lésion qui puisse lui être rapportée. Nous avons vu que les fièvres essentielles générales suivaient dans leur évolution, et dans l'ordre selon lequel les appareils y participent ; la même hiérarchie que ces appareils ont suivie dans leur développement soit embryonnaire, soit zoologique. Ainsi les fièvres inflammatoires, les fièvres avec *hémite*, débutent, comme nous l'avons montré plus haut (*voir* la page 314), dans l'appareil cellulaire considéré en tant que siége de cette exhalation de sérosité ténue qui humecte toutes ses aréoles, toutes ses cavités. C'est dans la concrescibilité plus grande de cette matière séreuse (qui représente le *serum* du sang dont elle ne diffère en rien), dans la tendance de l'albumine qu'elle contient à passer à l'état fibrineux, que consiste l'état inflammatoire et couenneux du sang.

Ces faits généraux rappelés à la mémoire, suivons le mode

de développement d'une fièvre inflammatoire franche, soit que le parenchyme pulmonaire, soit qu'une surface séreuse, etc..., doive devenir le siége de la phlegmasie qui se déclarera.

Par une cause quelconque, mais surtout sous l'influence du froid à certaines époques de l'année, l'exhalation cutanée est diminuée ou supprimée. Quelques heures ou quelques jours après cet accident, une fièvre inflammatoire péripneumonique ou rhumatismale, etc..., se développe. Que s'est-il passé? L'évacuation, d'une matière excrémentitielle a été empêchée. Quelle est cette matière? C'est le même liquide que cette sérosité dans laquelle nagent les globules fibrineux et cruoriques du sang ; le même liquide encore que cette sérosité dont sont humectés et le tissu cellulaire et les cavités *séreuses* qui ne forment ensemble qu'un seul et même système organique. Remarquons bien ces données et ne les oublions pas.

Voilà donc la sérosité du sang modifiée et altérée par son mélange avec une matière qui devait en être éliminée et ne peut par conséquent faire partie du fluide nourricier ni séjourner dans l'organisme sans que d'autres émonctoires physiologiques s'ouvrent pour l'expulser, ou sans qu'une fonction pathologique ou une fièvre essentielle s'opère dans le même but. Nous en savons la nécessité. Or, ce but est atteint de plusieurs manières.

Il arrive souvent que l'individu qui a senti sa transpiration cutanée se supprimer, cherche à la rappeler au moyen du repos, de la chaleur et de boissons chaudes diaphorétiques. Chacun connaît et pratique instinctivement cette médecine domestique, et on sait combien elle est efficace et prévient de maladies. Un autre s'oppose à ce que la sueur dont son corps ruisselle ne se refroidisse et n'agisse ainsi comme un répercussif. Il s'essuie, se couvre d'un vêtement de flanelle bien sec, etc... Tout cela ne constitue jusqu'ici que de la prophylaxie. Mais supposons qu'aucune de ces précautions n'ait été prise, ou que leur but n'ait pas été rempli ; la fonction pathologique, la fièvre essentielle, peut être de plusieurs modes.

Ainsi l'on voit très souvent, après un refroidissement de la surface du corps en sueur, un individu être pris de malaise et d'inquiétude générale, puis bientôt et subitement d'un frisson violent avec claquement des dents et tremblement convulsif de tous les membres; on le place dans un lit très chaud; on l'accable pour ainsi dire sous le poids des couvertures; on combat la violence du frisson en appliquant à ses pieds des corps chauds; il prend abondamment des boissons théiformes à une haute température. La réaction s'établit. Toute la peau s'injecte; une céphalalgie horrible, un brisement douloureux des membres, un accablement profond et une chaleur brûlante s'emparent de tout le corps, etc....; puis, tout à coup, la peau s'humecte et toute la surface est bientôt baignée d'une sueur abondante et chaude qui met fin à la fièvre essentielle éphémère et consomme la fonction pathologique par le rétablissement extraordinaire de l'évacuation supprimée.

Mais tous ne sont pas aussi heureux. Il en est qui, sous l'influence de la même cause, ne sont pas immédiatement, comme le précédent, saisis d'un frisson avec tremblement, d'une fièvre éphémère et d'une sueur critiques. Il se passe un temps plus long entre le moment de la suppression de transpiration et celui de la fonction pathologique. L'individu y prélude par une période d'incubation ou d'opportunité plus longue. Les lassitudes spontanées, la faiblesse, le malaise intime et indéfinissable, s'établissent plus lentement. Il y a des frissonnemens vagues, un état vicieux et anormal du tact général qui n'existe nulle part en particulier, mais partout à la fois, et ne peut résulter que d'une lésion portant sur l'appareil organique le plus général, le plus disséminé, et on sait que c'est le tissu cellulaire. La sérosité du sang est le stimulus propre de cet appareil; c'est par lui qu'elle est assimilée; elle lui fournit les matériaux de son développement et de sa conservation; le tissu cellulaire enfin est l'appareil qui s'assimile la partie séreuse, la partie lymphatique du sang; il y puise son aliment, comme la substance propre des muscles puise le sien dans les globules fibrineux et cruoriques du même liquide, etc.... Nous trouverions, si c'était ici la place d'une pareille digression, toutes les preuves de cette assertion dans l'anatomie comparée des liquides organiques.

Lorsque cette sérosité est altérée, comme nous venons de constater qu'elle l'est par l'obstacle que le froid met à sa dépuration incessante par l'émonctoire cutané, c'est l'appareil dont elle est le stimulus propre qui doit en être le premier lésé. Or, cet appareil est le système cellulaire général qui existe partout sous diverses formes. Au lieu de recevoir un stimulus normal, il reçoit un stimulus anormal qui, pendant la période d'incubation, s'est multiplié, s'est suranimalisé comme toutes les matières excrémentitielles retenues intempestivement dans le sang. Cette matière morbifique a stimulé anormalement l'appareil cellulaire, et il en est résulté cette lésion du tact général, ce malaise profond et diffus comme l'appareil dans lequel il réside, et qui lèse tous les instincts, tous les appétits organiques. Le mode de la calorification intime a été altéré, et cette lésion fonctionnelle s'annonce d'abord par une dépression de la chaleur végétative, un frisson qui, pathologiquement, a les caractères du frisson physiologique que nous avons constaté appartenir à une modification de la force de calorification végétative dans nos recherches sur ce phénomène (voir à la page 253).

Bientôt cet appareil commun à toute l'économie réagit, et dès lors commence la fièvre essentielle, la fonction pathologique. Une chaleur végétative autre et plus intense se développe avec tous ses caractères; les fonctions assimilatrices générales ont un but d'activité morbide, parce qu'elles ont à élaborer un stimulus ou une matière morbifique. Ce stimulus morbifique, c'est la sérosité du sang devenue plus animalisée, plus plastique et plus organisable à la suite de la suractivité morbide de l'appareil dont elle est le stimulus propre et qui par son travail insolite lui a imprimé cette crase particulière, cette concrescibilité plus grande et cette qualité fibrineuse qui constituent ce qu'on appelle la couenne phlogistique du sang. Cette matière à plusieurs degrés, depuis la viscosité accrue de la sérosité jusqu'au fluide plastique et organisable qui forme les concrétions albumino-fibrineuses qu'exhalent les toiles séreuses enflammées, et donne lieu aux fausses membranes et aux tissus de cicatrice. La fièvre inflammatoire générale peut former et réaliser les premiers degrés de ces produits. L'inflammation seule a la puissance de former les derniers.

Ainsi donc, le stimulus de l'appareil général des fonctions vitales communes, la partie blanche et séreuse du sang, est modifiée, anormale. L'appareil entre conséquemment en fonction pathologique, en fièvre essentielle, et de cette réaction universelle qui constitue le début de la fièvre inflammatoire résulte cette concrescibilité plus grande de la sérosité du sang qui, lorsqu'on laisse reposer une partie de ce liquide tiré de la veine, donne lieu à la couenne dite phlogistique.

Maintenant souvenons-nous de notre loi de génération des phénomènes et des fonctions, tant dans l'ordre pathologique que dans l'ordre physiologique : un appareil quelconque ne puise jamais son aptitude fonctionnelle et n'a jamais sa raison d'activité dans un appareil qui lui est postérieur dans l'évolution embryogénique et dans l'échelle zoologique : au contraire, il puise toujours l'une et l'autre dans l'appareil qui l'a immédiatement précédé, etc.

Dans l'état physiologique, le cœur et le système artériel ont leur raison d'activité dans les vaisseaux capillaires, ceux-ci dans les exhalans et les sécréteurs, ceux-ci enfin dans l'appareil des fonctions vitales communes. L'aptitude fonctionnelle du système de la grande circulation lui vient de tous ces appareils antérieurs à lui en existence. C'est pour eux, c'est pour leur fournir les stimulus qu'ils ont à assimiler que le cœur entre en action. Tant que leurs fonctions sont normales, c'est-à-dire s'exercent sur un stimulus physiologique, l'activité du centre circulatoire n'a aucune cause capable de modifier sa fonction et ses mouvemens. Mais si les appareils antérieurs à lui en existence, et desquels, par conséquent, il tire sa raison d'acti-

vité et son aptitude fonctionnelle, si ces appareils revêtent
mode d'action nouveau, anormal, pathologique, il est impo[s]-
sible que le cœur et les autres instrumens de la grande circ[u]-
lation ne partagent pas cette activité pathologique; il est impo[s]-
sible que leur aptitude fonctionnelle ne soit pas modifié[e]
puisque leur raison d'activité l'a été du moment où les app[a]-
reils d'où ils tiennent l'une et l'autre ont eu à remplir u[ne]
fonction morbide. Voilà comment, dans une fièvre générale e[s]-
sentielle, le grand appareil circulatoire prend part à l'état [fé]-
brile et s'y associe synergiquement et selon l'ordre et les att[ri]-
butions des phénomènes dont il est chargé dans le système d[es]
fonctions assimilatrices.

Par une inadvertance inconcevable, on s'obstine à plac[er]
toute la fièvre dans la suractivité de cet appareil, tandis q[ue]
dans la fonction fébrile ou dans la fièvre essentielle il ne re[m]-
plit pas d'autre rôle que dans l'ordre physiologique, c'est-[à-]
dire un rôle de transport des matériaux. Mais ce n'est vra[i]-
ment pas en lui que s'accomplissent les opérations fébrile[s]
puisqu'il n'a sur le stimulus qu'il contient et qu'il transpor[te]
aucune action digestive ou élaboratrice, et que c'est dans c[es]
actions de la chimie vivante que consistent essentiellement l[es]
phénomènes importans de la fièvre.

Lorsque le grand appareil circulatoire est surexcité primit[i]-
vement sous l'influence d'une sympathie et par le moyen d[u]
système nerveux, l'exagération de ces mouvemens et de so[n]
activité n'ont pas de but, comme on le voit, dans les fièvre[s]
nerveuses, spasmodiques ou sans matière. Mais dans le cas d[e]
fièvre générale avec matière ou synergique, il n'entre en acti[-]
vité fébrile que postérieurement aux appareils qui lui sont a[n]-
térieurs dans l'évolution embryogénique et dans l'échell[e]
zoologique. Or, la fièvre inflammatoire dont nous nous occu[-]
pons est une fièvre essentielle générale, une fièvre avec ma[-]
tière, et où par conséquent le grand appareil circulatoire n[e]
prend part au mouvement fébrile qu'après les appareils plu[s]
généraux et plus rudimentaires que lui, tels que ceux de[s]

vaisseaux capillaires, des exhalans et sécréteurs et des fonctions vitales communes.

Admettre une irritation de la membrane interne du cœur ou des gros vaisseaux, une angio-cardite, comme cause prochaine de tout état fébrile, faire par conséquent débuter une fièvre inflammatoire ou toute autre fièvre générale essentielle par le cœur, etc..., c'est aussi fort que de professer que ce viscère existe avant les appareils auxquels il envoie du sang et dont il reçoit son aptitude fonctionnelle avec sa raison d'activité. Si on ne peut nier cette loi dans l'ordre physiologique, on ne peut pas plus la nier dans l'ordre pathologique. D'ailleurs l'observation clinique vient ici confirmer le principe; car il faut absolument fermer les yeux et abjurer toute faculté d'observation, pour ne vouloir pas tenir compte, dans la physiologie de la fièvre, des troubles généraux qui préexistent à la lésion de la fonction circulatoire; il faut supposer chez les autres un grand respect pour ses idées, une servilité empressée à tout adopter sans examen, pour escamoter en quelque sorte les phénomènes les plus importans de la fièvre, ne montrer dans cet état que ce qu'il y a de plus grossier, ne pas s'intéresser à tout ce qu'il y a de caractéristique, comme la lésion de calorification, les malaises intimes du début, etc..., et faire croire en 1838, et au nom du progrès, que la fièvre consiste dans une surexcitation du grand appareil circulatoire causée elle-même par une irritation de la membrane interne du cœur, etc... C'est afficher un trop grand mépris pour la physiologie et l'observation!

Quand, selon la loi assignée, le cœur a pris part à la fonction pathologique, l'appareil fébrile est complet, son évolution est consommée. Mais si la matière morbifique est abondante, elle a bientôt déposé une ou plusieurs épines inflammatoires, soit sur une surface séreuse, soit dans un parenchyme; quelquefois même l'invasion de ces phlegmasies est de même date que la fièvre. Plus rarement on voit un point de côté, par exemple, annonçant le début d'une pleurésie, une douleur articulaire signalant un rhumatisme synovial précéder l'invasion fébrile. La fièvre suit de près avec tous les caractères de l'essentialité et de la fonction pathologique. Mais en supposant, ce qui est fort rare, que la matière morbifique ait produit d'emblée une phlegmasie et que celle-ci détermine d'abord une fièvre symptomatique ou sympathique, l'intervention d'une angio-cardit n'est pas plus nécessaire : elle est aussi controuvée que tout à l'heure.

Quand, par l'influence d'une sympathie, par l'action du système nerveux, une douleur inflammatoire ou autre fait naître un mouvement de fièvre sympathique, le cœur n'a pas eu besoin d'une endocardite pour être surstimulé. Le système nerveux a suffi, et on sait que l'excitation de ce système est incapable de produire une irritation ou une phlegmasie. Invoquer une endocardite dans ce cas ou une irritation de la membrane interne du cœur, c'est prétendre que la membrane muqueuse de l'estomac est irritée lorsque la vue d'un objet dégoûtant détermine des vomissemens, et personne n'oserait le soutenir.

Dans le cours d'une fièvre inflammatoire, la membrane interne du cœur peut bien s'irriter, s'enflammer même. Cela imprime aux mouvemens du cœur plus d'énergie, de rapidité. Les battemens sont d'abord plus durs, plus vibrans ; le pouls revêt les mêmes caractères ; mais la fièvre n'augmente pas pour cela. Elle n'augmente qu'aux yeux de ceux qui placent la fonction de calorification dans l'exercice du grand appareil circulatoire. Le lecteur sait maintenant à quoi s'en tenir sur cette opinion.

Pour nous résumer sur cette question, nous dirons 1° que dans le développement d'une fièvre essentielle, le cœur et le système de la grande circulation n'ont pas plus l'initiative qu'ils ne l'ont dans le développement des fonctions assimilatrices et dans l'évolution embryogénique de l'animal ; 2° que l'aptitude fonctionnelle de cet appareil ne peut être modifiée qu'autant que son but d'activité l'est lui-même, et que son but d'activité résidant dans les appareils qui lui sont antérieurs en existence, il faut que ceux-ci revêtent un nouveau mode d'action pour que la même modification s'observe dans le système circulatoire ; 3° que, par conséquent, la raison d'activité fébrile du cœur lui vient de l'activité fébrile des appareils antérieurs à lui en existence, avec la même certitude que sa raison d'activité physiologique lui vient de l'activité physiologique de ces mêmes appareils ; 4° que l'état d'irritation de la membrane interne du cœur ne rend pas plus compte de la circulation pathologique, que son état normal ne rend compte de la circulation physiologique ; 5° que lorsque le cœur entre en action sympathique à l'occasion d'une douleur, d'une phlegmasie, d'un trouble local quelconque, cette suractivité du centre circulatoire n'est pas déterminée par une irritation de sa membrane interne, puisqu'une irritation ne saurait se propager par la voie du système nerveux ; 6° que, lorsqu'il existe réellement une endocardite, elle ne peut jamais que produire des troubles divers ou une plus grande rapidité dans l'action du cœur, phénomènes qui ne sont pas plus la fièvre, que la circulation capillaire plus active dans une partie n'est l'inflammation ; 7° que la fièvre ne se passe pas plus dans le grand appareil circulatoire que ne s'y accomplissent les fonctions nutritives, etc., etc...

Nous croyons que, par tout ce qui précède, la ligne de démarcation est bien et profondément tracée entre les fièvres essentielles et les fièvres symptomatiques ou sympathiques. Les caractères par lesquels nous les avons distinguées ne permettent pas d'équivoque, et, après avoir prouvé que les inflammations ne peuvent ni se produire ni se propager par la voie des sympathies et du système nerveux, nous aurions dû peut-être négliger de donner des argumens directs pour démontrer que les fièvres essentielles sont à cet égard dans le même cas que les phlegmasies, puisque les unes et les autres exigent pour condition d'existence la présence et l'action d'une matière morbifique, que toutes deux ont par conséquent un but d'activité et ne sont que des fonctions pathologiques. Mais il était important d'aborder directement ces deux ordres de faits, car on confond encore plus souvent une fièvre symptomatique avec une fièvre essentielle, qu'on ne confond une congestion des vaisseaux capillaires sous l'influence d'une impression morale, par exemple, avec une inflammation. Pourtant ces faits sont identiques, et il n'y a pas plus d'erreur à admettre la seconde analogie que la première. Chacun néanmoins commet la faute de ne pas distinguer une fièvre essentielle d'une fièvre sympathique, et les mêmes personnes rougiraient de confondre une inflammation avec une congestion produite sous l'influence du système nerveux.

En dernière analyse, dans une fièvre symptomatique ou sympathique quelconque, il n'y a de compromis et de lésé que la sensibilité, la contractilité et la caloricité d'un ou de plusieurs appareils, tandis que dans une fièvre essentielle ou une fonction pathologique quelconques, on observe la lésion non seulement de ces trois manifestations d'activité vitale, mais encore de la plasticité d'un ou de plusieurs appareils. Dans les premières, l'appareil phénoménal est incomplet et n'a pas de raison d'activité, puisque la condition d'un stimulus est absente; dans les secondes, l'appareil phénoménal est complet et a une raison d'activité, puisque la condition d'un stimulus est présente. L'absence ou l'existence de cette dernière condition jette un abîme entre la nature, le pronostic et le traitement de ces deux ordres de fièvres; et nous croirons avoir rendu à la science et à l'art de guérir un service important, si nous sommes parvenus à inculquer cette distinction dans les esprits. Un pareil résultat serait tout autrement signalé et utile que le diagnostic différentiel de deux bruits cardiaques dont l'un annoncerait une lésion de l'orifice auriculo-ventriculaire gauche, et l'autre une lésion de l'orifice aortique; et que mille autres subtilités du diagnostic anatomique, etc., etc... Car, en définitive, où est le bienfait pratique, où est la valeur thérapeutique de toutes ces puérilités scientifiques qui absorbent l'esprit des fauteurs de *la médecine exacte?* Aussi leurs méthodes cutives reposent-elles entièrement sur l'empirisme et sur le numérisme, deux vices qu'on trouve toujours réunis parce qu'ils découlent de la même source.

Dans notre division des fièvres ou des maladies, nous avons établi d'abord deux grandes classes ( *voir* la page 277 ) comprenant, l'une les maladies synergiques, idiopathiques, essentielles ou avec matière; l'autre les maladies non synergiques, nerveuses ou sans matière; puis nous avons subdivisé cette seconde classe en deux genres, le premier pour les maladies ou les fièvres symptomatiques ou sympathiques; le second pour les affections ou fièvres spontanées. Nous avons fait connaître, autant et peut-être plus longuement qu'un ouvrage comme celui-ci le comporte, la nature et les caractères généraux des maladies ou des fièvres de la première classe. Ensuite, abordant celles que renferme la seconde classe, nous avons défini et exposé ce qu'il faut entendre par maladies ou fièvres symptomatiques ou sympathiques. Pour achever ce qui complète cette dernière classe, il nous reste donc à établir la notion générale des affections spontanées et à indiquer leurs caractères fondamentaux, leur mode d'étiologie et leur loi de génération. C'est ce que nous allons faire aussi succinctement que possible (1).

(1) A la page 278, nous avons dit que les maladies nerveuses ou sans matière étaient spontanées, sympathiques et par éréthisme. Le lecteur pourrait donc croire qu'en ne traitant pas spécialement des affections sans matière *par éréthisme*, nous commettons un oubli réel, ou qu'il y a une lacune dans notre systématisation. Il n'en est rien pourtant. Les affections nerveuses par éréthisme forment une dépendance, une espèce particulière des affections sympathiques. Toutes deux sont engendrées par le même mécanisme et suivant le même mode. Seulement chez les sujets affectés de cette impressionnabilité plus grande à l'action des stimulus qu'on nomme éréthisme, susceptibilité morbide qui, le plus souvent, naît de la soustraction intempestive et trop prolongée d'un appareil à ses stimulus propres, les sympathies sont très promptes à s'émouvoir, et tout cela est le résultat d'une disposition faible et trop excitable de la sensibilité, qui, impressionnée d'une manière disproportion-

La physiologie nous a présenté à observer, dans tout appareil organique comme dans l'organisme entier, trois ordres de phénomènes capitaux : 1° des phénomènes synergiques ; 2° de phénomènes de consensus, d'association, de sympathie ; 3° de phénomènes de spontanéité vitale. L'appareil digestif, dans la succession et l'accomplissement de ses opérations, nous a résumé et montré ces trois ordres de faits. Il nous a offert les premiers, lorsqu'un stimulus normal, un aliment lui étant donné, l'opération synergique de la chymification a été le résultat de l'exercice de la sensibilité, de la contractilité et de la caloricité de l'estomac sur ce stimulus ; les seconds, lorsque la suractivité fonctionnelle de l'estomac a eu, par le moyen du système nerveux et des associations sympathiques, excité plus ou moins tous les autres appareils organiques, mais d'une manière toute dynamique et en l'absence de leurs stimulus propres, c'est à dire en n'excitant que leur sensibilité, leur contractilité et leur caloricité, mais non leur force plastique ou assimilatrice ; les troisièmes enfin, lorsque l'organisme étant dans le besoin de nouveaux matériaux d'assimilation et de réparation, l'appareil digestif, l'estomac surtout, *sensorium commune du sens vital* et centre chargé de résumer et de faire connaître en quelque sorte

née avec l'action des stimulus, même normaux, propage les impressions avec une facilité funeste, et provoque ainsi des troubles exagérés de la contractilité et de la caloricité, des douleurs, des spasmes et des vapeurs. Chez ces personnes, les fièvres sympathiques sont déterminées par les influences les plus naturelles et les plus insignifiantes ; mais en définitive, on voit que les affections nerveuses par éréthisme ne sont que des affections sympathiques produites par des causes qui, en raison de la susceptibilité plus grande de la sensibilité des sujets, suscitent des anomalies nerveuses et des retentissemens de phénomènes spasmodiques, lesquels ne sont pas en rapport avec l'intensité des influences qui ont agi sur l'individu. Nous pourrions ajouter beaucoup de choses nouvelles à ce que nous avons dit de cette espèce de maladies sympathiques dans notre tome 2, à l'article de la médication tonique ; pourtant si on veut se reporter à ce travail, on y trouvera tout ce qui est nécessaire à l'intelligence de la chose.

par des sensations *sui generis* l'état de besoin ou de saturation des appareils de la nutrition, lorsque l'estomac, disons-nous, entre alors spontanément en action et exécute des actes de sensibilité, de contractilité, etc..., en l'absence et de tout stimulus alimentaire, et de toute provocation sympathique.

La pathologie doit nous représenter ces trois types de phénomènes, et en effet, cette division appliquée à la science des maladies nous a fourni le cadre nosologique le plus pratique et le plus complet.

Les maladies synergiques et avec matière, les fièvres essentielles, les fonctions pathologiques que nous avons étudiées, sont de même ordre que les synergies physiologiques, que les fonctions normales composées d'un appareil complet, savoir, d'un principe, d'un moyen et d'une fin. La différence du stimulus ou principe, normal et assimilable dans un cas, morbifique et inassimilable dans l'autre, constitue toute la distance qui sépare ces deux ordres de phénomènes vitaux, c'est à dire la santé de la maladie.

La notion des maladies sympathiques, comme on a pu s'en convaincre, repose sur le même ordre de faits, sur le même mode de génération que les phénomènes d'association et de consensus physiologique. Seulement, dans la pathologie, les retentissemens sont morbides et constituent des lésions de la sensibilité, de la contractilité et de la caloricité, ou des douleurs, des spasmes et des fièvres nerveuses locales ou générales; tandis que, dans la physiologie, ces retentissemens sont naturels et ne font qu'attester l'unité et l'indivisibilité nécessaires de la force vitale. Cette différence a pour seule cause, dans le premier cas, une sensation anormale ou pathologique sympathiquement propagée; dans le second, une sensation normale ou physiologique ressentie par *consensus* dans une autre partie.

Il faut donc encore que nous retrouvions dans la pathologie un ordre de faits qui réponde au troisième type de phénomènes que nous a offerts la physiologie, savoir, un ordre de manifestatations d'activité morbide ou de phénomènes pathologiques *spontanés*. Il faut que, de même que la santé présente au physiologiste des actes vitaux synergiques, sympathiques et spontanés, la maladie présente au pathologiste des actes vitaux synergiques, sympathiques et spontanés.

Il est nécessaire, pour bien comprendre l'exposé très abrégé que nous allons faire, de se reporter à ce que nous avons dit de la spontanéité vitale dans l'ordre physiologique, aux pages 271, 272, 273, 274 et 275 de ce volume ; car nous avouons que la notion de la spontanéité vitale pathologique, quelque réelle et quelque importante qu'elle soit, est difficile à transmettre, à rendre lucide, à faire accepter, surtout à une époque où le scepticisme, c'est à dire la négation de la science, a produit ses fruits ordinaires, savoir, l'empirisme ou le numérisme.

Les maladies comprises dans la classe sur laquelle nous allons jeter un rapide coup d'œil sont celles dont, jusqu'ici, la formule ou la loi de génération est la moins connue, la moins entrevue. Seulement, dans les ouvrages des grands maîtres, on trouve, non pas formulée cette loi de génération, mais des idées pratiques, des faits bien observés, des filiations de phénomènes saisies avec pénétration et simplicité, d'admirables instincts thérapeutiques, des méthodes curatives ou prophylactiques supérieurement conçues ; puis, les résultats cliniques de ces méthodes si frappans et si lumineux, le sentiment des vérités qui en découlent, des idées pathologiques qui en sortent, si fortement perçu et fécond en principes thérapeutiques, qu'il devient évident que ces artistes illustres interprétaient de même que nous allons le faire les phénomènes morbides en question, et se conduisaient à leur égard dans la pratique, comme si la formule générale ou la loi de ces phénomènes leur eût été clairement et philosophiquement révélée. Cette loi était pour ainsi dire en germe et en puissance dans leur esprit et les guidait avec sûreté dans l'exercice de leur art, en sorte que celui qui serait venu leur en apporter la formule ne leur aurait rien appris, et qu'ils auraient pu lui dire avec vérité : « Il a longtemps que nous savons cela, car nous le pratiquons. » Cette science non formulée des grands praticiens est ce qu'on appelle le *tact médical*. Il meurt avec l'artiste, et son seul défaut est d'être trop personnel. La formule scientifique le définit, le fixe, le transmet, le perpétue, généralise ce qui était individuel, rend didactique ce qui n'était que pratique, et fait survivre les grands préceptes aux grands exemples.

Dans l'ordre physiologique, les actes de spontanéité vitale naissent toujours, comme nous l'avons vu (*voir* les passages plus haut cités), d'un besoin à satisfaire, révèlent toujours une opportunité physiologique et un stimulus non pas présent et soumis à la force assimilatrice d'un appareil ou de l'organisme entier, mais un stimulus en puissance et devant être assimilé. Ainsi, dans l'exemple que nous avons choisi, on voit l'estomac manifester des actes de sensibilité et de contractilité, etc..., que nous nommons spontanés, parce qu'ils se sont développés soit en l'absence de toute action immédiate de la part de son stimulus normal, l'aliment, soit en l'absence de toute influence médiate ou sympathique. Nous aurions pu prendre des exemples de cet ordre de phénomènes dans tous les autres appareils organiques, et les montrer tous susceptibles de pareilles manifestations vitales spontanées trahissant l'inanition et le besoin de leurs stimulus propres, etc.... Comment la pathologie pourra-t-elle nous offrir un genre de phénomènes dont la loi de génération soit la même ?

Si dans l'ordre physiologique on voit l'exercice des fonctions (et on sait que toutes ont pour but d'activité l'assimilation et la désassimilation d'un stimulus alibile) être précédé d'une sorte de période d'opportunité caractérisée par certaines manifestations vitales physiologiques *spontanées* exprimant le besoin qu'éprouve l'appareil de la fonction pour son stimulus propre, pour le sujet de son travail assimilateur ou désassimilateur, ne serait-il pas possible qu'on vît l'exercice des fonctions de l'ordre pathologique ( car nous avons prouvé qu'il en existe et qu'elles ont toutes pour but d'activité l'élaboration et l'élimination de stimulus ou de matières non alibiles et morbifiques) être précédé d'une période d'opportunité caractérisée par certaines manifestations vitales pathologiques *spontanées*, exprimant le besoin qu'éprouve l'organisme ou quelqu'une de ses parties pour le stimulus morbifique qui doit être élaboré et éliminé par lui? Telle est la question que nous nous adressons et à laquelle nous répondons affirmativement. Cette question, à cause de la manière analogique dont elle est posée, présente une forme paradoxale et contradictoire; mais on va voir que la forme seule constitue le paradoxe, et que le fond ou la chose sont rigoureusement justes et déduits d'une bonne observation clinique. « Un paradoxe, a dit Pascal, est une proposition extraordinaire, mais vraie. » Nous pensons que tel est le cas de celle que nous venons d'émettre.

Dans tout ce que nous avons dit précédemment sur les maladies synergiques ou avec matière, nous n'avons eu en vue que les maladies aiguës; mais les affections chroniques ont aussi leurs maladies synergiques et avec matière. La principale différence qui sépare les unes et les autres vient de ce que les premières ne se prolongent guère au delà de quelques semaines, et qu'il n'y a aucune interruption dans l'enchaînement des périodes que nous leur connaissons; tandis que les secondes ont souvent une durée égale à celle de la moitié de la vie, et que presque toujours il y a entre leurs diverses périodes des interruptions de plusieurs années, surtout avant que la maladie soit devenue organique et que la matière morbifique se soit déposée quelque part avec ou sans inflammation, avec ou sans désorganisation. Et la raison de ces remarquables différences vient sans doute de ce que les maladies aiguës sont produites par des causes extérieures qui lèsent immédiatement notre corps ou qui, absorbées, introduites et combinées avec nos humeurs, déterminent ainsi médiatement des réactions fébriles ou inflammatoires, des fonctions pathologiques dont le résultat est promptement et énergiquement atteint, ce qui constitue l'acuité. Les maladies chroniques avec matière, au contraire, sont presque toujours le produit très éloigné de matières morbifiques formées et amassées lentement au dedans de nous, ou apportées en naissant et se développant, se réalisant graduellement à mesure que la vie s'avance, etc.

Cette double étiologie des maladies aiguës et chroniques a été sentie et formulée par Sydenham dans cette sentence sublime et admirable de vérité, de portée pratique et de profondeur philosophique : *Acutos* (*morbos*) *dico*, *qui ut plurimùm Deum habent authorem, sicut chronici ipsos nos.* Il y a dans cette simple phrase un traité dogmatique et pratique des maladies chroniques.

C'est principalement et presque uniquement dans cette classe de maladies chroniques que s'observent les affections *spontanées*. Or, nous avons dit que ces maladies ne diffèrent des aiguës que sous le rapport de la durée de leurs périodes, des intervalles souvent très longs qui les séparent, et nous devons ajouter encore cet autre caractère différentiel très important, sous le rapport de la variabilité de leurs formes, la nature de l'affection restant la même, sous le rapport de leur facilité à se lancer, à revêtir les aspects, les manifestations symptomatiques les plus dissemblables, nonobstant leur identité fondamentale avec elles-mêmes, etc...., tandis que les maladies aiguës, lorsqu'elles sont de même nature et de même cause, ne changent guère que de siége et peu de formes, sont peu susceptibles de se lancer, etc..... Si tout cela est vrai, c'est à dire s'il est constant que la plupart des maladies chroniques avec matière offrent en définitive (lorsqu'elles ont le temps de parcourir toutes leurs phases, et que la mort, ce qui arrive si souvent, ne vient pas les interrompre dans leur cours) toutes les périodes des maladies aiguës ou des fièvres essentielles, nous devons retrouver dans celles-ci des phénomènes qui nous aident à concevoir la loi de génération des affections spontanées. C'est en effet ce qui a lieu.

Il devra paraître étonnant que nous mélangions et confondions ainsi ensemble deux ordres de faits si distincts, savoir les maladies synergiques ou avec matière, et les maladies non synergiques ou sans matière, car nous venons de dire deux choses qui semblent impliquer cette contradiction, savoir, que c'est dans la classe des maladies chroniques *avec matière* que s'observent surtout les affections *spontanées;* ensuite, que s'il est vrai que ces affections se composent de toutes les phases ou périodes qui constituent la totalité d'une maladie aiguë *avec matière* ou d'une fièvre essentielle, on doit observer dans celles-ci des phénomènes de spontanéité pathologique. C'est dans cette apparente contradiction, dans la compatibilité ou plutôt l'existence successive de ces deux ordres de faits dans la même maladie avec matière, soit aiguë, soit chronique, que gît toute la question, c'est à dire la notion de l'étiologie des affections spontanées.

La période d'opportunité des maladies aiguës ou des fièvres essentielles est ordinairement très courte. Le plus souvent elle est d'un, de deux ou de trois jours. Dans d'autres cas, elle ne s'étend pas au delà de quelques heures. On l'observe quelquefois, surtout dans un certain genre de maladies aiguës, pendant une semaine et plus, c'est ce qui arrive de temps en temps dans les fièvres typhoïdes et les maladies contractées par contagion ou par infection. Comme elle se lie à l'invasion de la maladie et que toutes les périodes de la fièvre essentielle sont unies entre elles, s'enchaînent immédiatement et ne forment qu'une courte série de phénomènes se succédant rapidement, elle ne se produit pas comme une maladie à part, et on voit trop bien sa liaison intime avec les autres actes de la fièvre, pour la considérer indépendamment des périodes qui la suivent.

Mais il n'en est pas ainsi dans les maladies chroniques. Leur période d'opportunité se prolonge très souvent pendant plusieurs années avec des intervalles de santé d'abord plus considérables que ceux pendant lesquels durent les manifestations spontanées, puis devenant de plus en plus courts, se suspendant, apparaissant de nouveau, soit sous la même forme et dans le même lieu, soit sous d'autres formes et dans d'autres siéges. Ensuite certaines circonstances, soit naturelles, soit artificielles, comme des changemens de climat, d'habitudes, les progrès de l'âge, les influences hygiéniques et thérapeutiques en un mot, bornent la maladie à cette période et préviennent le développement des périodes consécutives. D'autres fois, par un défaut de soumission du malade à toutes ces influences ou malgré elles, la maladie suit son cours, mais mille circonstances empêchent l'observateur peu attentif de saisir les rapports des périodes consécutives avec la période d'opportunité, de la rattacher philosophiquement aux manifestations morbides ultérieures, etc...., et ainsi on fait de cette période une maladie toute différente des périodes d'irritation, d'inflammation, de formation de produits vivans ou non vivans, d'évacuation ou de désorganisation lentes qui constituent la période organique des maladies chroniques. Il arrive bien souvent encore que le malade succombe dans la période d'opportunité, que celle-ci se prolonge durant toute la vie ou qu'elle s'use par les progrès de l'âge. *Les affections spontanées consistent donc dans la période d'opportunité des maladies chroniques.* Tout cela va devenir clair et positif dans un instant.

Nous avons vu dans l'état de santé l'estomac révéler à l'individu le besoin, l'inanition de tout l'organisme par des manifestations vitales spontanées, consistant en des modifications de sa sensibilité et de sa contractilité, puis, si le besoin n'est pas bientôt satisfait, nous avons vu cette névrose, d'abord locale, susceptible de se généraliser plus ou moins et de donner lieu dans une foule d'organes ou d'appareils à des lésions spontanées de la sensibilité, de la contractilité et de la caloricité, etc........, à des malaises ou des douleurs, puis des spasmes, des vapeurs, des fièvres nerveuses, etc.

L'appareil respiratoire dans l'inanition de son stimulus normal, l'air atmosphérique, nous présenterait à observer des phénomènes spontanés analogues : une sensation pénible d'oppression, de besoin d'air, d'étouffement, d'anxiété; des bâillemens répétés, des pandiculations, en un mot, des lésions diverses et spontanées de la sensibilité et de la contractilité de cet appareil, manifestées en l'absence de son stimulus naturel, et révélant le besoin de ce stimulus.

Maintenant, pour quitter la physiologie et passer à l'état pathologique, nous avons à nous demander si quelquefois il arriverait, si quelquefois il pourrait arriver que l'organisme révélât par des manifestations vitales morbides, un besoin pour des stimulus anormaux, des agens morbifiques *placés au dehors de lui?*...

Prétendre cela serait une grossière absurdité, un non-sens ridicule et trop choquant; mais ce qui ne serait ni l'un ni l'autre de ces sophismes, ce qui est une vérité d'observation aussi incontestable qu'importante et pratique, c'est qu'il y a très souvent *dans l'organisme* des stimulus anormaux, des agens morbifiques *en puissance et à l'état latent.* Expliquons-nous par quelques exemples, et prenons d'abord ces exemples dans des cas de maladies aiguës produites par des agens venus du dehors.

Un individu bien portant et qui n'a jamais eu la variole se trouve accidentellement exposé à un foyer d'infection de cette maladie. Il entre dans un hôpital où quelques varioleux sont couchés; il en sort bientôt, mais emportant avec lui et recélant en lui une émanation, un miasme, un virus, un principe impondérable morbifique, comme vous voudrez l'appeler. La fonction pathologique qu'on nomme variole, ou fièvre essentielle varioleuse, ne se développe pas de suite. Entre le moment de l'absorption de la cause morbifique et celui de l'invasion fébrile, il existe un intervalle désigné sous le nom de période d'incubation et *d'opportunité*. Pendant cette période, le virus variolique absorbé en si minime quantité qu'il en est invisible, intangible, insaisissable, ce virus, cette sorte de levain morbifique se multiplie, se reproduit, s'assimile pour ainsi dire toute la masse du sang, la pénètre intimement et uniformément de ses qualités spécifiques et varioleuses, au point que chaque molécule de ce fluide en est imprégnée et va devenir apte à propager elle-même dans un autre organisme cette cause maintenant réalisée et qui tout à l'heure n'était que latente et virtuelle. Quand le levain morbifique a ainsi infecté toute la masse du sang, la fonction pathologique, la fièvre est commencée. Nous savons le reste.

Mais revenons à la période *d'opportunité* ; examinons ce qui se passe chez quelques sujets depuis le moment de l'infection jusqu'à celui de l'invasion du frisson fébrile. Disons, avant tout, que cette période n'est souvent signalée par aucun dérangement de la santé et qu'alors le malade est immédiatement pris du frisson, de la courbature, de la rachialgie, etc.... C'est pourtant là le plus petit nombre. Chez la plupart, l'invasion proprement dite est précédée pendant plus ou moins de jours de ces malaises précurseurs que nous avons vus exister avant le début d'un grand nombre de fièvres essentielles. Cet état anormal de l'organisme consiste en des lésions diverses de la sensibilité d'abord, puis quelquefois ensuite d'autres lésions dans la contractilité et la caloricité. Mais remarquons bien que la fonction pathologique n'est pas commencée, que les lésions ressenties par le malade, les manifestations pathologiques observées par le médecin, ne sont pas synergiques, qu'il n'y a pas encore là une matière morbifique réalisée et déterminant de la part des appareils assimilateurs de l'économie des symptômes *opératifs*, un travail des forces altérantes ayant pour but immédiat d'activité l'élaboration et l'élimination d'un stimulus morbifique. En un mot, ces malaises, ces inquiétudes, cette céphalalgie, ces douleurs erratiques, cette inappétence ou cette dyspepsie, cette insomnie, ces vertiges, ces bourdonnemens d'oreilles, etc., n'ont pas encore de raison d'activité, n'ont pas encore pour but immédiat d'élaboration et l'élimination de la cause nuisible, ne font pas partie de la fonction pathologique, ne sont par conséquent pas nécessaires ; car ils n'existent pas chez tous les malades.

Voilà ce que nous appelons des phénomènes morbides *spontanés*, non pas qu'ils existent sans cause, pas plus que les manifestations vitales physiologiques d'un estomac affamé ne sont des phénomènes sans cause, bien que nous les ayons qualifiées de *spontanées* ; mais parce que les uns et les autres sont dans leur genre respectif des expressions instinctives par lesquelles la spontanéité vitale manifeste ici un besoin physiologique, là un besoin pathologique. L'appareil de ces phénomènes n'est pas complet, lorsqu'on les considère indépendamment de ce qui précède et de ce qui va suivre, lorsqu'on les isole du reste de la fonction pathologique. En effet, dans cet appareil de phénomènes, la condition d'un stimulus *immédiat* est absente ainsi, par conséquent, que celle d'un but d'activité *immédiat* et de l'aptitude fonctionnelle à l'aide de laquelle la fonction, soit physiologique, soit pathologique, doit être remplie ; aussi les opérations de cette fonction ne sont-elles pas encore commencées.

Ce qu'il y a, c'est un but d'activité *médiat et éloigné*, répondant à un stimulus ou à une cause déterminante *médiate et éloignée*. Ainsi, dans les phénomènes gastriques de l'appétit ou de la faim, il y a un stimulus ou une cause déterminante *médiate et éloignée* et non *immédiate* ou matériellement agissant sur l'estomac, c'est à dire qu'il y a un aliment en puissance, un stimulus matériel devant être assimilé. Lorsque ce stimulus, cet aliment, de médiat et éloigné, deviendra immédiat et présent, la fonction assimilatrice commencera, les instincts physiologiques spontanés et la période d'opportunité digestive cesseront. De même, dans les phénomènes spontanés qui caractérisent la période d'opportunité d'une fièvre essentielle, d'une fonction pathologique, il y a dans l'organisme une cause déterminante médiate et éloignée, mais non immédiate ou matériellement agissant sur les appareils de l'assimilation générale, c'est à dire qu'il y a un stimulus morbifique en puissance, un agent matériel devant être assimilé. Lorsque ce stimulus, de médiat ou éloigné, deviendra immédiat et présent, la fonction d'élaboration pathologique commencera, les instincts morbides spontanés et la période d'opportunité fébrile cesseront.

Le mot *opportunité* est très exact et fort vrai, pour désigner ces modifications physiologiques de la sensibilité qui précèdent l'exercice d'une fonction normale dont elles expriment et révèlent en effet à l'organisme le besoin et *l'opportunité* ; de même qu'il a été primitivement et non moins exactement appliqué à la désignation de ces modifications pathologiques de la sensibilité qui précèdent l'exercice d'une fonction anormale ou d'une maladie essentielle, dont elles expriment et révèlent en effet à l'organisme le besoin et *l'opportunité*.

Il est donc bien entendu que dans les deux cas ces phénomènes vitaux en question sont dits *spontanés*, parce qu'ils n'ont ni stimulus ni but d'activité immédiats, mais seulement un stimulus et un but d'activité médiats ou éloignés.

Or, règle générale, dans l'ordre physiologique comme dans l'ordre pathologique, tous les stimulus qui agissent sur l'organisme d'une manière *médiate* agissent dynamiquement ou à la manière de ce qu'on appelle les agens impondérables, et réciproquement ceux-ci agissent sur l'organisme d'une manière *médiate*. Au contraire, tous les stimulus qui agissent sur l'organisme d'une manière *immédiate* agissent matériellement, et réciproquement ceux qui agissent matériellement agissent d'une manière *immédiate*.

Maintenant, il faut savoir que nous pouvons absorber du dehors, ou qu'il peut se former immédiatement en nous des principes morbifiques, des matières nuisibles en quantité si minime, si infinitésimale, pour nous servir de l'expression homœopathique, qu'ils n'agissent pas par des propriétés matérielles et comme des corps ou des substances, mais dynamiquement et à la manière des agens dits impondérables. Tant qu'ils n'agissent qu'ainsi ils ne peuvent déterminer de réaction synergique ou de fonction morbide, puisque toute fonction physiologique ou pathologique ayant, comme nous le savons, pour but d'activité une assimilation ou une désassimilation, ne peut avoir pour stimulus ou cause déterminante qu'un agent assimilable ou désassimilable, et partant, matériel.

Mais parmi ces agens venus du dehors, par exemple parmi ces émanations qui sont si ténues qu'elles ne peuvent tomber sous les sens et qu'elles agissent dynamiquement à la manière des agens impondérables, il en est qui une fois dans l'organisme sont susceptibles de s'y reproduire, de s'y multiplier et de s'assimiler, à la manière des levains et des fermens, toute la masse des liquides auxquels ils sont combinés ; d'autres au contraire n'ont pas cette propriété si caractéristique. Or, tant qu'ils ne se sont pas assimilé le sang et ne se sont pas ainsi matérialisés, tant qu'ils restent par conséquent dans l'organisme à l'état miasmatique ou à la dose en quelque sorte homœopathique ou infinitésimale, ils ne déterminent que des manifestations vitales spontanées, c'est à dire qu'ils ne donnent lieu qu'à des lésions vitales sans matière, qu'à des altérations primitives des aptitudes fonctionnelles ou des instincts vitaux, ou autrement à des affections *spontanées*.

Les miasmes générateurs de la variole, de la scarlatine, etc., etc., sont de ces principes morbifiques insaisissables, introduits dans le sang à dose pour ainsi dire infinitésimale. Qui a vu, qui a touché ces principes ? La gouttelette de pus ou de sang qui les transmet par l'inoculation ; la vapeur qui s'échappe de la poitrine ou de la peau d'un varioleux et que vous absorbez par votre peau ou vos poumons, ce pus, cette vapeur, ne sont pas le principe morbifique ; ils n'en sont que le support et le véhicule ; car ils ressemblent en tout au pus, à la transpiration cutanée ou pulmonaire d'un autre malade affecté d'une phlegmasie non spécifique et non transmissible. Ces principes sont donc impondérables ou au moins si divisés, qu'ils échappent aux sens, au microscope, au réactif chimique, de même que les médicamens homœopathiques, tout réels qu'ils sont, sont dans un tel état de division et d'atténuation, qu'ils échappent aux sens, au microscope, à l'analyse chimique, etc....

Mais il n'en est pas des quantités infinitésimales du principe varioleux ou de tout autre virus contagieux, comme des doses infinitésimales de la médecine homœopathique. Celles-ci ne sont pas des levains morbifiques, n'ont pas la propriété de se multiplier dans l'organisme, de s'assimiler toute la masse du sang et de se matérialiser ainsi, tandis que les virus en question possèdent cette propriété, et au bout de quelques jours, se sont en quelque sorte matérialisés, ont imprégné toute la masse du sang de leurs qualités.

Or, si longtemps qu'ils sont restés combinés au sang, en puissance et dans cet état latent, c'est à dire pendant la période d'opportunité, ils ont pu agir dynamiquement sur l'organisme, modifier les instincts fonctionnels, les appétits organiques, altérer la sensibilité générale ou spéciale de quelques appareils; mais toutes ces lésions synergiques de la sensibilité, de la contractilité et de la caloricité constituent des affections *spontanées*, lesquelles deviendront synergiques et formeront un appareil fonctionnel morbide, dès l'instant où le levain morbifique se sera assimilé le sang et l'aura converti en un stimulus matériel, en une matière agissant immédiatement et provoquant, de la part des appareils généraux de l'assimilation, des opérations synergiques ayant un principe immédiat, un moyen et une fin.

Et ces affections sont *spontanées*, parce qu'elles ne sont pas *réactives*, puisque l'organisme entier ou un de ses appareils ne peuvent réagir que contre un agent matériel. Lorsqu'un homme a des nausées et vomit à l'aspect ou au simple souvenir d'un objet dégoûtant, on ne peut pas dire que son estomac a réagi. Contre quoi aurait-il réagi? Aussi, un tel vomissement est-il un phénomène vital *spontané*, au même titre que le sentiment particulier perçu dans l'estomac à la vue d'un mets délicieux, sentiment qu'on nomme appétit, est un phénomène vital spontané; au même titre encore que le sentiment de la faim en l'absence de tout aliment, est aussi un phénomène vital spontané.

Si le vomissement éprouvé à la vue ou au simple souvenir d'un objet est un phénomène vital spontané, les mêmes nausées, les mêmes vomissemens seront encore de cette nature, lorsqu'ils auront lieu à la suite d'un lavage émétisé injecté dans les veines. Et cela est vrai; car, dans ce dernier cas, l'estomac ne réagit pas puisqu'il est vide, et que l'estomac ne peut pas réagir contre rien, qu'il ne peut réagir que contre un corps hétérogène, une substance étrangère. Mais vous avez respiré l'atmosphère où fébricitent des pestiférés. Vous avez absorbé des miasmes pestilentiels ; le virus typhique a pénétré dans votre sang à une dose infinitésimale, qu'on nous passe cette expression qui rend bien notre pensée; puis, quelques heures après, vous éprouvez des vertiges, des nausées, des vomissemens, une sorte de migraine complète. Voilà des phénomènes morbides *spontanés*. Le virus n'a encore agi que dynamiquement. La quantité infinitésimale d'émétique en solution que contenait tout à l'heure le sang, et qui avait produit des vomissemens sans agir matériellement et immédiatement sur l'estomac, ce principe morbifique artificiellement introduit dans le sang, n'était pas un levain, une matière capable de s'assimiler la masse des humeurs, de se multiplier et de réaliser ainsi une matière morbifique; aussi, après quelques vomissemens, l'action de cette cause s'est-elle usée et nulle fonction pathologique ne s'en est suivie, à moins que le tartre stibié n'ait été en telle quantité dans la solution qu'il ait pu agir ainsi immédiatement comme stimulus matériel, et produire, comme il le fait dans ce dernier cas, une fièvre inflammatoire avec des phlegmasies disséminées, surtout dans le poumon.

Le virus pestilentiel, au contraire, est un levain morbifique. Absorbé en quantité infinitésimale, n'agissant d'abord que comme un impondérable et dynamiquement, ne donnant lieu ainsi en premier lieu qu'à des affections *spontanées*, ou, si on aime mieux, qu'à des phénomènes d'*opportunité* morbide attestant un stimulus en puissance et devant être assimilé, révélant en un mot le besoin d'une fonction pathologique, ce principe virtuel, ce levain, devient bientôt effectif, réel et matériel, parce qu'il a la propriété de s'assimiler toute la masse du sang. Ce liquide une fois imprégné des qualités pestilentielles, la fonction pathologique, le typhus commencent, et les phénomènes morbides, de *spontanés*, deviennent *synergiques*, parce que l'appareil phénoménal est complet, puisqu'il réunit la condition qui lui manquait, savoir, un stimulus immédiat et matériel, susceptible d'être pathologiquement élaboré, cette condition étant celle de toute fonction, soit physiologique, soit pathologique, c'est à dire de toute activité ayant un but.

Ce qui nous importe, c'est de prouver que, dans tous ces phénomènes de spontanéité appartenant à l'état sain ou à l'état morbide, et constituant dans le premier cas les périodes d'opportunité de l'exercice des fonctions physiologiques, et dans le second cas les périodes d'opportunité de l'exercice des fonctions pathologiques, les instincts vitaux, les aptitudes fonctionnelles ont été lésés avant qu'il y eût dans l'organisme un stimulus assimilable, une matière morbifique. Or, que conclut à cet égard notre formule de génération des phénomènes dans les corps organisés?

Cette loi enseigne qu'un appareil quelconque puise toujours sa raison d'activité et son aptitude fonctionnelle dans les appareils qui lui ont préexisté dans l'évolution embryogénique et l'échelle zoologique ; par conséquent elle enseigne que la fin ou le but d'activité sont toujours antérieurs au moyen et au principe, ce qui est d'une évidence grossière et presque triviale (*voir* pages 264 et 268). Mais comme c'est de son but d'activité ou de sa fin qu'un appareil quelconque tire toujours son aptitude fonctionnelle, il n'est pas moins évident que l'aptitude fonctionnelle de cet appareil organique est antérieure à son moyen et à son stimulus.

En effet, en physiologie, l'aptitude fonctionnelle ou l'*opportunité* digestive préexiste à la digestion et à l'action immédiate de l'aliment ; l'aptitude fonctionnelle ou l'opportunité respiratoire préexiste à la respiration et à l'action immédiate de l'air atmosphérique. Puis, en pathologie, nous voyons de même l'aptitude fonctionnelle morbide ou l'opportunité fébrile préexister à la fonction morbide ou à la fièvre essentielle et à l'action immédiate de la matière morbifique. De cette manière, la question est formellement et définitivement jugée, car on voit que non seulement les aptitudes fonctionnelles ou les opportunités physiologiques ou pathologiques se développent en l'absence des stimulus de ces deux ordres de fonctions et lorsque ces stimulus ne sont encore qu'en puissance, mais, de plus, qu'il doit nécessairement en être ainsi, ou, ce qui revient au même, que le but, et par conséquent l'aptitude fonctionnelle, doivent préexister à la fonction.

Tels sont donc les phénomènes vitaux *spontanés*, savoir, dans l'ordre physiologique ainsi que dans l'ordre pathologique, des manifestations vitales primitives et instinctives exprimant un besoin à satisfaire, signalant une fin ou un but à atteindre, et supposant un stimulus matériel en puissance ou devant être assimilé. En physiologie, ces manifestations vitales primitives et *spontanées* s'appellent des appétits; en pathologie, des *opportunités* lorsqu'elles précèdent le développement d'une fonction pathologique ou d'une maladie essentielle aiguë; et des *affections* lorsqu'elles précèdent le développement d'une fonction pathologique ou d'une maladie essentielle chronique. On sait que par essentielle nous entendons une maladie synergique et avec matière.

Le lecteur cessera de s'étonner du soin que nous avons pris à établir la notion des affections spontanées, quand il saura que c'est de cette notion que découlent l'intelligence et la connaissance philosophique d'une classe entière de maladies. Et les maladies de cette classe sont les plus obscures, les plus rebelles, celles où le praticien est le plus exposé à commettre de funestes erreurs thérapeutiques et à croire qu'il a été utile alors qu'il a malheureusement pallié ou blanchi des expressions symptomatiques spontanées, etc.

Nous pensons effectivement, et en cela nous ne faisons que formuler la pensée qui a présidé à l'art admirable et à la pratique de tous les grands médecins passés et présens, si célèbres et si habiles dans le diagnostic et le traitement des maladies chroniques, nous pensons que toutes les maladies chroniques sans matière, à l'exception de celles produites sympathiquement ou par ce mode d'éréthisme que nous avons défini plus haut dans une note ainsi que dans notre médication tonique (*voir* t. II), que toutes les lésions primitives de la sensibilité et de la contractilité qui composent cette classe immense des névroses, des névralgies si rebelles, si interminables, si sujettes à récidive, etc., ne sont que des *affections spontanées*, c'est à dire des *opportunités* morbides, des manifestations pathologiques annonçant un but d'activité insolite dans l'organisme, et faisant supposer dans cet organisme un stimulus, une cause morbifique en puissance et latente ou devant être assimilée.

Cette proposition appliquée en physiologie aux manifestations vitales qui spontanément s'élèvent d'un appareil et révèlent l'aptitude fonctionnelle l'opportunité, ou l'appétit de cet appareil pour son stimulus en puissance et devant être assimilé, cette proposition, disons-nous, ne trouvera pas de contradicteurs. La même formule sera même facilement acceptée dans son application à l'étude des manifestations vitales primitives et spontanées qui, s'élevant de l'organisme lorsqu'une cause ou un levain morbifique y a pénétré, annoncent une aptitude fonctionnelle pathologique et révèlent une opportunité fébrile, l'existence d'un but d'activité nouveau et insolite, ainsi qu'un stimulus nuisible en puissance et devant être assimilé et éliminé. Pourquoi donc refuserait-on de l'admettre pour comprendre le mode ou la loi de génération de ces affections chroniques sans matière, de ces névroses que nous appelons des affections spontanées?

Sans doute parce que l'observateur peu attentif ne saisit pas le rapport qu'il y a entre cette sorte de période d'opportunité des maladies chroniques dans laquelle nous classons les affections sans matière dont il est question, et la période organique ou synergique de ces maladies, tandis qu'il saisit très bien ce rapport dans une maladie aiguë à cause de la brièveté, de la succession rapide et de la non-interruption des périodes qui s'accomplissent et s'enchaînent sans solution de continuité, et comme disaient les anciens, *uno tenore*.

Il voit dans ce dernier cas un miasme absorbé, une période d'opportunité manifestée par des troubles insolites de la sensibilité, par des phénomènes nerveux spontanés auxquels il reconnaît qu'un but nouveau d'activité existe pour l'organisme, et qu'une fièvre essentielle ou une fonction pathologique se prépare pour atteindre ce but, car ces phénomènes spontanés de l'opportunité fébrile, il les voit disparaître lorsque la fonction pathologique est commencée, comme il avait vu disparaître les manifestations spontanées ou les appétits physiologiques de l'estomac, lorsque la fonction digestive commençait à s'accomplir par la présence matérielle de l'aliment dans ce viscère.

Pourquoi, dans l'observation des maladies chroniques, n'apporterait-il pas le même esprit, les mêmes lumières physiologiques, la même connaissance des lois de la vie, que dans l'étude des maladies aiguës ? De part et d'autre, le sujet de l'étude est le même. C'est toujours un organisme animé par la même force, toujours la même aptitude fonctionnelle, toujours les mêmes instrumens ayant toujours pour but d'activité médiat et éloigné la conservation de l'être. Il n'y a de changé que les stimulus qui ici sont autres que dans les maladies aiguës, se forment, s'amassent lentement et naissent plutôt graduellement en nous mêmes qu'ils ne viennent directement du dehors. *Morbos acutos qui Deum habent authorem, sicut chronici ipsos nos.*

Un homme éprouve, pendant plusieurs années, et à des intervalles plus ou moins rapprochés et réguliers, une maladie sans matière quelconque ; une migraine, par exemple. Chez un autre ce sera une névralgie sciatique. Ces deux individus sont, je suppose, pendant deux ou trois ans horriblement tourmentés par ces affections que nous appelons *spontanées*, et que nous supposons n'avoir été produites par aucune cause extérieure. Au bout de ces deux ou trois ans, plus ou moins, le premier de ces individus a des hémorrhoïdes, l'autre une dartre, un eczema chronique ou toute autre dermatose ; et dès ce moment, il n'y a plus de migraines chez le premier, plus d'attaques de névralgie sciatique chez le second.

Nous disons que la migraine et la névralgie sciatique ont constitué chez ces deux malades la période d'opportunité des hémorrhoïdes et de l'éruption dartreuse.

Nous pourrions varier les exemples à l'infini et arriver constamment au même fait général. L'auteur de ce travail, depuis qu'il s'est placé à ce point de vue pour observer les maladies chroniques, pourrait citer plus de trente cas justificatifs. Il a vu dix à douze femmes affectées à leur époque critique de cancers de l'utérus ou du sein, avoir éprouvé pendant tout le cours de leur période menstruelle et à chaque mois ce qu'elles appelaient *leur migraine*, tant cet accident était chez elles constitutionnel. Toutes ont vu cesser complétement ou presque complétement cette migraine au moment ou la lésion carcinomateuse a commencé à se manifester. Ce fait est spécialement connu de tous les observateurs. La goutte, cette maladie générique à laquelle peuvent être ramenées une foule d'affections qu'on croit en être indépendantes parce qu'elles n'éclatent pas dans les articulations (comme si la goutte avait un siége plus fixe et plus unique que le rhumatisme, la syphilis, etc...!), la goutte présente surtout ce remarquable caractère d'être précédée dans ses attaques par toutes sortes d'incommodités, de spasmes, de douleurs, de névroses, de maladies sans matière, sans causes extérieures, non sympathiques, etc..., *spontanées* par conséquent, et cela souvent pendant plusieurs années. Puis on voit toutes les anomalies nerveuses qui, chez les goutteux en question, ont très fréquemment les formes de l'hypochondrie, on voit cette période d'opportunité qui, dans la plupart des cas, s'est accomplie en plusieurs actes séparés par des intervalles plus ou moins considérables, cesser enfin quelques jours avant l'attaque ou dès que celle-ci est déclarée.

Si nous voulions étudier sous ce rapport les maladies sans matière de l'estomac et des intestins, les gastralgies et les entéralgies, les névralgies faciales, les palpitations nerveuses, l'asthme spasmodique, certaines formes de l'amaurose et de la surdité, la dyspepsie, la toux férine, les mille et une variétés de l'hypochondrie, l'angine de poitrine, etc., etc.... en un mot, toutes ces névroses ou névralgies, ces affections qui sont survenues sans cause appréciable et que nous appelons *spontanées* ou non synergiques, non critiques, capricieuses, incalculables dans leur marche, ne lésant ni localement ni généralement les fonctions nutritives, n'attestant qu'une atteinte primitive portée aux aptitudes fonctionnelles, se manifestant sous la forme des lésions les plus variées, les plus opiniâtres et souvent les plus cruelles de la sensibilité, de la contractilité et de la caloricité, etc., etc..., nous verrions qu'après s'être plusieurs fois transformées les unes dans les autres, s'être apaisées puis être apparues de nouveau, etc..., elles aboutissent presque toujours ou à une lésion organique grave et incurable, ou à une dermatose, à une entérite chronique, à des flueurs blanches, à quelque hémorrhagie supplémentaire ou constitutionnelle, à un catarrhe pulmonaire ou vésical, à une fluxion goutteuse, à une apoplexie, à une lésion organique du cœur, à un ulcère aux jambes, à des varices, etc..., en un mot, à quelque maladie chronique avec matière, soit grave et incurable, soit compatible avec la vie, mais très réfractaire, et qu'elles cessent dès que la lésion matérielle, l'évacuation chronique sont établies, pour reparaître sous un autre aspect ou avec une gravité plus inquiétante, si la dartre, les hémorrhoïdes, le catarrhe, etc..., sont brusquement, intempestivement et imprudemment supprimés.

Les affections spontanées qui constituent la période d'opportunité des maladies chroniques essentielles ou avec matière ont quelques caractères qu'il est bon de noter. Les trois plus importans sont ceux-ci : 1° la forme intermittente, lorsqu'on les considère dans toute la durée de leur existence, avec des intervalles dont la longueur et la régularité n'ont rien de bien fixe; puis la rémittence plus ou moins prononcée des accidens lorsqu'ils sont déclarés; 2° la circonstance très remarquable de se larver, c'est à dire d'être susceptibles de revêtir successivement plusieurs formes, de se traduire, en restant essentiellement les mêmes dans leur nature, par des manifestations phénoménales très différentes sous le double rapport des symptômes et du siége; 3° cet autre caractère fort important, qui est celui que ces affections ont de *s'user*, comme on le dit fort bien, et de ne pas être nécessairement suivies de la période organique ou synergique des maladies chroniques. On peut ajouter que la durée des affections spontanées, que leurs transformations les unes dans les autres, que la fréquence plus ou moins grande de leurs accès, etc...., sont en raison directe de la faiblesse de constitution des malades, et que, chez les personnes robustes, la période d'opportunité des maladies chroniques, qui constitue pour nous les affections *spontanées*, est moins longue; que, chez ces personnes, la localisation morbide *cum materiâ* tarde moins à se faire que chez les autres. Et, si nous voulions nous servir de ce fait pour remonter analogiquement aux périodes d'opportunité des fonctions morbides aiguës, des fièvres essentielles, nous verrions ces périodes exister en général d'autant moins fréquemment, et être d'autant moins sensibles que l'individu est plus robuste, et aussi que la maladie doit être plus grave. Passant de là dans l'ordre des phénomènes physiologiques, nous pourrions remarquer aussi que les opportunités fonctionnelles normales, les appétits ou les aversions instinctives divers ne sont jamais plus prononcés que chez les personnes faibles, les femmes, etc.....

La question que nous traitons en ce moment est, du point de vue du dogme et de la science, une des plus ardues et des plus neuves de la médecine. Si nous voulions la développer autant qu'elle le comporte, il faudrait une étendue immense à cause de la nécessité de démontrer la vérité de chacun des argumens particuliers que nous invoquons pour prouver la thèse générale. Nous prions le lecteur de croire que ces démonstrations sont en notre pouvoir, et que si nous nous sommes souvent bornés dans cette question à énoncer les faits sans y joindre les éclaircissemens et les pièces à l'appui que nous regardons nous-mêmes comme si indispensables, il n'a rien moins fallu pour nous imposer cette réserve que des considérations péremptoires et impérieuses comme est celle, par exemple, de ne pas abuser au delà de toute mesure du droit que nous nous sommes arrogé d'introduire dans ce volume de si longues considérations de physiologie et de pathologie générales.

Mais au moins, ce qui nous excuse déjà à nos propres yeux, et ce sur quoi tout lecteur sérieux saura, nous l'espérons, nous rendre justice, c'est que tout ce que nous avons dit de si en dehors, en apparence, de la thérapeutique, y conclut pourtant de la manière la plus directe. Oui, nous affirmons avec confiance que tout, dans ce qui a été dit jusqu'ici depuis notre théorie de la calorification jusqu'à la notion des affections spontanées, renferme les applications pratiques les plus précieuses, les plus éternellement justes, celles qui sont le plus sûrement à l'abri de l'usure du temps ou de la torche incendiaire des systèmes. A nos yeux, ce qui n'est pas pratique n'est pas vrai, et tout ce qui est vrai est pratique. Une vérité non pratique répugne. C'est une contradiction dans les termes, une impossibilité, une monstruosité logique, une erreur. Soutenir la compatibilité de ces deux choses est une immoralité révoltante, une ironie contre l'ordre providentiel, une odieuse insulte à Dieu.

Du point de vue clinique, nous osons dire que notre théorie des affections *spontanées* est une source d'admirable pratique dans les maladies chroniques. C'est à l'usage instinctif qu'ils en ont fait que tous ces grands médecins dont le nom a traversé glorieusement plusieurs siècles, et qu'aujourd'hui encore nous plaçons au premier rang, ont dû une si juste célébrité et de si éclatans succès dans le traitement et la prophylaxie des maladies chroniques. Et c'est parce que les médecins de notre époque ont abandonné ces grands et féconds erremens, que de nos jours la connaissance et le traitement de ces maladies sont, nous ne craignons pas de le dire, mesquins, bornés et stériles, quand de plus ils ne sont pas funestes. Le diagnostic du *fait accompli* a arrêté tout progrès réel dans l'étude et la thérapeutique des maladies chroniques. En effet, lorsque la lésion organique est formée et reconnaissable par les signes physiques, elle est en général incurable ou au moins réfractaire ; elle l'est d'autant plus que le diagnostic auquel on se borne n'emporte avec lui, comme nous l'avons déjà dit plus haut, aucune indication thérapeutique, et qu'il n'est autre chose qu'une autopsie anticipée. Galien le reprochait déjà aux empiriques de son temps en termes très énergiques : *Atque, ipsa pars quam nosti, estne actionis ipsius causa ? Num quid demùm ejus nosti ? Situm videlicet et magnitudinem et contextum et figuram ? At nihil horum actionis est causa ; nec curationis indicationem ex apparentibus symptomatis accipis, etc...*

Il est inutile d'ajouter que, du point de vue des affections spontanées considérées comme constituant les périodes d'opportunité des maladies chroniques, la thérapeutique reçoit aussitôt des priviléges d'intervention puissante, de modification légitime et efficace par mille moyens dont ce n'est pas ici le lieu de nous occuper ; et qu'au lieu d'assister tristement (et au grand préjudice de la considération et de la confiance dues à son art) à la dégradation lente d'un organe et de l'organisme, le médecin peut agir, être merveilleusement utile en prévenant ou transformant un mal dont plus tard il ne sera plus que le spectateur étonné.

Nous aurions à dresser un parallèle des maladies aiguës avec les maladies chroniques sous le rapport de leurs modes d'étiologie respectifs, et en prenant pour épigraphe de cette comparaison la profonde sentence de Sydenham rapportée plus haut. Nous montrerions les raisons de la brièveté de la période d'opportunité des maladies aiguës et de l'indiscontinuité de cette période avec celle d'invasion et d'irritation de ces maladies ; puis, en regard de cela, les raisons des caractères opposés des affections *spontanées* qui forment la période d'opportunité des maladies chroniques. Nous rechercherions aussi plusieurs autres lois de ces maladies, et donnerions l'intelligence des trois caractères principaux que nous leur avons reconnus, savoir, le caractère intermittent, le caractère protéiforme et le caractère de leur cessation par usure; mais cette tâche nous entraînerait trop loin. Il faut pourtant que nous disions que la chlorose et tous les accidens nerveux, les maladies sans matière qui précèdent et accompagnent la puberté des jeunes filles, ne nous semblent pouvoir être compris que du point de vue de la spontanéité morbide telle que nous l'avons conçue; qu'il en est de même des attaques hystériques et des nombreuses formes ou nuances de cette affection type, ainsi que de tous les accidens *sans matière* ou nerveux qui tourmentent toutes les femmes aménorrhéiques, etc., etc...

Pour cela, nous devrions prouver, ce qui ne serait pas très difficile, qu'il y a des hémorrhagies qui, comme les inflammations, exigent, pour être produites, une matière morbifique évacuée avec le sang au lieu de déterminer une phlegmasie, par exemple; ce qui n'empêche pas qu'il n'y ait d'autres hémorrhagies qui méritent le nom de spasmodiques ou non synergiques, et dont l'appareil se passe par conséquent de la condition d'un stimulus.

Mais ce que nous regrettons de ne pouvoir qu'énoncer, c'est la nécessité de classer les fièvres intermittentes dans les affections *spontanées* ou plutôt de les considérer comme des maladies chroniques offrant successivement les caractères des maladies synergiques et des affections *spontanées*, suivant qu'elles sont légitimes, anormales ou pernicieuses, etc., etc... Toutefois, pour le complément de notre plan nosologique, nous n'avons pu nous dispenser de leur assigner leur place et de dire que c'est ici plutôt que dans les deux autres catégories que nous croyons devoir les classer. Nous engager au milieu d'une question si difficile serait promettre plus que nous ne pouvons tenir dans cet ouvrage.

Il n'est pas en effet un des points abordés dans ce chapitre qui ne demande une monographie entière pour être traité et discuté convenablement ; aussi n'avons-nous pas eu par ce travail la prétention de consommer la preuve et d'épuiser le moins du monde des sujets seulement posés et offerts à la méditation des esprits consciencieux, observateurs et méditatifs. Mais nous prenons l'engagement d'y revenir dans des publications particulières, afin de compléter le dogme et de le sanctionner par la clinique dont il procède. Certes, ce ne serait pas trop de la plus longue vie pour accomplir cette grande tâche. Nous ne nous flattons ni d'en être dignes ni d'en être capables; et pourtant, la loi du devoir nous commande de le tenter ou tout au moins de désigner la voie.

Avant de déduire de tout ce chapitre les conclusions les plus sommaires et les plus larges qu'il contient relativement à la médication antiphlogistique, nous regardons comme indispensable de placer sous les yeux du lecteur une récapitulation très substantielle et très rapprochée de tout ce qui a été dit.

Les digressions auxquelles nous nous sommes crus plusieurs fois obligés ont pu distraire l'esprit et l'empêcher de saisir l'ensemble de notre doctrine physiologique et pathologique. Nous sommes trop jaloux d'en revendiquer l'unité et d'en assurer l'harmonie, pour négliger de montrer en quelques alinéas comment tout y est coordonné du point de vue de certaines définitions cardinales qui reposent sur le but d'activité des choses définies, en un mot sur l'hippocratisme, lequel n'est que la philosophie des causes finales appliquée à la physiologie et à la médecine.

Nous l'avons déjà dit : il y a dans la nature trois forces. A chacune d'elles répond un ordre bien déterminé de phénomènes. Ces forces et les phénomènes qu'elles produisent sont opposés entre eux et dans une lutte continuelle. Leur synergie ou leur action simultanée forme pourtant un tout plein d'ensemble et dont le but d'activité est essentiellement un. Ces trois forces générales sont : 1° la force newtonienne; 2° la force vitale; 3° la force psychologique.

Nous pourrions appliquer à l'appareil universel ou au grand tout formé par la synergie de ces trois forces, notre formule du principe, du moyen et de la fin, ainsi que celle de la loi suivant laquelle s'engendrent ces trois conditions; et nous aurions ainsi un plan encyclopédique qui faciliterait l'intelligence du passé, serait au niveau de l'état actuel des connaissances dont il coordonnerait philosophiquement toutes les parties, et s'ouvrirait, immuable dans ses bases, à tous les progrès futurs. Mais tel n'est pas notre objet. *Chacune* de ces forces a pour caractère essentiel *l'unité*.

Chez l'homme, ces trois forces se trouvent réunies et dans une opposition constante.

Les êtres organisés (végétaux et animaux) ne présentent à observer que deux de ces forces. Les corps inorganiques ne manifestent qu'un seul ordre de phènomènes, et n'obéissent par conséquent qu'à une seule force.

Chaque force isolément étudiée doit être comme l'ensemble formé par leur synergie, envisagée sous le triple rapport de son principe ou stimulus, de son moyen ou support, de son but d'activité ou de son aptitude fonctionnelle; et dans le domaine de chacune d'elles, ces trois termes s'engendrent selon la loi que nous avons énoncée tant de fois dans le cours de notre travail, pour produire ici une fonction de l'ordre newtonien, là une fonction de l'ordre vital, plus loin enfin, une fonction de l'ordre psychologique.

Bien qu'il soit pratiquement impossible de faire dans l'homme abstraction de la force psychologique, il nous est néanmoins permis de ne le considérer ici que sous le point de vue purement physiologique et en tant qu'être vivant individuellement, susceptible de maladie, etc..., sans que nous nous dissimulions pour cela que l'état social, dont le rend capable sa puissance psychologique, ne modifie puissamment en lui la direction et l'absolutisme des actes vitaux, et ne soit ainsi la source d'une foule de maladies, etc...

La force vitale ne peut se manifester qu'au moyen d'une matière qu'elle organise. Elle suppose par conséquent la préexistence de la force newtonienne et s'entretient dans les corps qu'elle a organisés par l'assimilation et la désassimilation continuelles des matériaux de l'intussusception alimentaire et gazeuse.

LA FORCE VITALE EST UNE, quelle que soit, dans l'échelle zoologique, l'élévation de l'être qu'elle anime. C'est à dire que, soit qu'on la considère dans le zoophyte, soit qu'on la considère dans le plus parfait des mammifères, son but d'activité, les moyens qu'elle emploie pour atteindre ce but, les stimulus qui font entrer ces moyens en fonction, SONT ESSENTIELLEMENT LES MÊMES, et que de plus, quel que soit chez l'homme physiologique et individuel l'appareil organique qu'on étudie, on le voit fonctionner dans le même but que ceux auxquels il ressemble en apparence le moins, atteindre ce but par des moyens et des stimulus essentiellement semblables. *Consensus unus, conspiratio una, consentientia omnia* (Hipp.). Voilà ce qu'il faut entendre par ces deux mots : UNITÉ VITALE, qui renferment vraiment en eux toutes les sciences physiologiques et médicales.

Si la force est *une*, le but est *un*.

Le but immédiat, c'est le développement et la conservation de l'être; l'instrument ou le moyen de ce but immédiat, c'est un organisme assimilateur; les principes ou stimulus, ce sont des matériaux assimilables.

Le but médiat et éloigné, c'est la formation définitive d'un organisme qui puisse servir de moyen de manifestation à la puissance psychologique; l'instrument ou moyen de ce but, ce sont les échelles végétale et animale; les principes ou stimulus de cet instrument, c'est la nature inorganique tout entière.

Le but médiat est atteint au moyen du but immédiat.

La force vitale a trois modes de manifestation : la sensibilité (ou plutôt l'impressionnabilité), la contractilité, facultés de l'exercice desquelles est inséparable la caloricité et qui, lorsqu'elles s'appliquent synergiquement à un stimulus assimilable, produisent la plasticité.

La plasticité, c'est le but; la contractilité et la caloricité sont les moyens ; la sensibilité répond au stimulus.

Trois formes de matière animale correspondent à ces trois facultés de la force vitale : la gélatine, la fibrine, l'albumine. La gélatine, dont sont formés les parenchymes assimilateurs, la trame vitale, le tissu cellulaire, etc..., est l'instrument de la plasticité ; la fibrine, dont sont formées les fibres musculaires, est l'instrument de la contractilité; l'albumine, dont sont formés les cordons et les centres nerveux, est l'instrument de la sensibilité.

Dans les animaux les plus inférieurs de l'échelle zoologique, chez les amorphozoaires, ces trois formes de la matière organisée sont confondues et comme intimement incorporées les unes aux autres pour ne former qu'une masse homogène, partout uniformément douée de sensibilité, de contractilité et de plasticité. Le parenchyme celluleux est très impressionnable, contractile à un haut degré et jouit d'une faculté plastique très énergique, comme on le voit dans les animaux cellulaires du bas de l'échelle, ainsi que dans les tissus accidentels des mammifères, le tissu inodulaire, par exemple, qui possède une grande puissance rétractile.

A mesure qu'on s'élève dans la série, on voit deux de ces formes de la matière animale, la fibrine et l'albumine, se spécialiser, se centraliser de plus en plus; la gélatine, au contraire, reste diffuse, générale et comme la gangue ou le canevas des autres substances animales. De cette manière, la sensibilité et la contractilité s'amassent, pour ainsi dire, dans des foyers, sont propagées par des conducteurs, s'étalent en membranes de rapport pour des fonctions spéciales, tandis que la plasticité, qui est le but de toutes ces fonctions spéciales, éend son appareil partout où il y a vie et nutrition. La raison d'activité de la série zoologique est atteinte lorsque la centralisation de l'albumine et de la fibrine est arrivée au point de constituer des appareils de relation propres à servir d'instrument à la puissance psychologique.

La chaleur animale produite dans chaque acte vital a des caractères de manifestation différens suivant le mode de son dégagement. Lorsqu'elle est produite dans l'exercice des fonctions vitales communes ou végétatives, on la reconnaît aux caractères propres à ce genre d'actions vitales dont elle prend le nom. Si, au contraire, elle se lie à l'exercice des fonctions les plus spéciales, elle emprunte de même les manières d'être et les caractères particuliers à cette sorte de fonctions, et elle est dite alors *nerveuse* ou *par influx*. On peut en dire autant de la sensibilité et de la contractilité.

Le plus haut degré de la caloricité *par influx* est lié au plus haut degré de spécialisation et de centralisation de la matière nerveuse et de la matière musculaire ; et cette dernière condition, qui entraîne la première, est en raison directe de l'hétérogénéité des stimulus à assimiler par l'animal. En d'autres termes, les appareils organiques ont besoin de foyers nerveux ou sensibles, et de faisceaux musculaires ou contractiles d'autant plus considérables, que les stimulus qu'ils ont à assimiler leur sont plus extérieurs, plus étrangers, sont enfin plus éloignés de faire partie de la substance propre de l'animal.

Le plus haut degré de la caloricité *végétative* est lié au plus haut degré de fusion et de dissémination de la matière nerveuse et de la matière musculaire ; et cette dernière condition, qui entraîne la première, est en raison directe de l'homogénéité des stimulus à assimiler par l'animal. En d'autres termes, les appareils organiques sont d'autant moins pourvus de foyers nerveux ou sensibles, et de faisceaux musculaires ou contractiles, que les stimulus qu'ils ont à assimiler sont plus intimes, ont pénétré plus profondément dans l'organisme, sont enfin plus près de s'identifier avec la substance propre de l'animal.

La caloricité *par influx* fait surtout partie des opérations [de] la mécanique vivante; la caloricité *végétative* accompagne su[r]tout les opérations de la chimie vivante. On peut en dire auta[nt] de la sensibilité et de la contractilité.

Les modes et l'intensité de la calorification organique so[nt] donc un moyen, une sorte de mesure métrique de l'intensi[té] et du mode des opérations vitales. Voilà pourquoi cette ma[ni]festation est de la plus haute importance dans le diagnostic d[es] divers états plus ou moins anormaux de l'organisme qui co[n]stituent les maladies, et pourquoi l'appréciation de son mode [et] de son intensité est une source si capitale d'indications, lor[s]qu'il s'agit de modifier ces états morbides par les moyens do[nt] l'art peut disposer. *Calor naturalis*, etc... *ad artem med[i]cam coarctatus primus, indicatus ità primus. Per quem omn[es] medici reguntur ad operationes rectè administrandas... Id[eo] à virtute calidi innati, prima indicatio desumitur quæ cæt[e]rarum indicationum est regina.*

Un appareil organique quelconque ne reçoit jamais ni [sa] raison d'activité ni son aptitude fonctionnelle d'un appare[il] postérieur à lui dans l'évolution embryogénique et dans l'é[]chelle zoologique. Un appareil organique quelconque pui[se] toujours sa raison d'activité et son aptitude fonctionnelle da[ns] l'appareil qui l'a immédiatement précédé dans l'évolution e[m]bryogénique et l'échelle zoologique.

Un appareil organique quelconque reçoit toujours son st[i]mulus de l'appareil qui l'a suivi dans l'évolution embryogén[i]que et dans l'échelle zoologique.

Ces propositions démontrent mieux que tout ce qu'on a d[it] jusqu'ici, que non seulement l'homme, dans son évolution e[m]bryogénique, passe par tous les degrés de l'échelle zoologiqu[e] mais, de plus, que son développement intra-utérin ne saura[it] s'accomplir autrement, c'est à dire suivant une hiérarch[ie] différente.

Il résulte de la première de ces lois, que la fin et l'aptitu[de] fonctionnelle ou la force préexistent toujours au moyen ou l'instrument, et à l'action de cet instrument sur le stimulus, c'est à dire à la fonction, car la fonction étant une activité ayant un but, ce but doit lui préexister ainsi que la force à l'aide de laquelle elle doit l'atteindre.

D'où il résulte qu'il faut, sous peine de ne rien comprendre à la physiologie, concevoir la force vitale indépendamment de son support ou moyen de manifestation, l'organisme.

D'où il suit encore que la vie ne doit pas être regardée comme le résultat de l'organisation ; mais, au contraire, que l'organisation doit être considérée comme le résultat de la vie.

On peut appliquer les lois précédentes au triple mode de toute manifestation vitale : sensibilité, contractilité-caloricité, plasticité, ainsi qu'à la triple forme de matière animale : albumine, fibrine, gélatine. L'anatomie et la physiologie générales découlent d'elles-mêmes de cette loi de génération appliquée aux trois formes de matière animale et aux trois modes de manifestation phénoménale que nous venons d'établir ; comme l'organogénésie et la physiologie spéciales sont renfermées tout entières dans la même loi de génération appliquée à l'ensemble des organes et appareils qui constituent l'homme.

Toutes les fois qu'un appareil organique agit immédiatement sur son stimulus propre au moyen de sa sensibilité, de sa contractilité et de sa caloricité, il y a plasticité ou fonction physiologique, c'est à dire que l'appareil est complet par le concours de la triple condition du principe, du moyen et de la fin engendrée suivant la loi énoncée plus haut. *C'est une synergie.* Rappelons ici que toute fonction ayant pour but une assimilation ou une désassimilation, tout stimulus est une matière assimilable ou désassimilable.

Toutes les fois qu'un appareil organique entre en action à l'occasion d'un travail synergique qui se passe dans un autre appareil, etc...., c'est à dire chaque fois qu'un appareil entre en action sans la présence immédiate de son stimulus et au moyen de l'unité, de l'indivisibilité et de la continuité de la force vitale, on n'observe que des manifestations isolées ou réunies de la sensibilité, de la contractilité et de la caloricité, mais jamais de la plasticité : il n'y a pas fonction, ou, ce qui revient au même, l'appareil est incomplet par l'absence d'une de ses conditions, savoir, par l'absence d'un stimulus immédiat. Par conséquent, il n'y a point non plus de but immédiat d'activité. *C'est une sympathie.* En effet, toute fonction, c'est à dire toute activité vitale ayant un but, étant une assimilation ou une désassimilation, ne peut se passer pour s'accomplir d'un stimulus matériel.

Toutes les fois qu'un appareil organique entre en action sans la présence immédiate de son stimulus, et en l'absence de toute stimulation immédiate portée sur un autre appareil, on n'observe que des manifestations isolées ou réunies de la sensibilité, de la contractilité et de la caloricité, mais jamais de la plasticité. Ces phénomènes, ainsi développés sans stimulation directe de l'appareil qui les produit et sans sympathie, révèlent et expriment un besoin de cet appareil pour son stimulus normal seulement en puissance et devant être assimilé. Il y a alors instinct, appétit, opportunité physiologique. *C'est une spontanéité.*

Il y a donc, dans l'ordre physiologique, 1° des phénomènes synergiques; 2° des phénomènes sympathiques; 3° des phénomènes spontanés. Nous n'en voyons pas d'autres. Passons à la pathologie.

Le père de la médecine a dit : *Quæ faciunt in homine sano actiones sanas, eadem in ægro morbosas*, c'est à dire la puissance et les instrumens (*continentia et enormonta*) qui accomplissent des actes pathologiques chez l'homme malade, sont les mêmes que la puissance et les instrumens qui accomplissent chez l'homme en santé des actes physiologiques.

La force et les supports ou organes (*continentia et enormonta*) restant essentiellement les mêmes, il n'y a donc de changé dans l'ordre pathologique que les stimulus (*contenta*).

Si c'est bien, comme on n'en peut douter, la même force, c'est à dire la force vitale qui préside aux phénomènes physiologiques et aux phénomènes pathologiques, ces deux ordres de phénomènes n'ont pas un but d'activité essentiellement différent; car, en thèse générale ainsi que dans ce cas particulier, une seule et même force ne saurait avoir deux buts d'activité. Or, le but immédiat d'activité de la force vitale, c'est le développement et la conservation de l'organisme, pour atteindre en définitive le but médiat et éloigné que nous avons assigné plus haut. Donc le but d'activité des phénomènes de l'ordre pathologique est, comme celui des phénomènes de l'ordre physiologique, la conservation de l'organisme.

Nous pourrions retourner l'argument et dire : le but d'activité étant essentiellement le même dans ces deux ordres de phénomènes, la force à l'aide de laquelle ce but est rempli ne saurait être différente, car le même but à atteindre suppose nécessairement la même force en activité.

Les causes primitives des maladies viennent donc toujours d'une altération, soit dans les stimulus, soit dans les conditions préexistantes. Or, nous savons que les stimulus sont invariablement des matières assimilables, et que les conditions préexistantes sont les différentes manifestations d'activité de la force newtonienne. Par conséquent, les causes des maladies seront toujours, soit une altération des stimulus, savoir l'action de matières non alibiles et inassimilables, soit un défaut de rapport entre l'organisme et l'action de la force préexistante dont les différens modes de manifestation sont la lumière, l'électricité (ou le mouvement) et le calorique.

Lorsqu'un appareil organique reçoit un stimulus anormal, vicié, etc..., le but immédiat d'activité de la fonction est changé, et au lieu d'une élaboration assimilatrice et désassimilatrice physiologique, l'appareil exécute un travail d'élimination pathologique qui a une période d'irritation, de maturation ou de coction, de crise ou d'évacuation. C'est une fonction ou une synergie morbide. On l'appelle *fièvre essentielle*. Le but médiat ou éloigné de cette opération est en définitive le même que celui d'une synergie physiologique, savoir, la conservation de l'organisme, etc.... Les stimulus morbifiques viennent ou directement du dehors, ou du séjour intempestif dans l'organisme d'une matière excrémentitielle; ou enfin d'une altération lente survenue dans les matériaux de composition, soit que le germe de cette altération ait été reçu héréditairement, soit qu'elle se soit primitivement produite dans l'individu lui-même par le fait d'un grand nombre de circonstances que ce n'est pas ici le lieu de détailler.

Chaque appareil est ainsi susceptible de fonction et de synergie pathologique ou de fièvre essentielle, depuis le plus spécial jusqu'au plus général, ce qui produit des fièvres essentielles locales, comme par exemple une fièvre gastrique, et des fièvres essentielles générales, comme une fièvre inflammatoire quelconque. L'appareil des fonctions vitales communes ou le tissu cellulaire est aussi susceptible de sa fièvre essentielle. C'est l'inflammation ou l'irritation qui n'est qu'un de ses degrés, mais qui peut pourtant rester à cet état, si le stimulus morbifique n'a pas été assez puissant pour attaquer et désorganiser la trame vitale. Dans ce cas, il n'y a qu'irritation, phlogose ou inflammation érythémateuse. La fonction pathologique n'a qu'un but, l'élimination de la cause pathogénique, et qu'une seule période, la période d'irritation et d'élimination. Mais dans le cas où le stimulus morbifique a été assez puissant pour attaquer et désorganiser une portion de tissus vivans, le but de la fonction pathologique est double, et elle se compose alors de deux périodes, la période d'irritation et d'élimination, la période de régénération ou de cicatrisation par la production d'un tissu nouveau.

Ainsi toujours la connaissance du but engendre et peut seule engendrer la connaissance et la loi de filiation des phénomènes.

Les fièvres essentielles ou les synergies pathologiques offrent le type intermittent, rémittent ou continu, suivant que les fonctions naturelles des appareils par qui elles sont accomplies exécutent leurs opérations normales selon l'un ou l'autre de ces types. Elles sont d'autant plus intermittentes qu'elles sont accomplies par des appareils de la vie de relation ou de l'assimilation extérieure, et d'autant plus continues qu'elles sont accomplies par des appareils de l'assimilation intime ou nutritive. L'inflammation offre par conséquent ce dernier type au plus haut degré.

Toute fièvre essentielle ou toute fonction pathologique exigeant, pour s'accomplir, un stimulus inassimilable et par conséquent matériel, un instrument ou moyen, une fin ou but d'activité, ne saurait être produite sympathiquement, puisque les sympathies s'exerçant par l'intermédiaire du système nerveux, on ne peut concevoir celui-ci comme véhicule d'agens matériels. L'inflammation est d'autant plus dans ce cas, que l'appareil au moyen duquel elle est accomplie préexiste dans l'échelle zoologique et embryonnaire au système nerveux, et que, selon notre loi générale, un appareil quelconque ne peut recevoir sa raison d'activité ainsi que son aptitude fonctionnelle d'un appareil qui lui est postérieur dans l'évolution embryonnaire et zoologique.

La force vitale est conservatrice dant l'état de santé. Elle est médicatrice dans l'état de maladie. Le résultat éloigné de son action est donc, en définitive, et ne peut être que le même.

Toutes les fois qu'un ou plusieurs appareils entrent en action pathologique à l'occasion d'un travail morbide qui se passe dans un autre appareil, c'est à dire chaque fois qu'un autre appareil entre en action pathologique sans la présence immédiate d'un stimulus morbifique et au moyen de l'unité, de l'indivisibilité et de la continuité de la force vitale, on n'observe que des manifestations anormales isolées ou réunies de la sensibilité, de la contractilité et de la caloricité, mais jamais de la plasticité. Il n'y a pas fonction pathologique ou fièvre essentielle; ou, ce qui revient au même, l'appareil fébrile est incomplet par l'absence d'une de ces conditions, savoir, par l'absence d'un stimulus morbifique immédiat ou matériel. Par conséquent il n'y a pas non plus de but immédiat d'activité morbide. *C'est une fièvre sympathique* ou *symptomatique*. En effet, toute fonction pathologique étant une élimination, ne peut se passer, pour s'accomplir, d'un stimulus non assimilable, et partant, matériel.

Si les deux propositions qui précèdent ne sont pas erronées, la doctrine dite physiologique est fausse radicalement et dans toutes ses applications.

Toutes les fois qu'un ou plusieurs appareils organiques entrent en action pathologique sans la présence immédiate d'un stimulus morbifique et en l'absence de toute stimulation pathologique immédiate portée sur un autre appareil, on n'observe que des manifestations morbides isolées ou réunies de la sensibilité, de la contractilité et de la caloricité, mais jamais de la plasticité. Ces phénomènes morbides ainsi développés sans stimulation anormale directe de l'appareil qui les produit et sans sympathie, révèlent et annoncent dans l'organisme un stimulus morbifique en puissance, virtuel et devant être éliminé. Il y a alors opportunité morbide. *C'est une affection ou une fièvre spontanée.*

Le but ici est éloigné; mais ces phénomènes spontanés n'ont pas de but immédiat d'activité, par conséquent ils sont sans coordination, sans régularité, surtout lorsqu'ils révèlent dans l'organisme la présence d'un stimulus se formant avec lenteur, ne s'assimilant que très graduellement la masse du sang, ne se réalisant et ne devenant, d'agent virtuel et en puissance, agent effectif et immédiat ou matériel, qu'après une incubation très prolongée. C'est là ce qui constitue les névroses, les maladies sans matière qui se larvent sous tant de formes, troublent l'organisme avec tant d'opiniâtreté, et finissent ou bien par s'user elles-mêmes, ou bien par détruire la vie en lésant directement des aptitudes fonctionnelles importantes au maintien de l'harmonie organique; ou bien, le plus souvent, par la réalisation de la matière morbifique et la production d'une maladie synergique quelconque, mais surtout d'une maladie chronique avec matière.

La loi de génération des affections spontanées nous est invinciblement donnée par notre critérium général tiré de l'anatomie comparée, et duquel il résulte que le but d'activité et l'aptitude fonctionnelle préexistent toujours à la fonction, c'est à dire à l'action immédiate du stimulus sur l'organe ou l'instrument qui exécute cette fonction. Cela explique pourquoi, lorsqu'il y a dans l'organisme un modificateur en puissance, un but d'activité nouveau devant être atteint, les aptitudes fonctionnelles éprouvent, avant l'invasion de la synergie pathologique, ces lésions qui révèlent un besoin insolite de l'économie. Du moment, en effet, qu'il y a un but nouveau et autre, les aptitudes fonctionnelles doivent être autres et préexister comme le but à l'action des moyens propres à remplir ce but. Telles sont les affections spontanées.

Il y a donc dans l'ordre pathologique 1° des phénomènes synergiques ou essentiels; 2° des phénomènes sympathiques ou symptomatiques; 3° des phénomènes ou des affections spontatanés. Nous n'en voyons pas d'autres.

Nous aurions maintenant à dire comment la force préexistante ou la force newtonienne, à la condition de laquelle la vie s'entretient, et dont les manifestations d'activité sont, comme nous l'avons dit, la lumière, l'électricité et le calorique, intervient dans la production des maladies. Mais il aurait fallu pour cela dire auparavant comment cette force intervient dans le maintien de la vie, et ce n'est pas notre objet.

Notre intention, en effet, n'a pas été dans ce travail, non plus que dans cette récapitulation très sommaire, de publier des institutes de médecine, mais de montrer que la science médicale est une comme son objet; qu'on ne peut soulever un de ses points sans être capable de les soulever tous; que, comme nous l'avons fait voir, l'étude d'une seule fonction suppose la connaissance de toutes les autres; qu'essayer une théorie de la calorification, c'est entreprendre un traité de physiologie, de même que s'engager à dire un mot sur la fièvre, c'est tenter un plan complet de pathologie générale; enfin et c'est là le but, que pour se mêler de traiter un furoncle, un érythème, un accès de fièvre éphémère, etc., il faut posséder toute la science et avoir étudié l'homme sous toutes ses faces. Cette étude complète de l'homme, cette observation des phénomènes du point de vue de leur but d'activité, de leurs instrumens et de leurs principes ou stimulus, n'est autre chose que l'*hippocratisme*.

De même, la considération exclusive d'un seul côté de l'homme sain ou malade engendre les conceptions étroites et éphémères qu'on a flétries du nom de systèmes, lesquels ont pour caractère de conclure toujours à des méthodes curatives exclusives, tandis que l'hippocratisme se sert dans l'occasion et suivant les indications de toutes les méthodes, et n'en répudie aucune *à priori*. Mais il veut qu'on connaisse les lois des phénomènes vitaux avant d'intervenir pour les modifier, il veut qu'on retourne la phrase de Baglivi, et que le médecin, *naturæ minister et interpres*, soit *l'interprète* de cette nature avant d'en être *le ministre*.

Sous le rapport des indications et des contr'indications qu'elles présentent pour la médication antiphlogistique, les maladies doivent encore être divisées en synergiques ou essentielles, sympathiques et spontanées.

Les maladies ou les fièvres essentielles étant toujours produites par une altération primitive des stimulus ou des matières à assimiler, les moyens curatifs les plus naturels de ces fièvres sont ceux qui ont le pouvoir d'éloigner, d'évacuer ces matières nuisibles, ces hétérogènes fébrifiques, comme on disait autrefois. En effet, comme l'art ne possède guère d'agens capables d'altérer et de neutraliser ces stimulus morbifiques, on a dû tout naturellement songer à provoquer leur évacuation et à empêcher ainsi d'emblée le travail nécessaire à leur élaboration, travail qui constitue les fièvres essentielles et qui met très souvent l'organisme dans le plus grand danger. La nature elle-même devait suggérer ce genre de moyens par les évacuations qu'elle produit quelquefois par sa propre force, et à la suite desquelles la santé se rétablit.

Mais il n'est pas possible à l'art d'atteindre ce but dans toutes les fièvres essentielles. Cela lui est bien donné dans celle de ces fièvres qui se passent dans des appareils où la matière morbifique n'est pas encore contenue dans les secondes voies, n'est pas encore mélangée au sang, et n'a pas encore porté sa stimulation fébrile sur les instrumens de l'assimilation générale ; en un mot, cette évacuation directe et immédiate lui est possible quand la matière morbifique est contenue dans les premières voies, dans les appareils de l'assimilation digestive, dans l'estomac et les intestins, et y produit des fièvres saburrales, soit bilieuses, soit muqueuses, soit alimentaires, etc...., telles que les fièvres gastriques, etc... Les vomitifs et les purgatifs sont alors d'un merveilleux et prompt secours.

Si, au contraire, le stimulus morbifique est passé des premières dans les secondes voies, ou bien si le sang a été primitivement lésé soit par la rétention, ou, comme on dit, la répercussion de liquides excrémentitiels, soit par une altération lente et spontanée survenue dans sa crase, etc..., tout moyen d'évacuer immédiatement et radicalement la cause pathogénique est interdit à l'art ; car pour évacuer totalement cette cause matérielle, il faudrait faire une chose impossible, il faudrait évacuer tout le sang... La nature, quoi qu'on puisse faire, et, à moins qu'on n'ait à sa disposition un agent capable de se combiner au sang et de neutraliser la matière morbifique, la nature doit rester chargée de l'élaboration et de l'élimination de la cause.

Mais si l'art manque de moyens propres à évacuer intégralement et radicalement des secondes voies la matière morbifique, stimulus des fièvres essentielles générales, il n'est pas dépourvu de toutes ressources pour évacuer une partie du liquide altéré par ce stimulus, rendre celui-ci moins actif et moins dangereux, enfin pour aider la nature dans ses opérations médicatrices et résolutives.

Les émissions sanguines, l'introduction dans le sang de boissons délayantes et tempérantes, et l'emploi de l'ensemble des moyens énumérés en tête de ce chapitre et désignés sous le nom d'*antiphlogistiques*, sont destinés à remplir les deux premières de ces indications. Les stimulans sont appropriés à la troisième : nous en avons traité dans notre premier et second volume.

Dans le traitement des fièvres essentielles qui s'accomplissent par les appareils de l'assimilation générale et des secondes voies, les émissions sanguines ne sont donc jamais curatives immédiatement et par elles-mêmes, mais constituent seulement des moyens adjuvans, de puissans, d'admirables procédés thérapeutiques pour enlever à l'organisme une partie plus ou moins considérable des élémens morbifiques, simplifier et rendre moins laborieuses, moins pénibles, moins longues, et par conséquent moins périlleuses la synergie pathologique, les opérations élaboratrices et éliminatrices de l'économie.

Les émissions sanguines, en diminuant la masse du sang et surtout la partie de ce liquide la plus animalisée et celle qui se reproduit le plus lentement, savoir, la fibrine, s'opposent à la multiplication indéfinie des levains morbifiques, à l'altération ou à l'assimilation progressive et considérable du sang par ces levains, et par conséquent apaisent l'intensité de la synergie fébrile et préviennent ainsi le nombre et la gravité des phlegmasies qui en résultent.

De ce qui précède, on peut donc déjà tirer les conclusions générales suivantes :

Les émissions sanguines et la médication antiphlogistique sont généralement contr'indiquées dans les fièvres essentielles des appareils de la première assimilation ou dans les fièvres saburrales, parce que le stimulus morbifique est encore susceptible d'être évacué d'emblée et totalement par les agens thérapeutiques dont nous avons traité au commencement de ce volume, savoir, les évacuans des premières voies, les vomitifs et les purgatifs. Employer les émissions sanguines dans ces fièvres, c'est en général nuire, puisque l'évacuation du sang ne peut rien directement sur la cause de ces fièvres, et qu'au contraire elle peut favoriser le passage des matières dans les secondes voies en activant l'absorption de la membrane muqueuse gastro-intestinale, et qu'en outre elle affaiblit l'organisme non seulement en pure perte, mais en diminuant les forces dont il a besoin pour l'élaboration et l'élimination du foyer morbifique contenu dans le tube digestif.

Les émissions sanguines et la médication antiphlogistique sont généralement indiquées dans les fièvres essentielles générales dont le stimulus est mélangé au sang et qui ont pour appareils les organes des dernières assimilations.

D'où il suit, pour prendre nos sujets d'indications dans le mode et l'intensité de la lésion de calorification, qu'on peut dire :

Les moyens antiphlogistiques sont, en général, d'autant plus indiqués que la chaleur fébrile est plus végétative. Ils le sont en général d'autant moins que la chaleur fébrile a plus les caractères de la chaleur nerveuse ou *par influx*. Dans l'appréciation de la mesure avec laquelle doivent être pratiquées les émissions sanguines, ce caractère différentiel peut être aussi d'une très grande valeur.

Les moyens antiphlogistiques sont par conséquent d'autant plus indiqués que la fièvre essentielle s'accomplit dans des appareils plus voisins de ceux des fonctions vitales communes. Ils sont d'autant moins indiqués, que la fièvre s'accomplit par des appareils plus voisins de ceux de l'assimilation extérieure ou de la vie de relation.

Nous ne parlons pas et nous ne voulons pas parler des indications et contr'indications tirées de l'état de la constitution médicale régnante ; de l'âge et de la constitution des individus, des maladies antérieures, de la nature des stimulus morbifiques, de l'époque de la maladie, des complications, etc., etc... Ceci appartient à la clinique, et nous nous en occuperons dans un autre travail étranger à cet ouvrage, et qui le suivra de près. Nous pouvons dire seulement ce qui suit relativement à ces derniers points.

Les évacuations sanguines sont d'autant plus indiquées dans les fièvres essentielles générales et les phlegmasies, que le stimulus morbifique est moins hétérogène au sang et plus analogue à la nature de ce liquide, qu'il est moins animalisé, moins spécifique et moins susceptible de se multiplier indéfiniment. Elles sont d'autant moins indiquées que le stimulus morbifique possède à un plus haut degré les qualités précédentes, c'est à dire qu'il est plus hétérogène au sang, plus différent de la nature de ce liquide ; qu'il est plus animalisé, plus septique, plus spécifique et plus susceptible de se multiplier indéfiniment.

Les évacuations sanguines sont d'autant plus indiquées que la fièvre essentielle ou la phlegmasie sont plus près de leur invasion ( abstraction faite de la période d'opportunité dans laquelle *on ne doit jamais saigner* ) ; et d'autant moins qu'on est plus éloigné de la période d'irritation et d'augment et plus près de la période de maturation et d'élimination.

Les émissions sanguines sont un moyen héroïque pour soulager ou pour nuire. Leur emploi est rarement indifférent. Il y a et il y a toujours eu deux méthodes ou deux manières générales de les mettre en usage dans les maladies dont il est maintenant question. La première de ces méthodes est, comme on dit, rationnelle; c'est à dire qu'elle découle de la connaissance de la maladie et des lois de l'organisme. Elle est dirigée par la science des indications. C'est la méthode hippocratique, Partant de l'idée que la fièvre essentielle, quelle qu'elle soit, est une fonction de l'ordre pathologique ; qu'elle a un principe, un moyen et une fin ; que ce but c'est le rétablissement de la santé ; que ce moyen, c'est la fièvre ; que ce principe ou stimulus, c'est une matière à éliminer, etc...; elle ne voit dans les émissions sanguines qu'un moyen de soulager la nature, de faciliter ses opérations, de lui épargner, qu'on nous permette cette locution, une partie de son travail, d'empêcher la multiplication indéfinie du levain fébrile, de la matière morbifique, etc..., tout en lui laissant ses prérogatives et le soin des actions qu'elle seule peut accomplir. Elle part de la considération du but, pour comprendre ce que doivent être les moyens.

Elle fait ce que la nature ne saurait faire sans danger; mais elle s'abstient toutes les fois que, par l'observation et l'interprétation des phénomènes morbides, elle a appris que la nature fait mieux qu'elle. C'est la méthode suivie par tous les grands médecins sans exception. Ceux qui s'en sont éloignés sont ou des systématiques ou des empiriques.

La méthode de ceux-ci consiste à vouloir tout faire. Ils nient la force vitale et son but, parce qu'ils ignorent complétement les lois de la vie dans la santé et dans la maladie. Parmi eux, vous ne rencontrerez jamais un observateur ni un de ces grands praticiens dont le nom survit à toutes les révolutions médicales. Ils évacuent les secondes voies comme il est permis d'évacuer les premières dans les cas de fièvre gastrique ou saburrale. Ce sont les *jugulateurs* de fièvres, les partisans des saignées coup sur coup. A chaque siècle on en a vu un ou deux attaquer avec fougue tout ce qui est science et observation sérieuse et complète de l'homme malade, niant le passé, prétendant tout soumettre à leur petit et inflexible niveau, faisant plus d'éclat et de fumée avec leurs succès, leurs relevés cliniques d'où la mortalité est bannie, que Baillou, Sydenham et Stoll, avec ces histoires d'épidémies dans lesquelles ils n'ont pas eu la puérile intention de prouver qu'ils guérissaient plus souvent ou plus vite que tel ou tel de leurs confrères, mais qu'ils guérissaient bien et avec la conscience de ce qu'ils faisaient. Et si chaque siècle en a vu un ou deux s'agitant ainsi sur le chemin de la médecine hippocratique en l'insultant et la dénigrant sans connaissance de cause, comme pour l'arrêter dans sa marche, le même siècle a fait justice de leurs prétentions, de leurs vues bornées, de leur superbe dédain pour ce qu'ils ne savaient pas et qui est presque tout, comme de leur orgueil pour ce qu'ils savaient et qui n'est presque rien ; il a fait justice surtout de leur empirisme aveugle et de leurs succès spécieux. Il ne les aurait absous qu'à cause de leur bonne foi, s'il n'eût pas été utile de montrer aux siècles suivans que l'erreur est d'autant plus funeste qu'elle est sincère, parce qu'alors elle s'appelle fanatisme. Voilà ce que l'histoire nous apprend.

Notre époque a aussi des partisans de cette méthode empirique. Leur grand argument aujourd'hui, c'est le numérisme, c'est à dire le scepticisme et la négation de la science. Ces médecins ( ils le disent eux-mêmes) ne tiennent pas aux doctrines, aux idées, mais au succès. Sophisme misérable et dangereux qui pourrait bien impliquer ceci : je traite et je guéris sans savoir ce que je fais! Comment compter sur des succès ainsi obtenus?

Est-ce à dire pour cela que nous voulions nier la puissance des émissions sanguines coup sur coup? Nous nous en gardons bien. Cette méthode a de tout temps été mise en usage par les médecins hippocratistes, mais d'après des indications et non pas comme méthode exacte et exclusive, c'est à dire sceptique et empirique. Voilà où est le mal.

Si nous nous permettons ces reproches contre la méthode des saignées coup sur coup, ce n'est ni par passion ni sans réflexion. Nous avons vu, et c'est le résultat de nos observations rapproché de tout ce que nous avons observé ailleurs, de tout ce que l'histoire nous apprend, de toutes nos études physiologiques et pathologiques qui nous commande de nous élever contre l'abus d'une semblable thérapeutique.

Ailleurs, nous traiterons spécialement cette question du point de vue clinique, et nous entrerons alors 1° dans l'étude de la méthode numérique, c'est à dire empirique, appliquée à l'appréciation de la valeur des saignées coup sur coup dans le traitement des maladies aiguës ; 2° dans l'examen des maladies elles-mêmes, des malades eux-mêmes traités par cette méthode, et nous prouverons dans ces travaux que nous avons mis tout à la fois de la conscience et de la science dans nos griefs généraux contre la méthode empirique des saignées coup sur coup.

Nous finirons en citant les deux passages suivans d'un petit livre admirable dû au talent inimitable et profond de M. le professeur Lordat.

« Galien, ayant à traiter une fièvre synoque simple, s'avisa de la supprimer par une saignée excessivement abondante. Ses confrères le félicitèrent d'avoir ainsi jugulé une fièvre : *jugulasti febrem*. Depuis cette époque, la saignée abondante, dans toute fièvre, a été la routine banale de beaucoup de médecins. Botal, Patin, Sylva, Bosquillon, en ont fait la base de leurs traitemens. Vous savez bien que leur thérapeutique n'a pas été donnée comme un modèle par ceux qui s'y entendent.

» La saignée jusqu'au blanc est le knout de la thérapeutique. Elle met ceux qu'elle n'a pas tués dans l'impossibilité de présenter des symptômes pendant quelque temps ; mais tout comme les Russes ainsi fustigés retombent souvent dans la faute qui leur avait mérité cette punition, de même l'affection qui avait donné lieu à la saignée reproduit les mêmes symptômes dès que le système a assez de force pour les former. Ne vous semble-t-il pas que ces correcteurs et ces thérapeutistes sont à peu près de la même force ? »

Les maladies ou les fièvres sympathiques n'indiquent les émissions sanguines et les moyens antiphlogistiques que pour calmer la phlegmasie ou le travail local dont le retentissement sur le reste du système a pu déterminer cette fièvre. Mais celle-ci, par elle-même, les contr'indique en général toujours. Les émissions sanguines ne peuvent rien directement contre cette affection, car le sang n'est en rien altéré, ne contient aucun principe dont il faille diminuer la quantité ou atténuer l'activité. Au contraire, les émissions sanguines, dans ces cas, ne font qu'accroître la susceptibilité aux sympathies en produisant l'éréthisme. La confusion des fièvres essentielles avec les fièvres sympathiques, confusion due à la doctrine dite physiologique, a bouleversé bien fâcheusement toute la thérapeutique des maladies aiguës. C'est à indiquer les causes et les dangers de cette confusion que doivent tendre tous les efforts des observateurs.

C'est surtout aux émissions sanguines locales qu'il faut avoir recours pour faire cesser les fièvres symptomatiques ou sympathiques produites par des irritations locales ou des phlegmasies. Les émissions sanguines générales ne doivent guère être mises en usage que dans les cas où la fièvre générale devient essentielle, et dans ceux où, chez un sujet très vigoureux, la phlegmasie menace d'être considérable et profondément désorganisatrice. Presque toujours alors ces cas sont traumatiques, et jamais les émissions sanguines locales ne sont plus indiquées. Lorsque des phlegmasies de cette intensité ne sont pas traumatiques, elles sont toujours accompagnées d'une fièvre essentielle qui peut motiver alors les saignées générales.

Les affections spontanées n'indiquent que très rarement les émissions sanguines, et encore quand elles peuvent les indiquer, ce n'est pas par elles-mêmes, mais pour des complications spéciales. Ce n'est pas que dans ces affections les évacuans soient contr'indiqués, mais on les emploie d'une manière qui n'a aucun rapport avec les intentions qu'on se propose dans les maladies aiguës. C'est surtout à titre de traitement préventif qu'elles sont admises avec les autres genres de spoliation humorale. On sent, d'après les idées exposées dans ce travail, la raison de toutes ces distinctions entre la valeur des émissions sanguines dans les maladies ou fièvres synergiques, sympathiques et spontanées.

Telles sont les conclusions principales les plus générales qu'on peut tirer de notre travail pour l'emploi de la médication antiphlogistique. Mais cela serait bien peu de chose, si on ne descendait pas dans les spécialités de la clinique. Après avoir fait de la physiologie, de la pathologie et de la thérapeutique générales, il faut aborder les individualités. Notre tâche est remplie aujourd'hui. La seconde partie du travail, la partie spéciale et clinique nous reste à traiter, et nous ne reculerons pas devant cette tâche. Nous n'aurons pour la remplir qu'à analyser les faits et produire les observations dont ce travail est la synthèse. Nous rendrons à l'observation clinique ce qu'elle nous a donné.

Les médecins hippocratistes apprécient les détails comme les généralités. Ils savent que le progrès consiste à enrichir la médecine de vingt-deux siècles de tous les faits, de toutes les connaissances d'acquisition moderne ; et qu'afin d'utiliser les beaux travaux de l'école de Paris, il faut les arracher du terrain stérile qui les a produits et où ils restent inféconds, pour les transplanter dans un champ plus fertile et leur voir porter des fruits que n'avaient pas même soupçonnés ceux qui s'obstinent à les cultiver sur le sable aride où ils s'étiolent et se dessèchent.

# SÉDATIFS

## ET CONTRO-STIMULANS.

### FROID.

De même que nous avons placé le calorique en tête des stimulans, nous devons placer le froid en tête des sédatifs.

Ce n'est pas que ces deux influences, qui nous font éprouver des sensations si contraires et dont les effets sont si opposés, constituent deux principes, deux agens distincts, etc..., car il ne faut pas reconnaître dans les impressions si inconciliables et si radicalement opposées que le chaud et le froid produisent sur nous, autre chose que deux états opposés de la vie perçus par l'ame et déterminés par l'accumulation ou la soustraction excessives d'un seul et même agent, le calorique. Voilà pourquoi, si un certain degré dans l'action de ce principe sur les corps organisés consitue le radical des stimulans, la privation de cette même influence constitue le radical des sédatifs. Le chaud, c'est à dire l'action sur l'organisme d'une température supérieure à la sienne, est une influence positive; le froid, c'est à dire l'action sur l'organisme d'une température inférieure à la sienne, est une influence négative.

Nous avons prouvé dans nos recherches sur l'inflammation, etc...(page 399), que Broussais avait commis une erreur très grave en disant que la vie de l'animal ne s'entretient que *par* les stimulans extérieurs, etc.., et par conséquent par le calorique, que cet auteur range parmi le premier et le plus indispensable des stimulans. L'action du calorique est une condition sans l'antériorité ou la préexistence de laquelle la vie ne saurait ni se développer ni s'entretenir dans les corps organisés ; mais ce n'est pas par lui que s'entretient cette vie une fois développée ; ce n'est pas le calorique qui lui fournit son stimulus ou son aliment ; seulement il la met dans le cas d'exécuter les actes nécessaires pour se développer et s'entretenir par l'assimilation de ses stimulus. Il n'est pas le stimulus des organismes, mais une de leurs conditions d'existence. Un certain degré dans son action forme la condition principale à laquelle la vie se maintient. Lorsque ce degré dépasse une certaine limite, la vie cesse par excès d'action, et s'éteint en passant par tous les degrés de la faiblesse que Brown appelle indirecte, que d'autres, comme Galien et Barthez, ont appelée relative ou par oppression. Lorsqu'au contraire ce degré s'abaisse trop au dessous d'une certaine limite, la vie cesse par défaut d'action et s'éteint en passant par tous les degrés de la faiblesse que Brown appelle directe et que Barthez nomme absolue ou radicale.

On voit donc comment le calorique soustrait ou le froid est le plus absolu, le plus franc et le plus radical des sédatifs. Il s'oppose aux manifestations de l'activité vitale, enchaîne et déprime les phénomènes de réaction de la manière la plus simple et la plus directe, c'est à dire d'une manière spécifique et sans atteindre ce résultat par des opérations intermédiaires ; et on le conçoit, puisqu'il n'est autre chose que la suppression plus ou moins considérable de la condition à laquelle la vie se maintient.

Il agit d'abord sur la manifestation initiale de tout acte vital, la sensibilité, qu'il rend moins impressionnable à l'action des stimulus, et qu'il finit par émousser et éteindre complétement. Par elle, il agit sur la contractilité, dont il plonge les instrumens dans la torpeur et l'inertie. Nécessairement, alors, il affaiblit et empêche la caloricité et suspend les phénomènes de l'affinité vitale ou de la plasticité par la congélation, comme l'accumulation excessive du calorique les avait suspendus par la combustion.

Le médecin a si souvent besoin dans les maladies d'apaiser l'activité extraordinaire de certaines manifestations de la sensibilité, de la contractilité, de la caloricité et de la plasticité, que le calorique soustrait ou le froid lui est d'un puissant secours. Mais cette médication, par cela même qu'elle est puissante, ne doit être employée que sur bonnes indications, et peut être nuisible au même degré qu'utile.

Nous avons dit que l'action immédiate du froid à un certain degré était la sédation; mais cette action immédiate et spécifique est suivie d'une action opposée qu'on appelle à tort réaction, puisque toute réaction dans l'organisme suppose une chose, un stimulus contre lequel cette réaction s'exerce. Or, ici il n'y en a pas. Ce retour abondant de vie, qui succède dans une partie soumise au froid à la sédation produite par celui-ci, n'est autre chose qu'une excitation *spontanée* de cette partie; de même que l'abaissement de température et la sorte d'asthénie qu'on observe dans une partie soumise à une température très élevée ne sont autre chose qu'une sédation *spontanée*. Ce qui a été dit dans le chapitre précédent sur le phénomène de la spontanéité vitale nous dispense d'entrer ici dans de plus longs détails. C'est dans l'étude de ce fait de la spontanéité, si peu exploré par les physiologistes, que ceux-ci auraient trouvé pourtant la solution de difficultés que leurs théories insuffisantes de la chaleur animale ne leur ont pas permis de surmonter, difficultés qu'ils ont néanmoins cru vaincre, tandis qu'en vérité elles n'étaient pas même touchées par ces deux opinions, dont l'une attribue à une absorption plus considérable d'oxigène par les poumons la résistance plus considérable que les animaux opposent au froid de l'hiver, et dont l'autre attribue à une évaporation cutanée plus abondante la résistance plus considérable que les animaux opposent à l'extrême chaleur pendant l'été. Pour expliquer ces deux faits si importans et si inexpliqués par les deux hypothèses précédentes, comme nous l'avons démontré à la page 147 et aux pages suivantes, il faut de toute nécessité invoquer la spontanéité vitale, et se rappeler les lois que nous lui avons reconnues dans les recherches pour servir à la médication antiphlogistique. On comprendra alors comment, en vertu des lois immuables de l'instinct vital conservateur, l'organisme oppose toujours à la chaleur extérieure une sédation spontanée, et au froid extérieur une excitation spontanée. Cette observation nous montre un des procédés les plus éclatans et les plus puissans de ce qu'on appelle la force conservatrice et médicatrice de la nature.

On peut donc à l'aide du froid obtenir une médication tout opposée à la médication sédative, et, ainsi considéré, le froid est un des agens les plus efficaces de la médication tonique. Nous en avons traité sous ce point de vue dans notre second volume. Il faut ici ne l'envisager que dans les effets thérapeutiques qu'on peut retirer de son action immédiate ou sédative. Alors, il est encore susceptible d'un autre mode d'action qui se joint à l'action sédative et s'obtient par elle ou plutôt par l'impression brusque que cause sur la peau l'application soudaine du froid; nous voulons parler de la médication perturbatrice.

L'eau froide et la glace sont les moyens les plus ordinaires que la thérapeutique mette en usage pour produire les effets de la médication sédative. Le plus souvent, c'est sur la peau qu'on agit, soit localement, soit généralement. D'autres fois, c'est par des boissons fraîches ou glacées, par l'ingestion de fragmens de glace, par des lavemens froids, des injections froides, etc... Les indications principales qui peuvent être remplies par cette médication dans les affections locales ont été exposées dans notre second volume aux articles plomb, alun, et dans les généralités de la médication tonique où nous avons discuté l'opportunité et le danger de l'emploi des astringens dans un grand nombre de maladies. Tout ce que nous avons dit alors de ces substances s'applique rigoureusement au froid. C'est surtout dans le traitement des phlegmasies traumatiques que cet agent doit être employé ; de même qu'il faut le bannir du traitement des phlegmasies qui reconnaissent des causes internes, des épines métaphysiques. Telle est la règle la plus générale et la plus importante qu'on puisse donner sur l'usage du froid dans les irritations et les phlegmasies. Ce principe est aussi vrai et aussi capital, appliqué au traitement des hémorrhagies par le froid, à moins toutefois qu'une hémorrhagie, quelle que soit sa cause, ne mette, par son abondance, les jours du malade en danger.

Ce n'est donc pas dans les fonctions pathologiques, dans les maladies avec matière, dans les fièvres essentielles, dans les inflammations du domaine de la clinique interne, que le froid est indiqué. On l'emploie pourtant dans certaines phlegmasies comme celles du cerveau et des méninges. Nous pensons que, dans ce cas, il peut soulager la céphalalgie souvent si intense et si fixe qui accompagne cette maladie, mais qu'il n'a aucune action sur la méningite ou l'encéphalite. Comment en effet aurait-on jamais pu constater cette efficacité ? Qui oserait citer un cas de guérison de méningite aiguë ?

Dans les péritonites traumatiques, dans l'iléus, les étranglemens internes, l'application du froid sur l'abdomen est avantageuse ; mais cela n'infirme pas notre règle générale, puisque ces cas rentrent par leur nature dans le domaine du traumatisme.

En pathologie interne, c'est donc surtout dans les maladies *sine materiâ* que l'on utilise l'action sédative du froid. Mais ici encore, que de circonspection et d'art sont nécessaires, non seulement pour être utiles, mais encore plus pour ne pas nuire!

C'est moins dans les lésions de la sensibilité que dans celles de la contractilité et de la caloricité que la médication réfrigérante est opportune. Ainsi, il est rare qu'on emploie le froid comme topique dans le traitement des névralgies : *frigus nervis inimicum.* Il y a un tact pratique qui fait redouter cet agent contre de telles maladies, d'abord parce que très souvent elles sont de nature goutteuse et surtout rhumatismale; ensuite parce que l'expérience a appris qu'il n'était pas toujours prudent de supprimer brusquement ainsi les névralgies. Il n'est pas de praticien qui n'ait vaguement reçu de la tradition et de sa propre expérience le conseil de se défier des douleurs spontanées; et qui ne se conduise empiriquement et à son insu dans leur traitement, d'après notre théorie des affections spontanées que nous considérons comme la période d'opportunité des maladies chroniques.

Dans le traitement des spasmes et des convulsions, on a plus souvent occasion d'employer le froid, soit en bains, soit en boisson, soit en lavemens. Les bains froids sont un puissant moyen dans la chorée. Est-ce comme sédatifs ou comme toniques qu'ils agissent dans ce cas? Nous pensons que ces deux médications combinées ont chacune part aux bons effets qu'on en retire. La perturbation y est aussi pour quelque chose; car, dans beaucoup de cas, la surprise et l'impression subite de l'immersion ou de l'affusion paraissent être la condition la plus importante du traitement. Sous ce triple rapport, le froid se recommande donc dans la danse de Saint-Guy.

Dans l'hystérie, il ne faut pas en abuser. La surprise ou la perturbation entrent aussi pour beaucoup dans les succès qu'on en obtient alors.

L'éréthisme du système nerveux et les nombreuses formes de névroses qui s'y rattachent sont, de toutes les maladies nerveuses, celles qui présentent le plus souvent l'indication de l'emploi du froid. La sédation qu'il cause est utile; mais la tonicité spontanée que reprend le système après la sédation n'entre pas pour peu de chose dans les immenses bienfaits de cette médication. Chez les personnes sujettes à l'éréthisme et chez les hypochondriaques, le régime froid, c'est à dire la précaution de faire prendre toutes les boissons et tous les alimens à une température fraîche, réussit souvent à merveille et mieux que les traitemens les plus actifs.

Dans les vomissemens incoërcibles, dans le choléra asiatique et sporadique, l'ingestion des boissons glacées et des fragmens de glace est fort utile. Dans les gastralgies sans vomissemens, il faut en être sobre et accorder plutôt des boissons tempérantes que la glace elle-même.

Il est vrai de dire, pourtant, que si l'ingestion des petites doses de glace ou de boissons glacées est souvent le seul moyen d'apaiser les gastralgies spasmodiques, d'empêcher les efforts de vomissemens et de faire digérer quelques légers alimens, cette indication ne se présente plus dans l'entéralgie spasmodique et dans toutes les formes de coliques nerveuses ou autres. Chose singulière, c'est l'application de la chaleur qui ici jouit d'une efficacité connue de tout le monde! Ainsi, nous avons très souvent vu l'application de la glace sur l'épigastre calmer la gastralgie et les vomissemens spasmodiques; tandis que personne ne s'aviserait de recourir à l'application de la glace sur l'abdomen dans les entéralgies, dans les coliques, soit intestinales, soit utérines. Au contraire, les antispasmodiques aromatiques, les eaux distillées de même nature, les infusions des semences chaudes, l'application externe du calorique, ont alors un succès plus certain encore que l'emploi du froid dans les gastralgies.

Les spasmes hystériques, les anxiétés épigastriques, les flatuosités purement nerveuses des femmes sujettes à l'hystérie vaporeuse, les palpitations, les menaces d'attaques convulsives, peuvent fréquemment être dissipées par les lavemens frais ou des lotions sur l'épigastre et le devant de la poitrine avec une éponge imbibée d'eau fraîche. Dans ces cas aussi, les bains à 22, 20 et 18° Réaumur, pris pendant 5 à 10 minutes, sont un des plus sûrs moyens à mettre en usage concurremment avec l'exercice et toutes les ressources de la gymnastique. Les bains de mer sont alors très indiqués, mais à leur vertu sédative immédiate se joint la médication tonique et l'avantage des lieux;

puis, l'action médicamenteuse que l'eau de mer tient de ses principes salins.

Le froid employé sous la forme des affusions agit non seulement comme moyen sédatif, mais aussi comme moyen puissamment perturbateur. De cette manière, il peut trouver son indication dans certaines maladies ataxiques, dans certaines fièvres essentielles, *cum materiâ*, dans le cours desquelles l'état fébrile, l'harmonie de la fonction pathologique sont suspendus et sont remplacés par des phénomènes nerveux, tels que le délire, les convulsions, les soubresauts des tendons, etc., etc. L'affusion froide peut ramener l'équilibre et l'harmonie de la fonction pathologique ou apaiser des accidens ataxiques qui s'opposaient à l'établissement de la convalescence; mais il ne faut pas abuser de ce redoutable moyen, et ne le tenter qu'avec bien des précautions. Il faut préalablement, par des lotions fraîches, par l'exposition du malade au frais, sonder pour ainsi dire l'opportunité de cette médication, et n'y arriver que si ces premières tentatives ont paru amender les accidens. En définitive, dans la forme ataxique des fièvres essentielles, des fièvres typhoïdes, par exemple, nous dissuadons les praticiens de l'emploi de ce moyen que nous avons vu employer et employé dans ces cas un grand nombre de fois, sans aucun succès. S'il a réussi dans quelques cas de fièvres éruptives accompagnées d'accidens ataxiques graves, c'est plutôt comme moyen tonique et perturbateur que comme moyen sédatif; car alors il a dû son efficacité à ce qu'il a rendu à l'organisme une force de réaction plus franche pour accomplir l'éruption empêchée.

On emploie le froid en affusion avec beaucoup plus de succès dans l'éclampsie des femmes en couche. Il faut commencer par de l'eau tiède et arriver insensiblement à des degrés de température de plus en plus bas, de manière à descendre à 20, 18 et 16° Réaumur, après avoir passé par des degrés supérieurs, depuis 26° par exemple. La malade est placée nue dans une baignoire vide, et on verse l'eau sur sa tête et sur ses épaules avec un grand vase, de manière à ce qu'elle soit enveloppée dans une nappe d'eau ; on poursuit cette opération pendant 5 à 6 minutes. D'autres fois, on place la malade dans un bain à 25°, puis on lui verse sur la tête de l'eau à 22 et 20° Réaumur. Après ces diverses opérations, on se hâte d'essuyer la malade, ou plutôt de la recevoir dans un drap et de la porter dans son lit.

Il y a des céphalées opiniâtres, des ophthalmies intenses qui se trouvent bien de cette dernière manière, c'est à dire du bain tempéré avec affusions fraîches sur la tête.

Mais nous le répétons, c'est dans l'éréthisme nerveux des femmes, dans les dyspepsies et les vomissemens qui accompagnent cet état, dans ces mille et une anomalies qui surgissent alors, surtout dans le système nerveux des voies digestives, que le froid sous toutes les formes peut remplir les indications les plus importantes.

Dans les maladies avec matière, dans les phlegmasies, il n'est indiqué qu'en chirurgie, dans les plaies de tête, dans les fractures comminutives, dans les brûlures, dans les grandes plaies par arrachement, etc., etc. On l'emploie aussi efficacement, mais avec précaution, dans les hernies, pour en faciliter la réduction par l'atrophie passagère qu'il cause dans les parties qui forment la hernie, ainsi que dans les invaginations.

Il doit être banni du traitement des fièvres essentielles et des phlegmasies de cause interne. Et pourtant, grace à la puissance des chiffres, il a été employé *avec succès* dans le traitement de la péripneumonie et de la pleurésie, par un médecin italien, le docteur Campagnano. C'est qu'il n'y a pas d'absurdité, si grossière qu'elle soit, qui ne puisse être consacrée par le numérisme. Les numéristes de l'école de Paris nous le prouvent chaque jour.

En définitive, le médecin qui sera bien pénétré du mode d'action physiologique du froid et des principes que nous avons développés dans nos médications antispasmodique, tonique et antiphlogistique, ne devra pas craindre d'user intempestivement de l'action sédative ou tonique du froid. Tous les moyens sont susceptibles de bienfaits précieux entre les mains d'un pathologiste attentif et observateur; tous peuvent nuire entre les mains d'un empirique. *Qui sufficit ad cognoscendum morbum, sufficit quoque ad curandum* ( Hipp. ).

Les agens thérapeutiques que nous rangeons à la suite du froid et sous le même titre que lui sont pourtant loin de lui être analogues en tout point. On doit même dire qu'aucun d'eux ne possède toutes ses propriétés. Ils jouissent seulement d'actions sédatives spéciales à la manière des substances narcotico-âcres que les médecins de l'école italienne appellent des *contro-stimulans*. C'est surtout sur la chaleur animale et les mouvemens du cœur qu'ils exercent leur vertu sédative. On peut dire avec vérité, pour légitimer leur rapprochement avec le froid, qu'ils enchaînent les manifestations d'activité vitale par une action directe et comme ennemie de la vie ; mais leur influence n'est pas uniformément dépressive ; et souvent, en même temps qu'ils apaisent une manifestation vitale, ils en excitent une autre ; c'est ce qui se voit surtout lorsqu'ils agissent comme poisons et qu'ils produisent ces phénomènes ataxiques singuliers qui caractérisent les intoxications par les substances narcotico-âcres. Presque tous aussi sont diurétiques. Leur place se trouve donc mieux ici que partout ailleurs.

## DIGITALE.

Digitale pourprée, *digitalis purpurea, digitalis folia*. C'est une plante de la famille des scrofulariées, bisannuelle, indigène, qui fleurit en juin et en juillet. On se sert principalement des feuilles.

Ces feuilles ont une odeur vireuse, un goût âcre, nauséeux, amer et fort peu agréable. L'odeur se perd par la dessiccation. Il faut, disent MM. Mérat et de Lens, faire sécher ces feuilles à l'ombre, choisir les plus grandes et plutôt celles du haut de la tige que celles du bas, au moment de la floraison. Il ne faut pas les garder plus d'un an; car, après ce laps de temps, elles ont perdu déjà beaucoup de leur vertu.

Il est surprenant qu'une plante dont les propriétés médicinales sont si puissantes et si singulières n'ait pas figuré plus tôt dans la classe des végétaux qui fournissent à la matière médicale tant et de si héroïques agens, lorsqu'on voit Dioscoride, Aëtius, accorder les propriétés les plus merveilleuses à une foule de simples dont la réputation est venue se perdre dans les temps modernes. En effet, c'est seulement en 1721 qu'au rapport de Murray, on voit la digitale admise dans la pharmacopée de Londres d'où elle est d'abord bannie pour reparaître en 1788, et prendre place définitivement dans les traités des drogues. Murray attribue cette fluctuation à l'idée exagérée qu'on se faisait des propriétés vénéneuses de cette plante. C'est à dater des travaux de Withering, médecin anglais, que sa vertu anti-hydropique ou hydragogue fut incontestablement reconnue, et que son efficacité fut tellement vantée, qu'on crut l'humanité à jamais prémunie contre les hydropisies. Cet espoir devait être bientôt déçu.

C'est à la même époque que Cullen, ami de Withering, signala en même temps que lui une autre propriété de la digitale pourprée, qui, jointe à celle sur laquelle Withering venait d'appeler l'attention, complète à peu près ce qu'on doit retenir et étudier de l'action thérapeutique de cette plante ; nous voulons parler de l'influence sédative qu'elle exerce sur le grand appareil de la circulation, et principalement sur son centre, le cœur, dont elle ralentit singulièrement les mouvemens.

La digitale a des propriétés générales qui devraient la classer parmi les végétaux narcotico-âcres dont elle produit physiologiquement tous les effets caractéristiques. Mais comme parmi ces effets dominent surtout la diurèse qui ne se fait guère remarquer dans l'action immédiate des plantes narcotico-âcres, et la sédation du pouls, qui, bien qu'elle fasse partie de cette action, n'est pourtant pas aussi marquée et aussi spécifique après l'absorption de la belladone, du datura, de la ciguë, etc..., qu'après celle de la digitale, c'est sous le titre de ces deux propriétés principales, savoir, l'action diurétique et l'action sédative du cœur, que le végétal dont nous nous occupons a été classé dans la matière médicale.

*Effets physiologiques.* La digitale exerce une action locale irritante, mais à la manière de tous les agens morbifiques qui attaquent les tissus et peuvent les désorganiser. Sa poudre, appliquée sur une membrane muqueuse ou sur le derme dénudé, y produit une irritation fort cuisante, puis une phlegmasie qui peut aller jusqu'à l'ulcération. Mais ce serait tomber dans une erreur que nous avons combattue et réfutée victorieusement dans nos recherches pour servir à la médication antiphlogistique, que de faire procéder de cette lésion locale les phénomènes généraux spécifiques qui appartiennent à l'absorption de la digitale, et résultent de son action immédiate sur le système nerveux au moyen du sang qui s'en fait le véhicule et le dissolvant. Dans la doctrine physiologique, il faut cependant, pour être rigoureux, admettre que la diurèse, les vertiges, la titubation, l'obnubilation de la vue, la faiblesse musculaire, le délire, les sueurs froides, la rareté et l'intermittence du pouls, la lenteur de la respiration, le froid général ou partiel, la somnolence, la cécité, etc..., sont les effets sympathiques de l'irritation portée sur l'estomac par la digitale. Si on rejette cette interprétation, la doctrine est renversée, car on vient d'accepter la spécificité et les matières morbifiques. Tels sont donc les effets les plus remarquables de la digitale dans l'état physiologique, si on y ajoute une diarrhée assez abondante qu'elle produit toujours lorsqu'elle est prise à haute dose.

Ainsi ingérée, elle est un poison violent, comme l'attestent plusieurs accidens causés chez l'homme par de funestes méprises et la mort qu'elle ne manque pas de donner aux animaux. Et ce qui prouve mieux que toute autre chose, que les accidens généraux qui déterminent la mort et l'espèce d'empoisonnement si particulier propre à la digitale, sont idiopathiques et non sympathiques, c'est que tous ces accidens sont rapidement produits par l'injection dans les veines d'une solution des extraits résineux ou aqueux de cette plante. Au reste, s'il en était autrement, on ne voit pas pourquoi un irritant quelconque, appliqué sur l'estomac et sur toute autre surface irritable, ne donnerait pas lieu aux phénomènes caractéristiques qu'on n'attribue qu'à la digitale et à quelques autres plantes narcotico-âcres.

Une chose fort remarquable et à laquelle on n'a pas fait assez attention, c'est que tous les sédatifs de la circulation sont diurétiques, et réciproquement, que tous les diurétiques sont sédatifs de la circulation, cela à commencer par le froid, jusqu'au nitrate de potasse, à la digitale, à la scille, aux pointes d'asperges, à l'éther, etc.... D'où vient cette communauté de propriétés, cette liaison intime entre l'une et l'autre de ces actions? car il y a là plus qu'une coïncidence ; on ne peut y méconnaître un rapport qui tient à ce que, entre le plus ou moins d'activité de la sécrétion urinaire et de la circulation du sang, il existe une relation physiologique dont on n'a pas recherché la loi.

Un fait tout d'abord doit frapper, fait opposé au précédent, c'est que toutes les causes qui stimulent la circulation, la calorification, les fonctions végétatives et l'action de la peau, diminuent la sécrétion de l'urine. Ainsi agissent les fièvres essentielles générales et les médicamens sudorifiques, échauffans, pyrétogénésiques. D'un autre côté, nous voyons tout ce qui agit dans un sens opposé, tout ce qui enraie les fonctions végétatives, ce qui diminue la chaleur organique et l'action cutanée, affaiblit l'action du cœur, etc..., déterminer une diurèse copieuse. Dans ce cas sont la syncope, la peur, la période de frisson des fièvres, l'état qu'on désigne sous le nom de vapeurs, l'asthme nerveux, l'hypochondrie, les médicamens antispasmodiques spécifiques, le froid, etc..., toutes circonstances qui diminuent la fonction de calorification, l'action du cœur, et qui en même temps font rendre des urines copieuses et limpides.

On peut donc mesurer la puissance sédative et antivitale d'un agent thérapeutique par sa puissance diurétique, et réciproquement. Mais est-ce l'action diurétique qui produit l'action sédative, ou bien la première est-elle due à celle-ci? Nous pensons que c'est parce que la digitale est un agent directement antivital et sédatif qu'elle produit la diurèse, au même titre que nous pensons qu'un bain frais ou le sentiment de la peur n'augmentent subitement la sécrétion et l'émission des urines que parce qu'ils ont primitivement causé une sédation profonde. Il semblerait que lorsque les fonctions végétatives et plastiques se ralentissent, comme dans les circonstances citées, lorsque l'action exhalante de la peau est diminuée, que le sang n'a pas une circulation périphérique bien énergique, toute la sérosité qui n'est pas employée par ces fonctions trouve à s'échapper à travers l'émonctoire uropoéiétique; et ce qui vient à l'appui de cette idée, c'est que dans ces diurèses dues à la sursédation de l'organisme, les urines sont limpides, peu denses, d'une pesanteur spécifique peu considérable, très peu chargées de matière colorante, très limpides en un mot. Il est à remarquer aussi que toutes les causes physiques ou morales qui enchaînent les manifestations d'activité vitale et jettent l'économie dans la sédation, comme les syncopes, la peur, et certains agens de la matière médicale, etc..., activent considérablement l'absorption; et comme cette absorption s'exerce d'abord sur les liquides les moins animalisés et les plus ténus, tels que la sérosité, on trouve encore dans cette circonstance une nouvelle condition de diurèse et une manière de concevoir l'action utile des médicamens analogues à la digitale dans le traitement des hydropisies ou des épanchemens séreux.

*Effets thérapeutiques.* — L'intelligence de ces effets résulte clairement de ce qui vient d'être dit de l'action physiologique de la digitale. Nous n'avons à nous occuper ici de ces effets qu'en tant qu'ils se rapportent à la médication sédative, puisque ailleurs nous avons parlé des diurétiques et des indications qu'ils peuvent remplir. La digitale a bien aussi été employée pour satisfaire à d'autres besoins qu'à ceux de modérer l'action du cœur, mais on ne la compte plus, comme sur la fin du siècle dernier et au commencement de celui-ci, parmi les spécifiques si nombreux inventés et prônés contre la phthisie pulmonaire et les scrofules, et si ce n'était l'école contro-stimuliste d'Italie, qui en a fait un agent héroïque et plus puissant que la saignée dans le traitement des fièvres et des phlegmasies aiguës, les traités de matière médicale moderne devraient se borner à la mentionner exclusivement dans le traitement des affections organiques ou non organiques du cœur et des épanchemens séreux.

Il est fort curieux que les deux maladies dans le traitement desquelles la digitale a une action incontestablement très utile se trouvent précisément très souvent réunies. En effet, lorsque les affections organiques du cœur sont parvenues à un certain degré de développement et au point d'apporter un obstacle notable à la circulation veineuse, divers épanchemens, d'abord cellulaires, puis splanchniques, finissent presque toujours par compliquer la maladie primitive. Alors la digitale remplit simultanément les deux indications capitales auxquelles elle est appropriée; on peut dire exclusivement.

Pourtant c'est alors que n'existent pas encore les infiltrations cellulaires et les épanchemens séreux que l'administration de la digitale peut rendre le plus de services dans le traitement palliatif des maladies organiques du centre circulatoire. Nous avons souvent vu, à cette période, l'emploi sagement gradué et ménagé de la poudre de digitale, placer les malades dans un tel amendement qu'ils croyaient à jamais conjurée leur inexorable maladie, et que sans la persistance des signes physiques, l'illusion du malade aurait pu aussi nous gagner, tant était complète la disparition des signes physiologiques ou rationnels. Pourtant, après quelques mois, de nouvelles palpitations, une dyspnée plus intense ramenaient les inquiétudes du malade. Quelques doses de digitale avaient bien encore le pouvoir de calmer les expressions symptomatiques, jusqu'à ce qu'enfin cette vertu s'usât et ne jouit plus que du faible et inconstant privilége d'apporter quelque répit incomplet aux angoisses orthopnéiques des malheureux anévrysmatiques.

On doit encore s'estimer très heureux lorsque l'action de la digitale ne fait que s'user successivement et qu'on n'est pas forcé d'en suspendre l'usage en raison de l'intolérance de l'irritation, des chaleurs, du pyrosis, des dyspepsies que cette poudre détermine quelquefois d'emblée, d'autres fois, après un temps plus ou moins long ; ce qui fait qu'on ne doit jamais abuser de la tolérance des malades, et suspendre de temps en temps la médication, car il est plus facile de prévenir l'inconvénient dont nous parlons que de le faire cesser et de s'en rendre maître lorsqu'il existe. Très souvent, alors, on ne peut plus vaincre cette intolérance, et les moindres doses reproduisent une irritation mal éteinte, d'autant plus que beaucoup d'anévrysmatiques sont goutteux et ont un estomac par conséquent fort intraitable.

On peut éviter en grande partie ce côté fâcheux de l'action de la digitale en l'introduisant dans l'organisme par la voie endermique, c'est à dire en pansant un vésicatoire appliqué sur la région du cœur avec quatre, cinq, six et huit grains de poudre de digitale.

Il y a une importante distinction à faire entre les affections organiques du cœur, sous le rapport des indications que ces maladies présentent pour l'emploi de la digitale. Toutes les fois, quelle qu'en soit la cause, qu'il y a hypertrophie avec ou sans dilatation des cavités du cœur, que les contractions ventriculaires sont énergiques, etc...., l'usage de la digitale est indiqué; mais dans ce que Corvisart appelait les anévrysmes passifs par rapport aux précédents qu'il nommait actifs, toutes les fois que les cavités du cœur dilatées sont en même temps amincies, flasques, et que, presque dès le début, les infiltrations sont considérables ainsi que le froid des extrémités, l'asphyxie, la teinte violacée, etc..., la digitale, en enrayant davantage les mouvemens du cœur, accroît l'état pathologique, et voilà pourquoi nous avons dit plus haut que c'était surtout au début des hypertrophies qu'il convenait de l'employer.

Un fait très digne de remarque et qui n'a pas été assez observé, c'est que l'action sédative de la digitale est moins sûre et moins marquée dans les palpitations purement nerveuses que dans celles qui dépendent d'une lésion organique du cœur. C'est que, dans ces derniers cas, les palpitations ne sont pas dues primitivement à un état vital, mais à un état organique, et qu'ainsi le médicament sédatif a modéré sans peine les manifestations d'activité d'un organisme à la sédation duquel rien ne s'oppose, tant que la lésion n'est pas considérable au point de rendre presque impossible la circulation; tandis que dans le premier cas le système nerveux est primitivement surexcité, et qu'on ne l'apaise qu'en atteignant les causes de son excitation ou de son éréthisme. Une maladie organique du cœur pure et simple, due par exemple au rétrécissement de quelqu'un des orifices, etc..., n'est vraiment pas une maladie; et si quelqu'un s'étonnait de cette assertion, nous lui demanderions s'il regarderait comme une maladie l'asphyxie lente et progressive d'un homme à qui on aurait passé un nœud coulant autour du cou et qu'on étranglerait tous les jours en serrant la corde d'une ligne, de manière à le faire mourir ainsi en un ou deux ans. Les malheureux affectés de ces maladies purement organiques du cœur meurent véritablement sans maladie, pleins de vie et de santé. Le diagnostic de ces sortes de maladies n'offre donc ni difficultés ni mérite: c'est l'*a-b-c* de l'art; car il n'y a pas d'indications thérapeutiques à découvrir, c'est un fait accompli que le dernier élève peut constater après huit jours d'exercice; et il en sait autant que l'inventeur.

La méthode des contro-stimulistes n'ayant guère été acceptée en France que relativement à l'emploi des préparations antimoniales, nous ne saurions guère que dire au lecteur de l'emploi de la digitale dans le traitement des fièvres et des maladies aiguës. C'est au praticien éclairé et prudent qu'il appartient de résoudre lui-même ces questions thérapeutiques. On sait que la digitale modère la chaleur, pousse aux urines et ralentit les mouvemens du cœur. Chacun peut, d'après cette donnée physiologique, l'essayer dans les fièvres, les péripneumonies, etc., Dire que les rasoriens s'en louent beaucoup dans ces divers cas, c'est dire peu de chose, puisqu'il n'est guère de remèdes, même parmi les plus excitans, dont ils ne parlent ainsi. Que voulez-vous attendre de l'observation de ceux qui ont pour doctrine un brownisme abâtardi, modifié seulement dans la forme et combiné à une théorie moitié solidiste et moitié humoriste des fièvres et des phlegmasies? Les chiffres et les statistiques! tout le monde en offre. Ce n'est pas de chiffres, de succès qu'il s'agit, mais de principes. Du moment où un médecin vous place sur le terrain du numérisme, ne l'y suivez jamais. Avec cette brutale et inintelligente méthode on prouve tout. Deux adversaires peuvent soutenir chacun une méthode thérapeutique opposée, et chacun vous apporter en faveur de l'excellence de son procédé autant de chiffres que l'autre. Qui jugera entre ces deux empiriques? Un médecin.

Il y a ici à invoquer une analogie incontestable : c'est que le tartre stibié en lavage, ainsi que l'ipécacuanha à doses réfractées et nauséeuses, sont utiles dans les pneumonies aiguës, par la sédation continuelle, la réfrigération et l'état semi-lipothymique où cette médication jette les malades. Il est très probable, on peut même affirmer que la digitale agirait de la même manière en pareil cas. C'est une raison suffisante pour en tenter l'emploi, surtout lorsque, par une raison quelconque, on croit devoir s'abstenir des émissions sanguines.

C'est d'après les mêmes données analogiques que la digitale peut rencontrer l'indication de son emploi dans les hémorrhagies actives, dans l'hémoptysie par exemple.

M. le docteur Bayle, qui, dans le troisième volume de sa Bibliothèque thérapeutique, a rassemblé tous les travaux anciens et modernes sur la digitale, est arrivé aux conclusions suivantes par le rapprochement de tous les faits qu'il a analysés dans son précieux travail.

Ce médicament est en général convenable dans les cas d'hydropisies simples, non compliquées de maladies du cœur, accompagnées de faiblesse générale, de mollesse du pouls, chez les sujets qui ont le teint pâle, la peau froide et conservant bien l'impression du doigt.

Au contraire, les individus robustes, à teint fleuri, à chair ferme, à peau chaude, ceux chez lesquels le ventre est tendu, dur et circonscrit, l'enflure dure et rénitente, obtiennent rarement de bons effets de l'usage de la digitale.

Ces conclusions sont absolument les mêmes que celles que donne Murray. Il n'y a qu'une seule chose à y objecter, c'est qu'on ne rencontre presque jamais les sujets de ces indications et de ces contr'indications.

Tous les auteurs qui ont vanté, depuis Withering et Darwin, la digitale dans le traitement des hydropisies, en ont excepté les hydropisies enkystées. *Nec in una vel leviori specie hydropis fert opem digitalis; sed in plerisque, iisque difficilioribus, ascite, hydrothorace; excepto unicè hydrope saccato.* ( Murray. )

De tous les cas comparés dans le travail de M. Bayle, il résulte que, chaque fois que la digitale a réussi dans le traitement des anasarques et des hydropisies, elle a accru la sécrétion urinaire.

*Doses et mode d'administration.* La poudre des feuilles est la préparation la plus usitée. On la donne chez les enfans à la dose d'un quart de grain jusqu'à un et deux grains progressivement, et, chez les adultes, depuis deux jusqu'à huit, dix, vingt, trente grains, et même un gros; mais en prenant toutes sortes de précautions et de degrés, en interrompant quelquefois pour recommencer plus tard. La poudre doit être verte et d'une forte odeur de foin.

L'infusion se prépare avec un gros de feuilles pour une pinte d'eau. On l'administre ainsi depuis une demi-once jusqu'à une once. Cette préparation est préférée, lorsqu'on veut obtenir des effets diurétiques principalement.

Plusieurs praticiens étrangers préfèrent la teinture. En France, on emploie de préférence la poudre à l'intérieur, et on réserve la teinture, les décoctions, etc..., pour l'usage externe.

Lorsqu'on veut administrer la teinture à l'intérieur, on la donne dans une potion à la dose de 12, 24 et 36 gouttes.

On fait très souvent des pilules avec la poudre. Nous avons déjà parlé de l'emploi de cette dernière par la méthode endermique.

C'est en frictions qu'on emploie surtout la teinture sur les parois des cavités splanchniques affectées d'épanchement séreux et sur les membres infiltrés. Nous avons souvent employé une forte décoction de digitale en fomentations. On en imbibe des linges qu'on applique sur le ventre, et qu'on recouvre de toile gommée pour empêcher l'évaporation. La diurèse nous a paru considérablement excitée par ce mode d'administration externe. On évite ainsi l'action irritante sur l'estomac.

Il est important d'avoir à son service un grand nombre de modes d'administration de la digitale, précisément pour être le moins souvent que possible obligé de l'introduire dans les premières voies.

## ANTIMOINE.

L'antimoine (*antimonium*, *stibium*) se trouve dans la nature sous quatre états : à l'état natif, c'est le cas le plus rare ; à l'état de sulfure, c'est ce qui forme la base des principaux minerais; à l'état d'oxyde sulfuré ou de kermès natif ; enfin, à l'état de protoxyde, d'acide antimonieux et d'acide antimonique.

Il est peu de préparations antimoniales qui n'aient été employées en médecine, aussi croyons-nous nécessaire de passer rapidement en revue tous les composés antimoniaux.

*L'antimoine pur, régule d'antimoine*, a une texture lamelleuse, un éclat qui rappelle celui de l'argent. On l'emploie en poudre très fine, obtenue soit par la lime, soit par le porphyre. Il servait jadis à confectionner des gobelets dans lesquels on laissait séjourner du vin blanc acide. Il se formait ainsi une quantité plus ou moins grande de tartrate de potasse et d'antimoine qui restait en dissolution dans la liqueur. Enfin, avec ce même métal, on faisait de petites balles, qui, avalées, produisaient un effet purgatif, étaient rendues, lavées, puis ingérées de nouveau par la même personne ou par un autre membre de la famille, ce qui leur avait valu le nom de *pilules perpétuelles*.

Il importe que l'antimoine métallique soit parfaitement purifié; il contient, en effet, presque toujours de l'arsenic. M. Sérullas a indiqué les moyens de purification actuellement les plus usités.

Le *protoxyde d'antimoine, oxyde antimonique*. — Il est blanc, fusible, volatil; c'est le seul des oxydes d'antimoine qui puisse se combiner avec les acides. On l'obtient en versant du chlorure d'antimoine dans de l'eau distillée. Il se dépose une poudre blanche qui est de l'oxydo-chlorure d'antimoine. On fait bouillir le précipité avec du carbonate de soude; il se forme un chlorure de sodium soluble, et le protoxyde d'antimoine précipite.

L'*acide antimonieux*, ou *deutoxyde d'antimoine*, est blanc, insipide, et ne peut se combiner aux acides comme le précédent. Au contraire, il fait office d'acide avec les bases, et forme des sels généralement insolubles (*antimonites*).

Pour l'usage médicinal, on obtient cet acide en décomposant l'antimonite de potasse par un excès d'acide hydrochlorique.

L'*acide antimonique* (*peroxyde d'antimoine*). — Il est blanc, et rougit le papier de tournesol; il forme avec les bases des *antimoniates*. On l'obtient à l'état d'hydrate et pour l'usage médicinal en traitant l'antimoniate de potasse par l'acide hydrochlorique.

L'*antimoine diaphorétique*. — Ce composé, qui a reçu à tort le nom d'oxyde blanc d'antimoine, se prépare en jetant successivement dans un creuset, porté au rouge, un mélange d'antimoine métallique et de nitrate de potasse : dans cette opération, on obtient un produit qui est tantôt du protoxyde d'antimoine, tantôt de l'acide antimonieux qui s'unit à la potasse, et plus souvent encore un mélange d'hypoantimonite, d'antimonite et d'antimoniate de potasse, suivant les proportions dans lesquelles on mélange le nitrate de potasse à l'antimoine. Aussi doit-on proscrire cette préparation antimoniale si infidèle. Lorsqu'on la retire du creuset, elle prend le nom d'antimoine diaphorétique non lavé ; quand, au contraire, on la lave à l'eau bouillante, un sel antimonial soluble est dissous dans l'eau, la partie insoluble contient l'antimoine diaphorétique lavé. Si le lavage se fait à l'eau froide, il n'entraîne que le nitrite et le nitrate de potasse, et dans ce cas l'antimoine diaphorétique lavé a une énergie d'action tout aussi grande que celle de l'antimoine non lavé.

Le *chlorure d'antimoine,* ou *beurre d'antimoine,* est une substance cristalline d'un blanc jaunâtre, d'une extrême causticité, qui absorbe aisément l'humidité de l'air, et se change alors en un liquide huileux que l'on emploie le plus communément en médecine.

On l'obtient à l'état solide en distillant un mélange de deutochlorure de mercure et de sulfure d'antimoine et d'antimoine métallique.

L'*oxydo-chlorure d'antimoine,* ou *poudre d'Algaroth,* est une substance blanche, de texture cristalline, qui n'est autre chose qu'une combinaison d'oxyde d'antimoine et de chlorure d'antimoine. On le prépare par précipitation en délayant le beurre d'antimoine dans une grande quantité d'eau tiède.

*Sulfure d'antimoine.* — Le sulfure d'antimoine natif ne doit jamais être employé en médecine ; il contient presque toujours de l'arsenic, et il est à craindre que cette substance délétère ne produise de redoutables accidens. On doit le préparer de toutes pièces : on fait fondre ensemble deux parties d'antimoine métallique parfaitement pur et huit parties de soufre, et à la fin de l'opération, on élève un peu la chaleur pour fondre le sulfure, et pour chasser l'excès de soufre : on le porphyrise ordinairement avant de le prescrire aux malades.

Ce que l'on désignait jadis sous le nom de verre d'antimoine, de foie d'antimoine, de *crocus metallorum*, de rubine d'antimoine, n'était qu'un mélange, en proportions mal définies, d'oxyde d'antimoine avec du sulfure et de l'oxydo-sulfure.

*Kermès minéral.* (Hydro-sulfate d'antimoine, sous-hydrosulfate d'antimoine hydraté.) Cette importante préparation antimoniale fut découverte par Glauber. Il en fit un secret, et elle était célèbre au commencement du siècle dernier, sous le nom de *poudre des chartreux*, parce qu'un moine de cet ordre l'employait avec un grand succès dans les maladies aiguës de la poitrine.

Le procédé le plus anciennement employé, et qui est encore usité de nos jours, consiste à faire bouillir pendant deux heures, dans 8 parties d'eau pure, 4 parties de carbonate de soude ou de potasse, et mieux encore la soude ou la potasse caustique. On laisse refroidir lentement la liqueur, et le kermès précipite sous forme d'une poudre violette et comme veloutée.

*Tartrate de potasse et d'antimoine.* (Émétique, tartre émétique, tartre stibié.) Ce sel si célèbre fut découvert, en 1631, par Adrien Minsycht.

Le procédé de préparation employé aujourd'hui est des plus simples. Dans une marmite de fonte contenant 10 kilogrammes d'eau en ébullition, on jette un mélange de bi-tartrate de potasse et d'oxydo-chlorure d'antimoine pur, et quand la liqueur marque 25°, on filtre à chaud et on laisse refroidir. L'émétique se cristallise ; on sépare les eaux mères et l'on fait sécher.

L'émétique est soluble dans 14 parties d'eau froide et dans 1,88 d'eau bouillante. Il est si souvent employé en médecine qu'il importe beaucoup de connaître comment il se comporte quand il se trouve en contact avec une multitude de substances ordinairement conseillées dans beaucoup de formules. Nous extrairons de M. Soubeiran ce qui est relatif à ces réactions diverses.

Quand on dissout l'émétique dans de l'eau ordinaire, les carbonates calcaires décomposent lentement l'émétique, et, au bout de douze heures, il y a un dépôt d'oxyde d'antimoine. Si l'eau est bouillante, la décomposition est instantanée. Les liquides fournis par les plantes astringentes, et entre autres par le quinquina, décomposent l'émétique. Il se fait de la crème de tartre et un composé insoluble d'oxyde d'antimoine et de tannin. La décoction de tamarin décompose également l'émétique, il se fait des cristaux de crème de tartre et le tartrate d'antimoine reste en dissolution à la faveur de l'excès d'acide. La limonade le décompose également : il se fait de la crème de tartre et du citrate d'antimoine. Il y a aussi décomposition par le petit-lait; elle est produite par l'acide acétique et les phosphates. Il se fait du phosphate d'antimoine qui reste dissous à la faveur de l'excès d'acide. Dans le plus grand nombre de ces cas, l'action reste la même ; mais les effets vomitifs sont dus aux nouveaux sels qui se sont formés.

*Partie thérapeutique.*

Il est peu de médicamens qui aient excité autant de controverses que l'antimoine. Longtemps proscrit par des arrêts solennels émanés ou des grands corps politiques de l'état ou des facultés de médecine, il a été vanté avec une exagération que la persécution pouvait seule justifier ; il a été déprécié avec un acharnement que ne justifiaient pas toujours les accidens causés par l'imprudence ou l'impéritie.

De toutes les préparations d'antimoine dont fourmillaient les anciennes pharmacopées, deux seulement avaient survécu : l'émétique et le kermès; et si quelques médecins se hasardaient encore à prescrire l'antimoine diaphorétique, ce n'était que dans des circonstances fort rares. De nos jours, en France, on a même presque complétement abandonné le kermès ; et le tartre stibié est resté seul en possession d'une réputation qui lui a été vivement contestée.

Nous aurons à examiner, dans le cours de ce travail, si l'on n'a pas trop dédaigné des préparations antimoniales utiles, et si l'usage presque exclusif du tartre stibié n'a pas été la seule cause des préventions que l'on a conçues contre l'antimoine.

Nous avons, pendant huit ans, expérimenté avec le plus grand soin, dans notre hôpital, l'action comparative des diverses combinaisons de l'antimoine, et nous sommes parvenus à quelques résultats nouveaux qui ne nous paraissent point indignes d'être relatés ici.

Toutes les préparations antimoniales, quelles qu'elles soient, possèdent une propriété irritante, d'autant plus active qu'elles sont plus solubles. Ainsi, l'émétique appliqué sur la peau, sur la membrane muqueuse de l'œil, du nez, de la bouche, des parties génitales, détermine une inflammation de nature spéciale, et d'une grande gravité. Porté dans le canal alimentaire, il y cause toujours une inflammation plus ou moins vive, et subordonnée à l'état antérieur du tube digestif, et à quelques autres circonstances organiques qu'il est difficile et souvent impossible d'apprécier.

Un effet à peu près constant de l'ingestion des antimoniaux, c'est le vomissement. Mais les doses qui peuvent le provoquer varient singulièrement; car le tartre stibié, par exemple, peut faire vomir à la dose de moins d'un quart de grain, et l'acide antimonique doit être porté jusqu'à un gros et davantage pour produire un effet vomitif analogue. Injectés dans le rectum, dans les veines, ou soumis à l'absorption dans quelque point que ce soit, les antimoniaux provoquent le vomissement plus sûrement encore que lorsqu'ils sont mis en contact avec la membrane muqueuse de l'estomac : ce qui prouve que le vomissement est, dans ce cas, plutôt l'effet d'une modification spéciale du système nerveux que de l'irritation locale déterminée par l'application du médicament.

Dans l'acte du vomissement, les malades éprouvent un sentiment d'horripilation, suivi bientôt d'un commencement de lipothymie qui s'accompagne le plus ordinairement d'une sueur abondante. Ces phénomènes ne sont pas particuliers aux vomissemens produits par l'antimoine, mais ils appartiennent aussi à ceux qui sont causés par tout autre agent thérapeutique, et la diaphorèse ne doit pas plutôt être attribuée aux antimoniaux qu'à toute autre substance vomitive. La chose est si vraie, que, sur plus de cent malades que nous avons soigneusement interrogés pour savoir si les préparations antimoniales et l'antimoine diaphorétique principalement provoquaient une sueur plus abondante, deux seulement nous ont paru avoir sué un peu plus que d'habitude, et encore nous a-t-il été impossible d'apprécier si la diaphorèse avait été, dans ce cas, une circonstance naturelle de la maladie, ou si elle avait été déterminée par la médication. C'est pourquoi nous n'hésitons pas à déclarer que, très certainement, les antimoniaux ne sont sudorifiques que dans l'acte même du vomissement, et qu'à ce titre ils ne l'emportent sur aucune autre substance vomitive. Que si, dans le cours d'une pneumonie aiguë, la peau est sèche et chaude, et qu'après l'administration de l'antimoine, elle devienne fraîche et humide, il n'en faudra pas conclure à l'action diaphorétique du médicament; car le même effet eût été produit par toute autre médication qui eût modifié la fluxion de poitrine de la même manière. Une autre cause a peut-être, de nos jours, accrédité parmi les médecins l'opinion que nous venons de combattre. On a vu que, dans le rhumatisme articulaire aigu traité par le tartre stibié, les malades ruisselaient de sueur, et l'on a attribué cette sécrétion à l'émétique, d'autant plus volontiers qu'une opinion populaire, partagée malheureusement par beaucoup de médecins, considère la sueur comme le signe prognostique le plus favorable dans la maladie qui nous occupe ici. De là cette pratique pernicieuse d'ordonner aux rhumatisans des bains de vapeur ou des bains chauds ordinaires, ce que l'on eût évité si l'on eût pris la peine d'observer que, de toutes les maladies aiguës sporadiques, le rhumatisme articulaire est peut-être celle qui s'accompagne le plus ordinairement de sueurs abondantes. Cette simple notion clinique suffit pour faire apprécier à sa juste valeur la prétendue vertu diaphorétique du tartre stibié, administré autrement que comme vomitif.

Arrivons maintenant à l'étude des propriétés spéciales des antimoniaux, propriétés tellement importantes que l'on doit s'étonner tous les jours, moins de l'enthousiasme exagéré qui a accueilli cette substance, lorsque la matière médicale en a fait la conquête, que du discrédit dans lequel elle est tombée aujourd'hui. Nous croyons qu'il existe, en thérapeutique, peu d'agents antiphlogistiques aussi puissans lorsqu'on l'administre d'une manière et dans des circonstances convenables. Nous ne croyons pas non plus qu'il y ait de médicament dont l'innocuité soit plus constante, pourvu que l'on sache choisir la préparation antimoniale, et qu'on la donne avec les précautions sur lesquelles nous insisterons dans le cours de cet article.

Le travail que nous avons publié, en 1833, sur l'antimoine, dans le *Dictionnaire de Médecine* en 25 volumes, a été l'objet d'attaques tellement violentes, et nous a valu de si fortes injures, qu'il est essentiel de revenir sur les faits que nous avons observés et sur les conséquences que nous en avons tirées.

Avant tout, il est essentiel de discuter une loi de thérapeutique générale, qui semble de nos jours totalement oubliée, à savoir : que les constitutions médicales *ont une influence immense sur le mode d'action des médicamens*.

On peut légitimement considérer les substances médicamenteuses, quand elles sont appliquées au corps de l'homme, comme des agens morbifiques, assimilables à ceux qui nous assiégent communément. Or, on se demande tout d'abord si les agens morbifiques ordinaires ont toujours le même mode d'action. C'est à l'expérience de répondre.

Un homme, dans une certaine constitution épidémique, est exposé à l'intempérie de l'air; il contracte une pneumonie, plus tard un rhumatisme articulaire, ailleurs une pleurésie, dans d'autres cas une dysenterie. La même cause ici a déterminé une fluxion inflammatoire sur des organes différens. Ce fait s'offre si souvent à l'observateur qu'il ne peut être controversé par personne. Ainsi, pendant l'épidémie du choléra, la cause en apparence la moins propre à troubler les fontions digestives causait de la diarrhée et quelquefois le choléra d'emblée. Deux ans plus tard, pendant le règne de la grippe, cette même cause déterminante, à laquelle naguère nous avions rapporté le choléra, donnait lieu maintenant à une forme particulière de catarrhe.

Or rien n'avait changé dans la cause; elle était identique à elle-même; comment ne produisait-elle pas les mêmes effets?

C'est que dans l'action d'une cause il y a deux choses également importantes à considérer. D'abord la nature de la cause qui reste toujours semblable à elle-même, et le support de la cause, savoir, l'économie à laquelle elle s'applique, qui varie à l'infini, et qui réagit en vertu de l'idiosyncrasie d'abord, et aussi en vertu d'une disposition accidentelle qui, à elle toute seule, exerce une immense influence. C'est cette disposition accidentelle qui, départie à un grand nombre d'individus dans un même temps, dans un même pays, prend le nom de *constitution épidémique*, qui est à la masse ce que *l'idiosyncrasie ou la constitution particulière* est à l'individu.

Quand donc tous ou presque tous les hommes ont une *constitution accidentelle commune*, que *j'appelle constitution médicale ou épidémique*, la même cause qui, en dehors de cette constitution, produisait des effets donnés, produira des effets tout différens, parce que précisément le support de la cause, savoir, l'économie, se trouvera dans une disposition différente, en vertu de laquelle elle réagira différemment.

Or, le médicament appliqué à l'homme trouve le malade non seulement avec l'infirmité spéciale contre laquelle il est administré, mais encore avec la constitution commune ou épidémique qui, nécessairement, va modifier ses effets. Pour prendre un exemple, supposons dans un pays une constitution cholérique. Si le mercure est employé en frictions dans la péritonite puerpérale ou le rhumatisme articulaire, il surviendra presque immédiatement des accidens du côté du tube digestif dont la gravité pourra être extrême; de sorte que, dans ce cas, le mercure, distrait de son action naturelle, a été influencer l'intestin avant d'avoir manifesté les effets qu'il produit ordinairement.

Ici l'exemple est grossièrement évident; mais, pour n'être pas aussi nettement manifeste, l'influence de la constitution médicale n'en est pas moins constante dans une multitude d'autres circonstances.

Est-il vrai que, telle année, tous les érysipèles cèdent avec une facilité merveilleuse à deux ou trois émissions sanguines; que, l'année suivante, une saignée sera suffisante; que, plus tard, l'émétique rendra de plus grands services que les pertes de sang; que, dans d'autres circonstances, une médication purement expectante réussira mieux? Voilà donc les émissions sanguines, l'émétique, les simples émolliens éprouvant des succès divers dans la même maladie, en raison de modifications spéciales éprouvées par l'organisme.

Au même rang se placent beaucoup de médications et de substances médicamenteuses, et il est bien facile de recueillir à ce sujet les témoignages de tous les médecins qui ont écrit avant notre siècle d'expérimentation inintelligente.

Aujourd'hui un médecin se met en tête une idée thérapeutique, ou plutôt une idée d'expérimentation, ce qui n'est pas la même chose. Il va soumettre sans acception d'âge, de sexe, de tempérament, de constitution médicale, tous ses malades à un traitement identique, pendant une longue période d'années, et il enregistrera gravement le nombre des décès et des guérisons, mois par mois, an par an, et tirera de là des lois thérapeutiques qu'il regardera comme irréfragables. Peu lui importe que telle année il ait à déplorer une mortalité effroyable, que telle autre il ait à se réjouir d'un grand nombre de guérisons; pour lui, c'est une question de chiffres; il veut ses additions, et le résultat est ce qu'il appelle une loi.

Mais si vous lui demandez pourquoi, en 1830, il a perdu

1 malade sur 3, et pourquoi, en 1840, il en perd 1 sur 10, il ne s'en inquiète guère, et il conclut avec aplomb que la maladie était moins grave en 1830 qu'en 1840. Sa conclusion serait légitime s'il avait abandonné ses malades aux seuls efforts de la nature ; mais il compte pour rien son traitement, et il ne comprend pas que l'année dans laquelle il a perdu le plus de malades serait celle peut-être où il en serait mort le moins, si le traitement eût été autre.

Quand on lit avec attention les belles pages de Sydenham et de Stoll sur les modifications thérapeutiques que nécessitaient les constitutions épidémiques qu'ils observaient avec tant de soin, on reste convaincu, d'une part, de l'étroitesse de vue des médecins qui restent toujours dans la même voie, malgré le changement de constitution; d'autre part de l'influence extrême que le changement de constitution exerce sur le mode d'action des mêmes médicamens dans une maladie dont la manifestation locale est la même. Revenons à l'antimoine.

Pour bien faire comprendre la différence immense qui sépare le mode d'action des antimoniaux observé en 1831 et 1832, et celui des mêmes médicamens administrés en 1838, qu'il nous suffise de jeter un coup d'œil sur les effets immédiats de ces agens, et l'on jugera par là quelle doit en être l'influence secondaire. Or, le lecteur admettra aisément que, s'il est possible de mal juger les résultats secondaires d'une médication, au moins est-il toujours impossible de se tromper sur son action immédiate.

En 1831, à l'Hôtel-Dieu et dans notre pratique particulière, nous ne pouvions dépasser, pour l'adulte, la dose de 1 gramme (18 grains) d'oxyde blanc d'antimoine, pour un jour, sans donner lieu à des vomissemens et à de la diarrhée. Nous ne pouvions prescrire le kermès à plus de 3 à 5 décigrammes (6 à 10 grains), et encore étions-nous obligés de le mêler à une assez grande quantité d'opium pour le faire tolérer. Quant à l'émétique, il provoquait si constamment de graves accidens, et il était si difficile de le faire supporter aux malades, que nous avions été forcés d'y renoncer.

Ce que nous observions à l'Hôtel-Dieu de Paris, d'autres praticiens le remarquaient également dans d'autres hôpitaux et dans leur clientelle. Aujourd'hui, dès le premier jour, on peut donner à un adulte 16 grammes (1/2 once) d'antimoine diaphorétique lavé sans qu'il éprouve même un soulèvement d'estomac. Nous portons d'emblée le kermès à la dose de 2 à 3 grammes (36 à 54 grains), et nous ne sommes pas obligés de lui associer le sirop diacode. Dans les pneumonies, dès le premier jour, nous n'hésitons pas à conseiller 1 gramme (18 grains) d'émétique, et c'est à peine si une dose aussi élevée fait vomir une ou deux fois.

Ici, nous le répétons, il ne peut y avoir d'erreur, et pourtant ces résultats sont à ce point évidens qu'ils frappent tous les yeux, et que certains médecins, qui jadis s'élevaient contre nous avec violence parce que, disaient-ils, nous causions avec le kermès d'horribles gastro-entérites, disent aujourd'hui dans leurs leçons publiques que ce médicament est à peu près aussi inerte que du sucre en poudre.

On est en droit maintenant de se demander si l'immense différence que l'on remarque aujourd'hui entre les effets immédiats des mêmes préparations antimoniales, comparés à ceux que l'on observait il y a huit ans, n'est pas un grand motif de supposer qu'il a dû en être de même pour les effets secondaires.

Il est pour nous incontestable que les antimoniaux donnés à une dose convenable sont un des plus héroïques moyens dans le traitement de la pneumonie; mais les doses n'ont rien d'absolu, et elles doivent changer non seulement suivant chaque individu, mais aussi suivant les constitutions médicales, et nous ne comprenons pas en vérité pourquoi il n'en serait pas de l'antimoine comme de la saignée.

Est-il au monde un médecin assez infatué d'une théorie qui n'admette que les émissions sanguines doivent être proportionnées à la force du sujet et à sa constitution individuelle? Est-il un médecin attentif qui, employant la saignée dans la pneumonie, n'ait remarqué que, certaines années, il obtenait la guérison à plus ou à moins de frais que l'année précédente, et cela indépendamment de la constitution individuelle? Cette manière d'être nouvelle se trouvait sous l'influence de la constitution épidémique. Est-il donc si surprenant que l'antimoine en tant qu'agent thérapeutique se trouve précisément dans le même cas que les émissions sanguines?

Si nous sommes entrés dans cette discussion, ce n'est, en aucune manière, pour réclamer une espèce de bill d'indemnité, mais bien seulement pour justifier les différences que l'on trouvera entre ce chapitre et l'article que nous avons publié en 1833, dans le *Dictionnaire de Médecine* en 25 volumes.

Nous avons donné, depuis plusieurs années, des préparations antimoniales à un grand nombre de malades atteints d'affections non fébriles, telles que sciatiques, rhumatismes et catarrhes chroniques, douleurs nocturnes syphilitiques, etc., etc. La grande circulation, la respiration, la sécrétion urinaire, ont éprouvé de très importantes modifications.

1° *La circulation.* — Le pouls devenait plus faible, plus lent; les impulsions du cœur explorées avec le stéthoscope étaient en harmonie avec le pouls. Nous avons vu le nombre des pulsations descendre en trois jours de soixante-douze à quarante-quatre, et se soutenir longtemps à ce dernier nombre. Le plus ordinairement, la force du pouls est diminuée d'une manière très notable, mais le nombre des pulsations ne descend guère au-dessous d'un cinquième ou d'un quart. Nous avons, dans un certain nombre de cas, observé un phénomène singulier qui succède à l'administration de l'antimoine : le pouls devient excessivement irrégulier, sans perdre rien de sa fréquence; cette irrégularité persiste quelquefois pendant toute la durée de la médication ; mais le plus souvent elle précède et annonce la diminution dans le nombre des pulsations artérielles. Quelques circonstances que nous indiquerons tout à l'heure empêchent que l'antimoine n'ait aucune action appréciable sur le système de la grande circulation.

2° *La respiration*. — Nous avons vu le nombre des mouvemens respiratoires diminuer tellement, que des malades, soumis à l'expérience, ne respiraient plus que six fois par minute, lorsque auparavant ils respiraient seize, vingt et vingt-quatre fois ; et l'on n'eût pu s'empêcher de concevoir de grandes inquiétudes, si l'on n'avait été rassuré en même temps par la bonne contenance du malade, et par l'assurance qu'il nous donnait de son bien-être. Il est, en effet, bien remarquable qu'un médicament qui exerce une action si puissante sur les mouvemens du cœur et sur ceux des muscles inspirateurs, ne débilite pas le système musculaire de la vie de relation, et que les malades conservent leurs forces, l'intégrité de leurs facultés intellectuelles, et celles de toutes les fonctions organiques, en même temps que deux fonctions générales aussi essentielles éprouvent une immense perturbation. Il faut dire que les malades, lorsqu'ils respirent avec cette extrême lenteur, n'éprouvent aucune gêne dans la respiration, et qu'ils sont en quelque sorte assimilés aux grands animaux dont les mouvemens thoraciques et circulatoires sont si lents.

3° *La sécrétion urinaire*. — Lorsque les antimoniaux ne déterminaient ni purgation ni vomissement, ils augmentaient presque constamment la sécrétion urinaire. Ce phénomène nous a frappés, et nous nous sommes étonnés de ne l'avoir vu explicitement indiqué par aucun des auteurs qui, dans ces derniers temps, ont écrit sur l'antimoine. Nous n'avons pu non plus ne pas remarquer ce qu'il y avait de commun entre la plupart des autres substances diurétiques et les antimoniaux. Celles-là, ainsi que ces derniers, exercent en même temps une action dite stimulante sur les reins, et une sédation sur le système circulatoire : ainsi la digitale, la scille, les acides végétaux, les sels de soude et de potasse, etc. ; et par contre nous voyons que les substances qui stimulent le plus énergiquement la circulation augmentent la diaphorèse et diminuent la sécrétion urinaire : ainsi l'opium, les solanées vireuses, les alcools, les composés ammoniacaux, etc. Nous ne voulons pourtant pas dire qu'il soit possible d'appliquer ce principe à toutes les substances diurétiques ou diaphorétiques ; nous avons voulu seulement indiquer ici quelques rapprochemens qui nous semblaient n'être pas tout à fait inutiles.

Il est fort remarquable que l'influence des antimoniaux ne cesse pas aussitôt que l'on cesse l'administration du médicament. Ainsi nous voyons souvent le ralentissement du pouls et des mouvemens respiratoires persister encore plusieurs jours après que l'on a suspendu l'usage du médicament.

Nous avons dit plus haut que les préparations antimoniales provoquaient le vomissement et la diarrhée ; mais ces modifications qu'éprouve l'appareil digestif sont en raison du composé antimonial, de la susceptibilité du canal alimentaire, de la durée de la médication, du régime de celui qui est le sujet de l'expérience, de son âge et de son sexe, etc.

A. *Composé antimonial.* — Le tartre stibié est, de tous les antimoniaux, celui qui provoque le plus activement les vomissemens et la diarrhée. Ces effets sont produits par une dose qui varie depuis un quart de grain jusqu'à quatre grains. Vient ensuite l'antimoine métallique, dont la dose ne doit pas être plus que quadruple de celle du tartre stibié ; puis les combinaisons des oxydes d'antimoine avec un excès de potasse, le kermès, la poudre d'Algaroth, et enfin les oxydes d'antimoine purgés de l'excès de potasse qu'ils pouvaient contenir ; enfin l'oxyde pur, l'acide antimonieux et l'acide antimonique. Ces six dernières préparations ne devraient réellement pas être considérées comme vomitives et purgatives ; car, le plus souvent, il ne faut pas moins de 8 à 16 grammes (2 gros à 1/2 once) pour produire les effets que l'on obtient avec 2 centigrammes (un demi-grain) d'émétique.

On peut établir, en thèse générale, que l'action irritante locale des antimoniaux est en raison directe de leur solubilité. Cette formule nous semblait vraie ; mais nous n'avons pas été médiocrement étonnés, dans le cours de nos expériences, en voyant que l'antimoine métallique, parfaitement pur et porphyrisé, avait une action presque aussi énergique que le tartre émétique. Il était, nous l'avouons, bien difficile d'expliquer une pareille anomalie; car, en admettant qu'il s'oxydât promptement dans les voies digestives pour passer à l'état de sel, encore ne pouvait-on concevoir comment des oxydes d'antimoine avaient une action si différente de celle du métal pur.

B. *L'état du canal alimentaire.* — L'action vomitive et purgative des antimoniaux s'exerce avec beaucoup plus de violence quand il existe une inflammation de la membrane muqueuse du tube digestif. C'est alors que les préparations stibiées les plus inoffensives, dans la généralité des cas, causent des vomissemens répétés et des superpurgations souvent fort dangereuses. C'est ainsi que nous avons vu des phthisiques périr rapidement à la suite de l'administration des antimoniaux qui avaient aggravé l'inflammation tuberculeuse de l'intestin. Aussi, dans les pneumonies des poitrinaires, devons-nous être sobres des préparations stibiées, et employer de préférence tout autre moyen, dût-il n'avoir pas immédiatement d'aussi bons résultats. Il est d'autant plus essentiel de ne donner l'antimoine que dans le cas seulement où la membrane muqueuse est saine, que si, d'une part, la phlegmasie intestinale est augmentée, d'autre part les effets antiphlogistiques indirects du médicament ne sont pas obtenus.

Cependant il ne faudrait pas croire qu'une diarrhée aiguë abondante et des vomissemens fussent toujours une contr'indication de l'administration des antimoniaux. Laënnec avait déjà constaté, et bien souvent nous avons vu que tous les accidens cessaient du côté des viscères gastriques, sous l'influence d'une dose élevée d'émétique ou de kermès. Aussi n'hésitons-nous jamais à administrer les antimoniaux, lorsque, dans le cours d'une pneumonie aiguë, des vomissemens et de la diarrhée se sont montrés avec quelque violence. Si donc les signes d'une phlegmasie gastro-intestinale aiguë (si tant est que la diarrhée et les vomissemens indiquent toujours une inflammation de la membrane muqueuse du tube digestif) ne doivent pas empêcher de donner l'antimoine dans le cas de pneumonie; d'un autre côté, nous devons reconnaître qu'il n'en est point de même quand la diarrhée et les vomissemens existent depuis longtemps.

Que si, lorsque des accidens inflammatoires de l'intestin sont un épiphénomène de la pneumonie aiguë, nous recourons sans hésiter aux antimoniaux pour combattre la maladie principale, nous ne suivons pas la même conduite thérapeutique quand la pneumonie devient au contraire un accident de la maladie principale, comme cela s'observe si communément dans la dothinentérie. Dans ce cas, on augmente les accidens locaux de l'affection intestinale : nous avons vu souvent Laënnec lui-même causer par cette méthode une funeste aggravation de symptômes, et il a fallu tout l'aveuglement de la prévention pour que cet illustre médecin persistât dans une pratique dont il était si facile de constater le danger.

C. *Durée de la médication.* — Lorsque l'on administre des préparations solubles d'antimoine à dose un peu élevée, le premier effet est de provoquer des vomissemens et de la diarrhée. Après un temps plus ou moins long, mais qui varie entre douze heures et trois jours, la tolérance s'établit, c'est à dire que le médicament est supporté sans déterminer d'accidens locaux appréciables. Cette tolérance est quelquefois immédiatement obtenue, d'autres fois elle ne peut jamais survenir, et ce phénomène s'observe surtout chez les personnes dont le canal alimentaire est malade depuis longtemps.

Quand, au contraire, on n'a donné que des préparations insolubles d'antimoine, il est assez rare que l'on observe de la diarrhée ou des vomissemens ; en d'autres termes, la tolérance s'établit presque toujours d'emblée.

La durée de la tolérance est variable, et il est important d'insister ici sur quelques préceptes thérapeutiques dont l'oubli peut être suivi d'accidens bien graves. En général, lorsque la tolérance s'est établie difficilement, elle dure peu, et l'on voit reparaître les accidens au bout d'un ou de deux jours; dans le cas contraire on la voit durer quatre, huit et jusqu'à quinze jours, lorsqu'on a usé d'une préparation soluble, et presque indéfiniment, lorsque l'on use d'un composé insoluble.

Quelle qu'ait été la durée de la tolérance, une fois qu'elle a cessé, il faut ne plus donner d'antimoine, car on voit rapidement survenir des accidens gastriques dont on a peine quelquefois à se rendre maître. Il est même fort remarquable que, lors même que l'on a cessé l'usage du remède avant que les vomissemens ou la diarrhée nous en aient fait une nécessité, les malades éprouvent pendant quelque temps une grande propension au dévoiement.

A vrai dire, nous ne doutons pas, comme nous l'ont démontré plusieurs autopsies, que le contact prolongé de l'antimoine ne détermine dans la membrane muqueuse gastro-intestinale des phlegmasies locales analogues à celles que l'on voit survenir sur la peau lorsqu'on a fait usage de frictions ou de lotions stibiées; et quoique ces gastro-entérites, par cause externe, n'aient rien de grave en général, toujours est-il qu'il faut éviter de les porter au delà de certaines bornes.

Nous avons dit plus haut que les effets généraux de l'antimoine n'étaient point obtenus lorsque le médicament causait de la diarrhée et des vomissemens : la raison en est bien simple; c'est qu'il n'en est presque pas absorbé; aussi doit-on, par tous les moyens, chercher à obtenir la tolérance. C'est en associant l'opium à l'émétique que Laënnec parvenait plus certainement à faire supporter le remède; l'addition de quelques substances aromatiques, telles que l'eau distillée de fleurs d'oranger, lui semblait propre à diminuer les nausées. Ces moyens sont rarement utiles lorsque l'on fait usage d'antimoniaux insolubles, et ils ne doivent être employés qu'au début lorsque l'on se sert de l'émétique; car, d'une part, l'opium nuit singulièrement aux effets sédatifs de l'antimoine, comme Rasori l'avait déjà dit, et d'autre part, par l'association de l'opium, on risque de masquer pendant quelque temps des accidens intestinaux qui éclatent ensuite avec une violence beaucoup plus grande.

Il nous reste à parler d'un phénomène que quelques personnes ont désigné sous le nom de *saturation antimoniale*. En général, lorsque l'on a soutenu pendant plusieurs jours la médication par le tartre stibié, le malade éprouve dans toute la gorge, dans la bouche, et sur la langue, un sentiment de tension qui s'accompagne de quelque douleur et d'un goût métallique bien prononcé. Ce goût a été comparé à celui que l'on éprouve lorsque l'on fait usage de mercuriaux. Nous nous étonnons que l'on ait cherché à assimiler complétement l'action de l'émétique sur la membrane muqueuse buccale à celle du mercure sur les mêmes parties. Il y a en effet cette grande différence, que le mercure n'agit qu'indirectement sur la bouche, tandis que l'antimoine exerce une action purement locale exactement semblable à celle des lotions stibiées sur la peau. En effet, le passage répété d'une solution de tartre émétique sur la langue et sur les amygdales détermine une inflammation aphtheuse qui cause de vives douleurs et ne se guérit qu'après plusieurs jours. Ce phénomène ne doit donc pas être attribué à une véritable saturation, et il ne faut pas l'attendre pour cesser l'administration de l'antimoine, car il ne se développe que très rarement lorsqu'on a fait prendre des préparations stibiées insolubles. Mais lorsque la membrane muqueuse buccale s'enflamme, il faut au plus tôt renoncer au tartre stibié, car on voit immédiatement se développer, du côté des organes abdominaux, des accidens qui peuvent être mortels.

D. *Régime du malade.*—Nous ne croyons pas que personne ait apprécié convenablement l'immense influence que le régime exerce sur les effets thérapeutiques de l'antimoine. Nous avons dit plus haut que nous avions administré des antimoniaux à des hommes atteints de sciatique, de rhumatismes chroniques, de catarrhes non fébriles, et qui, à cela près, jouissaient de l'intégrité de leur santé. Tant que nous les tenions à la diète, c'est à dire qu'ils ne mangeaient que trois soupes par jour ou le quart de portion, nous observions les phénomènes généraux dont nous avons déjà parlé; mais lorsque nous accordions un peu plus d'alimens et que les malades mangeaient la demie ou les trois quarts, le pouls et la respiration reprenaient leur fréquence normale, et la sécrétion urinaire n'était pas augmentée d'une manière aussi notable. Pourtant chez quelques uns d'entre eux, les effets de l'antimoine ont persisté malgré l'alimentation; chez d'autres, il ne restait que de l'irrégularité dans le pouls, irrégularité qui continuait encore pendant quelques jours après qu'on avait cessé tout traitement. On peut établir en thèse générale que l'action générale de l'antimoine sur l'économie animale est d'autant plus puissante que la diète est plus sévère, et, au contraire, l'action irritante locale est d'autant plus vive que la quantité des alimens est plus considérable. En effet, nos expériences nous ont prouvé que la même dose d'antimoine qui, la veille, n'avait causé ni vomissement ni coliques, lorsque le malade était à la diète absolue, déterminait le lendemain de légers troubles des fonctions digestives, troubles qui augmentaient en proportion de l'augmentation des alimens : d'où suit naturellement ce précepte thérapeutique que la dose des préparations antimoniales doit être diminuée à mesure que l'on se relâche de la sévérité de la diète imposée au malade.

Certains alimens, certaines substances médicamenteuses modifient l'action des antimoniaux, et il est d'autant plus important de le savoir, que, bien souvent, on ne sait à quoi attribuer des accidens qu'on peut aisément éviter lorsque l'on a été averti. Le vin, les fruits acides, tels que les oranges, les limons, les citrons, les groseilles, les cerises, etc., et même les confitures de groseille, le raisiné, etc., les boissons faites avec les sucs des fruits acerbes ou acides, augmentent singulièrement la propriété vomitive et purgative des antimoniaux; et, le fait une fois constaté, nous avons pu l'expliquer aisément par la présence de l'acide tartrique ou citrique dans les alimens ou les tisanes, acides qui forment avec l'antimoine des sels solubles et violemment émétiques.

E. *Age et sexe.* — Pour ce qui regarde l'âge et le sexe, on peut établir que les vomissemens et la diarrhée sont beaucoup plus faciles chez les enfans et chez les femmes que chez les adultes du sexe masculin. La tolérance dure peu de temps aussi chez les enfans, et il faut y faire une sévère attention; car l'antimoine, si puissamment utile pour combattre, dans le premier âge, les pneumonies et certaines affections cérébrales, peut devenir une arme très dangereuse si son emploi est continué au delà des bornes convenables.

Quelque prudence que l'on ait mise dans l'administration des antimoniaux, il peut arriver que, chez certains malades, de graves désordres des fonctions digestives nécessitent de prompts secours. Il arrive souvent que la diarrhée persiste pendant trop longtemps et entrave la marche de la convalescence. Quand il survient de violens vomissemens et des superpurgations le premier jour de l'administration des antimoniaux, on ne doit pas concevoir d'inquiétudes, car, en persistant dans la médication, la tolérance s'établit le plus souvent le second ou le troisième jour du traitement. Les vomissemens et la diarrhée ne sont réellement à redouter que lorsqu'ils reparaissent après la période de tolérance. La première chose à faire alors c'est de cesser immédiatement l'antimoine; car, nous ne saurions trop le répéter, la tolérance perdue ne se rétablit que très difficilement. La diète, les boissons féculentes, les lavemens d'amidon, devront être conseillés tout de suite; en même temps on fera prendre au malade un gros (4 grammes) d'électuaire diascordium, dans les vingt-quatre heures, ou mieux une mixture dans laquelle on fera entrer un scrupule (12 décigrammes) de diascordium, douze grains (6 décigrammes) de gomme kino, et un ou deux grains (5 centigrammes à 1 décigramme) de sulfate ou d'hydrochlorate de morphine. Que si les vomissemens ne permettaient pas de supporter cette potion, on administrerait en lavement ces mêmes remèdes, et s'ils ne calmaient pas la violence des coliques et des vomissemens, on pratiquerait sur l'épigastre et sur le trajet des deux colons droit et gauche un vésicatoire extemporané qui permettrait de recouvrir le derme dénudé de sulfate ou d'hydrochlorate de morphine.

Il est rare que de pareils moyens ne calment pas, en vingt-quatre heures, ou deux jours au plus, la violence des accidens; dès que ce but est atteint, on a recours au sous-nitrate de bismuth, que l'on donne chez les adultes à la dose de dix grains (5 décigrammes), trois, quatre ou cinq fois par jour, et que l'on continue pendant quelque temps, même après que la diarrhée et les vomissemens ont complétement cessé; c'est aussi à cette dernière médication que nous avons presque toujours recours lorsque, après l'administration longtemps continuée de l'antimoine, il reste quelques troubles fonctionnels du canal alimentaire.

Quant à l'inflammation aphtheuse qui survient quelquefois sur la membrane muqueuse du pharynx et de la bouche, on la modère aisément par des gargarismes ainsi composés : eau commune, 375 grammes (douze onces); alun, 8 grammes (deux gros); sirop de mûres, 64 grammes (deux onces); ou bien : eau distillée, 375 grammes (douze onces); nitrate d'argent, 6 décigrammes (douze grains); sirop de fleurs d'oranger, 64 grammes (deux onces); ou bien encore par le collutoire suivant : acide hydrochlorique, 8 grammes (deux gros); miel rosat, 64 grammes (deux onces).

*Action thérapeutique de l'antimoine.* Déjà dans notre ouvrage, tome I, page 667, et tome II, 2ᵉ partie, page 19, nous nous sommes occupés d'une des principales préparations antimoniales; c'est-à-dire du tartre stibié, comme irritant topique et comme évacuant : ici nous étudierons d'une manière toute particulière l'action des antimoniaux en général sur les maladies fébriles, nous réservant de traiter un peu plus loin de quelques autres applications thérapeutiques un peu moins importantes.

Depuis que les antimoniaux étaient devenus du domaine de la thérapeutique, on avait souvent, par leur moyen, obtenu la guérison de maladies fort graves. Mais l'action vomitive, purgative et diaphorétique du médicament avait seule frappé les médecins, et ils n'avaient pas formulé les résultats qu'ils n'avaient pas compris. Cependant le kermès était prescrit assez souvent à haute dose comme béchique et comme altérant ; et l'antimoine diaphorétique lavé (antimoniate de potasse) était donné à la dose d'une demi-once par jour (16 grammes) dans quatre onces (125 grammes) d'infusion de bourrache, dans le cas spécial de pleurésie et de péripneumonie, comme on peut s'en assurer en lisant le formulaire des hôpitaux de Paris pour l'année 1764. Mais cette médication était tombée en oubli, lorsque Rasori, professeur de clinique à Milan, publia, sur l'action thérapeutique de l'émétique à haute dose, des travaux qui eurent un grand retentissement dans le monde savant. Il reconnut que, dans certaines maladies, l'émétique à haute dose amenait une prompte cessation des accidens inflammatoires. Peschier de Genève, Laënnec et plusieurs autres praticiens constatèrent ces importans résultats, et maintenant il n'est personne qui révoque en doute la puissance du tartre stibié à haute dose dans le traitement de certaines pneumonies. Les opinions sont beaucoup moins unanimes sur l'efficacité de ce même agent thérapeutique contre le rhumatisme articulaire, la phlébite, la péritonite, la pleurésie, la méningite, l'angine, etc. Nous discuterons avec impartialité les opinions des auteurs en les comparant aux faits nombreux que nous avons nous-mêmes observés, et nous indiquerons avec la même bonne foi et les cas où nous avons vu les antimoniaux suivis d'un plein succès, et ceux dans lesquels ils n'ont donné aucun résultat avantageux.

*De l'emploi de l'antimoine dans la pneumonie aiguë.* — Depuis la publication de nos travaux sur l'action thérapeutique des antimoniaux, en 1832, il s'est élevé à ce sujet une controverse des plus vives. Attaqué avec une violence souvent peu équitable, vanté par d'autres avec une exagération passionnée, l'antimoine est pourtant demeuré dans le domaine de la thérapeutique, et aujourd'hui que les questions personnelles sont un peu oubliées, il est moins difficile de juger cette grave et importante question. Et d'abord l'émétique a fini par convaincre les plus incrédules, et depuis que M. Louis, cet observateur si grave et si probe, est venu hautement proclamer l'évidente efficacité du tartre stibié dans la pneumonie aiguë, personne n'a plus douté et aujourd'hui c'est chose jugée. Il n'en a pas été de même des autres préparations antimoniales. Le kermès n'a pu prendre droit de cité, non qu'il ait, à coup sûr, une efficacité moindre, mais parce que, presque seuls, à Paris, nous avons persisté dans son emploi, et que le nouvel hôpital dans lequel nous poursuivons nos expériences n'est plus au centre de la capitale, comme l'Hôtel-Dieu, et que de nombreux élèves ne peuvent plus, comme jadis, être témoins des expériences nombreuses dont ils constataient chaque jour les heureux résultats. Or, de toute évidence, le kermès, dans le traitement de la pneumonie, ne le cède en rien à l'émétique; il a même sur lui cet avantage qu'il est beaucoup moins irritant, et qu'il cause bien plus rarement ces phlegmasies de la bouche et de la gorge, et ces inflammations gastro-intestinales qui ne permettent pas toujours de continuer l'emploi de l'émétique aussi longtemps qu'il serait convenable de le faire pour amener à bien une pneumonie et surtout pour s'opposer à toute récidive. L'antimoine métallique, l'antimoine diaphorétique non lavé, en un mot, les préparations antimoniales les plus irritantes, ne diffèrent réellement de l'émétique que par la dose; quant à leurs effets généraux, ils sont toujours les mêmes. Les préparations insolubles, telles que l'antimoine diaphorétique lavé, et les divers oxydes d'antimoine, ont été vantées par nous en 1832 et en 1833, à une époque où, comme nous l'avons dit plus haut, elles produisaient la diarrhée et les vomissemens avec autant de facilité que le kermès les produit aujourd'hui. Alors, et nous ne saurions proclamer trop haut ce fait important, l'émétique, le kermès et l'antimoine métallique irritèrent souvent de telle manière que nous ne pouvions les employer, et les préparations insolubles au contraire, douées de propriétés irritantes beaucoup moindres, trouvaient une application heureuse et facile. Aujourd'hui, c'est à dire en 1838, nous excluons du traitement de la pneumonie les antimoniaux insolubles à l'exception du kermès et du régule, parce qu'ils ne nous rendent plus les mêmes services que jadis. Dans quelques années probablement, il y faudra revenir, dès que la constitution médicale aura changé, et que l'économie ne pourra sans dommage supporter l'action de l'émétique, du kermès et du régule.

Toutefois des médecins pleins de probité et de talent d'observation, MM. Baudelocque et Bouneau, ont, à l'hôpital des Enfans, constaté, tout nouvellement encore, l'heureuse influence de l'oxyde blanc d'antimoine dans la pneumonie des enfans, et des faits nombreux publiés, sous leurs auspices, dans les divers recueils périodiques, ne laissent aucun doute sur ce fait thérapeutique; mais on est forcé de porter à des doses énormes l'oxyde blanc d'antimoine, et le kermès peut, à coup sûr, à de moindres doses, produire le même résultat.

Revenons à l'analyse des effets produits par les antimoniaux dans la pneumonie.

Si nous voulons juger de l'influence des antimoniaux dans le traitement de la pneumonie, comparée à celle des autres traitemens, nous sommes arrêtés tout d'abord par une impossibilité flagrante. Les relevés des différens auteurs, vrais sans doute, sont cependant tellement contradictoires que l'esprit reste en suspens, et que l'on se voit forcé de rentrer en soi-même, d'interroger sa propre expérience, et de mesurer les observations des autres à celles que l'on a recueillies soi-même. Cette manière de juger n'est pas, à coup sûr, exempte de reproches; mais en vérité, tant que les auteurs qui nous donnent des statistiques ne tiendront aucun compte des constitutions médicales et de ces influences extérieures auxquelles les médecins de l'antiquité attachaient, avec raison, une importance immense, il demeurera tout à fait impossible de se servir de ces relevés statistiques, auxquels nous ne voulons, pour ce moment, faire un autre procès.

Il est au moins un fait sur lequel s'accordent la plupart des antagonistes de l'antimoine, c'est que ce médicament peut rendre de grands services dans des circonstances extrêmes. Cet aveu, bien singulier, serait bien propre à démontrer que si l'antimoine est évidemment utile dans des cas où plus rien ne peut l'être désormais, il aurait probablement une utilité bien moins contestable encore s'il était administré alors que l'économie a encore assez de ressort pour seconder l'action curative du remède.

Presque tous les auteurs, ceux même qui ont préconisé l'antimoine avec le plus de vivacité, sont aujourd'hui d'avis que dans le début de la pneumonie, c'est à dire dans les quatre ou cinq premiers jours, les émissions sanguines doivent être employées, si ce n'est dans quelques constitutions médicales qui ne se représentent que bien rarement, et chez certains malades dont la constitution individuelle ne permet réellement pas les émissions sanguines.

Il ne s'ensuit pas que l'antimoine doive être donné seulement le quatrième ou le cinquième jour de la pneumonie et alors seulement que le système sanguin a été vidé, il doit être administré concurremment à la saignée, et c'est seulement de cette manière qu'il pourra, par ses propriétés antiphlogistiques, modifier l'état général de telle sorte que les nouvelles émissions sanguines soient superflues.

Dans quelques épidémies, et nous en avons observé une de ce genre, les antimoniaux exercent une influence qui étonne, et, quand on a constaté ces prodigieux résultats, on est affligé de voir les mêmes agens ne plus avoir qu'une action secondaire.

Dans l'épidémie que nous observions à Paris en 1831 et au commencement de 1832, les pneumonies les plus intenses, chez les individus les plus jeunes et les plus vigoureux, guérissaient en peu de jours sans émissions sanguines, et même nous re-

remarquions que les malades qui avaient été saignés chez eux restaient malades beaucoup plus longtemps que ceux qui ne l'avaient pas été. Les accidens fébriles, l'expectoration rouillée cédaient dans l'espace de quarante-huit ou de soixante-douze heures, tandis que, depuis 1834, et aujourd'hui encore, les antimoniaux, dont l'utilité est incontestable pourtant, ne peuvent seuls mener à bien les pneumonies, du moins celles que nous observons dans notre hôpital et dans notre pratique particulière, et que les pertes de sang sont d'une nécessité évidente.

Il serait important d'avoir un *criterium* qui permît de juger d'une manière précise les formes épidémiques, les constitutions générales qui réclament plus particulièrement l'emploi des antimoniaux, mais nous avouons qu'après une attention soutenue, et après l'examen le plus scrupuleux des phénomènes morbides généraux et locaux, il nous a été tout à fait impossible d'arriver à cette notion thérapeutique. Il est triste de le dire, mais c'est un fait expérimental bien vrai, *l'issue du traitement fait connaître la nature des maladies : naturam morborum ostendunt curationes.* Quand on compare l'épidémie de 1831 et 1832 avec celle de 1837 et 1838, il nous a semblé que ce qui dominait, c'est que, en 1832 et 1831, il y avait une incroyable propension aux accidens gastriques. Ainsi, la plupart des malades avaient eu chez eux des vomissemens et des diarrhées, et avaient une telle susceptibilité d'entrailles que les moindres doses d'antimoine, fussent-ce les préparations insolubles, déterminaient le premier jour une révolte de l'estomac et des intestins, qui ne se calmait que difficilement avec l'opium; tandis que, dans l'épidémie de 1837 et actuellement, nous donnons, dès le premier jour, sans addition d'opium, une dose énorme de kermès, 4 grammes (1 gros), par exemple, sans émouvoir à peine l'estomac, et en même temps nous observons que les accidens gastriques éprouvés par ces malades antérieurement à leur entrée dans l'hôpital sont moins violens et surtout moins fréquens.

Ce n'est pas à dire pour cela que les antimoniaux soient

d'autant plus utiles qu'ils sont plus difficilement tolérés, ou, en d'autres termes, qu'ils font vomir et qu'ils purgent davantage ; nous verrons plus bas ce qu'il faut penser de cette idée ; nous prétendons seulement que, s'il en faut juger par deux formes épidémiques bien différentes, l'antimoine était plus utile dans celle où, précisément, l'estomac et les intestins étaient le plus irritables.

Sans nous arrêter plus longtemps à ces formes différentes de pneumonies, indiquons rapidement de quelle manière les antimoniaux doivent être administrés dans la fluxion de poitrine, telle qu'on l'observe le plus communément.

Dès que la pneumonie est constatée et que l'on a apratiqué une saignée, on prescrit une potion stibiée dont la dose varie en raison de l'âge du malade, du composé antimonial et de la constitution médicale. L'émétique est donné dissous dans de l'eau distillée et sucrée à la dose de 2 décigrammes à 1 gramme (4 à 18 grains) pour la première journée ; l'antimoine métallique à la dose de 5 décigrammes à 2 grammes (10 à 36 grains); le kermès à celle de 1 à 3 grammes (18 à 54 grains); l'oxide d'antimoine à la dose de 1 à 10 grammes (18 grains à 2 gros et demi). Toutes ces préparations insolubles doivent être données dans un looch blanc, ou dans un mucilage de gomme adragant suffisamment étendu et édulcoré. Pour les enfans, on peut les donner en poudre mêlées à du sucre ou à du miel, et les déposer ainsi sur la langue.

On en donne d'abord une cuillerée à bouche, ou même moins encore s'il s'agit d'un enfant. Quand il ne survient pas de vomissemens trop violens et de trop vives coliques, on répète cette dose toutes les heures. Dans le cas, au contraire, où les accidens gastriques sont trop graves, on éloigne les doses du médicament jusqu'à ce que la tolérance se soit établie; et alors on l'augmente en raison même de l'intensité de la fièvre et des accidens généraux.

Dès que la fièvre est calmée, il convient de diminuer la dose de médicament, et de la réduire graduellement à mesure que le malade avance dans la convalescence.

La cessation de la fièvre et même de la plupart des accidens locaux ne doit pas être pour le médecin un motif de renoncer immédiatement et tout d'un coup aux antimoniaux. Tout au contraire, il faut insister ; mais en réduisant graduellement les doses, c'est le moyen de tenir en bride la phlegmasie, s'il nous est permis de nous exprimer ainsi, et d'empêcher les recrudescences et les rechutes : car c'est en cela surtout que le traitement par les antimoniaux seuls ou par les antimoniaux unis à la saignée l'emporte sur la méthode des émissions sanguines exclusives. Les saignées en effet ont des bornes. Si elles n'ont pas jugulé la maladie, pour me servir d'une expression aujourd'hui consacrée, le médecin qui n'a que cette arme reste impuissant ; tandis que les antimoniaux, qui peuvent être continués même pendant la convalescence, laissent constamment le malade sous l'influence de la médication énergique qui a arrêté les progrès de la phlegmasie.

*Action antiphlogistique de l'antimoine dans les autres maladies.* — Ce n'est pas seulement dans le traitement de la pneumonie que l'efficacité de l'antimoine a été constatée ; on a dit encore qu'elle n'était pas moindre pour combattre le rhumatisme articulaire, la phlébite, le catarrhe suffocant, etc. Nous avons pu faire à cet égard de nombreuses expériences, et nous indiquerons les résultats auxquels nous avons été conduits.

*L'hémorrhagie parenchymateuse du poumon* est, après la péripneumonie, la maladie qui cède le mieux à l'action de l'antimoine. Une jeune femme de trente ans avait depuis dix mois une hémorrhagie pulmonaire (hémoptysie parenchymateuse) pour laquelle elle avait été saignée vingt-neuf fois. Diverses médications furent vainement essayées. M. Récamier prescrivit l'antimoniate de potasse à haute dose, et la guérison fut rapide et durable.

Un homme de quarante ans fut amené à l'Hôtel-Dieu, au septième jour d'une hémoptysie extrêmement grave qui avait augmenté après deux saignées et une application de sangsues ; sept heures après l'administration de l'antimoine, le crachement de sang avait disparu. Enfin nous avons eu à nous louer également de cette médication chez une femme de soixante-cinq ans qui éprouvait souvent de graves apoplexies pulmonaires symptomatiques d'une lésion organique du cœur. Néanmoins nous avons tout récemment échoué complétement dans le traitement d'un jeune homme atteint d'une hémorrhagie parenchymateuse du poumon fort grave.

Dans l'hémorrhagie bronchique, l'antimoine ne nous a pas réussi.

*Catarrhe suffocant.* — Les antimoniaux nous ont rendu service dans le traitement du catarrhe suffocant des vieillards et dans le catarrhe pulmonaire profond des adultes. Cette maladie, infiniment plus grave que la pneumonie, demande à être attaquée par des doses beaucoup plus fortes.

Dans le catarrhe aigu simple nous n'avons rien obtenu de l'antimoine comme contro-stimulant, à moins qu'il n'y eût beaucoup de fièvre.

*Pleurésie.* — Nous avons plus de dix fois donné les préparations d'antimoine dans les pleurésies aiguës, et pas une fois nous n'avons pu calmer l'orgasme inflammatoire, ainsi que le prétendait Laënnec.

*Maladies du cœur.* — Nous avons vu se calmer la fréquence du pouls et la dyspnée chez les patiens atteints d'une maladie organique du cœur, sous l'influence de hautes doses de tartre stibié, de kermès et d'oxyde blanc d'antimoine ; mais au bout de peu de temps, lorsque la tolérance cessait, les accidens reparaissaient avec autant de violence qu'auparavant. Il est pourtant un rapprochement que nous ne pouvons passer sous silence : en parlant de la péripneumonie, nous avons dit que, sous l'influence de l'antimoine, la circulation subissait des modifications beaucoup plus marquées que la respiration ; le contraire a lieu dans les maladies du cœur.

*Phlébite.* — L'action de l'antimoine dans la phlébite n'est guère moins constante que dans la pneumonie. Une jeune fille fut saignée pour modérer une congestion utérine ; à quelques jours de là, les veines du bras s'enflamment, on applique des sangsues et des cataplasmes. Le lendemain matin, gonflement du bras, symptômes typhoïdes, suffusion ictérique de la face. Un gros et demi d'oxyde blanc d'antimoine est prescrit par M. Récamier : le lendemain matin la fièvre avait cédé, le bras était assoupli, les symptômes typhoïdes avaient disparu, et quarante-huit heures après le début du traitement, notre malade entrait en convalescence. M. Sanson aîné s'applaudit beaucoup d'avoir employé le tartre stibié à hautes doses et l'oxyde d'antimoine dans les phlébites qui suivent les graves opérations chirurgicales.

Deux fois nous avons vu réussir les antimoniaux dans une métro-péritonite puerpérale.

Nous croyons avoir fait avorter, par le même moyen, un double phlegmon des amygdales.

*Rhumatisme articulaire.* — Il est peu de médecins qui, ayant convenablement essayé les antimoniaux dans la pneumonie, n'aient reconnu leur utilité, mais il n'en est pas de même pour le rhumatisme articulaire aigu. Quelques praticiens, Laënnec, MM. Vyau Lagarde, Ribes, Delourmel, etc., regardent le tartre stibié à haute dose comme l'un des meilleurs moyens pour guérir le rhumatisme articulaire. M. Chomel et surtout Dance citent des faits nombreux qui semblent indiquer que ce médicament n'a pas, dans ce cas, une action spéciale bien incontestable, et qu'il faut attribuer l'amélioration que l'on observe à l'action vomitive et purgative du remède plutôt qu'à ses propriétés contro-stimulantes. Nous avons traité par les antimoniaux plus de trente malades atteints de rhumatisme articulaire aigu, et les résultats ont tellement varié qu'il nous a été impossible d'indiquer, à l'égard de cette maladie, des résultats thérapeutiques à peu près constans, comme nous l'avons fait dans la pneumonie. Les préparations antimoniales ont eu un succès rapide chez quatre de nos malades, la moitié ont éprouvé un soulagement notable et une guérison complète en moins de vingt jours. L'autre moitié n'a pas éprouvé la moindre amélioration. Chez trois malades, les accidens se sont considérablement aggravés. Chez les rhumatisans nous n'observions pas le ralentissement de la circulation et des mouvemens respiratoires dont nous avons parlé plus haut ; la chaleur fébrile ne diminuait qu'à mesure de la disparition des phénomènes locaux, et même nous avons vu plusieurs fois une fièvre violente persister, bien que toutes les articulations parussent libres d'inflammation, et que rien ne pût faire présumer que quelque organe interne, à l'exception du cœur, fût le siége d'une phlegmasie. La disparition du rhumatisme n'a jamais été si rapide que lorsque l'antimoine déterminait des vomissemens et surtout des superpurgations; une tolérance de quinze jours n'amenait aucune autre modification que celle que l'on pouvait raisonnablement attribuer au laps de temps qui s'était écoulé. Plusieurs fois nous avons vu le rhumatisme persévérer avec une affreuse opiniâtreté pendant tout le temps que durait la tolérance, et céder presque complétement en vingt-quatre heures, le jour que le médicament n'était plus supporté et qu'il déterminait des accidens du côté des viscères gastriques. Nous ajouterons que le tartre stibié en lavage, ou bien encore l'huile de croton tiglium ou tout autre purgatif un peu énergique, produisaient en général d'aussi bons effets que les antimoniaux à haute dose.

Toutefois nous ferons observer que si, par une médication quelconque, l'application des sels de morphine sur le derme dénudé, la saignée, les purgatifs drastiques, les éméto-cathartiques, nous avions modéré le rhumatisme articulaire, et dissipé la fièvre violente qui l'accompagne presque toujours, nous tirions alors un utile parti de l'administration longtemps continuée de doses médiocrement élevées d'oxyde blanc d'antimoine ou de kermès. Par là nous évitions les recrudescences si fréquentes avec toute autre médication.

Il résulte de tout ce que nous venons de dire que le mode

d'action des antimoniaux dans le rhumatisme articulaire, est tout autre que dans la péripneumonie. Ceci nous mène naturellement à discuter le mode d'action de ce médicament.

Rasori, sans trop expliquer ce qu'il entend par stimulus et par contro-stimulus, pense que, dans le traitement des péripneumonies, il faut, pour vaincre rapidement le mal, porter sur les organes digestifs toute l'action contro-stimulante qu'ils peuvent recevoir, et soustraire au système vasculaire une portion de la matière stimulante dont il est rempli. Il satisfait à la première indication par le tartre stibié, et à la seconde par la saignée : la saignée et l'émétique agissent donc, selon lui, exactement de la même manière.

Or, si l'on mesure la contro-stimulation par les effets des contro-stimulans, on ne pourra admettre l'opinion de Rasori; car l'expérience démontre que, dans quelques épidémies de pneumonie, le tartre stibié ou les autres antimoniaux employés à l'exclusion de tout autre moyen amènent plus vite la cessation des phénomènes fébriles, que lorsque l'on saigne le malade préalablement ou concurremment. Ce seul fait permettrait donc de conclure que l'antimoine n'agit pas comme la saignée.

Suivant Rasori, l'émétique à haute dose n'est supporté que dans certaines conditions de l'organisme, c'est à dire quand la maladie est sthénique, ou pour nous servir de sa propre expression, quand il existe une diathèse de stimulus. Tout en confessant que le tartre stibié et les antimoniaux, en général, ne sont jamais si bien supportés, ni si utiles dans la pneumonie, que lorsque les symptômes sthéniques dominent le plus fortement, nous ne soutiendrons pas moins que la tolérance s'établit à merveille chez les individus profondément débilités, et qui, certes, n'ont guère besoin de l'antimoine pour perdre encore des forces. D'un autre côté, vous voyez les individus les mieux portans, à cela près d'une tumeur du genou, par exemple, qui n'amène aucune réaction, supporter les antimoniaux avec la même facilité que ceux qui sont atteints de péripneumonie. Rasori a professé, et d'autres après lui ont accrédité une grave erreur : savoir, qu'il fallait être malade, et malade d'une certaine manière, pour supporter de hautes doses de préparations antimoniales. On peut dire, au contraire, qu'à moins d'une phlegmasie gastro-intestinale, presque tous les hommes peuvent supporter des doses considérables d'antimoine. Rasori et ceux qui partagent son opinion n'ont pas vu que si des gens bien portans ne supportent pas les antimoniaux, c'est que des gens bien portans ne se mettent pas à la diète : or, nous avons vu que la diète était une des principales conditions de tolérance.

Rasori blâme, avec une sorte de dédain, ceux qui s'attachent aux phénomènes locaux des maladies, et qui ne semblent pas tenir compte de la diathèse de stimulus ou de contro-stimulus. Or, pour être conséquent avec lui-même, il faut qu'il admette que peu de maladies se montrent plus fréquemment que le rhumatisme articulaire et la pleurésie avec les symptômes qui annoncent au plus haut degré la diathèse de stimulus; cependant les antimoniaux échouent presque toujours dans ces deux maladies, et d'autant plus sûrement que les symptômes inflammatoires sont plus violens; d'un autre côté, dans une pneumonie latente, l'antimoine réussit presque aussi bien que dans la fluxion de poitrine qui s'accompagne des signes les plus évidens de diathèse de stimulus.

Dance et M. Chomel n'expliquent pas comme Rasori le mode d'action de l'antimoine. Suivant eux, cet agent thérapeutique n'a aucune propriété spéciale; quand il purge et qu'il fait vomir, il n'agit pas autrement que les purgatifs et les vomitifs; il n'a, au contraire, aucune action lorsqu'il est parfaitement toléré.

L'opinion de Broussais se rapproche beaucoup de celle de ces médecins : cet illustre nosologiste regarde en effet les antimoniaux comme des révulsifs plus puissans encore que les vésicatoires et les sinapismes que l'on applique sur la peau, attendu qu'ils agissent sur une plus grande surface, et que de plus ils provoquent souvent une abondante sécrétion de la surface gastro-intestinale.

L'explication de Dance et de M. Chomel s'appuie sur des faits; ils ont vu, et nos propres observations sont en cela parfaitement d'accord avec les leurs, que, dans le rhumatisme articulaire, par exemple, l'amélioration ne survenait, le plus souvent, que lorsque les antimoniaux causaient des vomissemens et de la diarrhée, et que l'on obtenait les mêmes résultats par l'ipécacuanha et les purgatifs drastiques. Partant de là, ils ont conclu qu'il en devait être de même pour la pneumonie : paralogisme évident, car ici ils n'ont plus les faits pour appuyer leur opinion. Si, dans le rhumatisme, l'amendement dans les symptômes est la conséquence la plus ordinaire de l'action éméto-cathartique du médicament, au contraire, dans la pneumonie, l'amélioration ne devient évidente qu'alors que l'antimoine est supporté, et elle n'a plus lieu dès que des vomissemens ou de la diarrhée surviennent ou persévèrent. L'erreur de ces deux praticiens vient donc de ce qu'ils ont appliqué à une maladie ce qui n'était vrai que pour une autre.

Dance, dans un travail, d'ailleurs si remarquable, où il soumet à une critique sévère et consciencieuse tous les travaux qui ont été publiés jusqu'ici sur l'action du tartre stibié dans la pneumonie, arrive à cette conclusion, que si cet agent thérapeutique n'a pas nui, au moins son utilité ne peut-elle être mise en lumière par les faits qu'il analyse, et que, dans ces circonstances, la saignée faite concurremment avait probablement conduit à bien les pneumonies qui avaient été traitées par le tartre stibié.

Il nous semble que l'opinion de Broussais, relative au mode d'action de l'antimoine, dans la pneumonie particulièrement, ne peut pas soutenir la discussion, et qu'elle est renversée de fond en comble par l'argument que nous faisions valoir tout à l'heure, savoir, que dans la pneumonie les accidens inflammatoires ne sont jamais si sûrement et si rapidement enlevés, que lorsque les antimoniaux ne causent aucun accident du côté des viscères gastriques.

Et pourtant il ne faut pas se dissimuler que la fameuse méthode de Rivière, dans le traitement de la pneumonie, prête un grand appui aux opinions que nous venons de combattre. On sait que, dans la pneumonie, Rivière faisait vomir tous les jours avec l'émétique, et quelquefois deux fois par jour, jusqu'à ce que les accidens fébriles fussent calmés, et il n'est pas permis de révoquer en doute les faits qu'il a observés.

A vrai dire, il est plus que probable que Rivière avait été entraîné à préconiser exclusivement cette méthode par les succès qu'il avait obtenus dans une période d'années où la constitution médicale le requérait. Toujours est-il que nous avons voulu savoir à quoi nous en tenir sur l'influence de cette médication. En 1838, à l'hôpital Saint-Antoine, nous avons soumis plusieurs péripneumoniques à la méthode de Rivière en même temps que nous leur faisions une ou deux saignées ; ils prenaient matin et soir, les deux premiers jours de leur séjour à l'hôpital, et les jours suivans le matin seulement, 1 décigramme (2 grains de tartre stibié), et 1 gramme (18 grains) de poudre d'ipécacuanha. Ce vomitif était administré en deux doses, en laissant un quart d'heure d'intervalle entre chaque prise. Il s'ensuivait toujours des vomissemens plus ou moins copieux, et chez quelques uns un sentiment de faiblesse qui allait presque jusqu'à la syncope. Pendant qu'ils étaient dans cet état étrange, le pouls était petit, la peau perdait sa chaleur fébrile.

Le fait est que cette méthode nous a été utile ; mais nous ne l'avons pas encore assez longtemps et assez souvent expérimentée pour la juger et surtout pour la comparer aux autres.

Mais de ce que la méthode vomitive de Rivière est utile, il ne s'ensuit pas le moins du monde que les antimoniaux agissent en tant que vomitifs. Nous admettons que les vomitifs sont bons ; nous admettons encore que les antimoniaux, lorsqu'ils font vomir, sont bons encore ; et même nous voulons bien qu'ils aient une action analogue à celle des antimoniaux qui sont tolérés ; mais il n'en reste pas moins le fait sur lequel nous avons tant insisté déjà, et sur lequel nous revenons encore, c'est que les préparations stibiées, données à dose contre-stimulante, ont leur summum d'activité thérapeutique quand elles sont le mieux tolérées.

En général nous attachons bien peu d'importance aux explications que l'on peut donner du mode d'action des médicamens. Nous ne voyons en thérapeutique que deux choses, le médicament appliqué à l'organisme, et le résultat éloigné de cette application. Quant aux phénomènes intermédiaires, ils nous échappent et nous échapperont probablement toujours. Si donc, à notre tour, nous hasardons une explication, nous déclarons à l'avance que nous la sacrifierons sans peine à toute autre qui nous semblera plus conforme à l'observation des faits; cette explication, d'ailleurs, que nous avons déjà donnée depuis longtemps dans nos cours de thérapeutique et dans les hôpitaux où nos expériences ont été faites, ne diffère que bien peu de celles que vient de publier récemment M. le docteur Téallier dans un ouvrage sur le tartre stibié.

Beaucoup de substances médicamenteuses ont une action spéciale sur certains appareils. La belladone et la stramoine calment les mouvemens de la respiration, et tous les praticiens savent ce que l'on peut obtenir de merveilleux résultats en faisant fumer des feuilles de ces plantes à des malades atteints de certaines affections des organes respiratoires. La digitale ralentit les mouvemens de la circulation ; l'opium les accélère. La plupart des substances végétales toxiques ont une action spéciale, action tellement spéciale, que l'on peut aisément reconnaître, d'après les symptômes, quel est le poison qui a été appliqué à l'organisme vivant ; il en est de même des poisons animaux et des poisons minéraux. Entre le venin de l'abeille et celui du scorpion, entre l'action toxique de l'arsenic et celle du mercure, il y a un immense intervalle. Pourquoi donc ne pas admettre que l'antimoine agit comme toxique, et que son influence se fait sentir spécialement sur le cœur et sur les organes respiratoires, que cette action d'ailleurs s'exerce directement ou par l'intermédiaire du système nerveux? En quoi, nous le demandons, cette explication, si conforme aux résultats cliniques, est-elle en dissonance avec les considérations dans lesquelles nous entrions tout à l'heure, relativement à l'influence des différens poisons? Si donc nos expériences prouvent que l'antimoine, indépendamment de toute action irritante locale, produit le ralentissement et l'affaiblissement du pouls, en même temps que le ralentissement des phénomènes de la respiration, avec quelle facilité ne comprendrons-nous pas comment il amène si facilement la guérison de la péripneumonie ! En effet, supposons un péripneumonique dont le pouls batte cent vingt fois par minute, avec une force que nous représenterons par dix, et qui respire quarante fois par minute, avec des efforts que nous représenterons par quatre; supposons maintenant que, par l'administration des antimoniaux, le pouls ne batte plus que soixante fois par minute et avec une force moitié moindre; il en résulte que, d'une part, le ventricule droit et les artères bronchiques se déchargent moitié moins souvent dans le poumon, et que, d'autre part, l'impulsion du cœur étant moins forte, la masse de sang envoyée dans l'espace d'une minute est diminuée d'autant. Le poumon enflammé reçoit donc, d'abord, beaucoup moins de sang par les artères bronchiques, en tant qu'organe parenchymateux; ensuite, en tant qu'instrument d'hématose, il a bien moins de sang à élaborer.

Si maintenant nous supposons que le malade ne respire plus que vingt-cinq fois par minute, et qu'il le fasse sans efforts, on comprendra aisément que le thérapeutiste, en administrant l'antimoine, a placé le poumon justement dans les conditions où le chirurgien place un membre fracturé; c'est à dire que, après avoir, par un traitement convenable, modifié l'inflammation, il tient le membre dans le repos. Or, dans le cas qui nous occupe, le poumon est relativement dans le repos.

On comprend donc comment les maladies aiguës du parenchyme pulmonaire et celles des vaisseaux sont si heureusement combattues par les antimoniaux, comment les phlegmasies de parenchymes, en général, céderont plus aisément à cette médication que celles des membranes séreuses ou synoviales. On voit aussi pourquoi l'antimoine fait cesser la chaleur fébrile, qui presque toujours est en rapport avec la force et la fréquence du pouls.

Maintenant il s'élève une objection très grave. Si l'antimoine a sur la circulation et sur la respiration l'influence que vous lui avez reconnue dans vos expériences, pourquoi, nous dira-t-on, perd-il cette influence quand on le donne dans le traitement du rhumatisme articulaire, dans celui de la pleurésie, etc.? A cela nous répondons par une autre question : si l'opium endort, si l'extrait de datura stramonium calme les douleurs, pourquoi l'opium n'endort-il pas toujours? pourquoi l'extrait de stramoine ne calme-t-il pas toujours les douleurs? C'est que probablement la modification nerveuse, en vertu de laquelle le malade est tenu éveillé, et celle qui excite la sensation douloureuse, sont telles que l'influence de l'opium et du datura n'est pas assez puissante pour les vaincre. Ce que Peyrilhe rendait par cette expression énergique et si capitale en thérapeutique : « Si, quand nous donnons l'opium comme quatre, le malade ne s'endort pas, c'est qu'il est éveillé, au moins, comme cinq. »

Appliquons maintenant à l'antimoine ce que nous venons de dire, et croyons que si la fièvre si véhémente des rhumatisans n'est pas calmée par les antimoniaux, c'est que le rhumatisme exerce sur l'organe central de la circulation une stimulation sympathique ou directe tellement énergique, que l'action sédative et antiphlogistique de l'antimoine ne peut en triompher.

Il est une façon de comprendre le mode d'action des antimoniaux dans le traitement de la pneumonie et de diverses autres inflammations. On ne peut se refuser à admettre que les antimoniaux les plus irritans, le tartre stibié, le régule et le kermès, sont en même temps les plus utiles; que le plus puissant des trois que nous venons de citer est évidemment le tartre stibié, si toutefois il est toléré; et certes il serait du devoir du médecin de conseiller toujours l'émétique comme contre-stimulant, si souvent ce dernier ne donnait lieu à des accidens locaux qui font préférer le kermès. Or, on se demande si les antimoniaux n'agissent pas ici par une action révulsive exactement à la manière de ces immenses ventouses dont tout récemment la thérapeutique s'est enrichie. Nous savons en effet qu'à l'aide de ces ventouses qui embrassent tout un membre, on distrait immédiatement une telle quantité de sang que la syncope survient presque toujours. On comprend à merveille que si ce moyen est admirablement héroïque dans le traitement des congestions, il est moins utile dans les phlegmasies, et cela seulement parce qu'il n'a pas une action continue. Or, les antimoniaux peuvent, par leur contact avec la membrane muqueuse gastro-intestinale, développer vers le tégument interne une congestion permanente, et la réplétion de tout le système de la veine-porte pendant plusieurs jours peut agir à la manière de cette large ventouse dont nous parlions tout à l'heure, si ce n'est toutefois que la ventouse a une action essentiellement temporaire, et que la congestion déterminée par la préparation stibiée durerait aussi longtemps que serait continuée la médication.

*Des effets thérapeutiques divers attribués par les auteurs aux antimoniaux.* — Il suffit de lire ce qu'a dit Gmelin des antimoniaux (*Apparatus medicaminum*, t. I, pag. 171 et suivantes), pour être bien convaincu que toutes les préparations antimoniales ont des propriétés communes, et qu'elles n'ont de spécial que des vertus vomitives ou purgatives plus ou moins énergiques.

Le nombre prodigieux d'auteurs dont Gmelin cite les ouvrages et analyse les opinions reconnaissent à tous les composés antimoniaux une action évidente dans les maladies aiguës et chroniques de la poitrine, dans les affections cérébrales, dans les maladies goutteuses et rhumatismales ; presque tous ces écrivains leur reconnaissent la propriété de faciliter l'expectoration, de calmer la dyspnée, de modérer la fièvre, de réveiller les fonctions digestives, de favoriser la sueur et surtout la diurèse, d'aider singulièrement à la résolution de la plupart des maladies chroniques, telles que les hydropisies, les squirrhes et les engorgemens glanduleux, la syphilis constitutionnelle, les affections syphilitiques de la peau, et surtout les dermatoses squameuses et eczémateuses.

Il est fort difficile, et souvent impossible d'apprécier à leur juste valeur les assertions de ces praticiens qui, pour la plupart, écrivaient à une époque où le diagnostic différentiel des maladies était loin d'être précis ; de sorte qu'au milieu de cette masse d'assertions, on ne peut constater vraiment que les effets les plus ordinaires du médicament, indépendamment en quelque sorte de la maladie pour laquelle on l'administrait. Encore est-on incertain le plus souvent sur la dose et l'espèce de composé antimonial administrées dans ces cas divers ; car on sait que sous les mêmes noms on employait des préparations antimoniales fort différentes.

Nous ne pouvons toutefois laisser passer sans discussion quelques applications thérapeutiques toutes spéciales du tartre stibié.

Et d'abord nous parlerons de l'action de l'émétique dans le traitement des fièvres intermittentes. Le fameux bol de la Charité contre la fièvre quarte (*bolus ad quartenam*) témoigne assez haut de la confiance qu'on attribuait à ce sel vomitif. La composition de ce bol était la suivante : Une once de quinquina en poudre, 1 gros de carbonate de potasse, 16 grains de tartre stibié ; quantité suffisante de sirop de sucre ; pour 60 bols à prendre entre deux accès. Et d'abord nous ferons observer que, dans ce mélange, l'émétique était décomposé par le tannin et par le sous-carbonate de potasse, et qu'en outre l'once de quinquina que le malade prenait en même temps que l'émétique, entre deux accès de fièvre, pouvait à bon droit revendiquer la plus grande part dans l'honneur de la guérison.

On ne peut toutefois se dissimuler que, dans les fièvres intermittentes rebelles et atypiques, une grande perturbation peut dans quelques cas rompre le cours des accès, et le tartre stibié est mieux qu'un autre médicament propre à produire cette perturbation. Il agit au même titre qu'une grave indigestion, qu'une grande frayeur, que la douleur, qui souvent ont suffi pour mettre fin à une fièvre intermittente rebelle. La fameuse potion stibio-opiacée du docteur Peysson, tant préconisée dans le traitement des fièvres intermittentes rebelles, n'a peut-être d'utilité que par la perturbation qu'elle provoque.

Quant à l'efficacité du tartre stibié dans un typhus grave, nous ne nous croyons pas en droit de la révoquer en doute ; pourtant l'autorité de Rasori ne me semble pas suffisante. En effet, rien ne démontre que sa fameuse médication ait eu de si beaux résultats dans la fièvre pétéchiale de Gênes. Toutefois je ne suis pas éloigné de penser que dans certaines épidémies de grippe caractérisées par la prostration des forces, et en même temps par des phlegmasies locales pulmonaires, l'émétique, comme la plupart des autres antimoniaux, ne trouve une heureuse application.

Le bien-être qui, chez les enfans atteints de coqueluche, suit l'administration d'un vomitif, ne présage rien en faveur de l'antimoine. En effet, on obtient le même résultat par l'ipécacuanha, de sorte qu'il faut ici croire à l'utilité du vomitif, en tant que vomitif, et non à l'action spéciale du sel antimonial.

Nous avons vu bien souvent aussi conseiller, et souvent nous avons conseillé nous-mêmes l'émétique dans le cas d'inflammation aiguë de la membrane muqueuse du larynx chez les enfans. Cette inflammation qui simule le croup le plus intense, et qui peut quelquefois le causer, cède facilement à l'usage du tartre stibié donné à dose vomitive, et à l'usage du kermès continué pendant plusieurs heures; mais quand le croup tient à l'extension des fausses membranes de la gorge dans le larynx, les vomitifs, et l'émétique entre autres, n'ont plus d'autre action que de faire contracter convulsivement les muscles expirateurs, et de multiplier par conséquent les efforts par lesquels l'enfant expulsera les fausses membranes qui obstruent le conduit aérien. L'émétique, le plus énergique et le plus prompt des vomitifs, sera donc utile dans ce cas, et, en provoquant l'expulsion d'une fausse membrane, fera cesser l'asphyxie qui était imminente, et mettra l'enfant dans des conditions plus favorables pour guérir.

L'emploi des antimoniaux comme médicamens externes est tout à fait tombé en désuétude. Cependant le tartre stibié (*voyez* ce mot) a encore des usages thérapeutiques fort importans. Autrefois on se servait fréquemment, pour modifier les plaies et guérir certaines maladies ulcéreuses de la peau, de pommades dans lesquelles on faisait entrer les oxydes d'antimoine, le sulfure, l'hydrosulfate, et même l'antimoine métallique. Il est fâcheux que l'usage de ces remèdes soit aujourd'hui entièrement abandonné aux maréchaux, qui en tirent un grand parti dans le traitement des maladies des animaux.

Nous allons maintenant passer rapidement en revue les propriétés spéciales des diverses préparations d'antimoine.

A. *Antimoine métallique.* — Nous l'avons administré avec avantage dans la pneumonie, le rhumatisme articulaire, le catarrhe capillaire. Les doses varient depuis huit grains jusqu'à un gros (de 4 décigrammes à 4 grammes). On l'administre en pilules, en poudre, mêlé à de la magnésie ou à du carbonate de chaux, ou bien encore suspendu dans un looch, ou dans une potion mucilagineuse. En triturant avec une partie d'axonge deux parties d'antimoine porphyrisé, on fait une pommade qui peut remplir le même but que la pommade émétisée. Cette pommade peut s'employer aussi en frictions sur *certaines* dartres.

B. *L'oxyde d'antimoine, l'acide antimonieux, l'acide antimonique*, sont de toutes les préparations stibiées celles qui agissent avec le moins de violence. On les prescrit suspendus dans un looch blanc, en poudre ou en pilules : cette dernière forme est préférable chez les malades qui peuvent avaler des bols. La dose varie depuis 5 décigrammes (dix grains) chez les enfans à la mamelle, jusqu'à deux gros et une demi-once (8 à 16 grammes) chez les adultes, dans les vingt-quatre heures. Dans les catarrhes non fébriles il convient de ne pas dépasser la dose d'un gros (4 grammes).

C. *Antimoine diaphorétique lavé et non lavé.* — Ce médicament, presque toujours infidèle, est celui qui s'administre le plus souvent; il devrait être banni de la matière médicale, et l'on devrait toujours lui substituer l'un des oxydes. Il s'emploie plus communément toutefois que les oxydes purs, parce qu'il se trouve dans toutes les officines. C'est d'ailleurs celui qui est connu dans le *Codex* sous le nom impropre d'*oxyde blanc d'antimoine*. Il se donne exactement dans les mêmes cas et de la même manière que l'oxyde et les acides d'antimoine.

D. *Le chlorure d'antimoine*, ou *beurre d'antimoine*; *l'oxychlorure d'antimoine*, ou *poudre d'Algaroth*, et *l'iodure d'antimoine*, ne sont pas employés aujourd'hui dans la thérapeutique interne. La poudre d'Algaroth ne se distingue des antimoniaux que nous venons de passer en revue par aucune propriété spéciale. On l'a accusée pourtant de provoquer la salivation. Nous ne pouvons rien dire à cet égard : nos expériences sur ce sujet ne sont pas assez nombreuses.

E. Le *sulfure d'antimoine*, le *soufre doré d'antimoine*, et surtout *l'hydrosulfate d'antimoine* (kermès minéral), sont d'un usage beaucoup plus fréquent. Ils s'emploient avec un grand avantage comme contro-stimulans. Mais on les a vantés dans les catarrhes aigus et chroniques, dans les coqueluches : on les donne, dans ces cas, à petites doses de un à quatre grains par jour, dans un julep, en poudre, mêlés avec du sucre, en pilules, et combinés avec la gomme ammoniaque, le savon, la térébenthine, le baume de Tolu, etc. Comme contro-stimulans, il convient de les donner à dose moitié moindre que les oxydes : ils s'administrent d'ailleurs de la même manière.

## BISMUTH.

Le bismuth (*wismuthum, bismuthum, marcasita*) est un métal découvert seulement, ou du moins étudié seulement au commencement du siècle dernier. Le sous-nitrate de bismuth (ou magistère de bismuth, blanc d'Espagne, blanc de Candie, blanc de perles) n'était d'abord employé que comme fard; c'est à peine si quelques médecins l'avaient conseillé dans l'usage médical avant Odier de Genève, qui, en 1786, publia son premier travail sur la matière.

Le bismuth ne fut d'abord employé que comme fard, ainsi que nous venons de le dire, et il resta presque exclusivement dans le domaine des parfumeurs, qui, pour le mettre en crédit, vantèrent son extrême efficacité dans la couperose et dans diverses affections cutanées du visage. Le fait est que, de tous les cosmétiques employés par les femmes pour donner à la peau une teinte blanche, le sous-nitrate de bismuth est le plus innocent, et, nous ajouterons, le plus propre peut-être à modifier heureusement certaines affections de la peau du visage, telles que la couperose, par exemple, et les eczémas chroniques.

L'usage interne du bismuth date de la fin du dernier siècle; Odier de Genève est le premier qui l'ait conseillé. Déjà en 1739 on lisait, dans les observations de Pott, l'histoire d'un homme qui avait éprouvé de graves accidens gastriques à la suite de l'ingestion du bismuth. Un fait du même genre emprunté au tome V des *Annales cliniques de Heidelberg*, et inséré dans le vingt-troisième volume des *Archives de médecine* (page 434), prouve que le sous-nitrate de bismuth a pu, une fois, à la dose de huit grammes (deux gros), causer des accidens toxiques d'une gravité extrême et la mort.

Il nous est impossible d'admettre sans réflexion les faits que nous venons de citer. Nous ne les nierons pas, parce que cette manière est trop commode dans la science, mais nous les expliquerons.

Le bismuth, comme on sait, contient presque toujours une grande proportion d'arsenic, et, dans la préparation du sous-nitrate, il faut prendre quelque précaution, autrement le sous-nitrate pourrait contenir un peu d'arsenic. Si, en effet, le bismuth n'a pu être préalablement purgé de tout l'arsenic qu'il contient, et que, dans la préparation du métal, on ne le traite pas assez longtemps avec la potasse pour que l'arsenic soit entièrement converti en arséniate, et si l'on n'évapore pas assez pour chasser une grande partie de l'excès d'acide, une partie de l'arséniate de bismuth reste dans la dissolution et est entraînée en partie lorsque l'on précipite par l'eau le sous-nitrate de bismuth.

D'après cela, il est facile de comprendre que ce médicament mal préparé puisse causer les accidens que nous avons signalés plus haut.

Mais lorsque le sous-nitrate de bismuth a été préparé avec du métal parfaitement pur, précipité et bien lavé, il peut être donné, en une seule fois, à la dose de 1, 2, 3 et même 4 grammes de 18 à 72 grains) sans faire éprouver le plus léger malaise; et nous pouvons le proclamer d'autant plus hautement, que, dans notre hôpital, dans notre pratique particulière, nous conseillons ce médicament tous les jours sans que jamais nous ayons vu le plus léger accident nous faire concevoir la moindre appréhension.

Il faut que les praticiens ne gardent pas cette singulière crainte qu'ils avaient du sous-nitrate de bismuth, et qu'ils osent le donner à la dose de 1 à 2 grammes par jour (18 à 36 grains) sans crainte de voir survenir des vomissemens ou de la diarrhée.

Odier de Genève, dans le mémoire qu'il avait publié en 1786 dans le *Journal de médecine*, avait indiqué toutes les propriétés importantes du sous-nitrate de bismuth; et il est inconcevable vraiment que ce médicament ait été aussitôt oublié que vanté, bien qu'il jouisse d'une incontestable efficacité. C'est à Bretonneau de Tours que l'on doit, en France du moins, la réhabilitation du bismuth, et, par nos travaux publiés dans divers journaux, nous avons peut-être contribué nous-mêmes à lui rendre le rang qu'il devait occuper en thérapeutique.

Odier le conseillait dans les maladies de l'estomac qui dépendaient de la trop grande irritabilité de la membrane musculaire de ce viscère, dans l'hystérie, dans la colique, dans la diarrhée, dans les troubles de la menstruation accompagnés de palpitations de cœur et de douleurs de tête, dans la gastrite. Carminati, dans ses *Opuscules thérapeutiques* (Paris, 1788), reconnaît son efficacité dans la gastralgie, dans la débilité de l'estomac avec tendance aux spasmes, dans l'hystérie; Bonnat (*Journal de médecine*, 1788), dans les douleurs chroniques de l'estomac.

Enfin Odier, revenant sur les effets de ce médicament, dit que, dans un cas, il l'a vu calmer de violentes douleurs d'estomac causées par un squirrhe ; mais il reconnaît lui-même qu'il ne pouvait rien contre la maladie elle-même, non plus que contre les lésions organiques graves des viscères gastriques.

Il nous reste maintenant à donner le résultat de l'expérience de Bretonneau et de la nôtre propre. Nous avons si souvent conseillé le bismuth, et nous le donnons encore à tant de malades, que, plus que personne peut-être, nous pouvons indiquer les applications thérapeutiques que l'on peut en faire.

*Usage interne.—Maladies de l'estomac.*—Il est certain que les maladies de l'estomac sont heureusement modifiées par le sous-nitrate de bismuth ; mais les indications données par Odier, par Carminati et par Bonnat, sont tellement vagues dans l'état actuel de la science, qu'il est essentiel de préciser un peu davantage.

Le sous-nitrate de bismuth convient aux personnes dont les digestions sont habituellement laborieuses, et s'accompagnent souvent d'éructations nidoreuses et de tendance à la diarrhée. Quand les éructations sont acides, ou qu'il n'y a que des flatuosités purement inodores, le médicament échoue presque toujours.

Il est indiqué dans les vomissemens chroniques non fébriles qui succèdent à une gastrite aiguë, à une indigestion, à l'ingestion d'un médicament violemment irritant, et dans les gastralgies qui compliquent si souvent cet état. Il réussit encore très bien dans les vomissemens spasmodiques chez les femmes nerveuses.

Il est donc particulièrement utile dans la gastrite subaiguë et dans la gastrite chronique, et dans la gastralgie qui se complique d'un état inflammatoire de la membrane muqueuse de l'estomac.

Mais quand la gastralgie s'accompagne de constipation habituelle, qu'il n'y a pas de vomissemens, ou que les vomissemens sont purement glaireux et insipides ou acides, quand elle complique la chlorose et qu'elle alterne, comme il arrive si souvent, avec la névralgie temporo-faciale ou avec un rhumatisme ; quand elle se lie à l'hypochondrie, à la leucorrhée, au flux immodéré des hémorrhoïdes ou à tout autre flux que la diarrhée, le sous-nitrate de bismuth ne rend que peu de services.

Les vomissemens des enfans qui se lient à la dentition, et qui précèdent si souvent le ramollissement de la membrane muqueuse de l'estomac, ceux qui succèdent aux indigestions que cause leur extrême voracité, ceux qui accompagnent le muguet, sont heureusement combattus par le sous-nitrate de bismuth.

Quant aux maladies de l'intestin, proprement dit, celles qui sont modifiées par le bismuth sont analogues à celles de l'estomac qui guérissaient à l'aide du même moyen.

En première ligne, nous placerons la diarrhée alors qu'elle succède à une gastro-entérite légère, et qu'elle ne s'accompagne plus de fièvre ; quand elle se montre pendant la convalescence de la dothinentérie, ou de toute autre maladie aiguë, et qu'elle ne peut être considérée comme un phénomène critique.

Le sous-nitrate de bismuth convient particulièrement aux

enfans débiles, qui éprouvent de la diarrhée sous l'influence de la moindre cause, et surtout au moment du sevrage, lorsque les viscères gastriques se révoltent contre une alimentation nouvelle, ou bien encore lorsque le dévoiement, qui accompagne habituellement la dentition, persiste encore après l'éruption de la dent.

*Usage externe.* Bretonneau est, à ce que nous sachions, le seul médecin qui ait utilisé le sous-nitrate de bismuth dans le traitement des maladies externes. Il emploie surtout ce sel dans les ophthalmies catarrhales à l'état subaigu et chronique. Il insuffle dans l'œil de 1 à 2 décigrammes (2 à 4 grains) de sel, une ou deux fois par jour; ou bien encore, il fait renverser la tête du malade, entr'ouvre l'œil et y répand une pincée de bismuth. Quelquefois aussi il saupoudre de la même manière les ulcères sanieux et ceux qui causent de vives douleurs. Enfin dans certaines dartres, telles que l'eczéma chronique, l'impétigo, il calme les démangeaisons et accélère la guérison, en enduisant la peau d'une pâte faite avec de l'eau et du magistère de bismuth.

Si maintenant on cherche à se rendre compte du mode d'action thérapeutique du sous-nitrate de bismuth, on sera vraiment embarrassé; on ne saisit en effet aucun effet intermédiaire entre l'emploi du médicament et son résultat curatif. Malgré l'attention que nous y avons mise, nous n'avons pu apercevoir la moindre influence sur les fonctions générales. Quand un individu en bonne santé prend du sous-nitrate de bismuth, le seul phénomène que l'on remarque, c'est la constipation; mais les fonctions nerveuses, la chaleur animale, les mouvemens du cœur, les sécrétions urinaire et cutanée ne sont pas influencées d'une manière appréciable.

Ensuite, quand on étudie les effets thérapeutiques de ce sel, dans les maladies externes, et ceux qu'il produit dans les affections internes, on est tenté de ranger le sous-nitrate de bismuth parmi les substances légèrement astringentes; mais en même temps on ne peut lui refuser des propriétés sédatives, qui nous ont déterminés à le placer dans la classe où nous l'avons rangé.

Avant de terminer ce qui est relatif à l'action thérapeutique du sous-nitrate de bismuth, nous devons prévenir les praticiens que les garderobes, pendant l'administration de ce sel et encore quelques jours après, ont une teinte gris-noirâtre très prononcée, et qui inquiète souvent et les familles et le médecin.

*Modes d'administration et doses.* Le sous-nitrate de bismuth, à cause de son insipidité, est très facile à administrer ; il n'est pas besoin de le déguiser, et c'est une chose précieuse pour les enfans surtout. On le donne en poudre aux adultes dans une cuillerée de potage ou de confiture; aux enfans, mêlé à un peu de sirop, de confiture ou de miel, ou bien encore dans leur bouillie. Pour les enfans, nous faisons faire des tablettes qui contiennent chacune 5 centigrammes (1 grain) de sel. Cette espèce de bonbon est fort goûté des enfans qui en redemandent avec empressement.

La dose pour les adultes est de 1 à 4 grammes (18 à 72 grains) dans les vingt-quatre heures. Pour les enfans de 1 à 5 décigrammes (2 à 9 grains).

Le bismuth se donne au moment du repas, autant que possible. Quand les spasmes et les douleurs d'estomac se montrent pendant la nuit ou de grand matin, il convient de l'administrer au moment où les malades se mettent au lit.

# ANTHELMINTIQUES.

Il nous reste à étudier très brièvement une classe de médicamens auxquels on n'attache en général pas assez d'importance, nous voulons parler des anthelmintiques. On entend par anthelmintiques les médicamens qui sont employés pour détruire et pour expulser les vers intestinaux. Ceux qui détruisent les vers prennent le nom de *vermicides*. Ceux qui les expulsent sont appelés *vermifuges*. Parmi les vermicides, tous ceux qui sont purgatifs sont en même temps vermifuges. Les vermifuges ne peuvent former une classe à part, attendu que ces substances purgatives jouissent de la propriété d'expulser les vers intestinaux, non par l'action spéciale qu'ils exercent sur les vers, mais uniquement parce qu'ils déterminent une abondante sécrétion intestinale, et une augmentation du mouvement péristaltique qui entraîne les vers. D'où il suit qu'on n'est pas fondé à admettre deux classes d'anthelmintiques, et que ceux-là seuls méritent ce nom qui exercent sur les vers une action toxique.

## MERCURE.

En tête des anthelmintiques, il faut placer le mercure. Nous avons dit dans notre second volume, en parlant des mercuriaux, combien était grande leur influence sur les animaux inférieurs, et sur les œufs et les embryons des animaux supérieurs. On explique aisément comment ils peuvent tuer des vers contenus dans le canal intestinal. On administre ou le mercure coulant, ce qui est la plus mauvaise forme, ou l'onguent mercuriel, réduit en pilules, à la dose de 4 à 5 décigrammes (8 à 9 grains), une ou deux fois par jour. Ou mieux encore, le calomel en poudre, à la dose de 2 à 5 décigrammes (4 à 9 grains), un deux et jusqu'à trois jours de suite.

L'électuaire anthelmintique de Heister se préparait selon la formule suivante :

Mercure.............. 16 gram. (1/2 once).

Eteignez avec soin dans 32 gram. (1 once) de mucilage de gomme arabique, et ajoutez :

Quinquina en poudre..... 32 gram. (1 once).

Sirop de menthe q. s. pour donner la consistance d'un électuaire. On donnait matin et soir gros comme une noisette de cet électuaire.

Les pastilles vermifuges de Barthez ne contenaient que du calomel et du sucre.

Dans quelques formules on associait le calomel et le semen contrà comme dans l'électuaire anthelmintique de Vogler, dans lequel le mercure et le semen contrà se trouvaient réunis à la racine de jalap; enfin, dans l'œthiops antimonial d'Huxham, le mercure, le sulfure d'antimoine, et les fleurs de soufre, étaient réunis et triturés ensemble, et on donnait cette poudre aux enfans à la dose de 4 à 6 décigr. (8 à 12 grains).

## ARSENIC.

L'arsenic a été conseillé comme anthelmintique, et c'est en effet un remède d'une puissance presque infaillible ; mais comme il fait courir d'affreux dangers, tous les médecins sages y renoncent, si ce n'est chez les adultes atteints de tœnia. Dans ce cas l'acide arsénieux et mieux l'arséniate de soude se donnent à la dose de 1 à 5 centigr. (1/5$^e$ à 1 grain) par jour, dans un liquide mucilagineux. Deux heures après que la dernière dose d'arsenic est prise, il faut administrer un purgatif drastique.

## ANTIMOINE.

L'antimoine a été conseillé dans le même but. On prescrivait la limaille d'antimoine incorporée à du sucre à la dose de 1 à

3 décigram. (2 à 6 grains) dans le courant de la journée. Le tartre stibié est préférable; il se donne à dose vomitive, et en répétant ce moyen deux ou trois fois dans une semaine, il est rare qu'on ne détruise pas la plus grande partie des vers qui habitent le canal intestinal.

## ÉTAIN.

L'étain est, après le mercure, celui de tous les métaux qui a joui de la réputation la plus grande comme anthelmintique. Déjà, au milieu du dix-septième siècle, au rapport de Sprengel, dans son Histoire de la médecine, la limaille d'étain était conseillée, même contre le tœnia à la dose de 2 à 4 grammes (63 à 72 grains), plusieurs jours de suite. De nos jours on a été beaucoup plus loin ; Rudolphi en donnait jusqu'à 50 grammes (1 once et demie) dans un sirop ou dans un électuaire. Le sulfure d'étain a été conseillé dans le même cas, et à la dose de 10 à 16 grammes (2 à 4 gros).

L'électuaire vermifuge de Spielmann était composé de 32 grammes (1 once) d'étain pur et d'autant de mercure que l'on amalgamait; puis on ajoutait 32 grammes de carbonate de chaux et autant de magnésie, que l'on incorporait à la conserve d'absinthe ; puis on ajoutait une suffisante quantité de sirop de menthe.

Quant à la poudre vermifuge de Brugnatelli, qui a joui d'une certaine célébrité, elle n'était autre chose que le sulfure d'étain. On la prescrivait à la dose de 2 à 4 grammes (36 à 72 grains), trois ou quatre fois par jour, aux personnes atteintes de tœnia.

## MOUSSE DE CORSE.

Tous les végétaux fortement amers, et en tête il faut placer l'armoise, la tanaisie, l'absinthe, l'aurone, la santoline, sont doués de propriétés vermifuges non équivoques. La fève de saint Ignace, la noix vomique, l'angusture, le quinquina, le colombo, le quassia amara, la gentiane, jouissent des mêmes propriétés. Nous ne nous arrêterons pas à ces médicamens dont nous avons déjà traité ailleurs; nous nous occuperons d'une manière plus particulière de la mousse de Corse, du semen contrà, de la fougère mâle et de l'écorce de racine de grenadier.

Le fucus *helminthocorton* ou mousse de Corse est un végétal que l'on recueille principalement sur les rochers qui bordent la mer en Corse et en Sardaigne. La mousse de Corse que l'on emploie dans les pharmacies est presque toujours mêlée de beaucoup d'autres algues marines, qui d'ailleurs jouissent de propriétés semblables aux siennes. L'emploi de la mousse de Corse, comme anthelmintique, semblerait remonter à une haute antiquité (Mérat et Delens, *Dict. de mat. méd*, tom. IV, page 497). Toutefois, ce fut en 1775 seulement que, suivant Sprengel, un médecin corse, Stéphanopoli, fit connaître les propriétés anthelmintiques de ce fucus.

Cette plante n'a pas d'amertume notable. On ne comprend guère, d'après son goût et d'après ses principes immédiats, comment elle agit sur les vers. Le fait est pourtant qu'elle est un de nos meilleurs vermifuges. On la donne aux enfans en décoction dans du lait bien sucré, à la dose de 4 à 16 grammes (1 à 4 gros). On en fait aussi une gelée avec le vin rouge et la cassonade blanche, qui ne dégoûte pas les enfans et qu'on leur donne à la dose de 2 à 3 cuillerées à bouche chaque jour.

## SEMEN CONTRA.

Dans le genre *artemisia* nous avons vu que l'armoise et l'absinthe jouissaient de propriétés anthelmintiques, que nous regardions comme liées à leur amertume. Une autre plante, ou plutôt plusieurs autres espèces du même genre, comprises sous le nom commun de *artemisia semen contrà*, sont évidemment supérieures à l'armoise et à l'absinthe comme anthelmintiques.

Le *semen contrà*, abréviation de *semen contrà vermes*, est un médicament composé de fragmens d'espèces d'armoises de l'Orient. Dans le Dictionnaire de Mérat et Delens on peut lire une très savante dissertation sur l'origine de ce mélange de plantes; mais nous ne pensons pas que nous devions ici nous occuper de cette discussion plus importante sous le point de vue de l'histoire naturelle que sous celui de la thérapeutique.

Différentes analyses du semen contrà ont été faites par Bouillon Lagrange, Trommsdorff, Herwy, mais la plus récente et celle qui mérite le plus de confiance est de Wackenroder. Il a trouvé, sur 100 parties, 20 d'un principe amer et 4 d'une résine balsamique, âcre. Enfin, plus récemment encore, Jahn a préparé un extrait très actif de semen contrà, qui se donne à dose beaucoup moindre que la poudre ou que l'infusion.

Le semen contrà s'administre surtout en poudre à la dose de 4 à 8 grains (1 à 2 gros), dans l'espace de vingt-quatre heures, dans la soupe, dans la bouillie, en bols, en électuaire. On en prépare des biscuits, des dragées, des confitures, du pain d'épices. On le prend aussi en infusion, 6 à 12 grammes (1 gros et demi à 3 gros) pour deux tasses d'eau bouillante ou de lait.

Tout à l'heure, en parlant du mercure comme anthelmintique, nous avons dit que, dans l'électuaire de Vogler, le semen contrà était associé au mercure, mélange très puissant à coup sûr.

## RACINE DE GRENADIER.

L'écorce de la racine du grenadier (*punica granatum*) a été, dans l'antiquité, employée contre le tænia, comme en témoignent Discoride, Pline et Celse. Depuis l'époque où écrivaient ces médecins, on n'entend plus parler de la racine de grenadier, si ce n'est au quatrième siècle par Marcellus Empiricus. Ce précieux médicament était entièrement oublié lorsqu'un médecin de Calcutta, Buchanan, le rappela à l'attention du monde médical. D'autres médecins anglais en firent mention avec éloge jusqu'au moment où Gomès de Lisbonne fit des expériences suivies sur les propriétés tœnifuges de l'écorce de racine de grenadier, et publia un mémoire, qui fut traduit en 1823 dans le Journal complémentaire des sciences médicales, et popularisa ce médicament. Depuis cette dernière époque, il est peu de médecins, dans les hôpitaux, qui n'aient quelques occasions de constater les admirables propriétés du grenadier.

L'écorce de grenadier se donne en poudre, en décoction, en extrait. — En poudre, on l'administre à la dose de 4 à 8 grammes (1 à 2 gros). Cette forme est peu avantageuse ; mieux vaut la donner en décoction. On fait bouillir 64 grammes (2 onces) d'écorce fraîche de racine de grenadier dans 750 grammes d'eau, que l'on réduit à 500 par l'ébullition. Cette décoction se prendra en trois doses en laissant une heure d'intervalle entre chaque prise. Si, le lendemain matin, le malade n'a pas rendu le tœnia, on lui administre un purgatif drastique, et l'on recommence ainsi trois fois dans l'espace de neuf jours. Il est rare que cette médication ne tue pas le tœnia.

Mérat conseille le même remède pour détruire les strongles et les ascarides. — On le donne utilement en lavemens pour faire périr les vers qui se logent dans le rectum et y occasionnent de si insupportables démangeaisons.

## FOUGÈRE MALE.

La fougère mâle (*polypodium felix mas*) est une plante cryptogame de la famille des fougères. Elle a été vantée par les anciens comme fort efficace dans le traitement du tœnia. Le fameux remède de Nouffer contre le ver solitaire avait pour base la fougère. On donne cette racine en décoction à la dose de 8 à 16 grammes (2 à 4 gros), et même jusqu'à 32 et 64 grammes (1 à 2 onces) dans 1,000 grammes d'eau que l'on réduit à moitié par l'ébullition. Cette décoction est prise soit pure, soit coupée avec du lait et convenablement édulcorée, non seulement pour combattre le tœnia, mais encore les autres vers qui habitent le canal alimentaire.

On prépare une huile de fougère en prenant des souches de fougère mâle que l'on réduit en poudre et que l'on épuise par l'éther avec l'entonnoir de Robiquet. On distille et l'on obtient une huile dans la proportion de 50 grammes à peu près (1 once et demie) pour 500 grammes (1 livre) de fougère.

Peschier de Genève prépare cette oléo-résine avec des bourgeons de fougère.

L'oléo-résine, préparée suivant la méthode de Peschier, est un remède plus puissant encore que l'écorce de grenadier dans le traitement du tœnia.—On en fait des pilules de 5 centigrammes (1 grain), que l'on donne le soir dans l'espace d'une heure. Le lendemain matin on administre une dose purgative d'huile de ricin. — Il est rare que ce moyen ne suffise pas pour chasser le ver solitaire.

Les feuilles de fougère sont maintenant généralement substituées à la balle d'avoine pour coucher les enfants; outre qu'elles exhalent une odeur très agréable, elles agissent utilement, dit-on, sur la santé des enfans, en les préservant des affections vermineuses.

## SUIE.

Déjà, dans notre premier volume, nous avons parlé des propriétés vermifuges de la suie : qu'il nous suffise de répéter ici que les lavemens avec une décoction de suie sont fort utiles pour combattre les ascarides qui assiégent l'extrémité de l'intestin. Quant aux strongles et aux vers qui habitent l'estomac et l'intestin grêle, on les expulse souvent avec facilité en faisant prendre au malade une espèce de café préparé avec 8 grammes de café torréfié en poudre et pareille dose de suie. On édulcore convenablement, et les enfans n'ont pas trop de répugnance à avaler ce médicament.

## EAUX MINÉRALES.

Nous avons réservé pour la fin de notre ouvrage ce qui était relatif aux eaux minérales, d'abord parce que la composition de quelques-unes d'entre elles en indiquait assez nettement les propriétés, et que, dès lors, nous n'avions qu'à renvoyer à l'étude du médicament qui faisait la base de ces eaux; et ensuite parce que, pour la plupart d'entre elles, nous en étions réduits à des données thérapeutiques tellement incertaines, que nous ne pouvions vraiment les classer dans notre cadre.

Les eaux minérales, celles surtout dont la température est fort élevée, ont dû tout d'abord frapper l'esprit des hommes; et, comme les causes qui leur donnaient ces qualités exceptionnelles étaient essentiellement occultes, il fallut aussi leur attribuer quelques vertus occultes et surnaturelles. Dans des siècles d'ignorance et de superstition, il fut facile de croire à l'intervention de la divinité dans l'état des eaux minérales, et l'esprit de l'homme dut être d'autant plus disposé à croire à leurs vertus extraordinaires.

Mais les malades sont plus crédules encore et plus disposés à l'enthousiasme que les autres. Il n'est remède absurde qui n'ait été employé et conseillé; il n'est médications si ridicules qui ne trouvent des partisans, et, de nos jours, n'avons-nous pas vu l'homœopathie, cette rêverie singulière, trouver des malades pleins de confiance, et des médecins peut-être croyans. Doit-on s'étonner après cela que les eaux minérales, véritablement utiles dans un grand nombre de cas, et qui contiennent des principes très puissans, aient été suivies avec passion et aient survécu au naufrage de tous les systèmes de médecine et au attaques des hommes les plus éminens.

Personne plus que nous n'est disposé à croire à la vertu des eaux minérales; mais, en revanche, personne n'est mieux persuadé, qu'aujourd'hui, avec les notions chimiques que nous possédons, on pourrait s'en passer à la rigueur, si le malade et les médecins le voulaient comme il faut vouloir. Il faut nous expliquer à ce sujet.

Les conditions dans lesquelles nous plaçons nos malades qui prennent les eaux minérales sont tellement différentes de celles dans lesquelles ils vivent ordinairement, qu'avant tout, il conviendrait d'étudier l'influence de ces conditions nouvelles. Nous ne parlerons d'abord que des conditions hygiéniques, abstraction faite des eaux, en tant qu'agent thérapeutique.

Nous supposons une femme du monde au milieu du luxe de la vie parisienne, se couchant au milieu de la nuit, se levant après midi, confinée pendant le reste de la journée dans un salon parfumé, où la lumière pénètre à peine, sortant en voiture fermée quand le temps est assez beau, nourrie de mets variés et dont le goût est d'autant plus relevé que l'appétit est plus fantasque et moins prononcé. Nous ne parlons pas des passions, bonnes ou mauvaises, tristes ou gaies, des devoirs sociaux et des devoirs de famille, de mille petits chagrins qui, chaque jour, traversent la vie, et surtout de l'ennui, cette plaie de l'oisiveté et de la richesse.

Que cette femme voie son appétit se perdre, ses digestions languir, le système nerveux s'exalter, les règles se troubler, c'est une chose tellement ordinaire, que, chaque jour, le médecin est appelé pour opposer à de tels accidens les secours de son art. C'est en vain qu'il veut changer les habitudes hygiéniques, il heurte contre des impossibilités qu'il comprend lui-même, et, quand la saison est venue, il envoie sa malade aux eaux.

Mais quel changement va s'opérer dans toutes les habitudes!

Les eaux minérales sont presque toutes situées au milieu des montagnes, dans des lieux peu habités, essentiellement différens, quant aux qualités de l'air, des grandes villes, d'où nous envoyons nos malades. Là, la vie est réglée et subordonnée, d'une part, à la volonté dictatoriale du médecin des eaux ;

d'autre part, à l'affluence des baigneurs qui, jouissant tous d'une égalité parfaite, viennent, chacun à son tour, prendre, à des heures déterminées, le bain ou la boisson. Dès le matin, et quelquefois même dès avant le jour, les derniers venus sont forcés de se lever et d'aller chercher les bains ou la douche; les heures de la promenade, des repas, du coucher sont réglées; le genre de nourriture est déterminé, et d'ailleurs, quelque luxe que l'on apporte aux eaux, il faut renoncer à ces mets recherchés dont abondent les tables opulentes des grandes villes.

Aux eaux on n'apporte avec soi ni le souci des affaires, ni l'amertume des passions, ni la fatigue des devoirs sociaux, ni les embarras de la vie domestique : on vit pour soi, d'une vie toute nouvelle, toute matérielle, de cette vie peu intellectuelle qui convient si bien à la santé.

Or, nous le demandons de bonne foi, un pareil changement de vie n'est-il pas plus que suffisant pour expliquer bien des miraculeuses guérisons que nous attribuons à la vertu des eaux minérales ; et n'avons-nous pas vu bien souvent, dans le cours de notre pratique, un simple voyage amener des résultats identiques à ceux que nos malades obtiennent aux eaux?

Avec cette opinion nous n'en serons pas moins disposés à envoyer nos malades aux eaux, non pas à cause des eaux en elles-mêmes, mais parce que nous ne pourrions jamais obtenir d'eux qu'ils se plaçassent dans une maison de campagne des environs de Paris, dans des conditions semblables à celles auxquelles ils se soumettent quand ils vont aux Pyrénées ou dans les Alpes.

Ainsi donc, changement total dans les conditions hygiéniques; tel est le premier résultat obtenu par le séjour aux eaux ; tel est, dans le plus grand nombre des cas, la cause de l'immense amélioration qu'éprouvent les malades.

Nous arrivons à la seconde condition, l'influence des eaux en elles-mêmes, c'est à dire de leurs principes minéralisateurs, de leur température et de leur mode d'administration.

Il est impossible de contester que les eaux sulfureuses ne soient utiles dans le traitement de quelques maladies de la peau, et que leur usage interne ne convienne à des affections catarrhales chroniques. Personne ne révoquera en doute l'efficacité des eaux purgatives de Sedlitz, d'Epsom, de Seidchutz dans le traitement de certaines phlegmasies chroniques rebelles ; on convient unanimement de la vertu lithonthriptique des eaux alcalines de Vichy, de Carlsbad, etc., etc. ; mais ce dont on ne convient pas aussi unanimement, c'est de la possibilité de prendre chez soi ces mêmes eaux avec autant d'avantage.

Nous prescrivons à un graveleux l'usage des eaux de Vichy ou de Carlsbad, prises chez lui, à Paris ou à Vienne ; nous lui conseillons en même temps de renoncer à une cuisine échauffante, aux vins généreux, aux acides, aux plaisirs de l'amour, aux veilles, et de prendre quatre, six, et jusqu'à dix verres d'eau minérale en faisant un exercice modéré entre chaque dose. Il ne fait qu'une demi réforme, il ne prend chaque jour que deux ou trois verres d'eau, il ne peut trouver le temps de faire l'exercice indiqué ; il ne guérit pas. Quelques mois après il part pour Carlsbad ; il se lève à six heures du matin, va à pied boire à la source quatre grands verres d'eau, fait ensuite une lieue à pied, revient déjeuner, boit de l'eau minérale pendant le repas, fait une sieste, retourne à la source boire encore deux ou quatre verres d'eau, va faire encore une promenade de deux heures ; revient ensuite dîner, boit de l'eau en mangeant ; suit le régime indiqué ; se couche de bonne heure ; et, après six semaines d'une pareille vie, il est guéri, et revient dans la ville qu'il avait quittée, vantant les merveilles des eaux prises à la source et déclarant mauvaises, inefficaces, celles dont on serait tenté de faire usage ailleurs.

De bonne foi, croit-on que les eaux minérales prises dans une campagne salubre, mais prises de la même manière, n'auraient pas eu exactement autant d'efficacité ; et, encore une fois, les conditions dans le mode d'administration du médicament ont-elles été les mêmes?

Disons-le, parce qu'on ne saurait trop le redire, nous péchons, nous autres médecins, par trop de condescendance, et nous ne savons pas assez imposer à nos malades les conditions de la guérison ; et nous agissons ainsi contre nos propres intérêts et contre les leurs. Pourquoi n'osons-nous jamais administrer les bains comme on les donne aux eaux, si l'expérience a constaté que ce mode était utile? pourquoi reculons-nous devant une méthode à laquelle nous laissons se soumettre nos malades quand nous les envoyons aux eaux? Voici, d'après M. Andral, de quelle façon s'administrent les eaux sulfureuses de Louèche, dont la température est de 36 à 40°. Le malade qui arrive aux bains reçoit une robe de flanelle dont il doit se couvrir le corps, avec une pélerine de la même étoffe pour garantir les épaules du froid. On débute par une heure de bain, le premier jour, le second par deux heures, et ainsi de suite jusqu'à ce qu'on soit arrivé à huit heures de bain par jour, dont quatre le matin et quatre le soir. La seconde semaine du traitement se nomme *haute baignée*, et chaque jour six à huit heures de bain sont de rigueur. Vient ensuite la semaine de *débaignée*, pendant laquelle on diminue graduellement la durée du bain. Le phénomène qu'on nomme la *poussée*, et qui consiste dans un mouvement fluxionnaire plus ou moins marqué vers la peau, se manifeste ordinairement vers la fin de la seconde semaine : le traitement est donc de trois semaines, et on le renouvelle si le premier n'a pas été décisif.

Encore une fois, si un pareil traitement est efficace dans les affections rhumatismales, nous avons tort de ne pas le suivre à Paris, dans nos établissemens thermaux, avec la rigueur que l'on croit utile à Louèche. Il est bien probable, sinon certain, qu'avec des eaux minérales artificielles nous obtiendrions le même résultat ; mais quel malade pourrait se résoudre à suivre ici ce traitement dont il observe scrupuleusement toutes les minuties quand une fois il a pris son parti du séjour aux eaux?

Si maintenant nous voyons comment se prennent les eaux purgatives, la même réflexion nous sera également suggérée.

A Sedlitz, à Epsom, à Niederbronn, les malades commencent par un verre d'eau à jeun; puis on vient graduellement jusqu'à quatre le matin, et autant entre les deux repas principaux; il en est enfin qui en boivent jusqu'à quinze et vingt, de telle manière que pendant vingt-un jours ils aient jusqu'à douze et quinze garderobes en vingt-quatre heures. A coup sûr une médication purgative aussi vigoureuse ne peut que puissamment modifier l'économie ; mais pourrons-nous jamais résoudre un malade de la ville à employer une pareille méthode qui, pendant trois semaines, le tient éloigné de toutes les affaires ?

Ajoutez à cela que les médecins des eaux font prévaloir cette idée auprès des malades, savoir, que les eaux minérales prises à la source ne peuvent jamais avoir d'inconvéniens, attendu que, comme la lance d'Achille, elles portent avec elles *le tempérant* qui en adoucit les effets; tandis que les mêmes eaux prises à distance, et surtout les eaux artificielles, ont tous les inconvéniens de la médication sans en avoir les avantages. Mensonge grossier ! dont l'expérience fait tous les jours justice, mais que les malades ne peuvent et ne pourront jamais juger, parce qu'ils ne voient que les eaux sans tenir compte des conditions si différentes dans lesquelles ils les prennent.

Nous sommes loin de penser que l'art puisse imiter parfaitement les eaux minérales naturelles ; mais nous sommes intimement convaincus que, malgré l'imperfection de nos procédés, nos eaux artificielles auraient, en définitive, autant de vertu aux Pyrénées, si elles y étaient transportées, qu'elles en ont peu à Paris où nous les fabriquons. Il est des eaux, celles de Vichy, de Carlsbad, de Seltz, de Bussang, de Spa, d'Epsom, de Sedlitz, etc., etc., et un mot toutes les eaux salines et gazeuses, acidules et ferrugineuses qui s'imitent parfaitement et qui ont en elles-mêmes autant de puissance thérapeutique à cent lieues de la source que dans le lieu où elles sortent de la terre ; mais il leur manque et il leur manquera toujours d'être prises comme elles sont prises à la source. Les eaux sulfureuses chaudes ne peuvent jamais être parfaitement imitées; mais celles que nous fabriquons, prises avec certaines précautions, et dans une certaine mesure, ont presque autant d'efficacité que les eaux naturelles.

Il serait temps que les médecins graves et les bons observateurs s'attachassent à juger par des faits authentiques, nous ne dirons pas des cures qui s'opèrent aux eaux, mais de l'influence réelle de telles ou telles eaux dont les principes minéralisateurs diffèrent fort peu. Mais il est fort à craindre que le court séjour des malades, d'une part, et l'intérêt personnel, d'autre part, ne mettent à tout jamais obstacle à l'indagation et surtout à la propagation de la vérité.

Il y a dans les Pyrénées plus de cinquante sources sulfureuses. A chacune d'elles est attachée une vertu particulière, non certes que l'expérience en ait consacré les différences et la spécialité; mais parce qu'un auteur l'a dit une fois, et que désormais tous le répéteront sur parole. Comment, en effet, l'erreur pourrait-elle se détruire? Un très petit nombre de médecins se consacrent au service des eaux; ils ne desservent qu'une localité, et par conséquent toute comparaison leur est impossible. Et comme l'habitude et la routine envoient aux mêmes eaux la même classe de malades, et qu'en définitive on peut constater quelques guérisons, on se contente d'observer dans le cadre étroit où l'on est enfermé.

Mais si l'on veut apporter dans cette affaire un esprit impartial et dégagé de préjugés, on verra combien peu de foi il faut ajouter à ces propriétés spéciales, si bien constatées en apparence.

Aux Pyrénées, les eaux Bonnes sont réputées les meilleures pour les maladies de poitrine; les eaux Chaudes sont préférées par quelques médecins; Cauterets et Bagnères de Luchon réclament la même prérogative; mais partout ailleurs, les eaux minérales sulfureuses sont réputées merveilleuses dans le traitement de la phthisie; les médecins d'Aix en Savoie, d'Aix-la-Chapelle, d'Enghien, citent à l'envi des cas de guérison. Voilà pour la phthisie et le catarrhe chronique. S'agit-il de rhumatisme, Bonnes sera exclue tout naturellement par la seule raison que la source ne fournit pas assez d'eau pour des douches et pour des bains; mais les eaux Chaudes, Cauterets, Baguères de Luchon, Aix-la-Chapelle, Aix en Savoie, Eughien, auraient mille faits de guérison à citer; ainsi des dartres, des maladies des os, etc., etc., etc.

Au milieu d'un tel conflit de prétentions exagérées, que doit penser le médecin de la spécialité si merveilleuse de telle ou telle source? Il doit croire que rien ne démontre cette spécialité, et que, si des eaux sulfureuses qui, en définitive, diffèrent par plusieurs de leurs principes minéralisateurs, ont toutes les mêmes propriétés thérapeutiques, ces propriétés sont dues au principe commun, l'acide hydrosulfurique, principe que nous retrouverons tout aussi sûrement dans les eaux artificielles que dans les eaux naturelles.

Résumons-nous. Nous croyons les eaux minérales très efficaces; nous pensons que leur puissance est considérablement aidée par le changement dans les conditions hygiéniques des malades; nous sommes convaincus que les eaux minérales artificielles sont autant et quelquefois plus efficaces que les eaux naturelles, lorsque les malades s'y soumettent de la même manière; mais comme nous ne pouvons obtenir de ceux que nous voulons soumettre chez eux à l'usage de ces eaux la même abnégation de volonté, le même changement dans toutes les habitudes, la même persévérance qu'aux sources d'eaux naturelles, nous enverrons encore et tout le monde enverra prendre sur les lieux les eaux qu'en général on ne consent à bien prendre que sur les lieux.

Il nous resterait maintenant à étudier d'une manière spéciale les eaux minérales qui sont le plus connues. Cette étude est impossible, d'abord parce qu'il n'existe que bien peu de monographies sur les eaux en particulier, et ensuite parce que les monographies, quand il en existe, ne méritent pas toute confiance, et déjà nous en avons fait pressentir les raisons.

Nous indiquerons donc les grandes divisions des eaux minérales.

Si l'on s'en tenait au sens étymologique du mot, on devrait entendre par eaux minérales celles qui contiennent, à l'état de dissolution, une substance métallique quelconque; mais en étendant le sens de ce mot, d'ailleurs fort impropre, nous appellerons *eaux minérales* toutes celles qui, par leur *température* ou par leur *composition*, diffèrent essentiellement des eaux de source ordinaires. Ainsi, pour nous comme pour tous les auteurs, les eaux gazeuses acidulées, les eaux chaudes sans principe métallique spécial, seront des eaux minérales. Mieux vaudrait dire : *eaux médicamenteuses naturelles;* mais il nous semble bien inutile d'introduire une dénomination nouvelle lorsqu'on s'entend si bien sur l'ancienne, si défectueuse qu'elle soit.

Du moment que nous appelons *eaux minérales* celles qui, par leur température ou par leur composition, diffèrent des eaux des sources ordinaires, nous appellerons *principes minéralisateurs* ceux qui leur donneront cette composition distincte. Ainsi le calorique seul, l'acide carbonique, seront considérés par nous comme principes minéralisateurs, au même titre que le soufre, l'iode, le fer, etc., etc.

Nous allons d'abord donner le tableau des eaux minérales les plus connues, en ayant soin d'indiquer les principes minéralisateurs qui occupent, dans leur composition, le rang le plus important.

EAUX MINÉRALES.

## TABLEAU DES PRINCIPALES EAUX MINÉRALES.

| NOMS DES SOURCES. | PAYS OU ELLES SONT SITUÉES. | TEMPÉRATURE. | PRINCIPES MINÉRALISATEURS. |
|---|---|---|---|
| Acqui. | Piémont. | 75° | Acide hydrosulfurique, chlorure de sodium. |
| Aix. | Piémont, Savoie. | 37° | Acide hydrosulfurique. |
| Aix-la-Chapelle. | Allemagne. | 57° | Acide hydrosulf., chlor. de sodium, carb. de soude. |
| Aix en Provence. | France. Bouches-du Rhône. | 33° | Calorique seulement, acide carbon. (des traces.) |
| Arles. | — Pyrén. orient. | 40° à 63° | Acide hydrosulfurique. |
| Audinac. | France. Arriège. | 20° | Acide hydrosulfurique, sulfate de magnésie. |
| Ax. | — Arriège. | Therm. | Acide hydrosulfurique. |
| Bade en Argovie. | Suisse. | 75° | Acide hydrosulfurique. |
| Bade en Souabe. | Allemagne. | 45° à 63° | Acide hydrosulf. chlorure de sodium, sulf. de soude. |
| Bagnères de Bigorre | France. H.-Pyrén. | 54° | Sulfate de magnésie. |
| Bagnères de Luchon | — Hte-Garonne. | 21° à 65° | Acide hydrosulfurique. |
| Bagnoles. | — Orne. | 26° à 28° | Acide hydrosulfur., acide carb., chlor. de sodium. |
| Bagnols. | — Lozère. | 43° | Acide hydrosulfurique. |
| Balaruc. | — Hérault. | 47° | Chlorure de sodium, hydr. de magnésie, acide carb. |
| Barèges. | — Hautes-Pyrén. | 30° à 45° | Acide hydrosulfurique. |
| Bath. | Angleterre. | 46° | Chlorure de sodium, sulf. de soude, acide carbon. |
| Bonnes. | France. Bass.-Pyr. | 26° à 37° | Acide hydrosulfurique. |
| Bourbon-Lancy. | — Saône et Loire. | 56° | Chlorure de sodium, acide carbonique. |
| Bourbon-l'Archambault. | — Allier. | 58° à 60° | Acide hydrosulfurique, acide carbonique, fer. |
| Bourbonne-les-Bains. | — Haute-Marne. | | Chlorure de sodium. |
| Bussang. | — Vosges. | Froide. | Acide carbonique, carbonate de soude, fer. |
| Cambo. | — Basses-Pyrén. | 21° 17° | Acide hydrosulfurique. Acide carbonique, fer. |
| Campagne. | — Aude. | 27° | Sulfate de magnésie, hydrochlorate de magnésie. |
| Carlsbad. | Bohême. | 50° à 73° | Acide carbonique, sulfate de soude, carbonate de soude, chlor. de sodium. |
| Cauterets. | France. Hes-Pyrén. | 51° | Acide hydrosulfurique. |
| Chateldon. | — Puy-de-Dôme. | | Acide carbonique, fer. |
| Chaudes-Aigues. | — Cantal. | 88° | Acide carbonique, carb. de soude, chl. de sodium. |
| Cheltenham. | Angleterre. | | Chlor. de sodium, sulfate de soude, sulfate de magn. |
| Contrexeville. | France. Vosges. | | Acide carbonique, un peu de sulfate de magnésie, de chlor. de sodium, de fer. |
| Dax. | — Landes. | 25° à 66° | Un peu d'hydrochlorate de magn., de sulf. de soude. |
| Enghien-Montmorency. | — Seine-et-Oise. | | Acide hydrosulfurique. |

| NOMS DES SOURCES. | PAYS OU ELLES SONT SITUÉES. | TEMPÉ-RATURE. | PRINCIPES MINÉRALISATEURS. |
|---|---|---|---|
| Fosom. | Angleterre. | | Sulfate de magnésie. |
| Forges. | France. Seine inf. | | Fer. |
| Gréoulx. | — Basses-Alpes. | 30° à 36° | Acide hydrosulfurique. |
| La Maréquerie. | — Seine infér. | | Fer. |
| Lamotte. | — Isère. | 84° | |
| La-Roche-Posay. | — Vienne. | | Acide hydrosulfurique. |
| L'Épinay. | — Seine infér. | | Fer. |
| Lucques. | Italie. | 35° à 55° | Acide carb., sulf. d'alum., de soude, de magnésie, fer |
| Luxeuil. | France. H<sup>te</sup>-Saône | 52° | Chlorure de sodium, carbonate de soude. |
| Mont-Dore. | — Puy-de-Dôme. | 45° | Acide carbonique, bicarbonate de soude, chlorure de sodium, sulf. de soude. |
| Néris. | — Allier. | 58° à 65° | Carbon. de soude, sulfate de soude, chl. de sodium. |
| Niederbronn. | Bas-Rhin. | froide. | Chlorure de sodium, sulfate de magnésie, acide carbonique. |
| Passy. | — Seine. | | Fer. |
| Plombières. | — Vosges. | 56° à 74° | Carbonate de soude, sulfate de soude, chl. de sod. |
| Pougues. | — Nièvre. | | Acide carbonique, carbonate de soude. |
| Provins. | — Seine-et-Marne | | Acide carbonique, fer. |
| Pyrmont. | Westphalie. | | Acide carbonique, carbonate de magnésie. |
| Rennes. | France. Aude. | 40° à 50° | Acide carbonique, hydrochlorate de magnésie. |
| Roisdorff. | Allemagne. | | Acide carbonique, carbonate de soude. |
| St.-Amand. | France. Nord. | 18° à 28° | (Eaux) Acide carbonique, acide hydrosulfurique. (Boues) acide hydrosulf., sels de fer et de magnésie. |
| St.-Nectaire. | — Puy-de-Dôme. | 24° à 40° | Acide carb., bicarbonate, de soude, chl. de sodium. |
| St.-Pardoux. | — Allier. | | Acide carbonique, fer. |
| St.-Sauveur. | — Hautes-Pyrén. | 25° à 34° | Acide hydrosulfurique. |
| Sedlitz. | Bohême. | | Sulfate de magnésie, acide carbonique. |
| Seltz. | Allemagne. | | Acide carbonique, chlorure de sodium. |
| Seydschutz. | Bohême. | | Sulfate de magnésie, acide carbonique. |
| Spa. | Belgique. | | Fer, acide carbonique. |
| Tarascon. | France. Arriège. | | Fer, acide carbonique. |
| Tœplitz. | Bohême. | 40° | Carbonate de soude, chlor. de sod., sulfate de soude. |
| Ussat. | France. Arriège. | 34° à 37° | Acide carbon., hydrochl. de magnésie. |
| Vals. | — Ardèche. | 36° | Bicarbonate de soude, acide carbonique. |
| Vichy. | — Allier. | 33° à 45° | Bicarbonate de soude, acide carbonique. |

D'après le tableau que nous venons de mettre sous les yeux de nos lecteurs, on voit que l'on peut diviser les eaux minérales en *acidules gazeuses*, celles qui contiennent seulement ou presque exclusivement de l'acide carbonique, telles sont les eaux de Seltz; *salines*, qui contiennent une grande proportion de sels purgatifs, telles sont celles de Bourbonne, d'Epsom, de Sedlitz, de Niederbronn; *alcalines*, celles qui contiennent du bicarbonate de soude en excès, telles sont celles de Vals, de Carlsbad, de Vichy; *ferrugineuses*, celles qui contiennent du fer en proportion assez notable pour avoir un goût atramentaire prononcé, telles sont celles de Passy, de Spa, de Forges, etc., etc.; Enfin *sulfureuses* qui contiennent une grande proportion d'acide hydrosulfurique, telles sont celles d'Aix-la-Chapelle, d'Aix en Provence, et la plupart des eaux des Pyrénées.

Bien que, dans le tableau qui précède, nous n'ayons indiqué que les principes minéralisateurs les plus importans, et surtout les plus caractéristiques, en omettant tous ceux qui ne nous semblaient pas valoir une mention spéciale; le lecteur a pu voir néanmoins qu'il n'y avait réellement pas ou presque pas d'eaux qui pussent être rangées dans une classe parfaitement distincte, à l'exception peut-être de certaines eaux sulfureuses. Ainsi la source de Seltz, que l'on peut prendre comme type des eaux *acidules gazeuses*, contient en outre une notable proportion de chlorure de sodium. Sedlitz, type des *eaux salines*, contient une grande proportion d'acide carbonique. *Carlsbad*, eau *minérale alcaline*, donne à l'analyse, entre une grande proportion de carbonate de soude, une quantité très considérable de chlorure de sodium et de sulfate de soude. Aix-la-Chapelle, que l'on range à juste titre parmi les *sources sulfureuses*, renferme une très grande quantité de chlorure de sodium et de carbonate de soude. De sorte qu'il n'y a vraiment pas de source pure dans le sens de notre classification.

Ces nuances dans les qualités chimiques des eaux que l'on range dans la même catégorie sont peut-être la cause des différences très notables que l'on observe entre des eaux de la même classe données aux mêmes individus. A vrai dire, nous ne sommes pas encore parfaitement édifiés sur ces nuances dont parlent tant les médecins et les malades; mais enfin, comme nous n'avons pu jusqu'ici constater par nous-mêmes, et que ce travail nous sera à tout jamais impossible, nous ne nierons pas, mais nous douterons.

Jusqu'à plus ample informé, nous conserverons notre classification des eaux minérales et nous les étudierons sous cinq chefs, correspondant chacun au principe minéralisateur dominant, laissant à la sagacité de nos lecteurs le soin de faire les applications spéciales qui pourront être suggérées par l'adjonction de quelque autre principe minéralisateur. Ainsi nous aurions les cinq chapitres suivans : 1° de l'acide carbonique; 2° du fer; 3° des sels neutres; 4° des sels alcalins; 5° du soufre.

Or, déjà nous avons traité du fer dans la première partie de notre second volume, p. 185; des alcalins à la fin de notre premier, p. 610 et suiv.; et des sels neutres, en tant que purgatifs, au commencement de ce tome, page 27. Nous n'aurons donc à parler que de l'acide carbonique et du soufre; toutefois, nous devrons une mention spéciale à l'eau tenant en dissolution du chlorure de sodium.

## ACIDE CARBONIQUE. — EAUX MINÉRALES GAZEUSES.

Le gaz acide carbonique, impropre à la respiration, est beaucoup plus pesant que l'air atmosphérique, incolore, d'une odeur piquante, d'une saveur aigrelette, soluble dans l'eau et pouvant même s'y dissoudre en très grande proportion, par la compression. C'est à ce gaz dissous que les eaux minérales gazeuses acidulées doivent leurs principales propriétés.

Le gaz acide carbonique est impropre à la respiration : ce fait a été surabondamment démontré par les expériences sans nombre que tous les physiologistes ont tentées; mais jusqu'à ces derniers temps on ne pensait pas qu'il agît autrement que par ses qualités négatives ; cependant déjà des faits avaient été recueillis par Seguin (*Annales de chimie*, t. 39, p. 251), par Attumonelli (*Mémoire sur les eaux minérales de Naples*, Paris, 1804), par Fontana, par Roche (*Journal universel des sciences médicales*, 1822), par Rolando (*Archives générales de médecine*, t. 5, p. 131), qui démontraient l'action toxique de ce gaz ; mais le mémoire que Collard de Martigny a publié dans le t. 14 des *Archives générales de médecine* (p. 203) ne permet plus de douter que l'homme, en respirant l'acide carbonique, n'ait à lutter contre deux causes de mort, d'abord la privation d'oxigène et surtout l'action vénéneuse du gaz; ce qui le prouve, c'est qu'en remplaçant l'azote par l'acide carbonique dans la composition de l'air atmosphérique, c'est à dire en faisant respirer à un animal un mélange de 21 parties d'oxigène et de 79 parties de gaz acide carbonique, la mort survient presque immédiatement, et elle n'est guère moins certaine lors même que, dans ce mélange, l'oxigène y entre pour les trois quarts, et le gaz acide carbonique pour le quart seulement. Des expériences nombreuses qu'a faites M. Collard de Martigny, il croit devoir conclure que l'acide carbonique est essentiellement délétère, et qu'il agit principalement et primitivement sur les nerfs et sur le cerveau.

Petit est le seul, nous le pensons du moins, qui ait osé utiliser les propriétés stupéfiantes de l'acide carbonique administré par les voies respiratoires; c'est dans le cas d'hydrophobie. Il n'avait pu calmer, par des doses énormes d'opium, les spasmes convulsifs d'un hydrophobe, il imagina alors de lui faire respirer une grande proportion d'acide carbonique; il calma, il est vrai, les accidens spasmodiques les plus graves; mais la mort n'en survint pas moins quelques heures après.

L'eau, ainsi que nous l'avons dit plus haut, peut, sous l'influence de la compression, dissoudre cinq ou six fois son volume de gaz acide carbonique; c'est par ce moyen que l'on fabrique les eaux gazeuses dont on fait aujourd'hui un si grand usage. Lorsque l'on débouche la bouteille, le gaz s'échappe avec rapidité, et même avec une sorte d'explosion, et il est difficile que, malgré la plus grande promptitude, on boive plus de deux volumes du gaz qui était dissous dans l'eau. Il en résulte que la quantité ingérée ne peut jamais être telle qu'elle puisse produire de grands effets toxiques; mais cette dose, si minime qu'elle soit, n'en dénote pas moins des troubles notables qui rappellent de loin ceux qui suivent l'asphyxie par l'acide carbonique, nous voulons parler du sentiment d'ivresse passagère qui suit l'ingestion d'une quantité assez notable d'eau de Seltz artificielle.

Les applications thérapeutiques de l'acide carbonique dissous dans l'eau sont assez bornées, et moins simples qu'on ne le croit communément. L'eau de Seltz artificielle est un des moyens banalement employés par tous les médecins, et ce remède, innocent dans le plus grand nombre de cas, a quelquefois d'assez graves inconvéniens.

L'eau gazeuse convient en général aux personnes dont l'estomac est paresseux, par suite de travaux de cabinet, du repos forcé, etc., etc., pourvu qu'il n'y ait pas d'éructations, de vomissemens muqueux, d'ictère, en un mot rien qui indique une phlegmasie de la membrane muqueuse de l'estomac.

Elle est particulièrement conseillée dans les vomissemens qui ne tiennent pas à une inflammation de l'estomac ou du péritoine, mais qui semblent être sous la dépendance d'une perturbation du système nerveux; tels sont les vomissemens que l'on observe chez les femmes enceintes ou hystériques. C'est probablement au dégagement abondant du gaz acide carbonique que la fameuse potion de Rivière doit ses propriétés antivomitives.

Les femmes irritables, atteintes de gastralgie sans chlorose et avec constipation, se trouvent habituellement fort mal de l'emploi de l'eau de Seltz. Elle est positivement contr'indiquée dans toutes les affections spasmodiques de l'estomac et des intestins, surtout dans celles qui s'accompagnent de flatulence.

L'eau saturée d'acide carbonique a été regardée par quelques médecins comme fort utile dans le traitement de la gravelle et de la goutte ; c'est là une erreur grave. Cette eau n'est utile dans le cas qui nous occupe que lorsqu'on y a dissous, outre de l'acide carbonique, une quantité notable de carbonate de soude ; comme aussi chez les gens dont les digestions sont paresseuses, et les éructations acides ; l'addition du chlorure de sodium au bicarbonate de soude est une chose avantageuse.

Au demeurant, l'usage habituel de l'eau de Seltz, comme boisson de luxe, a le grand inconvénient d'habituer l'estomac à une stimulation dont bientôt il ne peut plus se passer, et il a par conséquent l'inconvénient des excitans locaux : il blase.

L'eau de Seltz se prend soit pure, soit mêlée au vin, au lait, à un sirop quelconque. La dose à laquelle on l'administre est indéterminée.

## SOUFRE. — EAUX MINÉRALES SULFUREUSES.

Le soufre est un corps simple non métallique, très répandu dans la nature. A l'état de liberté, il se trouve, soit cristallisé, soit en masses amorphes. Il s'unit à beaucoup de métaux et entre dans la composition de la plupart des minérais, sous le nom de pyrites ou sulfures naturels. Enfin, combiné à l'oxygène, il forme un acide qui, uni à certaines bases, et principalement à la chaux, constitue les sulfates si connus dans la nature. Uni à l'hydrogène, il fait la base des eaux minérales sulfureuses. Il entre également comme élément des tissus et des humeurs des animaux et de quelques plantes.

Pour obtenir le soufre pur et tel qu'on l'emploie en médecine, on distille le soufre brut dans une chaudière de fonte qui communique par une allonge avec l'intérieur d'une chambre de plomb. Là une partie du soufre se condense et forme ce que l'on appelle les fleurs de soufre ; une autre partie se liquéfie et vient se rendre dans la partie la plus déclive de la chambre où on le recueille pour le couler dans des moules.

Le soufre sublimé ou fleur de soufre contient toujours une certaine proportion d'acide sulfureux : il prend alors le nom de fleurs de soufre non lavées. Pour le débarrasser de l'acide sulfureux qu'il contient, on le lave dans de l'eau qui dissout l'acide, et le soufre reste parfaitement pur.

Parmi les composés qui résultent de l'union du soufre à l'oxygène, deux seulement sont employés en médecine, l'acide sulfureux et l'acide sulfurique. Il a déjà été traité de ce dernier sommairement, et suffisamment d'ailleurs, à la fin du premier volume : nous n'aurons à nous occuper ici que de l'acide sulfureux.

On le prépare, soit en faisant brûler du soufre au contact de l'air atmosphérique, soit en chauffant dans une cornue un mélange d'acide sulfurique et de charbon en poudre. Dans le premier cas, l'acide sulfureux se forme aux dépens de l'oxygène de l'air, et dans le second par les décompositions de l'acide sulfurique qui cède au charbon une partie de son oxygène.

Le soufre et l'hydrogène peuvent aussi s'unir pour former un acide, l'acide hydrosulfurique, composé d'autant plus important à étudier, qu'il contient, suivant toute probabilité, l'élément actif des eaux minérales sulfureuses.

On l'obtient en traitant le sulfure d'antimoine par l'acide chlorhydrique concentré. Par suite de la réaction réciproque de ces deux composés binaires, il se fait un chlorure d'antimoine, et le gaz acide hydrosulfurique se dégage, et en faisant passer ce gaz au travers de l'eau dans un appareil de Woulf, on obtient ainsi une solution d'acide hydrosulfurique.

Quand on mêle ensemble l'iode et le soufre, à une température peu élevée, ils se combinent et constituent un composé binaire, l'*iodure de soufre*, qui est grisâtre, solide et cristallisé en belles aiguilles.

*Applications thérapeutiques.* Dès les premiers âges de la médecine, le soufre était employé comme moyen désinfectant, sans doute parce qu'il masquait les odeurs fétides, au même titre, d'ailleurs, que l'on emploie, de nos jours, les fumigations aromatiques. C'est à peine si dans les livres hippocratiques il est fait mention du soufre. Dioscoride et Pline sont les premiers qui aient spécifié quelques unes des applications thérapeutiques du soufre. Ils le conseillaient intérieurement et extérieurement dans les maladies de poitrine. Galien envoyait ses phthisiques en Sicile pour y respirer l'air sulfureux des volcans. Depuis lors le soufre est entré dans la composition d'une multitude d'arcanes, qui tous, suivant leurs inventeurs, avaient des vertus merveilleuses que l'expérience n'a pas consacrées.

Pris à la dose de 4 décigrammes à un gramme (8 à 18 grains) par jour, le soufre ne donne lieu à aucun phénomène remarquable. Seulement on remarque que les garderobes et les gaz intestinaux prennent une extrême fétidité. A une dose un peu plus élevée administrée en une fois, 6 à 8 grammes (1 gros et demi à deux gros) pour un adulte; 2 à 4 grammes (36 à 72 grains) pour un enfant, le soufre en poudre agit comme laxatif, sans donner lieu d'ailleurs à de vives coliques. Mais quand on le prend à doses fractionnées, de telle manière pourtant qu'il en soit consommé 4 à 8 grammes (1 à 2 gros) par jour, on voit survenir une excitation générale caractérisée par une augmentation dans la fréquence du pouls et dans la chaleur de la peau. En même temps on remarque que la peau exhale une odeur de soufre non équivoque; et les diverses sécrétions muqueuses charient de l'acide hydrosulfurique au point de noircir des pièces d'or et d'argent. On prétend même que la sueur peut acquérir une couleur telle qu'elle teigne en jaune léger le linge de corps des malades.

Le soufre en nature a joui et jouit encore d'une réputation un peu usurpée dans le traitement des dartres diverses. Nous ne voulons pas refuser absolument à cette substance les vertus thérapeutiques qu'on lui a accordées; mais nous le disons hautement, parce que c'est notre pensée, le soufre n'est utile que dans peu de maladies chroniques de la peau. Diverses pommades soufrées rendent quelquefois des services dans le traitement des dartres humides; mais, dans les formes sèches, ces médicamens restent presque toujours impuissans. Il est toutefois une maladie de la peau, la gale, qui n'est combattue par rien mieux que par le soufre.

Ce qui mit sans doute sur la voie de l'emploi du soufre dans le traitement de la gale, c'est que les ouvriers qui travaillaient soit à l'extraction, soit à la purification du soufre, soit à la réduction des métaux dont les minerais contenaient beaucoup de soufre, guérissaient promptement de la gale lorsqu'ils l'avaient avant d'embrasser la profession, et ne la contractaient pas quand une fois ils étaient employés aux ateliers. Les pommades faites avec les fleurs de soufre ou tout simplement avec le soufre et l'axonge suffisent, dans le plus grand nombre de cas, pour guérir rapidement la gale. Chaussier, et après lui Brachet, de Lyon, substituent aux pommades les fleurs de soufre que l'on jette simplement dans le lit des malades, chaque soir, au moment où ils vont se coucher; il suffit de trois ou quatre semaines pour guérir la maladie. Quelques médecins ont l'habitude de ne traiter la gale et les maladies cutanées diverses que par l'usage interne du soufre qu'ils donnent à haute dose; ils prétendent éviter par là la répercussion. Nous pensons que cette méthode exclusive ne doit pas être admise, mais qu'il convient de l'associer à celle qui ne s'oppose qu'aux manifestations extérieures, par un moyen extérieur, sans tenir compte du reste de l'économie. Nous n'ajoutons pas une foi bien robuste aux diverses répercussions des maladies de la peau; mais nous tenons trop aux idées hippocratiques pour ne pas conseiller toujours une médication qui a pour but de favoriser les crises par divers émonctoires.

C'est sans doute par cette action pour ainsi dire dépurative, que le soufre se recommande dans les rhumatismes chroniques et dans la goutte atonique. Van Swieten et Barthez ont particulièrement insisté sur cette médication, et quand deux médecins aussi éminens s'accordent pour conseiller un moyen, il ne faut pas le rejeter légèrement. Théoriquement, il semble que l'usage intérieur du soufre doit être utile dans le rhumatisme. Nous regrettons vivement de n'avoir jamais vérifié par nous-mêmes les propriétés antiarthritiques de cette substance.

Nous avons vu plus haut que Dioscoride, Pline, Galien, s'accordaient à vanter les heureux effets du soufre pris à l'intérieur, dans le traitement de la phthisie pulmonaire, du catarrhe chronique et de l'asthme. Il est assez probable qu'à une époque où le diagnostic des lésions anatomiques du poumon n'était pas porté aussi loin qu'il l'est de nos jours, des observateurs dignes de foi aient cru avoir guéri des tuberculeux avec le soufre; mais aujourd'hui nous avons tous la triste conviction que, dans la phthisie pulmonaire, le soufre, comme tout autre remède est presque complètement inefficace, et qu'il n'est utile au contraire que dans les catarrhes chroniques. Dans ce cas, on donne le soufre en poudre ou en tablettes. Cette dernière forme est préférable, surtout pour les enfans.

L'usage du soufre est-il utile dans le traitement de la scrophule, comme le veut Sœmmerring? c'est ce que l'expérience seule peut décider. Le fait est que l'excitation générale qu'il produit devrait n'être pas sans utilité, et si l'on considère que les préparations sulfureuses diverses dont nous allons nous occuper tout à l'heure sont évidemment utiles dans les maladies scrophuleuses, on peut, par analogie, penser qu'à l'intérieur le soufre pourrait rendre quelques services.

Gmelin, qui croit volontiers, sans de très bons motifs de croire, et qui, dans son *Apparatus medicaminun*, semble attacher plus d'importance à citer beaucoup qu'à citer judicieusement, parle du soufre en poudre comme d'un vermifuge utile. Dans ce cas il doit être donné à dose purgative.

Dans la salivation mercurielle, l'usage des pastilles de soufre a été conseillé par Hecker, comme un moyen sur lequel on pouvait presque toujours compter. Des expériences tentées à l'hôpital des vénériens par Cullerier, quelques-unes que nous avons faites nous-mêmes, ne nous permettent pas de croire aux assertions de Hecker. Non que nous doutions de la véracité de cet écrivain, mais seulement parce que nous croyons qu'il a mal interprété les faits. La salivation mercurielle est quelquefois un accident très simple, et qui se guérit vite, quelque médication que l'on emploie. Or le soufre, dans ce cas, agit comme toute autre substance, et il ne faut pas conclure que l'on a guéri par le soufre lorsque, tout simplement, on a guéri avec le soufre, ce qui n'est pas la même chose.

Enfin, Schmitjan l'a conseillé encore comme astringent dans la dysenterie aiguë. Il ne l'administre qu'après avoir calmé les premiers accidens à l'aide de l'ipécacuanha administré comme vomitif.

*Acide sulfureux.* L'odeur suffocante de l'acide sulfureux, qui fait momentanément disparaître toutes les autres, avait fait croire que cet acide jouissait des vertus désinfectantes. Aussi, de toute antiquité peut-être, fut-il employé pour prévenir et arrêter les maladies épidémiques et contagieuses. Dans les grandes épidémies de peste, on brûlait jadis du soufre, avec autant de ferveur et de bonne foi que l'on dégageait du chlore à la fin du siècle dernier, et que, de nos jours, on répand des chlorures.

Quant aux fumigations d'acide sulfureux, dans le traitement des maladies de la peau, bien qu'elles eussent été indiquées par le fameux Glauber, par Lallouette, par Franck; cependant on doit à M. Galès et à M. D'Arcet père d'avoir ressuscité cette utile médication, qui, d'abord à l'hôpital Saint-Louis, et ensuite dans toute l'Europe, a été adoptée dans le traitement de la gale et de beaucoup de dartres vésiculeuses et pustuleuses. Le corps entier du malade à l'exception de la tête, ou le membre que l'on veut traiter, est enfermé dans une caisse où arrive l'acide sulfureux produit de la combustion du soufre, ou dans l'intérieur de l'appareil ou dans une boîte qui s'y rend par un conduit.

Ces fumigations s'emploient non seulement dans les dartres et dans le traitement de la gale, mais encore dans celui des rhumatismes apyrétiques; des maladies des os, des scrophules, de la paraplégie, des névralgies sciatiques, etc.

*Acide sulfurique.* Nous avons déjà, dans le cours de cet ouvrage, parlé de l'acide sulfurique comme caustique et comme astringent. Nous avons, en parlant des acides, traité des applications que l'on en avait fait comme hémostatique, tempérant, etc.; il est tout à fait inutile d'y revenir ici. Qu'il nous suffise de dire que l'acide sulfurique, en tant que composé de soufre, avait été incorporé à certaines pommades, à des huiles, pour être ensuite employé en frictions dans le traitement de la gale et des dartres; et que nous-mêmes nous l'avons conseillé en bains dans le même cas, à la dose de 100 à 500 grammes (3 onces à 1 livre) pour un grand bain. Pour les dartres furfuracées qui souvent couvrent le visage, l'eau acidulée avec l'acide sulfurique guérit fort souvent, soit par ses propriétés astringentes, soit par l'action toute spéciale du soufre.

*Acide hydrosulfurique.* Cet acide, ainsi que nous l'avons dit plus haut, est le principe le plus actif des eaux minérales sulfureuses. Il est naturellement à l'état gazeux, incolore, d'une odeur spéciale qui rappelle celle des œufs pourris. Dans les laboratoires où on l'emploie souvent comme réactif, on le fait passer dans l'eau distillée à l'aide d'un appareil de Woulf, et l'eau saturée de cet acide prend le nom d'acide hydrosulfurique liquide.

L'acide hydrosulfurique gazeux est un des poisons les plus violens; mêlé à l'air atmosphérique, dans la proportion d'un quinze-centième, il peut tuer un oiseau de petite taille, suivant les expériences de Thénard et Dupuytren; un huit-centième peut donner la mort à un chien, un deux cent cinquantième à un cheval. Injecté dans les vaisseaux veineux ou dans les cavités séreuses, il peut tuer rapidement, et même, lorsque l'on plonge dans ce gaz le corps d'un animal sans que d'ailleurs il en respire, la vie peut être compromise.

Si nous considérons combien est délétère l'action qu'il exerce sur l'économie, nous comprendrons peut-être la cause de quelques-uns des effets curatifs pris à l'intérieur. Il est certain que le système nerveux et le sang sont particulièrement influencés par ce poison qui a une vertu stupéfiante très manifeste. D'après cela, on conçoit jusqu'à un certain point qu'il diminue l'excitation fluxionnaire du poumon dans les catarrhes chroniques et dans les phthisies commençantes, et par là s'expliqueraient les heureux effets des eaux minérales sulfureuses, dans les maladies dont nous venons de parler.

Outre cette action stupéfiante immédiate qui suit l'ingestion des eaux minérales sulfureuses, il est encore une modification rationnelle secondaire que l'on ne peut expliquer que par le soufre lui-même. Nous y reviendrons plus tard en nous occupant de l'action thérapeutique des eaux minérales sulfureuses dans les maladies internes et externes. Le gaz hydrosulfurique gazeux a été employé en médecine comme stupéfiant. Niémann le faisait respirer à petites doses à un malade atteint de phthisie pulmonaire ; on l'a encore recommandé comme antispasmodique : ces applications thérapeutiques qui ne sont pas sans danger devraient être à tout jamais bannies de la pratique. Quant à la solution de ce gaz dans l'eau, elle a été conseillée dans la phthisie pulmonaire mêlée au lait et même à l'eau avec quelque sirop, exactement de la même matière que l'on prescrit les eaux Bonnes artificielles.

*Sulfure de chaux.* Le sulfure de chaux se prépare en soumettant à une température élevée un mélange de 8 parties de soufre contre 14 de chaux pulvérisée.

Ce sulfure a été extérieurement conseillé dans le même cas que les fleurs de soufre. Il entre dans la composition de pommades antipsoriques et antidartreuses, à la dose de 2 à 4 grammes pour 30 à 50 grammes d'axonge. Mêlé à l'huile il constitue la fameuse poudre de Pihorel qui a été tant employée dans le traitement de la gale. On mêlait à de l'huile une petite quantité de sulfure de chaux pulvérisé, et on faisait, deux fois par jour, des frictions dans le creux des mains avec cette espèce de liniment. Pihorel regardait ce moyen comme le plus efficace dans le traitement de la gale. A l'intérieur, il a été conseillé pour guérir la salivation mercurielle à la dose de 1 à 5 décigrammes (2 à 10 grains) plusieurs fois par jour; mais Bush, de Strasbourg, au commencement de ce siècle, l'a préconisé dans la phthisie pulmonaire; il le mêlait avec parties égales d'extrait d'aconit et administrait ce médicament à doses qui ne dépassaient jamais 1 à 2 grammes (18 à 36 grains). Récemment Harel du Tancrel a publié sur ce sujet un opuscule, dans lequel il rapporte plusieurs cas de guérison de phthisie bien avérée guérie par le mélange d'aconit et de sulfure de chaux. Bien que nous ayons tout sujet de croire à la véracité d'Harel, nous sommes pourtant convaincus qu'il a commis quelques erreurs, et qu'il a pris des catarrhes graves pour des phthisies tuberculeuses. Il n'en resterait pas moins cela à la science, savoir que le catarrhe chronique peut être heureusement modifié par le sulfure de chaux.

Quant à son efficacité dans le goître et les scrophules, elle a été indiquée par Hoffmann et Stoll; mais nous ne pensons pas que, de nos jours, on ait expérimenté dans ce sens.

*Sulfure de potassium.* Le sulfure de potassium se présente sous forme de morceaux solides, d'une couleur rouge de foie, ce qui lui a valu son ancien nom de *foie de soufre* d'une saveur âcre et sulfureuse. Exposé à l'air, il en attire l'humidité et répand une odeur d'œufs pourris.

Pour l'obtenir pur, on mêle ensemble du soufre sublimé et du sous-carbonate de potasse pur à parties égales; on chauffe ce mélange, au bain de sable, dans un matras de verre, jusqu'à ce que la masse soit en fusion tranquille. On laisse refroidir, et le sulfure de potassium ainsi obtenu, est conservé pour l'usage dans des flacons bien fermés. Pour les besoins du commerce et de la pharmacie, on se sert de potasse du commerce, que l'on chauffe avec la moitié de son poids de soufre, dans une marmite de fonte fermée de son couvercle. Ce sulfure est beaucoup moins pur, mais il est suffisant pour les usages médicinaux.

Ce que l'on appelle sulfure de potasse liquide, se prépare

en dissolvant un tiers de soufre dans une solution de potasse caustique marquant 35° à l'aréomètre. Le sulfure de potassium est un poison fort énergique et des plus irritans. Appliqué à la peau et sur les membranes muqueuses, il agit comme léger caustique, et sous ce rapport, il se place immédiatement à côté de la potasse, de la soude et de la chaux ; aussi ne doit-on le prescrire à l'intérieur qu'avec des ménagemens extrêmes, et mêlé à des substances qui atténuent son action ou dissous dans une grande quantité de liquide.

A l'intérieur, le sulfure de potassium a été donné à la dose de 1 à 3 décigrammes (2 à 6 grains) dissous dans 250 grammes (demi-livre) d'eau distillée, sucrée et aromatisée. Ou bien encore incorporé à du sirop de sucre, de manière que chaque cuillerée de ce sirop contienne 3 décigrammes (6 grains) de sulfure. M. Bayet l'associait au beurre de cacao, à l'huile d'amandes douces, et formait ainsi un savon qui perdait sa causticité tout en conservant les propriétés générales du sulfure.

C'était dans les catarrhes chroniques, dans la phthisie confirmée ou commençante, et même dans le croup que l'on prescrivait à l'intérieur ces préparations de sulfure de potassium ; mais, malgré les histoires des cures merveilleuses que l'on a rapportées et dont on a grossi les journaux de médecine, il faut bien convenir que de toutes ces merveilles il ne reste qu'une efficacité assez peu contestable dans le traitement du catarrhe pulmonaire chronique. Et ce n'est pas seulement dans le catarrhe pulmonaire que le sulfure de potassium est utile, il rend d'aussi grands services dans le catarrhe de la vessie, de l'oreille, du nez, etc., et en général dans les flux muqueux. Nous l'avons souvent administré en lavement dans la dysenterie chronique, à la dose de 1 à 5 décigrammes (2 à 10 grains), une, deux et jusqu'à trois fois par jour, suivant la susceptibilité du malade, suivant le bien que lui causait le remède.

A l'extérieur, le sulfure de potassium est un des médicamens les plus employés. Il sert à composer les bains sulfureux, sur lesquels nous allons nous arrêter quelques instans.

Lorsque l'on conseille des bains sulfureux, on a l'habitude de prescrire 125 grammes (4 onces) de sulfure de potassium dissous dans suffisante quantité d'eau pour un grand bain. On regarde comme une précaution à peu près indifférente d'ajouter ou de ne pas ajouter à l'eau du bain de l'acide chlorhydrique ou sulfurique. Or cette précaution, en apparence peu importante, est pourtant d'un intérêt extrême, et les effets obtenus sont essentiellement différens. Car tandis que le bain dans lequel on a fait dissoudre 125 et quelquefois jusqu'à 200 grammes de sulfure de potassium, cause à la peau une irritation telle, que des accidens assez sérieux en peuvent être la conséquence, une pareille dose de sulfure avec addition d'acide se supporte avec la plus grande facilité. C'est que, dans le premier cas, le sulfure n'est pas décomposé, et que dans le second, le sulfure est décomposé; il se fait un sel neutre inerte qui reste dissous dans l'eau du bain; une partie du soufre se précipite et l'acide hydrosulfurique se dégage. Il en résulte que, par le fait, si la quantité d'acide a été un peu considérable, le sulfure de potassium peut se trouver entièrement décomposé et le bain a perdu presque toute son activité. Aussi doit-on, pour un bain général, ne jamais excéder la dose de 16 à 20 grammes de sulfure de potassium (4 à 5 gros), si l'on n'y ajoute pas d'acide, tandis que, dans le cas contraire, on peut élever à 250 grammes (demi-livre) la dose du sulfure. Les bains sulfureux préparés suivant les doses et avec les précautions que nous venons d'indiquer constituent à vrai dire des eaux minérales sulfureuses artificielles, à cela près de quelques sels de peu d'importance. Toutefois il est bon de remarquer que les eaux minérales sulfureuses ont pour base l'hydrosulfate de soude et non l'hydrosulfate de potasse; mais entre le sulfure de sodium et le sulfure de potassium, il n'y a vraiment aucune différence thérapeutique essentielle. Ainsi donc tout ce que nous dirons des bains sulfureux composés avec le sulfure de potassium devra s'entendre de ceux dans lesquels entre le sulfure de sodium et en général de toutes les eaux naturelles sulfureuses.

Dans les bains sulfureux deux choses sont à considérer, la dose du principe minéralisateur, la température du bain. — Le sulfure de potassium ou de sodium dissous dans l'eau, même à une température peu élevée, détermine à la peau une vive irritation, qui peut être extrême si la dose de sulfure a été très considérable ; cette excitation de la peau réagit sur toute l'économie au point de donner lieu à une fièvre artificielle, à l'insomnie, et certaines personnes irritables sont obligées d'en cesser l'usage, ou du moins de mettre beaucoup d'intervalle entre chaque bain ; si maintenant la température est égale à celle du sang, c'est à dire supérieure à celle de la peau, et que le bain cède au corps du calorique, il s'ensuivra une excitation encore plus vive. Or, les bains sulfureux sont donnés souvent dans le but de déterminer une fièvre artificielle, et comme en même temps la vive excitation de la peau appelle le sang et les crises dans l'organe cutané, on comprend de quel secours de pareils bains peuvent être dans les affections chroniques internes, de celles surtout qui sont liées à un vice humoral, telles que les dartres, les scrophules, le rhumatisme, etc., etc. Par là se trouvent remplies les conditions les plus favorables au rétablissement de la santé : solliciter une fièvre de coction, diriger l'élimination critique du côté de la peau.

On voit tout de suite que l'état fébrile actuel est une contr'indication formelle des bains sulfureux, car on risque d'augmenter l'orgasme inflammatoire, de réveiller ou d'augmenter les phlegmasies viscérales assoupies, et partant de favoriser une fluxion critique vers les organes préalablement fluxionnés, ce qui est la pire des conditions.

Il faut donc d'abord que l'état fébrile n'ait jamais existé, ou tout au moins qu'il soit passé depuis longtemps.

Les bains sulfureux sont également contr'indiqués dans les hémorrhagies accompagnées d'un état fluxionnaire et fébrile évident.

Mais on voit quels services ils doivent rendre dans les rhumatismes chroniques apyrétiques, dans la goutte vague atonique, dans la scrophule externe, dans les dartres, dans les flux muqueux chroniques non fébriles, dans les phlegmasies superficielles des membranes muqueuses. C'est aussi dans cette classe nombreuse de maladies que les bains sulfureux sont vraiment utiles, et que les eaux minérales font des cures qui, pour beaucoup de personnes, tiennent du merveilleux. La gale est également combattue avec un succès à peu près constant par les bains sulfureux.

Nous avons dit plus haut que l'influence des bains sulfureux était telle, qu'en provoquant une fièvre artificielle ils déterminaient en même temps la fluxion critique sur la peau. Ce phénomène critique est manifesté non pas seulement par des sueurs, mais encore, ce qui est remarquable, par ce qu'on appelle la *poussée*. La *poussée*, en langage de médecin d'eaux thermales, est une fluxion vive vers la peau, manifestée par de petites papules et souvent par une éruption vésiculeuse confluente et fort douloureuse. Chez certaines personnes la poussée s'obtient à peu de frais; chez d'autres, au contraire, il faut non seulement augmenter la durée des bains, mais encore en élever la température. Ainsi, dans certaines eaux thermales naturelles, on fait prendre au malade jusqu'à 6 et 8 heures de bains, et on en élève la température jusqu'à 32 et 33° Réaumur.

Quand le phénomène de la poussée ne peut être obtenu par des bains de 2 ou 3 heures et dont la température n'excède pas 30°, il est imprudent de la solliciter par des bains aussi longs et aussi chauds que ceux dont nous venons de parler; il peut en résulter des accidens terribles, et bien souvent des malades sont victimes de l'empirisme aveugle de certains médecins, sans avoir égard aux maladies antécédentes, à la disposition inflammatoire ou fluxionnaire de ceux qui vont se confier à leurs soins, soumettent indistinctement à la même médication tous ceux qui viennent aux eaux, sans songer aux obstacles inhérens à la constitution originelle, accidentelle ou acquise de ceux qui sont confiés à leurs soins. Il est donc d'un médecin sage de renoncer à obtenir la fluxion critique cutanée par les bains généraux quand elle tarde à se manifester ; mais ce qu'il est imprudent de demander aux bains, on l'obtient plus aisément des douches. L'action de la douche, en effet, diffère essentiellement de celle du bain.

Le bain dure une ou plusieurs heures, pendant lesquelles le calorique dégagé par l'économie, s'accumule sans pouvoir s'épandre au dehors, la sécrétion cutanée, ce grand moyen de réfrigération, restant interrompue, et l'eau cédant plutôt qu'elle n'emprunte de la chaleur. Il en résulte une pléthore artificielle augmentée encore par l'absorption de l'eau par toutes les radicules veineuses du tégument externe. A cette première cause d'excitation générale, il ajoute celle de l'agent irritant dissous dans l'eau du bain. Or, si vous n'avez voulu obtenir que l'effet irritant local sur la peau et l'orgasme fébrile passager qui en est la conséquence, le bain a fait trop ou du moins peut trop faire.

Tandis que la douche, qui ne dure que quelques minutes, et qui d'ailleurs ne frappe qu'une partie limitée de la surface du corps, ne donne pas lieu à cette pléthore que nous signalions tout à l'heure, et pourtant elle peut déterminer autant d'excitation et même plus d'excitation à la peau, puisque la température peut en être élevée jusqu'à ce qu'elle devienne insupportable, et qu'il en résulte que l'on peut graduer à volonté l'excitation cutanée et la fièvre réactionnelle.

C'est pourquoi tout médecin, qui veut obtenir la *poussée* et qui ne l'obtient pas par des bains sulfureux modérément longs et chauds, doit immédiatement recourir à la douche, qui arrivera au même but avec bien moins de risque.

En général les maladies toutes locales devront être plutôt attaquées par les douches que par les bains. Ainsi, dans une maladie bornée à une articulation, dans un engorgement glandulaire, l'action de la douche auprès de la partie malade devra être préférée, à moins que la lésion locale ne soit en quelque sorte que la manifestation d'une diathèse telle que le rhumatisme ou la scrophule, auquel cas on devra concurremment avoir recours aux bains généraux et aux douches.

Bien que à coup sûr les bains sulfureux exercent sur l'économie une action directement opposée à celle des bains froids, il n'en est pas moins constant que, durant certaines constitutions médicales, les bains sulfureux guérissent rapidement la danse de saint Guy, qui, en général, est si heureusement modifiée par les bains d'immersion. Nous disons, *durant certaines constitutions médicales*, car M. Baudeloque et M. Bonneau, médecins à l'hôpital des Enfans-Malades, ont constaté que depuis 1831 jusqu'à cette époque, 1839, ils s'étaient vus forcés de changer leur médication dans le traitement de la chorée, qui, d'abord rapidement guérie par l'eau froide, demandait, quelques années plus tard, des bains sulfureux, qui, maintenant inefficaces, sont aujourd'hui avantageusement remplacés par les préparations martiales.

Ces mêmes bains ont été conseillés encore par Brelt dans le traitement de la paralysie saturnine, et M. Tanquerel des Planches témoigne de leur utilité dans ce cas.

Les lotions sulfureuses sont tous les jours employées pour les dartres au visage, et en injections dans les oreilles, dans le vagin, dans le cas d'écoulement muqueux ou purulent.

Enfin le sulfure de potassium, comme le sulfure de sodium, s'incorpore à des graisses pour constituer des pommades qui ont la même action thérapeutique que celles qui sont faites avec le soufre.

Il nous reste maintenant à parler de l'influence des eaux minérales sulfureuses, naturelles ou artificielles sur la phthisie pulmonaire. Nous avons vu que Galien envoyait en Sicile ses malades atteints de phthisie pulmonaire pour y respirer l'air des volcans. Or, il s'exhale des cratères plutôt de l'acide sulfureux que du gaz hydrosulfurique, et nous doutons fort qu'il en doive résulter un grand bien ; mais la réputation qu'ont acquise les eaux minérales tenant en dissolution de l'hydrosulfate de soude, dans le traitement de la pulmonie, est populaire depuis si longtemps, et un si grand nombre de médecins éclairés ont appuyé de leur autorité cette opinion populaire que nous devons ici l'examiner sans partialité.

Les observations de Borden, ce médecin si sagace, ne permettaient guère de conserver des doutes sur la possibilité de la curation de la phthisie pulmonaire à l'aide des eaux des Pyrénées; mais les faits rapportés par cet immortel praticien trouvaient encore des incrédules parmi les médecins de notre époque. On refusait de croire à l'existence de la phthisie chez les malades de Borden, et l'on pensait que le diagnostic n'avait pu avoir la précision qu'il a acquise depuis les travaux de Laënnec. Mais de nos jours des praticiens, très éclairés à coup sûr sur le diagnostic local de la phthisie, MM. Dalmas et Andral, ont constaté de la manière la plus positive la guérison de personnes atteintes de tubercules pulmonaires. Est-ce à dire que de pareilles guérisons soient communes? nous ne le pensons pas; et aux Eaux Bonnes, à Cauterets, rendez-vous d'un grand nombre de phthisiques, l'état de presque tous les malades est plus souvent empiré qu'amélioré, et quelques-uns seulement, trouvent aux eaux un soulagement que bien probablement ils n'eussent pas trouvé ailleurs. Mais quand la phthisie est confirmée, qu'elle s'accompagne d'expectoration purulente, de fièvre hectique, de sueurs, de diarrhée, les eaux minérales sulfureuses accélèrent plutôt qu'elles ne retardent la marche de la maladie.

Quant au catarrhe chronique, il est évidemment modifié par les eaux sulfureuses, et il n'est aucun médecin un peu répandu qui n'ait dans sa pratique d'assez nombreux cliens qui ont trouvé aux eaux sulfureuses naturelles la guérison temporaire de leurs maux. Ce n'est pas seulement le catarrhe pulmonaire qui est heureusement modifié par les eaux sulfureuses; les autres flux muqueux, ainsi que nous l'avons dit plus haut, sont guéris de la même manière.

A une époque où l'on ne distinguait pas assez bien la phthisie du catarrhe pulmonaire chronique, il a dû souvent arriver que l'on crut avoir guéri un tuberculeux alors que l'on avait traité un catarrhe, et de là sans doute l'immense réputation de ces eaux dans le traitement des tubercules ; mais ne guériraient-elles que le catarrhe chronique, ce serait déjà un avantage assez grand pour qu'on dût ne les jamais négliger.

Dans la phthisie commençante, les eaux sulfureuses naturelles ou artificielles doivent être données d'abord à très faibles doses, un verre tout au plus dans les vingt-quatre heures. Il est rare que l'on puisse aller à quatre verres par jour sans inconvéniens. Les accidens produits par ces eaux sont la fièvre et souvent l'hémoptysie. On a soin de les couper d'abord avec du lait pour en atténuer l'action, plus tard on les prend pures. Quant aux eaux artificielles, on doit toujours les faire tiédir en vase clos avant de les administer, afin de les mettre dans les mêmes conditions de température qu'à la source.

On peut les édulcorer, si l'on veut, soit avec du sirop simple, soit avec du sucre, soit avec du sirop de baume de tolu.

Toutes les eaux minérales sulfureuses naturelles peuvent être employées dans le traitement de la phthisie et du catarrhe chronique; toutefois on donne la préférence, en France, aux Eaux-Bonnes, aux Eaux Chaudes, à Cauterets, à Bagnères de Luchon, dont l'activité est un peu moindre ; celles qui sont plus excitantes sont réservées aux maladies externes, ce sont celles de Barèges, d'Aix en Savoie, etc., etc.

*Sulfure de sodium.* — Nous ne dirons rien du sulfure de sodium sous le point vue thérapeutique ; il fait la base des eaux minérales sulfureuses, et ce que nous avons dit du sulfure de potassium s'applique entièrement à son congénère.

Quant à la préparation du sulfure de sodium, elle est la même que celle du sulfure de potassium.

*Eaux minérales salines.*

Parmi les eaux minérales salines, celles qui sont purgatives ne remplissent aucune autre indication que les purgatifs eux-mêmes dont nous avons longuement entretenu nos lecteurs au commencement de ce volume. Celles qui sont alcalines sont également indiquées dans les mêmes cas que les solutions de soude et de potasse, et nous avons dit, à la fin du premier volume, dans combien de circonstances elles réussissaient; nous n'y reviendrons pas. Qu'il nous suffise de dire que les eaux alcalines acidules s'imitent parfaitement, et qu'en les faisant chauffer au bain-marie, elles ont toutes les propriétés qu'on trouve à la source.

Quant aux eaux dont le chlorure de sodium est le principe minéralisateur et qui constituent l'eau de mer et certaines sources minérales, il convient de nous y arrêter un instant.

## EAU DE MER. — EAU SALÉE.

L'eau minérale la plus abondamment répandue est l'eau de mer, qui couvre la plus grande partie du globe. Le chlorure de sodium, ou sel marin, doit en être considéré comme le principe minéralisateur, et, bien que, dans les différentes mers, les proportions de ce principe varient un peu, ces différences ne sont pas assez importantes pour que nous devions nous y arrêter.

Les bains d'eau de mer, conseillés chez les anciens comme bains de luxe et bains hygiéniques, ont été peu employés dans le but de remédier à quelques maladies; mais, de nos jours, ils sont devenus l'objet d'une espèce de mode, et leur utilité thérapeutique doit être examinée avec soin.

L'action des bains de mer est multiple. Elle diffère suivant que les bains sont administrés froids, chauds, par immersion, par douches, etc., etc.

Nous traiterons d'abord de l'action des bains de mer froids, puisque c'est là la forme sous laquelle on les ordonne le plus souvent.

Toutes les fois que le corps est immergé dans l'eau froide, il s'ensuit une sédation subite qui porte son action principale sur le système nerveux, et les fonctions qui en dépendent le plus immédiatement. Il y a diminution dans la fréquence du pouls et dans la température du corps. Si l'immersion a été de courte durée, il s'établit immédiatement, ou du moins presque immédiatement, une réaction caractérisée par l'accélération du pouls et par l'augmentation de la chaleur de la peau. En d'autres termes, l'immersion dans l'eau froide détermine un paroxysme fébrile avec des stades de frisson et de chaleur. La réaction qui s'établit ordinairement avec facilité après un bain froid dans l'eau ordinaire, est d'autant plus vive après le bain de mer, que les sels qu'elle tient en dissolution sont eux-mêmes doués de propriétés excitantes. Ici donc le bain de mer ne différerait du bain de rivière que par l'énergie plus grande de la réaction qui suivrait.

Or, il est d'expérience (et nous avons amplement traité cette question dans nos médications antispasmodique et antiphlogistique) que l'excitation fébrile est en quelque sorte incompatible avec les spasmes ; aussi ne devons-nous pas être étonnés que les bains de mer soient un des meilleurs moyens à opposer aux affections spasmodiques. Les faits démontrent en effet que les personnes nerveuses se trouvent bien de cette médication.

Mais il est une autre précaution sur laquelle on ne saurait trop insister. Quand les bains de mer, au lieu de durer deux, quatre, et au plus six minutes, sont pris au contraire pendant un quart d'heure, une demi-heure et même une heure, la stupéfaction primitive peut durer plusieurs heures, et la fièvre réactionnelle ou n'a pas lieu, ou se développe avec une intensité qui n'est pas toujours sans inconvéniens. Remarquez en effet que, si la réaction fébrile n'a pas lieu, l'effet antispasmodique est seulement direct et moins persistant ; et, si elle est trop forte, elle peut être l'occasion de phlegmasies internes, ou tout au moins de congestions actives d'autant plus redoutables que déjà les organes seront préalablement congestionnés : aussi les médecins qui, dans nos climats, c'est à dire sur les côtes de l'Océan depuis La Rochelle jusqu'à Boulogne et dans toute l'Angleterre, prescrivent les bains de mer, recommandent-ils d'une manière très expresse de ne rester dans l'eau que pendant trois ou quatre minutes ; tandis que, dans des climats chauds, et surtout entre les tropiques, les bains de mer n'ont pas d'effets excitans à beaucoup près aussi prononcés.

Parmi les effets des bains de mer, que l'on observe le plus communément, il en est un qui a une grande importance ; nous voulons parler de l'égale répartition de la chaleur animale. Les pieds, les mains, presque toujours glacés chez les gens nerveux, reprennent promptement une température normale ; et la peau du corps, jadis très sensible au froid, perd promptement cette susceptibilité. Ce résultat serait de peu d'importance s'il ne menait à un autre qui est autrement capital. En même temps que la peau cesse d'être sensible à l'action du froid, les viscères cessent eux-mêmes de souffrir sympathiquement de cette sensation de refroidissement, sans doute parce que la peau a repris une aptitude réactionnelle plus énergique. Il en résulte que des personnes qui naguère s'enrhumaient dès qu'elles sentaient un peu de froid, ou qui éprouvaient de la diarrhée et des accidens divers, peuvent aujourd'hui braver impunément les rigueurs d'une mauvaise saison.

C'est d'après cette observation que nous sommes dans l'usage d'envoyer aux bains de mer les personnes que le froid impressionne vivement et qui, chaque hiver, éprouvent soit du côté de l'appareil respiratoire, soit du côté des viscères gastriques, des accidens souvent renouvelés.

Par un mécanisme analogue, les bains de mer modifient ces congestions viscérales habituelles si communes surtout chez les femmes. Il importe de nous arrêter un instant sur ce point de pathologie, et sur l'indication précise des bains de mer dans les congestions.

On remarque que, chez les femmes surtout, un organe, l'utérus, est soumis à des congestions d'autant plus faciles que naturellement le sang y est appelé chaque mois. L'habitude des congestions finit par amener un état fluxionnaire permanent, et des métrites chroniques, des déplacemens de matrice et tout l'appareil de symptômes qui accompagne ces désordres organiques. La menstruation se dérange, ainsi que les autres fonctions de l'utérus. De là une multitude d'accidents généraux ; de là la stérilité.

Les bains de mer froids, par cette propriété qu'ils ont de rétablir dans l'économie l'égalité de la répartition de chaleur et partant de fluxus normal, modifient d'autant plus rapidement ces désordres de l'utérus qu'ils durent depuis moins longtemps et qu'ils sont bornés à la simple congestion. L'expérience prouve en effet que les bains de mer guérissent le plus souvent les douleurs utérines qui accompagnent la menstruation, et, par suite, la leucorrhée et la pesanteur de reins qui suivent et qui précèdent les règles. On comprend peu, au premier abord, comment agissent les bains de mer dans les déplacemens de l'utérus. On dit qu'ils sont toniques et qu'ils donnent plus de ressort aux ligamens de la matrice, explication aussi peu physiologique que peu anatomique ; les tissus fibreux en effet ne subissent guère l'influence de la médication tonique ou délibitante ; mais l'influence des bains de mer est de toute autre nature. Il ne faut, pour comprendre leur mode d'action dans ce cas, que se reporter à l'origine des déplacemens. Ils tiennent toujours ou du moins presque toujours à un gonflement de la matrice. Ce gonflement une fois déterminé, il faut de toute nécessité que le poids de l'organe l'entraîne en bas d'abord et dans diverses positions vicieuses, les ligamens étant essentiellement impuissans à maintenir l'organe en place du moment qu'il est hypertrophié.

Or, l'hypertrophie de la matrice reconnaît pour cause, ou l'inflammation chronique, ou la congestion répétée. Dans le premier cas, il faut d'autres moyens que les bains de mer; dans le second, les bains de mer, comme nous l'avons dit, remédient à la congestion, et par conséquent à l'hypertrophie. Sans doute la médication ne va pas directement contre l'hypertrophie ; mais en empêchant que chaque mois le sang ne se porte activement vers l'utérus, il met l'organe dans les meilleures conditions pour que la résorption ait lieu spontanément. Remarquez que dans la phlegmasie chronique de la matrice, les bains de mer, bien que moins efficaces que dans le cas qui nous occupait tout à l'heure, rendent pourtant d'assez grands services en augmentant la tendance du sang vers la peau et en diminuant d'autant l'imminence de la congestion utérine. Ainsi, efficacité presque constante dans la congestion interne simple; utilité très grande dans l'hypertrophie et les déplacemens de la matrice entretenue par des congestions habituelles; utilité assez grande dans la phlegmasie chronique, entretenue par les congestions utérines habituelles.

On comprend tout de suite par quel mécanisme les bains de mer sont si utiles dans le traitement de la leucorrhée, de la gastralgie et de la constipation, qui se lient au mauvais état de la matrice.

Mais il est une vertu des bains qui est trop évidente pour qu'on la puisse contester, nous voulons parler de la faculté qu'ils ont de remédier à la stérilité chez les femmes. Quand la stérilité dépend d'une maladie de l'ovaire ou de la trompe, il il est bien évident que les bains de mer sont tout aussi inefficaces que les autres moyens; mais quand elle tient à un état congestif habituel de la matrice, à un déplacement, les bains de mer, en remédiant à la cause, remédient aussi aux effets.

Il s'en faut de beaucoup que les bains de mer chauds aient la même influence que les bains froids. Ils agissent et par le calorique qu'ils contiennent, comme excitant général, en même temps qu'ils stimulent assez vivement la peau. Ils sont conseillés dans tous les cas où il existe une débilité générale profonde, comme dans les maladies scrofuleuses, dans la goutte atonique, en un mot dans presque tous les cas où nous avons conseillé les bains sulfureux.

Quelques eaux minérales, celles de Bourbonne, par exemple, ont pour principe minéralisateur le chlorure de sodium qu'y est contenu en quantité beaucoup moindre que dans l'eau de mer. Ces eaux d'ailleurs ont exactement la même influence que les bains de mer chauds. Quand on les donne en douches, elles excitent fortement la peau sur laquelle elles sont appliquées, et l'excitation révulsive qui s'ensuit agit utilement pour modifier les phlegmasies qui occupent les articulations et la continuité des membres, et qui reconnaissent pour cause principale l'affection rhumatismale.

Les bains de mer artificiels se composent en faisant dissoudre du sel marin dans de l'eau ordinaire. Pour 200 litres d'eau, on met habituellement 2 à 4 kilogr. de sel, c'est à dire 1 à 2 gram. par litre d'eau. On les donne alors ou froids ou chauds, suivant l'indication que l'on veut remplir. Les douches artificielles de Bourbonne se font de la même manière.

L'eau de mer, dans quelques circonstances, a été donnée à l'intérieur. Elle est vomitive et purgative en même temps. Nous doutons fort qu'elle agisse d'une manière spéciale et qu'elle soit de tout point préférable au sulfate de soude ou de magnésie. Ce qu'on en rapporte prouve une seule chose, c'est qu'elle agit un peu plus vivement que les eaux minérales qui tiennent en dissolution des sels neutres, et que d'ailleurs elle s'emploie dans les mêmes circonstances.

FIN DE LA DEUXIÈME PARTIE DU DEUXIÈME ET DERNIER VOLUME.

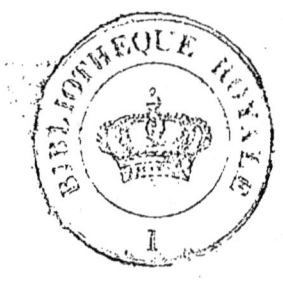

# TABLE DES MATIÈRES

CONTENUES DANS LA DEUXIÈME PARTIE DU DEUXIÈME VOLUME.

### ÉVACUANS.
#### VOMITIFS.
*Vomitifs tirés du règne végétal.*

| | |
|---|---|
| Ipécacuanha. | 1 |
| Polygala. | 11 |
| Violette. | 14 |
| Pensée. | 15 |
| Asarum. | 18 |
| Cabaret. | 18 |
| Euphorbes. | 19 |

*Vomitifs tirés du règne minéral.*

| | |
|---|---|
| Tartre stibié. | 19 |
| Émétique. | 19 |
| Kermès. | 26 |
| Vin émétique. | 26 |
| Sulfate de zinc. | 26 |

#### PURGATIFS.
*Purgatifs tirés du règne végétal.*

| | |
|---|---|
| Huile de croton tiglium. | 27 |
| Huile d'épurge. | 30 |
| Huile de ricin. | 32 |
| Ricin d'Amérique. | 33 |
| Mercuriale. | 34 |
| Jalap. | 34 |
| Turbith. | 35 |
| Scammonée. | 36 |
| Soldanelle. | 36 |
| Michoacan. | 37 |
| Liseron. | 37 |
| Aloès. | 37 |
| Coloquinte. | 43 |
| Elaterium. | 48 |
| Bryone. | 49 |
| Ellébore noir. | 50 |
| Séné. | 51 |
| Rhubarbe. | 52 |
| Gomme gutte. | 55 |
| Nerprun. | 57 |
| Sureau. | 57 |
| Hyèble. | 57 |
| Globulaire. | 58 |
| Fleurs de pêcher. | 59 |
| Feuilles de pêcher. | 59 |
| Tamarin. | 59 |
| Casse. | 59 |
| Pruneaux. | 59 |
| Manne. | 60 |
| Huile d'olives. | 62 |
| Huile de noix. | 62 |
| Huile d'amandes. | 62 |
| Miel. | 62 |
| Mélasse. | 62 |
| Crême de tartre. | 62 |

*Purgatifs tirés du règne minéral.*

| | |
|---|---|
| Protochlorure de mercure. | 63 |
| Calomel. | 63 |
| Magnésie. | 66 |
| Sels de magnésie. | 66 |
| Sulfate de soude. | 70 |
| Phosphate de soude. | 72 |
| Sulfate de potasse. | 72 |

#### MÉDICATION ÉVACUANTE.

| | |
|---|---|
| Médication vomitive. | 74 |
| Médication purgative. | 101 |

RECHERCHES SUR LA CHALEUR ANIMALE, LA FIÈVRE ET L'INFLAMMATION, POUR SERVIR A LA MÉDICATION ANTIPHLOGISTIQUE. 121

#### SÉDATIFS ET CONTRO-STIMULANS, 484

| | |
|---|---|
| Froid. | 484 |
| Digitale. | 490 |
| Antimoine. | 503 |
| Régule d'antimoine. | 503 |
| Bismuth. | 547 |

#### ANTHELMINTIQUES.

| | |
|---|---|
| Mercure. | 553 |
| Arsenic. | 554 |
| Antimoine. | 554 |
| Etain. | 555 |
| Mousse de Corse. | 555 |
| Semen contra. | 556 |
| Racine de grenadier. | 557 |
| Fougère. | 558 |
| Suie. | 559 |

#### EAUX MINÉRALES. 560

| | |
|---|---|
| Acide carbonique, eaux minérales gazeuses. | 572 |
| Soufre, eaux minérales sulfureuses. | 575 |
| Eaux minérales salines. | 591 |
| Eau de mer. | 592 |
| Eau salée. | 592 |

# TABLE
## ALPHABÉTIQUE.

| | | | |
|---|---|---|---|
| Aloès. | 37 | Kermès. | 26 |
| Antimoine. | 503 | Liseron. | 37 |
| Arsénic. | 554 | | |
| Asarum. | 18 | Manne. | 60 |
| | | Magnésie. | 66 |
| Bismuth. | 547 | Méchoacan. | 37 |
| Bryone. | 49 | Mélasse. | 62 |
| | | Mercure | 553 |
| Cabaret. | 18 | Mercuriale. | 34 |
| Calomele. | 63 | Miel. | 62 |
| Casse. | 59 | Mousse de Corse. | 555 |
| Crème de tartre. | 62 | | |
| Coloquinte. | 43 | Nerprun. | 57 |
| Digitale. | 493 | Pensée | 15 |
| | | Phosphate de soude | 72 |
| Eaux minérales, | 560 | Polygala. | 11 |
| Eau de mer. — Eau salée. | 592 | Protochlorure de mercure. | 63 |
| Elatérium. | 48 | Pruneaux. | 59 |
| Ellébore noir. | 50 | | |
| Emétique. | 19 | Racine de grenadier. | 557 |
| Etain. | 555 | Régule d'antimoine. | 503 |
| Euphorbes. | 19 | Rhubarbe. | 52 |
| | | Ricin d'Amérique. | 33 |
| Fleurs et feuilles de pêcher. | 59 | | |
| Fougère mâle. | 558 | Scammonée. | 31 |
| Froid. | 484 | Sels de magnésie | 66 |
| | | Semen contra. | 556 |
| Globulaire. | 58 | Séné. | 51 |
| Gomme gutte. | 55 | Soldanelle. | 36 |
| | | Sulfate de zinc. | 26 |
| Huile de croton tiglium. | 27 | — de potasse. | 72 |
| — d'épurge. | 30 | — de soude. | 70 |
| — de ricin. | 32 | Sureau. | 57 |
| — d'olives. | 61 | Suie. | 557 |
| — de noix. | 62 | | |
| — d'amandes. | 62 | Tamarin. | 59 |
| Hyèble. | 57 | Tartre stibié. | 19 |
| | | Turbith. | 35 |
| Ipécacuanha. | 1 | | |
| | | Vin émétique. | 26 |
| Jalap. | 34 | Violette. | 14 |

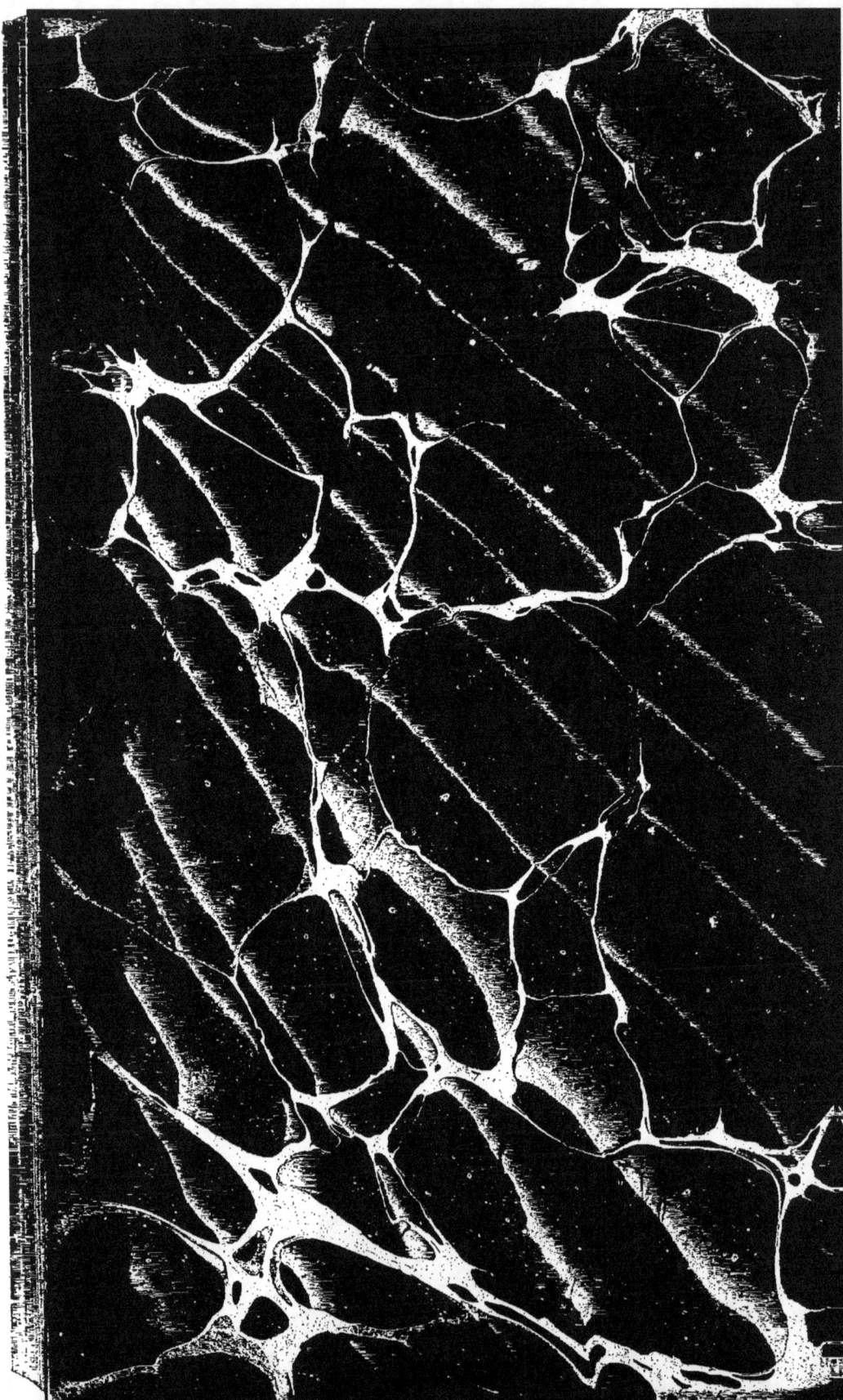

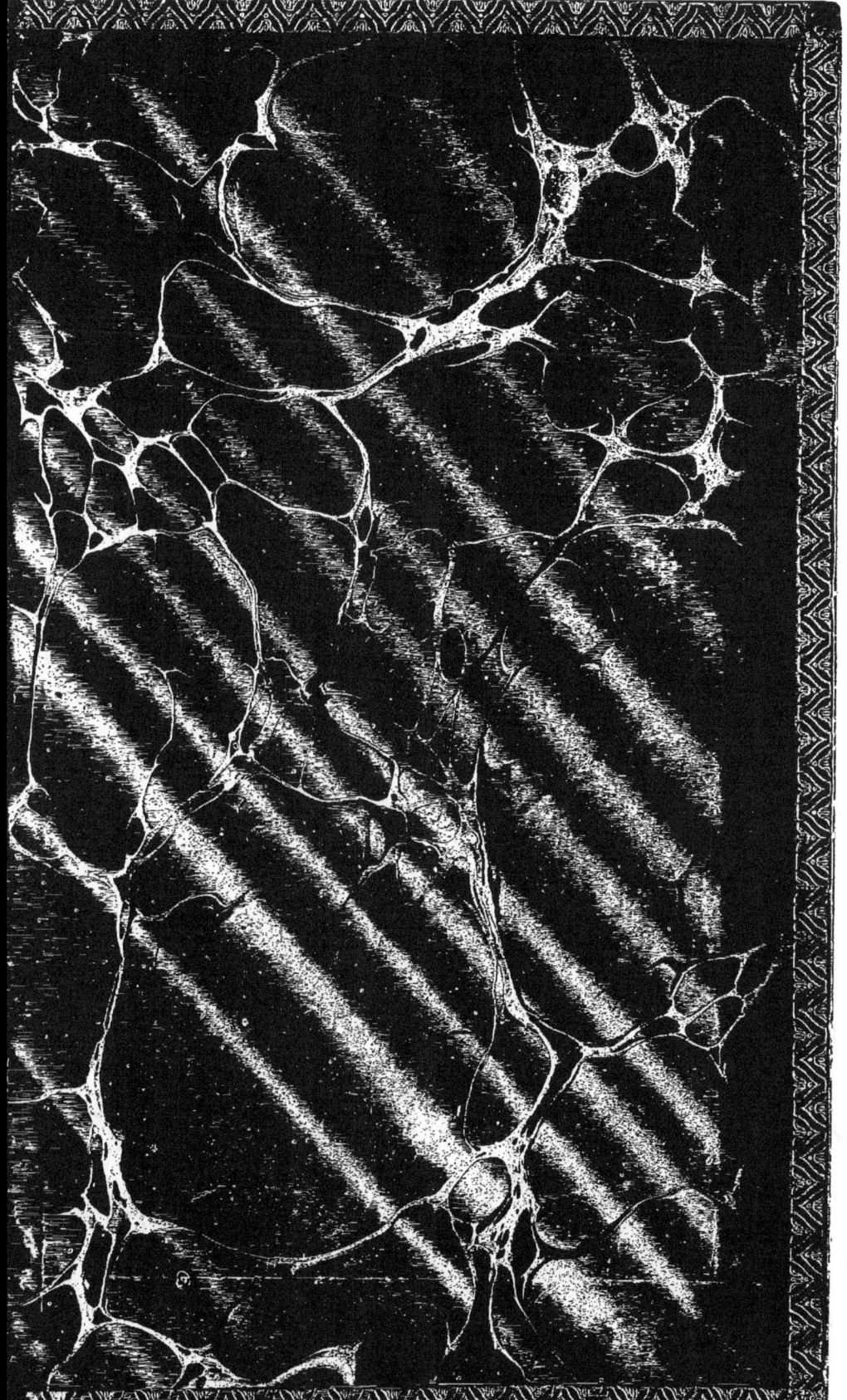